U0311903

宣蛰人

软组织外科学病例导读

第一辑

王震生 主编

清华大学出版社
北京

图书在版编目（CIP）数据

宣蛰人软组织外科学病例导读. 第一辑 / 王震生主编. —— 北京：清华大学出版社，2024.11.
ISBN 978-7-302-67642-3

Ⅰ. R686

中国国家版本馆 CIP 数据核字第 20243U3V34 号

责任编辑：肖　军
封面设计：钟　达
责任校对：李建庄
责任印制：宋　林

出版发行：清华大学出版社
　　　　　网　　　址：https://www.tup.com.cn，https://www.wqxuetang.com
　　　　　地　　　址：北京清华大学学研大厦 A 座　　　　邮　　编：100084
　　　　　社 总 机：010-83470000　　　　　　　　　　　邮　　购：010-62786544
　　　　　投稿与读者服务：010-62776969，c-service@tup.tsinghua.edu.cn
　　　　　质量反馈：010-62772015，zhiliang@tup.tsinghua.edu.cn
印 装 者：三河市铭诚印务有限公司
经　　销：全国新华书店
开　　本：185mm×260mm　　　　印　　张：21.75　　　字　　数：422 千字
版　　次：2024 年 12 月第 1 版　　　　　　　　　　印　　次：2024 年 12 月第 1 次印刷
定　　价：198.00 元

产品编号：109423-01

编委会

主　　编　王震生

副主编　崔登峰

顾　　问　宣佳平

编　　委（按姓氏笔画）

王　晟　王震生　何　铝

杨泽锐　张雪松　罗伟华

赵伟祥　赵晓雷　崔登峰

宣蛰人先生是我国软组织外科学的创始人，也是国际软组织疼痛领域的开拓者。1962年12月31号宣蛰人教授进行了首例软组织松解手术，通过松解患者大腿根部的软组织，患者的疼痛得到了明显缓解。1974年1月4日，宣蛰人教授牵头成立上海市腰背痛协作组（后改名为中国软组织疼痛研究会），是早期的国际疼痛学术研究机构之一。在软组织松解手术实践、认识、再实践、再认识的基础上，宣蛰人教授于1981年编写了《软组织外科学》，创立了软组织外科新学说，提出治痛理论的核心理念：无菌性炎症治痛学说。

《宣蛰人软组织外科学》是宣蛰人先生经过四十多年的临床探索，八年的笔耕不辍汇集而成的软组织外科理论著作，并以肌肉、筋膜、韧带、关节囊、脂肪组织等人体运动系统软组织损害引起的疼痛和相关征象案例为研究对象，运用压痛点强刺激推拿、密集型压痛点银质针疗法和软组织松解手术进行治疗。宣蛰人先生对软组织疼痛的探索研究早于西方医学界，宣蛰人先生早期跟随屠开元教授从事骨科临床工作，遵循德国骨科学术流派，德国早期的战伤骨科以清创为主，去除创面软组织后，直接缝合，该清创模式可节省大量的药品，创面也能迅速愈合，该战伤骨科的清创模式提示了宣蛰人先生，为其在软组织松解手术治疗上提供了思路。宣蛰人先生作为骨科专家，在对疼痛性疾病的诊治过程中，逐渐意识到当时对疼痛的认识：压迫致痛理论是存在问题的，他在探索软组织松解的手术中，对手术区域神经触碰时发现：神经周围的脂肪有无菌性炎症患者会出现疼痛，而神经周围的脂肪没有无菌性炎症患者无疼痛，只会出现麻或木的现象，患者的反映是准确的，描述是具体的，也给软组织疼痛的临床诊断和治疗提供了答案。即神经受到挤压可引起麻木感，而疼痛感觉是无菌性炎症刺激游离神经末梢导致，患者如果感觉到疼痛又有麻木则提示神经末梢遭受无菌性炎症刺激的同时又有神经卡压的情况。

运用压痛点强刺激推拿的治疗模式是在已经找到的压痛点上进行快速、强力的滑动按压，使软组织损害区域的游离神经末梢可逆性损毁，从而阻断游离神经末梢对伤害性刺激的感知，使疼痛的传导过程中断，达到治疗软组织疼痛的目的。对于轻、中度软组织损害的患者可以起到明显的治疗作用。对于较重的软组织损害患者能起到预示性诊断作用。在强刺激推拿以后，患者的疼痛缓解20分钟以上的即为软组织损害部位，也是银质针治疗部位。

在压痛点强刺激推拿的临床使用中，我们发现其在诊断慢性软组织损害方面有待改进。一般情况下，对患者的压痛点强刺激推拿治疗是全身压痛点全部推完，然后进行疼痛缓解度评估。当患者所有压痛点全部推完后，症状完全缓解，但银质针治疗时出现从何处入手的治疗问题；所以我们又增加传导痛检查，对患者原发软组织损害部位进行探寻，更精准地找到引发疼痛的部位，并进行强刺激推拿，如果此部位推拿后可使患者的疼痛缓解，提示为软组织损害的原发部位，这样在银质针治疗上能起到积极的引导作用，使患者在最少针刺量的基础上得到最大的疼痛缓解。

宣蛰人先生在探索软组织外科治疗方法的过程中，通过"以松治痛，祛痛致松"为指导理念，进行了软组织松解系列手术操作的探索。在手术术式完全成熟以后，结合了中医的银质针元素，实现了从手术到微创的飞跃，为彻底解决患者的痛苦，不断地探索治疗方法的创伤最小化，银质针治疗是中西医完美融合的结晶。"以针代刀"解决顽固性软组织疼痛，达到针刺效果与手术效果的一致性。

软组织松解手术是对运动系统软组织的解剖式松解，运用"三切、三离"方法进行损害软组织的彻底松解，松解后通过强化运动训练，使肌肉重新附着爬升，恢复到健康有活力的状态，从而治愈疼痛。这种肌肉附着状态更适合患者的生活环境，所以软组织松解手术不会产生松解区域为病源的后期软组织疼痛。这里面需要注意的是宣老的每个松解手术病例都要进行高强度的运动训练，如：腰、臀、大腿根部软组织松解后，进行每天20千米的步行训练。这一训练方式对于软组织损害后的结构恢复非常有意义，并且重要；如果不进行高强度的运动训练，松解的软组织无法爬升到原有的功能位置，就会出现软组织疼痛再发及不舒适感觉的持续存在。

第1例软组织松解手术是针对大腿根部软组织进行松解。通过钝性分离长收肌、短收肌、耻骨肌、股薄肌、大收肌在大腿根部骨面的附着点，达到放松整个内收肌群的目的，后期演变为内收肌群的银质针治疗。后来又进行了臀部的软组织损害松解手术的探索。先将髂胫束T型切开，使部分大腿外侧、小腿外侧及腰部症状缓解，后来增加了臀肌筋膜的松解，演变为臀Ⅰ的软组织松解手术，也是臀中肌、臀小肌交界处银质针补针治疗部位。在臀Ⅰ手术后，部分患者出现残余痛和新症状，随后又进行了系列的臀部软组织松解手术的探索，逐渐形成了臀Ⅰ到臀Ⅵ的软组织松解手术式。分别对照着银质针治疗的臀内侧、臀后侧、臀旁侧、髂骨腹肌附着处、坐骨大切迹的治疗。软组织松解手术的部位就是银质针针刺的目标靶点。并且，宣老提出"银质针治疗的机理复杂性要比软组织松解手术复杂得多。软组织松解手术是一刀两断的直观松开，而银质针治疗不能做到将软组织附着点全部剥离，所以更多的时候需要配合肌腹部的针刺治疗"。说明宣老对软组织疼痛治疗也在不断地探索和完善。

在臀部和大腿根部的软组织松解手术探索过程中，又进行了腰部软组织松解手术的探索。对腰部软组织损害患者，进行了损害部位的思维分析，其分析过程都体现在宣老书中所记录的鲜活病例当中。从腰臀 I 到腰臀 V 手术，使疼痛的分布逐渐明晰化，腰部松解手术演变为腰骶部深层软组织的银质针治疗。最终宣老将腰臀部软组织完全松解定型为完整的腰臀部软组织松解手术，达到定型的软组织松解后，可使软组织疼痛终结。说明软组织疼痛的产生不是一个点、不是一条线、不是一个面，而是一个立体致痛区，全面而整体的治疗方案是解决软组织疼痛的根本方法。

在对躯干下部软组织松解手术探索的同时，也对躯干上部手术方式进行了探索，并发明了冈上窝和冈下窝的软组织松解手术。在肩部软组织松解手术的基础上发明了肩胛骨背面的银质针治疗方法。针对颈胸部症状，发明了胸骨上窝、颈椎和胸椎的软组织松解手术，后期又发明了项平面、颈椎和胸椎的银质针治疗方法。

对椎管内软组织损害的松解手术明确了椎管内软组织引起疼痛的损坏部位，为椎管内外软组织损害的鉴别诊断提供了依据。同时将腰脊柱侧弯试验、胸腹部垫枕加压试验、胫神经弹拨试验组合在一起，成为鉴别腰椎管内外软组织损害的重要试验组合。此发展过程在《宣蛰人软组织外科学》病例内表现得淋漓尽致。

随着软组织外科学的广泛传播，对无菌性炎症致痛学说的质疑不断出现。质疑手法治疗、针灸治疗、正骨治疗等并非快速消除无菌性炎症，为什么能快速缓解患者的疼痛症状呢？实际上和软组织疼痛的形成与感知过程有关。无菌性炎症刺激游离神经末梢是软组织疼痛的启动环节，游离神经末梢感知伤害性刺激后，将伤害性刺激上传脊髓后角的感觉神经元，通过脊髓丘脑束和脊髓丘脑旁束逐级上传至丘脑，丘脑对伤害性刺激作出相关应对。如果下丘脑不能协调稳定人体内环境，会将这一伤害性信息通过网状系统投射到大脑皮质，此时患者才会出现感觉层面的疼痛。影响伤害性信息的诸多传导因素非常多，首先是游离神经末梢对无菌性炎症刺激的敏感度取决于无菌性炎症物质的浓度和蓄积速度，如果无菌性炎症物质的浓度很高，但蓄积速度很慢，一般会导致游离神经末梢感觉耐受，不会产生伤害性刺激上传；无菌性炎症物质浓度较低，但蓄积速度很快，短时间内超过了感觉神经末梢的痛阈，也会使游离神经末梢产生明显的动作电位（传递疼痛信号），从而出现伤害性感觉上传，启动丘脑的疼痛信号和大脑皮质的感知。对于脊髓后角感觉神经元的敏感度，自主神经系统有相应的调控机制，也就是说伤害性刺激上传的过程中，会有逐级调控的特点。每级调控都会将伤害性信息的冲动强度调整为可接受状态，一旦无法调整到可接受状态，就会快速上传。所以软组织损害区域的交感神经兴奋性可影响软组织疼痛的产生过程。在脊髓后角感知伤害性刺激上传的过程中会受到传导路线上各脊髓节段的感觉神经元干扰，产生疼痛的信息放大或者缩小，对伤害性刺激上传的干扰部位非常多，也说明影响疼痛的因素和方法非常多。手法治疗可以解决筋膜张力或者感受器感知敏感度问题，并阻断伤害性信息传导的中间环节。针灸刺激通过靶点感受器产生神经递质，通过疼痛下行抑制系统对伤害性刺激上传进行干扰，阻断伤害性信息上传，从而缓解疼痛。急性软组织损害的伤害性信息上传过程中，通过中枢神经系统分泌内源性镇痛物质，平复伤害性刺激的感觉，使疼痛得到缓解。解除伤害部位的软组织应激性紧张，通过软组织放松，改善或消除疼痛；但慢性软组织损害不会因为上传系统的干扰而得到结构性恢复，这些治疗方法对于慢性疼痛只是短暂有效，而并非持久的治愈。正骨治疗同样存在着相似的情况，通过改变关节面的压力感受器感知程度，使周围肌肉得到短期放松，对急性软组织损害患者有良好的治疗作用，但对慢性软组织损害患者的治疗效果只能是短暂有效。所以祛除无菌性炎症是解决慢性软组织疼痛的根源，无菌性炎症刺激游离神经末梢是产生疼痛的核心环节。有些患者没有明显的疼痛，但存在着明显的肌肉张力增加，属于软组织结构性改变，这种情况可以导致身体的承重结构发生变化，对重心的调控以及运动的调节产生影响。

宣老将不同程度的软组织损害划分为肌肉痉挛期、挛缩早期和挛缩晚期。认为肌肉痉挛期的软组织损害可以通过强刺激推拿消除疼痛；挛缩早期可以运用银质针治疗消除疼痛；挛缩晚期需要软组织松解手术治疗才能消除疼痛。对每个损害时期并没有做出具体的评估标准，只是慢性软组织疼痛阶梯治疗的手段。

在后宣老时代，部分学者将运动系统损害划分为四个时期，并提出了临床鉴别方法，即肌肉痉挛期、黏弹性紧张期、韧带代偿期和骨代偿期。

肌肉痉挛期：肌肉受到内外环境因素的不良刺激，出现肌肉保护性收缩形成避痛动作稳定机体。此期多为急性发展过程，表现为明显的肌紧张，常伴有明显疼痛。体格检查时，有肌肉条索、硬结及明显压痛。

软组织黏弹性紧张期：肌肉的空间结构不是肌细胞的单纯堆砌，肌细胞是填充在细胞外基质形成的空间网格之中的。这个空间网格就是肌肉的软框架，具有黏弹性（牵拉可延展的黏滞性和去掉外力能回缩的弹性）。肌肉长期的超强度应用牵拉黏弹性组织或肌肉痉挛期不能迅速去掉造成肌肉痉挛的因素，继续存在整块肌肉的离心收缩，造成黏弹性组织持续牵拉，刺激成纤维细胞，产生更多的胶原纤维以维持框架结构的稳定，导致胶原纤维代谢失衡，胶原纤维互相靠近，老化交联，互相缠结，使黏弹性组织的黏弹性下降，出现整块肌肉的蠕变缩短，被动延展性下降，软组织内压力增加，微循环功能下降，无氧代谢增多，内环境pH下降，胶原纤维周围的透明质酸黏稠度增加，进一步降低软组织在运动过程中的延展性，此时的软组织损害进入软组织黏弹性紧张期。此期对应挛缩早期。

韧带代偿期：此期对应挛缩晚期。是指参与运动平衡调节的拮抗肌兴奋收缩没有消除肌肉黏弹性紧张造成的机体平衡失调，并使骨骼发生空间位移，破坏了关节的正常力学传导过程；打破了需要关节周围肌肉收缩以稳定关节的静息状态，造成关节运动稳定性下降，关节相对运动轨迹出现异常，保护关节稳定的韧带受到过度的牵拉刺激，产生大量的胶原老化并沉积，出现韧带增生肥厚、黏弹性紧张，在关节固定能力增强的同时，关节活动能力随之下降，失去原有的活动范围，出现关节僵直。如，膝关节退行变的后期出现伸屈功能障碍。此期出现关节活动范围减小，关节变形。增生肥厚的韧带很难在短时间内放松下来，适度切割的方法变得直观有效，手术成为较好方案。

骨代偿期：关节周围的韧带不断增厚，胶原老化，软框架塌陷，使韧带处于过度紧张状态，造成关节内压力逐渐增加。关节运动有赖于关节软骨的耐磨特性，关节软骨内没有血管、神经，其营养供应是通过滑液的组织渗透完成的。当关节内压力增高时，滑液不能渗透进入关节软骨，软骨细胞缺氧坏死，关节软骨脱水、磨损，造成不耐磨的骨皮质相互摩擦，骨皮质随即破坏，成骨细胞活跃，骨小梁通过关节面，关节骨化，失去功能。

在骨代偿期，不再需要韧带限制和肌肉收缩来控制关节的稳定，软组织疼痛也随之消失。如膝关节的骨性融合失去膝关节的原有功能。在强直性脊柱炎后期因为脊柱关节融合，导致疼痛消失而进入稳定期。临床上，很多手术的指导思想就是加速运动系统代偿进入骨性代偿期，如踝部三关节融合以消除踝部疼痛、脊柱段的椎体融合术以消除相应部位的疼痛，都和加速骨性代偿有关。

临床上，区分肌肉痉挛期和黏弹性紧张期存在困难时，需要通过强刺激推拿进行区分。当强刺激推拿软组织损害部位后，主诉疼痛缓解，关节功能快速恢复，肌肉变得柔软，即为肌肉痉挛期。如果强刺激推拿软组织损害部位后，主诉疼痛缓解，关节功能不能完全恢复，肌肉僵硬不能完全消失，即进入黏弹性紧张期。韧带代偿期出现关节活动范围明显受限，可能没有疼痛主诉，或是疼痛程度较轻，韧带结构蠕变缩短，需要漫长的保守治疗才能恢复正常功能。骨代偿期是疼痛缓解的重要时期，也是运动功能消失的时期，除非无法调和的矛盾，不建议将运动系统损害推进至骨代偿期。

由于主诉疼痛与治疗部位存在的不重叠性，甚至出现远离主诉症状部位的治疗部位。宣老将这种现象总结为对应补偿调节和系列补偿调节。一个部位的软组织损害引起其拮抗部位的肌肉紧张属于对应补偿调节现象。当损害部位的软组织持续牵拉骨骼产生骨骼支撑结构的空间位移，导致其远端的一系列骨结构和肌肉张力改变，这种现象属于系列补偿调节。由于宣老晚年精力有限，无法将对应补偿调节和系列补偿调节规律进行更深入的研究。后来的学者只能运用宣老的定型的软组织松解手术或经典的银质针治疗顺序进行慢性软组织疼痛治疗，而现代人对于大范围软组织松解或广泛的银质针针刺治疗接受度下降，使治疗效果受到明显的影响。如果在治疗前有一套比较系统的检查方式及理论指导来完成原发损害部位的诊断和治疗方法的评估，更有利于慢性软组织损害研究的发展。宣老在病例中提到了很多软组织损害的传导现象，对于软组织损害原发部位的寻找有积极的作用。需要我们对宣老的病例进行重新的细致的分析，学习领会出宣老当年的思维智慧，这样更有利于掌握临床技术，推动软组织外科学发展。

宣老对软组织疼痛的探索是伟大的，时代成就了宣老，宣老也没有辜负时代赋予的机遇，完成了人体上的实验探索，达到了治疗上的飞跃，即便在现在科技高速发展的条件下也是先进的，目前仍有学者进行松解软组织治疗疼痛的科学研究，殊不知宣老已经将软组织松解手术的探索发挥到了极致。宣老给我们留下了鸿篇巨著《宣蛰人软组织外科学》，不仅留给我们治疗软组织疼痛的方法，更多留给我们的是宝贵的临床病例，对于这些临床基础数据，我们通过病例分析，可以提取出更多的智慧，使我们站在巨人的肩膀上前进。

王震生

编写说明

因为宣老的病例都是典型病例，每一次通篇导读分析工程浩大，在阅读上也会形成负担；所以在选择病例上，以内容丰富的病例作为选择对象；后续每辑再进行相应选择，最终完成所有病例的导读分析。病例的附件和图片对病例导读分析影响有限，不作为导读选择内容，同时对病例内与疾病无关的社会评论性语言做相应删除，其他内容尽量保存原貌。如需要查阅病例原文，可参考《宣蛰人软组织外科学》病例篇。

目 录

第一节　臀Ⅰ手术病例 ··· 001

第二节　臀Ⅱ手术病例 ··· 005

第三节　臀Ⅲ手术病例 ··· 012

第四节　臀Ⅳ手术病例 ··· 016

第五节　臀Ⅴ手术病例 ··· 021

第六节　臀Ⅵ手术病例 ··· 029

第七节　腰臀Ⅰ手术病例 ·· 034

第八节　腰臀Ⅱ手术病例 ·· 040

第九节　腰臀Ⅲ手术病例 ·· 050

第十节　腰臀Ⅳ手术病例 ·· 059

第十一节　腰臀Ⅴ手术病例 ·· 067

第十二节　被诊断为"腰椎间盘突出症"的椎管外软组织损害病例 ········· 075

第十三节　"腰骶部手术失败综合征"的椎管外软组织损害病例 ············ 097

第十四节　椎管内软组织损害为主的混合型软组织损害病例 ·················· 105

第十五节　腰椎管外软组织损害性腹痛病例 ···································· 175

第十六节　被诊断为"梨状肌综合征"的椎管外软组织损害病例 ············ 177

第十七节　坐骨神经损伤性腰腿痛病例 ··· 182

第十八节　被诊断为"脉管炎"的软组织损害性腰腿痛病例 ················ 186

第十九节　长期低热的软组织损害病例 ··· 190

第二十节　躯干下部奇冷感病例 ·· 195

第二十一节　下肢瘫痪病例 ··· 201

第二十二节　股外侧皮神经炎病例 ··· 219

第二十三节　腰臀部源性软组织疼痛病例 ······································ 222

第二十四节　先天性髋关节脱位畸形病例 ······································ 248

第二十五节　脊柱各种形变病例 ·· 256

第二十六节　髋关节畸形病例 ·· 277

第二十七节　陈旧骨折后遗痛病例 ··· 302

第二十八节　髋部术后疼痛病例 ·· 315

第二十九节　银质针治疗病例 ·· 319

第三十节　椎管外软组织损害性腰腹痛病例 ······················· 326

26.2.1第1组：腰臀部软组织松解手术治疗椎管外软组织损害性腰腿痛的发展过程（病例介绍和讨论）。

臀Ⅰ手术

臀Ⅰ手术即后1/3髂嵴及髂后上棘部软组织切开术、臀上皮神经切断术、髂胫束横行切开术、髂胫束纵行切开术所联合组成的椎管外软组织松解手术。

【病例4】

乐×堂，男，52岁，水手[1]。左腰痛3年，无外伤史。发病缓慢，呈持续性、进行性加重，变为顽固性腰臀痛[2]；右侧征象极轻，仅有酸胀感[3]。急性发作时腰不能活动，不能行走，常卧床不起，严重影响工作[4]。外院行针灸、物理治疗（简称理疗）、火罐、中西药物内服外敷、氢化可的松药液痛点注射等医治无效，征象有增无减[5]。

检查：脊柱无畸形[6]。直腿弯腰指尖触地时无征象；直腿伸腰时引出左腰臀痛加重[7]。直腿抬高试验左右各90°时无征象[8]。双腰椎棘突、腰$_{2\sim4}$横突尖和大腿根部的压痛点均不敏感；髂胫束和臀上皮神经左侧高度敏感和右侧中度敏感[9]。屈髋屈膝分腿试验引出左髋外侧痛阳性[10]。腰痛X线常规片未见异常。诊断椎管外软组织损害性双腰臀痛，左重于右。1965年8月30日在腰麻下先行左臀Ⅰ手术。

7年后复查：自诉术后左腰臀痛消失，右腰臀征象不治而自愈。3个月后恢复原工作与正常人一样[11]。但恢复工作半年后出现右腰臀痛；平时不痛，仅在重体力劳动后发生，休息后缓解[12]。

检查：腰脊柱活动正常，直腿抬高试验左右仍各90°无征象。腰$_{2\sim3}$横突尖压痛点左侧不敏感和右侧高度敏感；髂翼外面压痛点左侧中度敏感（未手术松解侧）和右侧高度敏感[13]。右侧征象属右腰臀部软组织损害性痛的复发，建议征象严重时行定型的右腰臀部软组织松解手术。远期疗效属有效。

【病例4】导读

[1] 水手经常处于空气湿度较高的工作环境中，是软组织损害形成的条件之一。

[2] 临床上疼痛时间超过3个月为慢性疼痛。病人腰痛3年，病史较长，无外伤史说明慢性软组织劳损为其成因；进行性加重提示病情没有得到良好控制。

[3] 病人右侧症状轻微有两种可能：一种是原来有过损害，在代偿后症状逐渐消退了；一种是出现继发性损害，但损害程度不重。这两种情况分别代表不同的治疗方向，前者可能成为左侧治疗后出现新症状的原因，后者则多在左侧治疗后症状消除。

[4] 病人有急性期就有缓解期，提示病情有波动，也提示有缓解的可能，说明这个症状不是不可调和的矛盾。

[5] 治疗史没有可利用的内容，如果有治疗部位的描述则有价值，如注射部位等，可以为保守治疗部位选择提供参考。

[6] 脊柱形态正常提示脊柱段损害或代偿性改变很少。

[7] 直腿弯腰正常提示腰臀部浅层及内收肌张力正常；直腿伸腰时疼痛提示腰部深层或臀肌存在无菌性炎症，此炎症未波及坐骨神经，所以下肢无症状。

[8] 直腿抬高正常提示坐骨神经发出、走行区域没有无菌性炎症刺激或胭绳肌群无原发性和继发性损害（简称：原继发损害），或耻骨结节、耻骨上下支附着的内收肌无肌腹缩短。

[9] 左侧臀肌筋膜和髂胫束存在的无菌性炎症以皮下层损害为主。腰椎横突尖、大腿根部不敏感提示附着点没有无菌性炎症。

[10] 病人屈膝屈髋分腿时牵拉内收肌群、髂骨韧带和阔筋膜张肌、臀小肌前束引出的疼痛提示相关部位存在软组织无菌性炎症。

[11] 病人左臀Ⅰ术后三个月内右侧臀部症状消退，提示右侧为代偿性损害可能性大；原发病治疗后逐渐消失症状。

[12] 病人劳动后出现右侧臀腿症状，提示右侧臀部已经存在继发性软组织损害，并非单纯代偿症状。我们后期在进行银质针治疗时也会有这种现象，在一侧腰、臀、大腿根部针刺治疗后的一段时间出现对侧腰臀症状。

[13] 病人复诊时的体征提示，右侧臀旁侧和右侧横突尖存在原发和继发损害，但未进行原发和继发损害制约关系检查，不能确定手术治疗后是否还要进行手术"补课"（当时宣老还在探索中）。

【病例6】

吉×名，男，39岁，工人。腰痛7年，无外伤史[1]。起病属突然发作，之后变为时轻时重的持续性痛，已突发加重3次[2]。疼痛涉及双腰和右臀、大腿后侧和小腿外侧，后者伴麻木[3]。轻症时腰活动受限；发作时不能行走，卧床不起，床上翻身困难；严重影响工作[4]。还伴有头痛、项颈痛和左肘外侧痛[5]。外院行针灸、推拿、水针、局部注射治疗（简称局封）、理疗、氢化可的松药液痛点注射、中西药物内服外敷等医治均无疗效[6]。

检查：脊柱无畸形[7]。直腿弯腰指尖触地无僵腰，直腿伸腰未受限，直腿抬高试验左右各90°，三者均无腰腿痛加重[8]。双髂胫束和臀上皮神经的压痛点均高度敏感；双大腿根部压痛点轻度敏感；左肘关节外侧软组织附着处压痛点高度敏感[9]。屈髋屈膝分腿试验阴性[10]。腰痛X线常规片未见异常。诊断椎管外软组织损害性双腰臀痛并发右下肢传导痛麻以及左肘关节外侧软组织附着处损害。1965年10月15日在腰麻下行双臀Ⅰ手术。

6年后复查：病人所在单位保健站负责医师公函告知"术后腰臀痛和右下肢痛麻消失，左肘外侧痛不治而自愈；3个月后恢复原工作，无征象复发[11]。病人于2年前因中毒性肠麻痹死亡，病员生前对治疗满意，近期疗效属显效"。

【病例6】导读

［1］病人腰痛时间长且没有外伤史，提示为慢性软组织损害，因病人长期进行体力劳动，考虑病人腰痛为工作慢性劳损导致。

［2］病人先有慢性软组织损害积累，然后有诱因突发加重，加重后没有完全缓解，逐渐形成疼痛的轻、重波动的情况，逐渐累加形成需要就医的严重疼痛。

［3］病人疼痛涉及范围以右侧腰臀、大腿后侧、小腿后侧为主，并且出现小腿外侧麻，该区域与坐骨神经中的腓总神经分布区相似，并且麻木的情况考虑是神经挤压引起，所以在诊断上需要熟悉常见神经的挤压部位。

［4］病人发作加重时出现翻身困难，这种情况要考虑躯干旋转肌肉，如多裂肌、回旋肌、腹内外斜肌。如果有背部伴随症状时，还要关注冈下三肌；有腿痛时关注臀大肌或内收肌群。

［5］病人的头痛、颈项痛和肘外侧疼痛与颈背部软组织损害有关，也可以是代偿性损害，需要进行传导痛检查或结合其工作的动作姿势进行分析。

［6］病人在保守治疗过程中没有效果说明有两种可能：一种为病人病变损害较重，保守治疗无法有效控制疾病；另一种为治疗部位不准确，治疗了未损害部位，而损害部分没有得到良好治疗。也有可能是治疗中有短暂效果（宣老认为这是无效的）。

［7］病人脊柱形态正常，提示脊柱段未出现原发性损害及代偿性损害。

［8］病人腰部的运动及腰臀联合运动没有引出疼痛，提示腰及臀后部软组织损害

较少。

　　[9]病人的压痛点分布特点显示髂胫束和臀肌筋膜处存在高敏（高度敏感）压痛，提示臀浅层软组织损害可能性大，而肘部的压痛点可以是工作中的原发劳损，也可以是继发于臀部损害的传导痛。

　　[10]病人的屈膝屈髋分腿试验阴性，提示髋关节周围软组织损害较少。

　　[11]病人双侧臀部均进行了手术松解，对于右下肢麻的消失没有办法提供单侧腰臀软组织损害致病的依据，只能考虑双侧可能共同引起了右侧下肢症状的情况，并且腓总神经分布区的麻可能与浅层软组织的挤压刺激有关，也可能与髂胫束持续牵拉腓骨小头造成腓总神经穿入小腿的入口处挤压。髂胫束的张力与其连接的阔筋膜张肌或臀大肌上束有关。直腿弯腰没有症状，提示臀旁侧损害可能性大。肘外侧的症状不治而愈，提示同侧的臀部的软组织张力增加对于肘外侧疼痛有传导关系。

第二节 臀Ⅱ手术病例

> **臀Ⅱ手术**
>
> 臀Ⅱ手术在进行臀Ⅰ手术的基础上，增加臀大肌深层筋膜面下分离术，包括臀中肌和梨状肌以及坐骨神经鞘膜后面病理性粘连的结缔组织分离。

【病例17】

周×立，男，37岁，工人。腰骶部持续性胀痛1年多，无外伤史[1]。之后继发两臀胀痛和两大腿前侧痛麻。不能坐、立或卧；站立时需双手托住腰部，可稍缓解疼痛[2]。征象非常顽固，严重影响工作。我院有关科室曾行理疗、针灸、传统银质针穴位针刺、局封、氢化可的松药液痛点注射、中西药物内服外敷等医治，均无疗效[3]。

检查：脊柱无畸形。直腿弯腰指尖距地25厘米时有僵腰现象，腰臀痛加重；直腿伸腰未受限，腰臀痛减轻[4]。直腿抬高试验左右各60°，无征象[5]。双大腿根部压痛点高度敏感。屈髋屈膝分腿试验引出双大腿根部痛阳性[6]。腰痛X线常规片未见异常。诊断椎管外软组织损害性双腰臀痛并发大腿传导痛麻。1964年6月15日在硬膜外麻醉（简称硬麻）下行双大腿根部软组织松解手术。

第2次住院：术后腰臀痛明显好转，大腿前侧痛消失。但近3个月征象加重，疼痛涉及双腰、臀、大腿外侧、小腿外侧和足趾，左足趾痛伴麻木[7]。直腿弯腰指尖距地20厘米时无僵腰，直腿伸腰未受限，两者均引出腰臀腿痛加重[8]。直腿抬高试验左45°和右40°，均引出上述传导痛[9]。双腰$_{2\sim3}$横突尖、臀上皮神经、髂后上棘、髂胫束、臀下神经和坐骨神经梨状肌下出口处的压痛点均高度敏感[10]。1965年10月30日蛛网膜下腔麻醉（简称腰麻）下行双臀Ⅱ手术。

第3次住院：术后双腰臀腿痛显著缓解，直腿抬高试验左右均90°，无征象引出。从事原工作一切正常。但近8个月双膝前下方酸痛，近1个月征象更剧，影响行走和工作；左膝伸屈时感"吱喳"发声[11]。检查：双髌尖粗面压痛点高度敏感[12]。诊断双髌下脂肪垫损害。1966年3月14日在腰麻下行双髌下脂肪垫松解手术。

第4次住院：术后双膝征象解除。4个月后逐渐出现腰痛、腰骶痛和右肩痛，仍影响工作[13]。双直腿抬高由90°下降为45°，引出臀痛加重，双腰$_{2\sim3}$横突尖、臀下神经、坐骨神经梨状肌下出口处的压痛点高度敏感[14]。1967年5月29日在腰麻下行双臀V手术，同年6月12日在硬麻下再行双腰$_{2\sim4}$横突尖腰背筋膜前叶附着处切开剥离手术[15]。

5年后复诊情况： 自诉术前腰痛伴两下肢有吊紧感，腰不能前屈，经常休息或请病假，严重影响工作。第1次住院手术后，1年多时间内情况良好，仅在气候改变时感轻度腰痛，但之后症状复发增剧。第2次住院手术后也持续良好状态1年多时间，之后再次出现腰部征象。第3次住院手术后解除双膝痛和下肢吊紧感，但腰痛又复发。第4次住院手术后腰痛消失和右肩痛不治而自愈；仅时感腰骶部酸胀和双大腿外侧酸麻；征象不重，不影响工作[16]；前后经历3年的治疗，目前基本上达到满意。检查：双腰$_{2\sim4}$椎板和后关节突、右髂后上棘和双髂翼外面的压痛点均高度敏感，全系未手术松解处，为上述后遗症的病因[17]。征象严重时可考虑手术"补课"。

10年后再复查： 病人从事原工作，征象未加重。远期疗效属有效。

【病例17】导读

[1] 病人无外伤史，提示持续腰骶部胀痛是慢性软组织劳损累积导致。"胀"是筋膜张力增加造成静脉回流不良形成的不适症状。

[2] 双臀部胀痛则提示臀部的原继发损害造成臀深部静脉回流不良或臀肌筋膜张力增加。大腿前侧痛麻则提示股外侧皮神经在发出、穿过、走行或分布区域过程中受到软组织无菌性炎症刺激，具体要考虑阔筋膜张肌、内收肌群及胸腰段软组织损害对其的影响。病人不能长时间一个姿势站立，需要双手托住腰部，说明腰部的肌肉收缩力有问题，需要背阔肌牵拉胸腰肌膜后叶增加竖脊肌收缩力，以双手支撑姿势增加胸腰筋膜后叶张力及直接支撑腰部来维持腰部稳定性。

[3] 病人的治疗史中经过传统银质针治疗，提示软组织损害范围较广，穴位单针针刺很难取得良好疗效。

[4] 如果病人做直腿弯腰动作导致腰臀痛加重，提示腰臀部浅层筋膜及肌肉存在无菌性炎症，被动牵拉诱发疼痛。直腿伸腰为腰骶部及臀内后侧肌肉收缩，如相应浅层筋膜放松，腰臀痛减轻，进一步提示腰臀部浅层筋膜层损害可能性大。

[5] 病人做直腿抬高动作无征象引出，不能判断内收肌附着点是否有损害，因为做直腿抬高动作时，即使内收肌群不参与抬腿动作，髂腰肌、阔筋膜张肌、臀小肌也能完成此动作，所以需要进行大腿根部的压痛点检查才能确定大腿根部附着点损害情况。

[6] 压痛点检查和屈膝屈髋分腿试验进一步提示大腿根部软组织损害。大腿根部

软组织损害是否为单纯致病因素，宣老在病例内未提及压痛点强刺激推拿的预示性诊断，说明大腿根部软组织松解手术应该是处于探索阶段。

［7］术后大腿前侧痛消失，提示大腿根部软组织损害是引起大腿前侧痛麻的直接原因。但又出现腰、臀、大腿外侧、小腿外侧及足趾的症状，说明软组织损害不局限于大腿根部。小腿外侧和足趾的痛麻提示小腿筋膜张力增加，挤压神经造成了麻的症状。

［8］如果病人做直腿弯腰和直腿伸腰动作均能引出腰臀腿痛加重，提示腰臀部的浅层、深层软组织存在无菌性炎症，在试验中被诱发出来。后伸腰部时，骨盆后旋转，臀旁侧软组织损害对于骨盆后旋转有限制作用，也可诱发髂胫束紧张，引起大腿外侧吊紧及小腿外侧症状。

［9］病人直腿抬高角度变小并引出传导痛，提示大腿根部治疗后臀部或腰部软组织损害失去了拮抗代偿状态，导致新的症状出现。但传导痛中未提及向何处传导，是否为前面提及的腰臀、大腿外侧、小腿外侧和左足趾痛麻症状不得而知。

［10］病人的压痛范围集中于腰骶部和臀部坐骨切迹处，为什么进行腰麻下的臀部软组织松解手术？宣老在书中并未提及当时的诊疗思维，考虑当时的臀部软组织松解手术在不断探索，猜想此时宣老对臀Ⅱ手术的探索比较成熟，所以进行了臀Ⅱ手术。

［11］当臀部筋膜、肌肉放松后，会导致下肢运动中膝关节的代偿运动增多，如：髋屈伸运动控制力不足时，膝关节周围肌肉会产生相应紧张，同时胫股关节在屈伸过程中的相对旋转角度会出现异常。膝关节如果存在潜在的软组织损害，很可能会诱发加重，出现临床症状，在此处得到了验证。

［12］病人的双侧髌尖粗面高敏压痛点提示膝前下方痛与此有关，手术后"吱喳"声消失，也进一步提示临床医生，髌下脂肪垫是需要关注的治疗部位之一。

［13］双臀Ⅱ手术后，病人臀部肌肉得到了部分松解，但可能还存在腰臀部更深层的软组织损害，所以治疗后某个时间又出现症状加重。也警示软组织外科工作者在进行疼痛治疗时要全面彻底，如果出现治疗部位或层面不全面，容易导致疼痛的复发。

［14］由于臀Ⅱ手术并未对坐骨切迹周围软组织进行充分松解，导致该例病人的坐骨神经受到无菌性炎症的刺激并持续存在，为臀痛、腿痛的复发埋下伏笔。在进行压痛点检查时发现坐骨切迹压痛点，直腿抬高也由原来的正常变为45°。

［15］臀Ⅴ手术是对臀部软组织的彻底松解，并且在臀Ⅴ手术后做了横突尖、胸腰筋膜前叶的剥离松解手术，此处包括了腰方肌的附着部分，在治疗后对于腰丛的刺激明显下降，疼痛得到缓解。

［16］宣老在复查病人时，对术前及术后疼痛变化做了相应的总结。该病人在每一次软组织松解手术后症状都有相应的缓解，在工作后症状又有复发和加重。出现不同的症状提示软组织损害治疗时并不全面，每一次治疗只能缓解其中一部分，剩下

部分在劳动及天气变化都会出现诱发加重的情况，这也给我们临床工作者提示，如果症状出现劳累后或者阴雨天加重，提示软组织损害未完全消除。右肩痛的不治自愈与臀部软组织松解术及腰部的胸腰筋膜前叶的放松有直接关系。腰部和肩部存在着联动的特点，并且在腰部软组织松解手术时需要切开胸腰筋膜后叶，会影响到背阔肌的张力，放松背阔肌的同时会使肩部的软组织得到相应的动力调整，继发性损害可能在治疗后随之消失。第四次住院治疗后，病人的大腿外侧酸麻症状依然存在，提示大腿症状不单纯是臀旁侧或大腿根部软组织损害引起，可能还有胸腰段软组织损害或者腰骶后部软组织损害的可能性。

[17] 复查时，进行压痛点检查，治疗部位没有发现高度敏感压痛点，但此处未提及强刺激推拿后使原有症状消失，所以在诊断上存在不连续性，可能是这些部位引起的腰骶部和大腿外侧酸麻，也有可能存在其他未察觉的部位，如胸脊柱段、肩背部也是可能导致臀和大腿外侧麻的原因。

【病例19】

徐×成，男，45岁，工人。左腰痛伴左下肢痛3个月，右下肢痛1个月；逐渐发生，无外伤史。[1]疼痛涉及左腰部和双大腿后侧及小腿外侧，属酸胀吊紧痛伴小腿外侧麻木，左重于右[2]。征象日益严重，变为持续性痛，不能行走，无法工作[3]。外院行理疗、针灸、局封、氢化可的松药液痛点注射、中西药物内服外敷等医治无效。

检查：脊柱无畸形。直腿弯腰指尖触地无僵腰，疼痛未加重；直腿伸腰受限，腰腿征象增剧[4]。直腿抬高试验左右各90°，仅引出左下肢传导痛[5]。腰$_{2\sim4}$横突尖、髂后上棘、臀上皮神经、髂胫束和大腿根部的压痛点左侧高度敏感和右侧中度敏感；左股内收肌群明显缩短[6]。屈髋屈膝分腿试验引出左大腿根部痛阳性[7]。腰痛X线常规片未见异常。诊断椎管外软组织损害性双腰臀痛并发左下肢传导痛麻。1965年12月3日在腰麻下先行双臀Ⅱ手术。术后腰臀痛显著缓解，但7天后起床行走感双大腿根部痛突出[8]。故于同月26日在腰麻下补行双大腿根部软组织松解手术。

第2次住院：术后征象全消失，1个月后恢复强体力劳动无妨碍；1966年行胃切除手术也无腰腿痛复发[9]。直至5年3个月后出现腰痛并发左髋痛而再来院求医。检查：双腰部压痛点高度敏感，臀部压痛点右侧轻度敏感和左侧高度敏感[10]。1971年3月22日在硬麻下行左腰臀Ⅳ手术和定型的右腰部软组织松解手术。由于骶骨下段的腱性组织切开剥离太多，超过了骶$_4$水平，当腰部深层肌收缩而自行断裂，导致腰$_3$水平以下完全游离的肌段上缩，术中几次修复无法达到缝合目的，遂不得已术后加石膏背心外固定[11]。又因此肌深层游离面缺血严重的变性组织未行切除，导致术后严重的切口感染和肌远端坏死，创腔中可见骶骨骨面。经切开引流和长期换药处理，创口约2个月延期愈合[12]。出院3个月后通过行走锻炼拆除石膏，未发现腰部功能受影响。

第3次住院：拆除石膏后腰腿痛全消失。1个月后即从事原工作。渐感左臀不适和左下肢外侧不重的"放射痛"，仍影响体力劳动[13]。检查：左髂翼外面压痛点高度敏感。为未手术松解处。1972年4月28日在全麻下补行左髂翼外面阔筋膜张肌、臀中肌和臀小肌附着处（以下简称髂翼外三肌附着处）自髂前上棘-坐骨大切迹-髂后下棘联接线以上的切开剥离手术。使该处松解范围和程度的累积，基本上完全符合定型的臀部软组织松解手术的要求使疗效显著突出[14]。

5年后复诊：腰活动正常，虽然病人已57岁，仍从事体力劳动无征象复发，无后遗症。

9年后再复查：病人已退休。远期疗效属治愈。由此可知，双腰部深层肌腰$_3$水平以下的游离并发肌末端完全断裂上缩，通过瘢痕组织的连接和与骨面重新黏附长牢后，不会影响腰部功能。这就为日后开展项、背或腰部伸肌群横断手术提供了可行性依据[15]。

【病例19】导读

[1]病人没有外伤史，从肢体一侧腰腿痛逐渐发展为双侧下肢疼痛，病情发展符合软组织损害不断代偿的特点。

[2]病人的腰痛伴下肢痛与大腿后侧腘绳肌群过度使用有关，表现出酸胀紧的特点。小腿外侧的麻木与腓总神经受到卡压有关，髂胫束的紧张或坐骨神经出骨盆处的挤压都可产生相似症状。

[3]病人的间断性疼痛变为持续性疼痛不能行走，提示在行走过程中，下肢运动可诱发疼痛，虽然没有提及卧位、坐位时疼痛是否加重，但我们一般认为坐位、卧位可缓解疼痛，本例主要考虑与骨盆周围及下肢支撑相关的软组织损害，骨盆周围及腰部软组织损害是需要进行鉴别的。

[4]病人直腿伸腰引发的症状一般认为是腰部深层或椎管内软组织损害导致，但从骨盆平衡方面来讲，臀旁侧、大腿根部软组织损害也可引起直腿伸腰时的疼痛。直腿伸腰时，骨盆受到已经损害的屈髋肌肉、筋膜牵拉，骨盆后旋转角度变小，导致腰骶部深层在直腿伸腰时压力明显增加，使本来软组织损害很少的腰骶部游离神经末梢刺激增多，产生腰腿痛症状。

[5]病人的直腿抬高范围正常，提示内收肌群没有出现肌腹部结构缩短，或耻骨结节、耻骨上下支软组织附着处没有无菌性炎症，但其他屈髋肌肉可以良好代偿收缩，不会激活耻骨周围的腱感，也就不会引起腘绳肌紧张。在直腿抬高时出现了左下肢的传导痛，提示坐骨神经在发出、穿过、走行、分布区域的刺激症状，具体传导痛的范围未进行描述，无法做更深入推测。

　　[6]腰$_2$到腰$_4$横突尖压痛与胸腰筋膜前叶及腰方肌过度应用有关，考虑腰与骨盆之间的相对旋转，或者是腰脊柱侧弯导致的代偿。因为腰脊柱无畸形，所以考虑旋转代偿的机会更多一些。髂后上棘、臀上皮神经、髂胫束的高敏压痛与直腿伸腰时臀上皮神经挤压刺激增多和直腿抬高下肢传导痛有关。大腿根部压痛高敏说明耻骨附着处软组织损害存在其他屈髋肌肉代偿的情况，并且可以解释直腿抬高后出现左下肢传导痛，内收肌群牵拉刺激并激活腘绳肌群兴奋也是下肢传导痛的形成因素之一。

　　[7]病人的屈膝屈髋分腿试验引出大腿根部的阳性体征，提示大腿内收肌群存在肌肉缩短或出现了肌腹和附着点的共同损害。

　　[8]病人在双臀Ⅱ手术后第7天下床行走时出现大腿根部疼痛的现象，有两种可能：一种是手术后卧床至第7天下床活动时出现症状；另一种是手术后第2天就能下床活动，在第7天时出现症状。无论是哪种情况，都与臀部软组织松解导致屈髋协同肌代偿减少有关，或大腿内收外展拮抗功能减退有关，所以在后续的治疗中，运用了双大腿根部的软组织松解手术。屈膝屈髋分腿试验只引出左大腿根部疼痛，并未提及双大腿根部压痛，做双侧大腿根部软组织松解手术的指征在体征检查时未有明确，但术后病人的征象消失，也提示了宣老在诊治过程中的精确性与全面性。

　　[9]病人在胃部切除手术卧床的过程中没有出现腰腿痛，并且在胃部切除术后没有腰腿痛复发，提示软组织松解手术对腰腿痛治疗的稳定性，也提示了胃部手术治疗对腰腿痛的影响或者是诱发并不明显。临床观察发现手术瘢痕对软组织疼痛有影响，手术切口的恢复程度与疼痛出现呈正相关。因为手术后形成的腹壁瘢痕对于运动调节是有明显影响的，后期出现髋痛、腿痛有可能与此有关。当然，也有可能是较轻的原发性损害持续累积的结果。

　　[10]病人在5年后出现新的髋部、腰部疼痛可能与原有的软组织松解手术松解部位不全面有关。在进行软组织松解手术探索时，查到腰部的高敏压痛点，使腰部的松解治疗提上了日程。

　　[11]在腰骶部的松解探索中，出现了竖脊肌的完全剥离情况，在修复的时候需要进行石膏背心固定，让肌肉得到相对放松，在放松的状态下逐渐进行修复，但这种过程是否会存在肌肉爬升位置不正常。

　　[12]病人的骶骨背面为皮包骨状态，在竖脊肌的腱性结构离断回缩后，骶骨背面与皮肤之间的愈合出现延迟，这也符合软组织创伤愈合的特点，不同的组织结构间需要移行结构才能愈合。创面不愈合容易产生感染。这段手术过程的描述给我们提示了手术过程中出现异常情况的应对方法，并且在愈合后没有出现腰部功能异常，说明此病人的竖脊肌的爬升能力很强，未造成腰部软组织松解术后的负面影响。

　　[13]腰臀Ⅴ手术在操作时未将臀旁侧软组织彻底放松，所以病人在术后出现臀腿痛的症状。提示臀旁侧损害可以引起下肢外侧的放射性疼痛，虽然目前我们从事软

组织松解手术的机会不多，但是出现的症状能提示我们寻找哪些部位进行相应的治疗。

［14］宣老对病人多次手术总结提示：在软组织松解手术中，完成定型的全面的臀部软组织松解手术才能取得持久稳定的效果，也进一步提示"针不到痛不消"。

［15］如果在软组织松解手术治疗过程中出现了竖脊肌下端游离的情况，宣老认为：腰$_3$以下的竖脊肌游离对病人腰部整体功能的影响不特别显著，为开展腰部伸肌群的横断手术取得了探索性认识。但在临床工作中，笔者发现腰部伸肌群横断手术确实对腰部稳定性存在影响，宣老在治疗过程中应用石膏背心外固定对腰部伸肌群横断手术的术后康复有一定作用。

第三节　臀Ⅲ手术病例

臀Ⅲ手术

　　臀Ⅲ手术在臀Ⅱ手术中基础上增加了：梨状肌、骶丛和坐骨神经的鞘膜外脂肪结缔组织之间粘连的钝性游离。

【病例21】

　　仲×妹，女，35岁，工人。右腰臀痛6年。1964年11月24日曾在门诊局麻下行右臀上皮神经切断手术。术后右侧腰痛明显缓解，但右臀征象依旧未减[1]，仍无法工作。近20多天来征象增剧，出现右大腿后侧和小腿外侧的"放射痛"[2]。病人卧床不起，不能行动，失去劳动能力，非手术疗法医治无效而收住病室[3]。

　　检查：脊柱无畸形。直腿弯腰指尖距地30厘米有僵腰，无臀痛加重；直腿伸腰无碍，但臀痛增剧[4]。直腿抬高试验左90°和右40°无征象加重[5]。臀部各压痛点右侧高度敏感和左侧不敏感[6]。诊断椎管外软组织损害性右臀痛并发下肢传导痛，于1966年2月4日在腰麻下行右臀Ⅲ手术。

　　第2次住院：自诉右腰臀腿痛全消失。术后3年3个月中无征象复发。但左膝外侧痛，行走时常有关节内交锁，McMurray试验阳性，外侧半月板间隙的压痛点高度敏感；左髌尖粗面压痛点阴性[7]。诊断左外侧半月板病损，于1969年5月5日在腰麻下行左外侧半月板切除手术。

　　第3次住院：病人经第2次手术后左膝痛和右腰臀腿痛解除，对治疗满意。病人原伴有左项颈痛"放射"至左半侧头痛5年，也就是1967年年初渐感左颈背部吊紧感和酸痛；之后征象逐渐加剧，向左枕颈部和左半侧头部"放射"，出现左侧头痛和左眼球跳痛；急性发作时伴恶心呕吐，极为难忍；病情稳定时项颈发僵，活动不便；右侧颈肩痛较轻，不向头部传导。当躯干下部手术后，上述征象更加重[8]，要求治疗。检查：双侧肩胛提肌、冈下肌、大圆肌和小圆肌在肩胛骨附着处的压痛点高度敏感，左重于右。诊断双肩胛骨背面软组织附着处损害。1972年3月20日静脉麻下行接近定型的双肩部软组织松解手术（仅肩胛骨背面下段大小圆肌附着处未松解）。术后双颈肩痛、左偏头痛和左眼球跳痛消失[9]。

术后6年后复诊：自诉躯干上下部征象未复发，无后遗症，从事正常工作，能胜任强体力劳动。20年后再回访：病人已于2年半前因脑溢血死亡。家属告知，病人生前的17年中无头颈肩痛或腰臀腿痛复发史。远期疗效属治愈。

【病例21】导读

[1]病人有慢性腰痛史，曾经做过臀上皮神经切断手术，术后腰痛明显缓解，说明臀上皮神经对于腰臀疼痛有明显的影响，臀上皮神经既能感知疼痛，又能逆传疼痛感觉，引起腰部疼痛。臀部软组织损害是腰部疼痛的传导部位之一。

[2]病人出现的大腿后侧和小腿外侧的放射痛符合腓总神经受到无菌性炎症刺激症状，没有提到小腿外侧麻，说明不涉及神经卡压的问题，只是单纯的炎症刺激。臀上皮神经切断之后，腰部疼痛能缓解，说明腰部的疼痛是由臀部软组织损害传导而来。

[3]病人第1次收住院是右大腿后侧和小腿外侧的"放射痛"导致不能行动，只能卧床，提示直立位导致疼痛非常明显，即维持身体稳定的承重部分存在软组织损害，卧床后不影响损害肌肉，病人的疼痛有相应的缓解。

[4]病人直腿弯腰的范围变小，提示腰部的肌肉、筋膜紧张或者臀部肌肉、筋膜紧张，因无疼痛加重，所以这些部位肌肉筋膜只是紧张状态，不存在无菌性炎症的蓄积，也就排除浅层的臀大肌或者是腰骶后部、胸腰筋膜的无菌性炎症。直腿伸腰时，虽然活动范围正常，但出现疼痛加重，提示腰部后伸时出现了臀部感觉神经的无菌性炎症刺激，如出现了腰椎关节突关节的挤压或椎管内的软组织损害。臀大肌直腿伸腰时对其深层叠加的臀中肌产生挤压，或直腿伸腰时臀部肌肉的过度应用都可能导致疼痛出现。

[5]病人右侧直腿抬高受限，提示右侧的臀部肌肉筋膜张力增加，但没有出现疼痛，也进一步说明臀部浅层限制性结构没有无菌性炎症，疼痛可能来源于深层软组织损害。此处直腿抬高试验没有说是被动直腿抬高还是主动直腿抬高，在被动直腿抬高时，有些部位会因为牵拉产生疼痛，如髌下脂肪垫损害引起的小腿后侧代偿性损害，在直腿抬高过程中膝关节被动伸直时出现小腿后侧疼痛。

[5]病人臀部压痛点的高度敏感给软组织损害的诊断提供了重要的诊断依据。因为在软组织丰厚的部分进行压痛点检查时，无法将深层与浅层的软组织损害完全分割开来，所以在直腿抬高的牵伸或者直腿弯腰的牵拉过程中没有疼痛，而在挤压时出现疼痛提示了臀部深层损害存在的可能。

[7]膝关节外侧痛与膝外侧半月板损伤有关，并且产生关节内绞索，这种现象在临床症状描述时会经常出现，所以考虑外侧半月板的问题引起了膝关节绞索的可能性。在保守治疗中是否对膝关节外侧进行银质针治疗，或者是对膝关节内侧或髌下脂

肪垫进行银质针治疗来解除绞索，需要进一步探索。

[8] 病人出现典型的上下同病的特点，在下部软组织损害松解后，躯干上部症状的明显加重也提示躯干上部可能存在原发性损害，或者是躯干下部和躯干上部没有必然的传导关系，或者躯干上部的软组织损害对躯干下部有明显影响，因为当时宣老在探索软组织损害原发部位时，可能跨越的部位并没有这么广，在病例中没有完全体现出躯干上下部传导痛检查的情况。在宣老后期的临床教学中，对于躯干上部和下部之间的相互影响做了重要解读，这也是宣老在不断探索中逐渐总结才形成了软组织外科学的完整体系。

[9] 在进行肩胛骨背面软组织松解后，将上述压痛点全部去除掉，并且消除了头部疼痛和眼球跳痛的情况，提示肩部软组织损害对头部、眼睛疼痛有明显的影响，手术后软组织疼痛未再发，提示软组织松解手术治疗效果持久而稳定。因为肩部区域软组织层相对较薄，在银质针治疗时也能达到接近软组织松解手术的效果，所以此处可通过银质针来解决这部分问题，从而减少了软组织松解手术的创伤。

【病例26】

张×林，男，45岁，工人。左腰痛3年，无外伤史[1]。逐渐加重，发展为持续性痛，自左腰骶向左臀、大腿后侧和小腿外侧"放射"，仅痛无麻[2]。平时腰挺不直，影响行走。近半年卧床不起，床上翻身困难，大小便也无法离床，动就痛得叫"救命"。近1个月征象延及右腰臀部[3]。外院行电疗、针灸、局封、火罐、氢化可的松药液痛点注射、中西药物内服外敷等无效。

检查：腰脊柱无畸形。直腿弯腰指尖距地18厘米无僵腰，直腿伸腰未受限，两者均有臀痛加重[4]。直腿抬高试验左55°引出左臀痛"放射"至左下肢；右80°无征象[5]。双腰$_{4\sim5}$棘突、臀上皮神经、坐骨神经梨状肌下出口处和大腿根部的压痛点均高度敏感，左重于右[6]。屈髋屈膝分腿试验引出双大腿根部痛阳性[7]。腰痛X线常规片未见异常。诊断椎管外软组织损害性双腰臀痛并发左下肢传导痛。1966年4月2日在腰麻下先行双腰$_{4\sim5}$棘突旁腰背筋膜后叶菱形切开手术和双臀Ⅲ手术[8]。术后腰臀腿痛全消失；但左大腿根部痛明显突出。同月18日按原计划在腰麻下补行左大腿根部软组织松解手术[9]。

5年9个月后复查：自诉术后征象全消，长期从事强体力劳动，无征象复发，也无后遗症。远期疗效属治愈。

33年后再复查：时年78岁，身体健康，一切正常。

【病例26】导读

[1] 病人左腰痛3年，无外伤史，提示慢性软组织损害。

［2］病人疼痛范围描述得非常清楚，自腰骶部至臀、大腿后侧、小腿外侧的放射性疼痛症状。这里强调了无麻，说明没有神经受压的情况。

［3］病人平时腰挺不直，提示了腰部深层软组织损害或椎管内软组织损害引起的疼痛避让姿势，或者存在臀肌无力，无法控制骨盆的位置，更无法代偿腰部挺直动作。卧床不起、翻身困难提示腹肌、臀肌尤其是腹外斜肌和臀大肌的损害比较明显，因为这些肌肉是翻转动作的主要肌肉，如果不能有效做功，会增加多裂肌、回旋肌损害的概率。大小便时无法离床，说明腰部挺起的动作是无法完成的，在挺起时会导致挤压性刺激。左侧的腰臀部软组织损害逐渐发展到右侧，符合慢性软组织损害的对应补偿调节特点。

［4］病人直腿弯腰活动范围减小，提示腰部或者臀部浅层肌肉、筋膜张力增加。直腿弯腰和直腿伸腰都能引出臀部疼痛加重，提示软组织损害部位在臀部。直腿伸腰不受限，直腿弯腰活动范围减小，提示浅层损害存在并且在浅层收缩控制骨盆后旋时挤压深层，说明臀部浅层和深层均有软组织损害的可能。

［5］病人直腿抬高时出现臀部的放射性疼痛，提示存在坐骨神经牵拉时的无菌性炎症刺激。如果是肌肉的损害性疼痛或代偿性疼痛，一般表现出弥散的状态。此时出现的下肢放射性疼痛说明坐骨神经的发出、穿过、走行区域存在软组织的无菌性炎症或炎性粘连。

［6］病人腰椎管内脊神经在腰前屈过程中产生相对位移，臀上皮神经同样受到牵拉，臀痛可能与此有关，尤其是臀上皮神经穿入臀部区域的无菌性炎症在牵拉动作时增加刺激量。直腿弯腰活动范围减小提示臀上皮神经穿入骨盆处的神经滑动度下降，皮下筋膜层有粘连。坐骨神经梨状肌下出口处的无菌性炎症对坐骨神经存在刺激的可能，可以导致直腿抬高过程中坐骨神经牵拉接触损害软组织面积增加，引出局部疼痛和放射至下肢的特点。大腿根部的软组织损害会导致伸髋肌群的代偿性紧张，出现大腿后侧的张力增加是很有可能的，尤其是造成骨盆的前旋转，会对腰部深层产生挤压性刺激，但此处未出现腰后伸时的疼痛，提示大腿根部软组织损害，未造成腰部深层的继发性软组织损害。

［7］病人屈膝屈髋分腿试验阳性，提示大腿内收肌群既有附着点损害，又有肌腹部的长度缩短，说明内收肌群存在着整体性损害。

［8］病人第1次手术将胸腰筋膜切开，并做了双臀的臀Ⅲ手术，使腰背部的浅层及臀部的浅、深层软组织得到松解，所以臀腿痛的症状减轻比较明显。

［9］病人内收肌群失去了臀部及腰部软组织的拮抗，导致平衡失调，大腿根部的疼痛明显加重，这样进行大腿根部的软组织松解手术就顺理成章。在软组织松解手术的探索中，如果直接进行了大腿根部软组织松解手术，不知腰臀部的软组织损害能不能快速缓解，在后面的大腿根部软组织松解手术病例的探索中会有相应的临床提示。

第四节 臀Ⅳ手术病例

> **臀Ⅳ手术**
>
> 臀Ⅳ手术在进行臀Ⅲ手术时，将横过坐骨神经干上的血管切断结扎后再钝性游离梨状肌，并在其外端靠近股骨大粗隆部的腱束处切断并拉起，暴露该段的坐骨神经干后，向上彻底游离示指可及的骶丛直到骶骨前方为止；以及向下沿坐骨神经干直至示指可及的坐骨结节部，一般到触及股骨小粗隆为止。

【病例37】

李×衡，男，28岁，工人。右腰臀腿痛急性骤发3个半月，无外伤史[1]。疼痛呈持续性自右腰骶向右臀、大腿内侧和小腿外侧直至外踝"放射"，不能弯腰、不能行走[2]。江西有关医院经针灸、理疗，中药内服、氢化可的松药液痛点注射等均无效。征象日益严重。失去劳动能力[3]。

检查：腰脊柱右（痛）侧凸和后凸[4]。直腿弯腰指尖距地50厘米有僵腰，右腰腿痛加重；直腿伸腰未受限，疼痛未加重[5]。直腿抬高试验左80°无征象；右45°引出右下肢"放射痛"增剧[6]。右腰$_{3\sim5}$棘突、腰$_{2\sim3}$横突尖、臀上皮神经和坐骨神经梨状肌下出口处压痛点高度敏感；右髂后上棘压痛点轻度敏感[7]。屈髋屈膝分腿试验阴性。腰痛X线常规片提示腰$_5$椎骶化。鉴于先天性骨骼畸形非疼痛病因，故诊断椎管外软组织损害性右腰臀痛并发下肢传导痛。1966年7月11日在腰麻下行右臀Ⅳ手术和腰$_{3\sim5}$棘突腰部深层肌附着处切开剥离手术[8]。术后第11天自诉征象已缓解50%，右直腿抬高由45°增至75°，无"放射痛"；但仍残留右腰痛、右小腿内侧痛和右外踝上方痛[9]。同月26日静脉复合麻醉下行右腰$_{2\sim5}$横突尖腰背筋膜前叶附着处切开剥离手术[10]。

5年后回访：自诉第2次手术后的第1天即感征象全消失。3个月后从事原工作迄今，疼痛未复发，也无后遗症[11]。病人对治疗满意。远期疗效属治愈。

[1] 无外伤突然发作的腰、腿痛提示病人本身有慢性软组织损害，并且此次症状持续时间为3个半月，进一步说明软组织慢性损害处于较为严重的情况。

[2] 病人的软组织疼痛从腰骶部开始，说明疼痛的起始部位在这个位置，向臀、大腿内侧和小腿外侧直至外踝放射，臀痛涉及臀的浅层和深层，是否为臀上皮神经或者是臀上神经的伤害性感知引起的疼痛，需要进行鉴别。大腿内侧出现疼痛有两种可能性：一种是代偿性疼痛，另一种是神经反馈区疼痛。如果是神经反馈区疼痛则与闭孔神经受到无菌性炎症刺激有关，或者是大腿根部本身存在着慢性软组织损害。小腿外侧至足踝外侧为腓总神经分布区，提示腓总神经受到刺激产生症状，因为足踝外侧还涉及腓肠神经分布区域，病人自诉是放射性疼痛，提示神经牵涉性疼痛比较多，就是说神经走行区域存在无菌性炎症刺激的同时，受到牵拉增加了刺激量，出现放射性症状。不能弯腰、不能行走提示弯腰过程中会牵拉坐骨神经导致疼痛加重；行走过程需要臀旁侧的肌肉与臀后侧的肌肉协调，此时臀旁侧或臀后侧有损害时就会影响行走运动状态。

[3] 各种保守治疗方法对病人无效，提示保守治疗的部位不是原发损害部位或者治疗的力度与软组织损害程度不成比例，导致治疗效果不明显。

[4] 病人腰脊柱出现痛侧凸和后凸，提示腰部深层或椎管内损害出现了疼痛避让动作，也有可能是因为躯干前部的肌肉过度紧张，导致腰脊柱段产生相应的变化。

[5] 病人进行直腿弯腰动作时，腰脊柱后凸不应该限制直腿弯腰动作，但病人在进行直腿弯腰动作时受到明显限制并出现僵腰，提示：腰部的浅层肌肉处于保护性紧张状态，浅层与深层之间有冲突运动；直腿弯腰引起相应的腰腿痛加重，提示坐骨神经产生了牵拉刺激，或是参与直腿弯腰过程动作的肌肉附着点存在无菌性炎症刺激。直腿伸腰未受限与腰脊柱后凸存在明显矛盾，提示此病人的腰脊柱后伸动作没有刺激到无菌性炎症的区域，而腰脊椎段的后凸也不是因为腰部深层或者椎管内损害引起。

[6] 病人的直腿抬高动作为屈髋肌主动收缩，伸髋肌被动拮抗，坐骨神经处于牵拉状态，此时引出的右下肢放射痛增剧，提示坐骨神经在牵拉过程中受到明显的刺激。

[7] 病人存在棘突压痛和横突尖压痛，提示腰椎存在旋转；在腰椎旋转过程中，胸腰筋膜后叶的棘突旁附着及胸腰筋膜前叶的横突尖附着对腰部起到限制性稳定作用。腰深部横突尖周围软组织损害时刺激臀上皮神经走行区域，形成臀上皮神经分布区疼痛。如果臀上皮神经的臀部分布区存在无菌性炎症，也会出现臀部疼痛，所以臀上皮神经分布区的疼痛有两种可能：一个是在弯腰过程中出现臀痛加重，另一个是腰后伸或旋转时出现臀痛加重。坐骨大切迹处的压痛提示坐骨神经在此处会受到无菌性

炎症刺激，这也给临床检查时直腿弯腰出现下肢放射性疼痛提供了条件。右髂后上棘压痛轻度敏感，但未提及左髂后上棘压痛情况，提示右侧髂后上棘附着的胸腰筋膜存在轻度无菌性炎症或传导痛，右侧腰脊柱段的侧凸是否为右髂后上棘竖脊肌附着处损害造成进行相应排查。

[8]此例病人进行了腰臀联合手术的探索，在进行了臀Ⅳ手术的同时，对腰部深层接近中线部分软组织进行切开剥离，使棘突上附着的软组织得到明显松解，这和临床判断比较契合，腰部深层的切开剥离对于腰脊柱侧弯有明显的作用，尤其是在关节突关节周围存在无菌性炎症时，减压治疗可以明显改善腰部的避让症状和下肢症状。

[9]由于对病人腰部的松解范围小，导致后期出现腰痛、小腿内侧痛和外踝上方痛，这些部位涉及多条神经分布，松解治疗的范围不足，导致腰痛持续存在的可能性比较大。小腿内侧为隐神经分布区，出现疼痛时，可能与隐神经腰$_1$到腰$_4$脊神经前支穿出及走行过程中存在无菌性炎症刺激有关，腰部深层损害、股骨收肌管及小腿内侧软组织损害也可出现相应症状。外踝上方痛提示腓肠神经存在刺激或存在踝部代偿性运动产生的腓骨长、短肌的刺激。

[10]腰$_2$到腰$_5$横突尖、胸腰筋膜前叶的切开剥离手术，对于胸腰筋膜前叶附着的腹内斜肌和腰方肌有明显的放松作用；腰丛的刺激症状能够得到明显改善，经过治疗后可以消除小腿内侧的症状。在腰椎横突尖松解手术的过程中，解除了外踝上方的症状，可能与松解腰$_5$横突尖的髂腰韧带导致骶髂关节的压力下降、腰骶神经干的刺激症状减少有关。也进一步提示，外踝上方痛可能与腰骶部结合处的深层损害有关系，需要在银质针治疗中提起重视。

[11]经过上述治疗后，病人所有症状均消失。提示上述症状与松解部位相关，但一对一关系没有完全呈现出来，需要我们在查体过程中仔细推敲，如外踝上方痛与腰骶后部和腰部深层交界的腰$_5$横突尖可能存在相应的关系。而后期宣老在进行软组织松解手术或银质针治疗时，发现横突尖的软组织损害与臀部损害有关，是否在臀部松解的时候可以解决这个问题，在这个病例中已经得到了提示。顽固的深层损害是需要进行局部治疗的，并非单纯通过臀部治疗就能解决症状。

【病例40】

王×玉，女，36岁，工人。15年前有腰部跌伤史，之后腰痛时有发作[1]。疼痛起始局限于左腰臀部，腰部活动多时发生，即使手携0.5千克重物也会引出腰痛[2]。1963年曾在我科作脊柱过伸位石膏背心外固定3个月，拆除外固定后腰痛未缓解。近1年来左腰臀痛加剧，并出现左下肢"放射痛"，不能行走；严重时卧床不起[3]。影响生活和工作。外院行推拿、传统银质针穴位针刺、理疗、火罐、氢化可的松药液痛点注射、中西药物内服外敷等无效[4]。

检查：腰脊柱无侧凸，有后凸[5]。直腿弯腰和直腿伸腰动作均因痛受限[6]。直腿抬高左60°，引出左小腿外侧痛；右60°无征象[7]。腰$_{2\sim4}$横突尖、腰$_{2\sim5}$棘突、髂胫束、臀上皮神经和坐骨神经梨状肌下出口处的压痛点左侧高度敏感和右侧中度敏感；双髂后上棘内上缘和大腿根部的压痛点左侧中度敏感和右侧轻度敏感[8]。屈髋屈膝分腿试验阴性。腰痛X线常规片未见异常。诊断椎管外软组织损害性双腰臀痛并发左下肢传导痛。1966年10月8日在腰麻下行双腰$_2$棘突～骶$_1$中嵴腰部深层肌附着处切开剥离手术和左臀Ⅳ手术[9]。

5年后复查：自诉术前腰腿痛严重，弯腰困难，坐位不能坚持5分钟；术后征象消失，能久坐和久走。术前不能低头刷牙、洗衣和洗足，术后均能完成，也从未请过病假。但术后3年中曾出现过左大腿根部痛和左髋外侧痛，原拟手术治疗，因酷暑延期住院，休息2周后征象自行消失，目前一切正常。检查：腰活动正常；直腿抬高试验左80°和右85°[10]，均无征象引出。双髂后上棘内上缘、腰$_3$椎板和后关节～骶$_3$中嵴和背面、左髂翼外面和双大腿根部的压痛点均高度敏感，为未手术松解处[11]，属后遗症的病因，估计仍有复发。建议征象严重时手术。

【病例40】导读

[1]病人有慢性腰部损伤史，并有腰部损伤的叠加加重史，属于慢性软组织损害范畴。

[2]本病例描述了病人软组织疼痛的部位，腰腿痛逐渐加重，牵拉、提重物的时候腰腿痛加重的现象，提示劳累后加重是慢性软组织损害的特点，在提重物时尤其是很轻的物体就引起腰部疼痛，说明该例病人腰部的承重结构不稳定，当时宣老提示该病例腰部症状表现比较重。目前，随着整体观的完善，肩部软组织损害或大腿根部软组织损害也是导致腰痛的原因。

[3]为了稳定病人腰部脊柱以及放松竖脊肌，给予石膏背心固定，但病人的腰痛没有得到缓解，并且出现下肢放射性疼痛，影响行走；提示竖脊肌损害不是该病患的主要矛盾。该例病人出现下肢放射性疼痛并影响行走，因为行走的过程需要骨盆周围肌肉协调运动，所以臀部软组损害可能对此例腰臀痛有明显的影响。

[4]各种保守治疗方法无法解决病人的问题，说明软组织损害程度比较重，并且在传统的银质针穴位治疗上不能取得效果，说明一针一穴的布针方法对治疗严重软组织损害性疼痛效果不佳。

[5]病人脊柱腰段后凸提示腰部深层或椎管内损害导致，也有可能是因为骨盆后旋转带动的腰脊柱段后凸，在后面的检查中会进行——的佐证。没有侧凸说明两侧存

在着均匀的损害。

[6] 病人腰部屈伸活动功能受限，说明腰椎存在不稳定。此时椎周肌肉会明显紧张，在进行弯腰或伸腰动作时都可产生疼痛。

[7] 病人双下肢直腿抬高动作均不能达标，提示臀部软组织有缩短情况。左小腿外侧出现疼痛，为腓总神经分布区，提示直腿抬高动作对腓总神经产生刺激，坐骨神经骨盆下口穿出处或腓总神经穿入小腿前的入口处存在无菌性炎症时，都有可能产生直腿抬高过程中的牵拉刺激。

[8] 腰$_2$到腰$_4$横突尖疼痛提示其附着处的胸腰筋膜前叶、腰方肌或腹内斜肌存在相应损害情况。腰$_2$到腰$_5$棘突的压痛，提示棘突旁软组织损害，可能存在相应椎体旋转或者存在旋转应力增多的情况，臀部和腰部在协调运动中，臀部如果存在损害则腰部的旋转运动代偿会明显增多，并出现相应的症状。髂胫束作为臀大肌和阔筋膜张肌的连接及整个大腿肌群的张力控制装置，出现疼痛可能为原发性损害或者继发于臀部或腰部软组织损害。臀上皮神经分布区压痛提示臀部软组织损害或腰部深层损害刺激臀上皮神经，出现此处压痛，一般表现为直腿弯腰动作时臀部疼痛或者是臀部牵张感。坐骨切迹梨状肌下孔处的压痛，是直腿抬高动作引出小腿外侧疼痛的直接因素。大腿根部存在中度敏感压痛，提示大腿根部可能存在无菌性炎症。

[9] 大腿根部存在压痛，但屈膝屈髋分腿试验阴性，提示软组织附着处的无菌性炎症不会对屈膝屈髋分腿试验或者是对大腿内收肌群的张力产生明显影响，只有大腿内收肌群的肌腹部出现相应缩短，才会影响屈膝屈髋分腿试验。腰臀部联合手术的探索之路显示了腰臀联合松解的显著疗效。密集型银质针对棘突旁的针刺，以及对臀部的针刺能否解决上述相关症状，还需要临床探索。因为当时未做大腿根部的软组织松解手术，所以大腿根部存在的压痛可能会导致日后症状的出现。

[10] 在腰臀联合手术治疗后，病人症状全部消失；仅出现大腿内侧和髋外侧疼痛，提示大腿的内收肌和外展肌之间存在着相应拮抗或不平衡。由于时处夏天，软组织损害得到快速修复，因为热的作用能增加血液循环，后期症状消失，也进一步提示此处的软组织损害并不是特别严重，因为病例中未提及当时的压痛点检查的情况，所以无法判断大腿根部和髋部的软组织损害原发情况或者两侧具体状态。

[11] 后期的复诊检查，疼痛部位描述为未松解处，也就是说在脊突旁松解手术中未涉及椎板的松解或涉及椎板的程度比较少，也就是银质针的内排针治疗部位，无法完成椎板的全面治疗。内收肌和臀旁侧的压痛高敏也进一步佐证了当时大腿根部和髋外侧疼痛的情况，但两者之间未做制约关系对照检查，说明宣老在软组织疼痛诊治过程中逐渐探索，摸索前进，对于原有的软组织损害的原继发关系，当时处于摸索状态，后期逐渐形成了非常固定的传导痛检查的模式。

第五节 臀Ⅴ手术病例

> **臀Ⅴ手术**
>
> 在臀Ⅳ手术的基础上，加入钝性松解臀下神经。

【病例42】

李×业，男，38岁，本院驾驶员[1]。左臀腿痛1年多，10年前腰部有两次扭伤史，非手术疗法医治后征象消失[2]。1965年10月突感左小腿吊紧感，不久迅速发展为左臀、大腿后侧、小腿外侧和足底的"放射痛"，后两者伴麻木，劳累后征象更剧[3]。我院有关科室行针灸、推拿、中药内服、理疗等均无效，征象有增无减。1967年2月住我科，行脊椎柱过伸位绝对卧硬床休息法结合氢化可的松药液痛点注射，征象减轻而出院。但1周后疼痛复发如旧，站走坐卧均痛，晚间因痛不能入眠。再入院坚决要求手术治疗[4]。

检查：腰脊柱无侧凸，有后凸[5]。直腿弯腰指尖距地30厘米无僵腰，直腿伸腰受限，两者的疼痛未加重[6]。左臀肌明显萎缩。直腿抬高左45°引出左下肢"放射痛"，右80°无征象[7]。双腰$_5$棘突～骶$_4$中嵴压痛点高度敏感；双腰$_{3～4}$横突尖压痛点不敏感；髂胫束、臀上皮神经、髂后上棘和坐骨神经梨状肌下出口处的压痛点左侧高度敏感和右侧轻度敏感；双大腿根部压痛点不敏感[8]。屈髋屈膝分腿试验引出左髋外侧痛阳性[9]。腰痛X线常规片提示腰椎肥大性改变[10]。鉴于骨骼的肥大性改变属生理性退变而不是病变，并非疼痛因素，故诊断椎管外软组织损害性左腰臀痛并发下肢传导痛麻。1967年3月18日在硬麻下行左腰$_4$棘突～骶$_1$中嵴腰部深层肌附着处切开剥离手术和左臀Ⅴ手术[11]。

第3次住院：术后左臀腿痛麻全消失。但出院不满3个月右腰腿痛发生，与左侧未手术前有相同的征象，不能行走、站立和端坐，卧床无法翻身，急诊住院要求手术[12]。检查：腰脊柱左侧凸和后凸[13]。直腿弯腰指尖距地30厘米无僵腰，直腿伸腰受限，两者均无疼痛加重。直腿抬高左90°无征象；右65°引出右下肢"放射痛"[14]。右腰$_4$棘突～骶$_1$中嵴、髂后上棘内上缘、臀上皮神经、髂胫束、臀下神经和坐骨神经梨状肌下出口处的压痛点均高度敏感。诊断椎管外软组织损害性右腰臀痛并发下肢传导痛麻[15]。1968年3月28日在腰麻下行右腰$_4$棘突～骶$_1$中嵴腰部深层肌附着处切开剥离手术和右臀Ⅴ手术[16]。

4年后复查：自诉两次手术分别解除了左右两侧腰臀腿全部征象，长期从事汽车驾驶工作，无疼痛复发。对治疗满意。但当天气变冷时常感小腿吊紧不适；以及劳累后时有腰酸；征象不重，均不影响工作。检查：腰活动良好；直腿抬高试验左右各90°无征象；双腰$_{2\sim3}$横突尖、大腿根部和髂尖粗面的压痛点均高度敏感。上述三处的压痛点上作滑动按压后，则腰部和腿部立即出现轻松舒服感，均是手术未松解处[17]，属后遗症的病因。建议征象严重时手术"补课"。

27年后再复查：病人已退休；由于不再驾驶汽车，再无上述后遗症出现[18]；对治疗满意。远期疗效属显效。

【病例42】导读

[1]病例中提到了病人的工作特点，说明久坐是软组织损害的原因。至于久坐引起的损害部位在哪里？一般大车司机的内收肌群和臀大肌、臀中肌损害比较大，而小轿车司机，内收肌群和腰骶后部损害比较明显，因为长期坐位各肌群牵拉过程中，牵拉的位置和骨盆控制的主动肌位置不一样导致。

[2]该病人的腰部外伤史和腰臀腿痛病史，提示此病人腰部软组织损害并非慢性累积，而是由急性损伤慢性后遗而形成。损伤部位一般是原发性软组织损害比较多，但要进行相应的症状分析。如外伤跌倒导致的肘、肩部损害，在出现持续肩痛时，不能单纯考虑肩部周围软组织损害，腹肌牵拉和颈脊柱段的冲击伤刺激也是引起肩部疼痛的原因。腰部外伤还要考虑受伤时的冲击影响，是冲击臀部较多还是腰部较多，这样对于鉴别软组织疼痛部位有提示作用。

[3]病人出现症状时存在由远端向近端发展的特点，和很多慢性软组织损害病人的症状相似。多数先出现外周的症状，然后再出现躯干部的症状，这种症状治疗起来相对漫长，尤其是银质针治疗要比手术松解慢一些，但在手术松解时，如果松解不彻底，反复"补课"，对于现代生活节奏来讲也是存在着挑战的。臀、大腿后侧、小腿外侧症状与腓总神经分布区有关，而足底的放射性疼痛则与胫神经关系密切，所以检查时要考虑整个坐骨神经的刺激症状，或者坐骨神经的粘连牵拉症状，并且后者存在着麻木的特点，麻木说明存在腓总神经或者是胫神经的卡压情况，既然出现了远端卡压情况，那卡压的程度可能不是特别重或者是出现了局部卡压。

[4]绝对卧硬板床过伸位休息对于腰部损害的竖脊肌有明显的放松作用，病人局部应用了糖皮质激素痛点注射，但治疗后并没有完全消除症状，且出现站立、坐卧的疼痛加重的情况，说明病人腰部的软组织损害广泛，且存在腰部的承重力异常导致的腰部周围软组织紧张，不能保证腰部力学稳定状态，病人出现夜间疼痛，考虑腰部深

层或者椎管内损害的可能性。

［5］病人腰脊柱存在后突，提示腰部深层或椎管内损害产生了疼痛避让动作，也有可能是病人臀部软组织损害造成骨盆后旋的牵拉代偿。但出现腰臀部明显症状还是要考虑腰部深层损害或者椎管内损害的可能性的。

［6］病人腰脊柱的前屈、后伸均出现活动范围减小，提示病人腰部或臀部的浅、深层均出现了软组织张力增加。由于病人在运动过程中没有出现疼痛加重的情况，说明腰部深层在腰脊柱段后伸折叠时没有刺激到无菌性炎症损害部分，也就是说病人的损害部位不在关节突关节的叠加部分或者是椎管内。

［7］病人臀肌萎缩属于保护性改变，说明臀肌深层出现了无菌性炎症，而浅层产生代偿性萎缩的状态，或者是臀肌的感觉神经支受到了挤压，导致其正常反馈缺失，软组织营养不良，代谢功能下降，也会出现相应部位萎缩。这种萎缩属于功能性萎缩，一般在软组织损害治疗后可恢复。病人直腿抬高动作引出下肢放射性疼痛，为坐骨神经牵拉导致无菌性炎症刺激增加的结果，说明坐骨神经在发出、穿过、走行区域存在无菌性炎症刺激，结合病人腰痛的特点，提示，在椎间孔周围或坐骨切迹下方坐骨神经穿出部分，存在无菌性炎症刺激的可能性比较大。

［8］腰$_5$到骶$_4$的骶中嵴压痛为银质针内排的治疗区域，因为病人横突尖没有明显的压痛，考虑腰丛的腰大肌肌间沟没有明显的无菌性炎症刺激，这时候的臀痛、臀腿痛与此处关系不密切。髂胫束、臀上皮神经、髂后上棘为臀部筋膜层的控制部分和臀部软组织损害的反馈部分，包括胸腰筋膜后叶的附着部分，这些部位的无菌性炎症刺激可导致直腿弯腰动作受限。坐骨切迹处的高敏压痛提示直腿抬高动作引出下肢放射性痛的原因与此处关系密切。大腿根部没有敏感压痛而直腿抬高动作只能到45°，也提示为坐骨神经牵拉刺激的结果，并非内收肌群损害引起的腘绳肌代偿现象。

［9］病人屈膝屈髋分腿试验髋外侧痛阳性，提示病人髋外侧存在软组织损害。在进行屈膝屈髋分腿动作中，内收肌群的长收肌和臀旁侧的阔筋膜张肌会产生相应紧张状态，限制了髋关节的运动范围，出现哪个部位的疼痛就表示该部位的软组织损害可能性比较大。

［10］宣老进行软组织疼痛诊断时，把腰椎肥大性改变作为一种生理性退变来分析。在现代研究中，骨骼结构随着力学改变而发生改变，腰椎的肥大性改变说明腰椎周围软组织持续紧张，对于腰部的控制时间比较长，导致了腰椎的塑形。

［11］此病例为腰臀联合手术的探索病例，臀部软组织松解比较彻底，然后进行了腰椎棘突旁和骶中嵴的松解；该部位为银质针内排针针刺的治疗部位，也给银质针治疗提供了新的思路。宣老在进行银质针针刺探索时强调银质针的治疗机理与软组织松解手术的机理不完全一样，银质针会更复杂一些，所以在治疗上，腰部的治疗可能不是单排针刺能解决，需要双排针刺或者增加腰骶后部的针刺来解决问题。

［12］进行了一侧腰臀部彻底放松之后，病人另一侧腰臀部软组织损害会逐渐加重，因为没有对侧的平衡代偿，会出现迅速发展的软组织损害症状。

［13］病人第一次腰椎手术前，腰部处于后凸状态，此时又增加了左侧凸的情况，并且出现右侧的臀腿症状，提示右侧的脊柱段牵拉比较明显，导致了左侧凸的情况出现，说明脊柱段的平衡有赖于两侧肌肉的牵拉稳定。如果彻底放松一侧，另一侧损害软组织失去拮抗，牵拉影响增多，这样也会导致关节突关节受压并出现下肢相应症状。

［14］病人直腿弯腰和直腿伸腰活动范围均减少，但没引出疼痛，提示主动运动过程中未诱发无菌性炎症刺激，也进一步提示浅层损害的可能性比较小，一般处于深层或者附着点损害的机会比较多。直腿抬高时出现下肢的放射痛与坐骨神经牵拉有关，主要看疼痛的性质和疼痛的特点。一般来讲出现线状放射性疼痛多提示神经受到无菌性炎症刺激，并且存在牵拉过程中刺激增多的情况。如果出现的是模糊的刺激范围，则提示肌肉的缩短比较明显，并非神经直接受刺激的结果。

［15］病人右侧的压痛范围包括臀下神经支配区，提示臀大肌明显存在损害，也反映出在松解病人臀部一侧后，对侧的臀肌可能会代偿性软组织损害加重或者是无菌性炎症蓄积增多，或者在运动锻炼时，在代偿过程中存在代偿诱发疼痛。在银质针治疗过程不会出现这一现象，因为银质针治疗松解过程缓慢，不像手术松解过程快速。

［16］对病人右侧进行了与左侧相同的手术操作，同样消除了相应的症状，提示右侧的损害与左侧的损害存在着相同的特点。

［17］在对病人残余症状的检查中发现腰椎横突尖、大腿根部对于腰部的症状有明显的影响。髌尖粗面的压痛对于小腿后侧的症状有缓解作用。在临床工作中我们发现髌尖粗面的软组织损害对于小腿后侧吊紧感是有明显的治疗作用的，也是引起小腿后侧症状的原因之一，存在一对一的关系。此病人的起始症状就是小腿后侧的吊紧感，但病人小腿后侧吊紧感与髌下脂肪垫的损害是否有关或是直接由腰臀部软组织损害引起，在这里无法进行相应鉴别。不过在临床工作中进行压痛点检查时，这些部位都是应该进行检查的，一般来讲如果存在多部位的制约关系，建议由远端到近端进行制约关系的验证检查，以免近端推拿之后使症状消失，而远端恰恰又是传导痛的原发部位，导致诊断的不全面。

［18］病人驾驶汽车时确实可以引起这一症状。对于驾驶汽车的姿势以及对离合、刹车的反复应用，导致下肢肌肉持续的紧张状态都对本病有明显影响，所以不再驾驶汽车后，症状就未再出现。

【病例44】

张×新，男，28岁，工人。11年前举重时腰骶部受伤。之后左腰痛经常发作，经用氢化可的松药液痛点注射后治愈[1]。4年9个月前某厂休日逛街1整天，返家后便感左髋外侧痛难忍[2]。当天至单位保健站住院，诊断左"髋关节脱位"而作手法整复，但持续性髋痛始终未减。转往上海市同济医院中医外科，拟诊左股骨大粗隆结核，一直行中药内服外敷，治疗无效转来我科诊治[3]。为了明确诊断，1年前曾在局麻下做左髋关节滑膜组织的活检，结果阴性，从而排除了髋关节结核的诊断。但髋外侧痛不断加重，发展成左腰臀痛伴左大腿后外侧和小腿外侧"放射痛"，腰活动受限，不能下蹲，行走不便，跛行步态，卧床翻身困难[4]。长期无法工作，领取病假工资，严重影响五口之家的经济生计。前后经中药、针灸、推拿、火罐、理疗、氢化可的松药液痛点注射等无效，情绪悲观。门诊中痛哭流涕地苦苦哀求医师们想方设法，哪怕治疗无效在所不计。笔者深受感动而收入骨科病房。

　　检查：当时笔者对椎管外软组织损害性腰腿痛的常规检查和压痛点尚没有系统性认识，体检中只发现左股内收肌群严重缩短，导致大腿外展度变小，以及此肌群耻骨附着处的压痛点高度敏感[5]。鉴于左髋关节滑膜的病理检验结果正常，以及X线片提示无骨性病变发现；再考虑到手术放松缩短的股内收肌群恢复大腿正常的外展度，有可能缓解大腿根部痛，为病员解除病痛。征得病员和家属的同意以及厂单位领导和医院领导的支持，于1962年12月31日在局麻下施行自己设计的首例左大腿根部软组织松解手术。当术中将肌群自耻骨上下支和坐骨支及坐骨结节附着处完全切开，并沿耻骨上下支做骨膜下向上外侧和下外侧适度的钝性剥离，达到肌群完全松弛后，病员在手术台上顿觉左腰痛、髋外侧痛和下肢"放射痛"立即消失[6]。术后所有征象全解除，2周后恢复原工作，取得非常满意的近期疗效。这次手术的成功，开启了慢性腰痛或腰腿痛应用椎管外软组织松解手术治疗探索的序幕。自此之后，笔者开展了大腿根部软组织松解手术治疗椎管外软组织损害性腰腿痛的研究[7]。

　　第2次住院：术后左髋痛和左腿痛消失不久，双腰痛又逐渐明显。检查：双腰$_{2\sim3}$横突尖压痛点高度敏感[8]。诊断椎管外软组织损害性双腰痛。脊柱过伸位绝对卧硬床休息法1周无效，即于1963年3月25日做过伸位石膏背心外固定结合头颅顶重的功能锻炼（头顶放置米袋或沙袋一个，自12.5千克开始，每日在袋中增加2.5千克，直至男性75千克和女性60千克为止，徒手行走，每日4次，每次15分钟，总共1小时，以加强背腰伸肌群的功能锻炼，或防止石膏背心外固定并发的静止性损害。当3个月拆除石膏后，就不会引起因肌肉失用性萎缩的背腰痛）[9]。

　　第3次住院：术后腰痛显著缓解，恢复正常工作。近20多天前突感右大腿根部痛，逐渐增剧。根据压痛点诊断右大腿根部软组织损害。1965年1月8日在腰麻下行右大腿根部软组织松解手术，术后征象消失[10]。

　　第4次住院：因双腰痛和左大腿外侧痛急性发作，伴背痛而求治[11]。检查：腰活动受限[12]；直腿抬高试验左90°和右75°，无征象；双腰$_{2\sim3}$、横突尖、髂胫束、臀上皮神经、髂后上棘、臀下神经和坐骨神经梨状肌下出口处的压痛点均高度敏感[13]。诊断椎管外软组织损害性双腰臀痛并发左大腿外侧传导痛。1967年5月13日在腰麻下行双臀Ⅴ手术。

第5次住院：术后臀腿痛和背痛全消失。但时有双腰痛小发作，且逐渐加重。检查：双腰$_{2\sim4}$横突尖压痛点高度敏感。1972年5月13日在硬麻下行双腰$_{1\sim4}$横突尖软组织附着处切开剥离手术[14]。

12年后复查：自诉在9年3个月中，经过5次住院、4次6个部位手术和1次石膏背心包扎的艰苦治疗，现在总算完全解除了所有征象[15]；经过长期强体力劳动的考验，无征象复发，也无后遗症。病人对治疗满意。远期疗效属治愈。

▌【病例44】导读

[1] 病人有明确的腰部外伤史，为托举重物造成，考虑腰部软组织损害或肩部软组织损害可能性都存在。一般在进行治疗前要进行相应的检查，尤其是双手上抬时引发的腰部疼痛，排查肩部损害尤为重要。

[2] 诱发病人的疼痛症状是逛街一整天出现了右髋外侧的疼痛。在运动中出现髋外侧疼痛比较多，因行走的动作可通过阔筋膜张肌调控大腿筋膜张力，进而控制大腿肌肉力量。长期走路会导致阔筋膜张肌损伤增多，如果已经存在阔筋膜张肌劳损的情况就会诱发加重疼痛。

[3] 当时的诊治技术还是有限制的，对于髋关节脱位或者是骨结核的诊断并不是太明确，当时技术条件限制了诊断的准确性。

[4] 经过髋关节滑膜活检后排除了结核，但活检也加重了髋外侧疼痛，进一步说明髋部的创伤刺激会加速软组织损害进展，引起髋部位置异常，导致骨盆侧向倾斜，增加大腿后侧张力，尤其是梨状肌下孔张力增加会刺激坐骨神经，如果此处存在无菌性炎症，就会出现坐骨神经的无菌性刺激症状：下肢疼痛。小腿外侧的放射性疼痛与坐骨神经周围软组织的无菌性炎症刺激及牵拉刺激有关。腰部的活动受限与骨盆产生侧向移动、腰部力学承重改变导致腰部的肌肉紧张有关。不能下蹲有可能与臀后、臀内的软组织损害或者是屈髋时髋周的软组织张力增加有关。行走不便和跛行步态正好符合臀旁侧软组织损害的特点。翻身困难与臀内侧和腹内外斜肌的损害有关。因为臀旁侧损害比较明确，腹内外斜肌与臀旁侧存在拮抗关系，腹内外斜肌的原继发损害是翻身疼痛的重要原因。

[5] 当时宣老对压痛点系统性体系还没有完全构建，检查病人时发现内收肌群严重缩短，影响下肢外展功能，也就无法完成屈膝屈髋分腿试验，大腿根部软组织损害的诊断，存在着诊断范围局限的特点，所以在治疗后可能会出现一系列症状。

［6］该例大腿根部软组织松解手术具有创新性，是和病人进行了良好沟通后才进行的手术，也是软组织外科学得以发展的基石。原有的腰臀腿痛诊断体系没有对大腿根部软组织损害的认知，该术式对后来软组织松解手术的全面开展有重要意义。在手术过程中，松解了大腿根部的软组织附着部分后，病人的腰、髋、下肢疼痛在卧位时完全消失，与大腿根部软组织拮抗肌张力减弱、消失以及相关神经反射性疼痛消失的结果。

［7］因为有非常显著的近期效果，所以宣老进行了一系列的大腿根部软组织松解手术，对于腰腿痛的成因研究起到了重要的推动作用。

［8］由于大腿根部的软组织张力只是软组织损害立体致痛的一部分，所以出现后期的腰痛加重是有可能的。在进行腰痛的检查时，宣老当时局限在对腰椎横突压痛的检查。现有的银质针治疗方案里对横突尖的针刺治疗往往很少，因为腰骶后部损害或者是臀部损害往往会诱发腰椎横突尖的代偿性疼痛，腰骶臀部位治疗后腰椎横突尖疼痛多会逐渐消退。

［9］宣老让病人进行竖脊肌强化训练的尝试，对竖脊肌损害病人有一定疗效，该病例介绍的石膏背心固定后竖脊肌锻炼的方法，现已很少使用，但有借鉴意义。

［10］病人在3年后又出现了对侧大腿根部的疼痛，说明在软组织损害治疗上要平衡两侧的软组织损害进行治疗。不要单纯单侧治疗，避免出现一侧治疗松解后，另一侧的损害逐渐发展而影响人体健康，出现严重疼痛的疾病根源。

［11］病人没有进行腰部的软组松解手术，所以有可能出现腰痛。当时进行了石膏背心固定的肌肉放松与竖脊肌的强化训练，症状缓解不很彻底。此时病人的腰背痛伴大腿外侧疼痛，提示腰部软组织损害已经出现了背臀部的代偿传导症状。

［12］病人腰部活动受限提示腰部周围软组织张力增加，病人腰部活动产生疼痛或为稳定腰椎的力学结构而持续紧张都会造成活动受限。活动受限如果不引发疼痛或者不引发腰痛或者只引发腰痛不引发臀腿痛都有不同的意义，如果腰部活动受限，无明显的活动时疼痛，则腰部的肌肉处于紧张控制状态，对腰部稳定性产生积极作用。如果腰部因活动时疼痛而导致受限，说明腰部的软组织损害存在。如果腰部活动时因臀部疼痛而导致腰部活动受限，说明臀部软组织损害的存在。

［13］第1次住院做左侧大腿根部软组织松解术，第3次住院做右侧大腿根部软组织松解术。病人第4次住院时查体双侧直腿抬高角度不一样，说明左侧臀部肌肉被牵拉应该很少，而右侧臀部肌肉应该是存在牵拉状态。腰椎横突尖的检查在病例内反复出现，说明宣老当年对腰椎横突尖的压痛认识是比较深的，每个病人都要做此处的压痛检查。臀部压痛点检查发现整个臀部除了臀旁侧压痛不敏感以外，其他部位都表现出敏感状态。

［14］在臀Ⅴ手术后，臀腿痛和背痛全部消失，提示背痛与臀部损害有关。腰部

的疼痛减弱，有小发作，然后又逐渐加重的这一特点在腰部没有进行软组织松解时表现得非常明显。当腰椎的横突尖软组织切除之后，对于腰痛的发作会有积极的治疗意义，提示此处的软组织损害影响腰痛。横突尖的银质针治疗对腰痛有明显的作用，但后期宣老将此处的治疗去掉，说明横突尖的疼痛只是软组织立体致痛区的一部分，多为传导痛，腰骶后部和臀部的软组织损害对于腰椎横突尖的影响是比较大的。

［15］宣老对病人的五次住院进行了总结，其中石膏背心的外固定治疗对病人的整体缓解没有太多积极意义，不如手术松解治疗更彻底。提示通过外固定缓解病人的肌肉紧张、消除病人的软组织损害，与软组织松解手术或银质针治疗之间要选择积极合适的治疗方法，使病人达到长期有效的治疗效果。

第六节 臀Ⅵ手术病例

> **臀Ⅵ手术**
>
> 臀Ⅵ手术即在臀Ⅴ手术的基础上,增加腰椎横突尖切开剥离手术(另作皮肤切口)和髂后上棘内上缘简单的切开剥离手术(即将骶棘肌在髂后上棘内上缘的部分附着区浅层切开)。

【病例50】

李×四,男,36岁,工人。左侧持续性腰腿痛2年多,外伤后遗[1]。时轻时重,曾突发加重3次,发展为自左腰向左臀、大腿后侧和小腿外侧的"放射痛"[2]。腰活动受限,挺不直,不能行走,影响工作。气候改变和劳累后疼痛更剧,常卧床不起[3]。上海市针灸研究所以及长海医院、杨浦区中心医院等骨科未明确诊断,经针灸、推拿、火罐、理疗、氢化可的松药液痛点注射、中西药物内服外敷等医治无效。最后由大场医院转我院诊治。

检查:腰脊柱左(痛)侧凸和后凸[4]。直腿弯腰指尖距地40厘米时出现僵腰,直腿伸腰受限,两者均有腰腿痛加重[5]。直腿抬高试验左30°,引出"放射痛"加重;右70°无征象[6]。腰横突尖、髂胫束、臀上皮神经、坐骨神经梨状肌下出口处和大腿根部的压痛点左侧高度敏感和右侧不敏感[7]。屈髋屈膝分腿试验引出左大腿根部痛阳性[8]。腰痛X线常规片未见异常。诊断椎管外软组织损害性左腰臀痛并发下肢传导痛。1967年6月16日在腰麻下行左臀Ⅵ手术。

第2次住院:术后疼痛显著缓解,休息半年后恢复强体力劳动,做装卸工。可以说6年中左腰臀腿无痛;仅左髋外侧和左腰骶处当背重物有时有痛,但不做重活10天左右又消失,共发生过6次;不像术前发作需休息半年方能缓解那样严重的征象[9]。近2个月前劳动时扭伤左腰,因痛不能动弹;身体向右前侧倾斜,卧床1周后征象缓解,但感左大腿根部痛麻突出和左腰骶痛中度[10]。检查:左髂后上棘内上缘(深层)、髂翼外面和大腿根部的压痛点均高度敏感。1973年12月26日在局麻下先行左大腿根部软组织松解手术[11]。

1年后复查：自诉术后征象全消失。恢复原工作无征象复发，无后遗症。检查：腰活动正常；直腿抬高试验左右各80°。无征象；左髂后上棘内上缘（深层）和髂翼外面的压痛点变为轻度敏感。病人对治疗满意。

5年后再复查：远期疗效属治愈。

【病例50】导读

［1］病人为年轻的工人，有外伤病史，出现了左侧持续性的腰腿痛，病程比较长，提示软组织损害属于慢性。

［2］描述了疼痛的具体发生特点，有加重有减轻，说明病人的病情是可以得到相应缓解的。再有就是出现自腰、臀到大腿后侧、小腿外侧的放射性疼痛，提示腰部深层或臀部深层有软组织损害影响坐骨神经，尤其是影响到腓总神经造成相应症状。

［3］病人发作的特点是以腰不能挺直，活动受限为主。不能挺直多提示腰部深层或椎管内损害，臀大肌臀中肌叠加处深层损害、屈髋肌损害也可引起上述症状。此处提到气候变化和劳累后加重，符合慢性软组织损害的特点。

［4］病人腰椎痛侧凸提示疼痛避让动作以痛侧关节突或椎管内损害为主要表现。并有后突的情况，提示腰脊柱段椎管内压力增加，或右侧腰椎的被动牵拉过度，或臀旁侧软组织张力增加引起骨盆侧倾引发了脊柱调节。

［5］病人腰部的屈伸功能受限，都不能达到正常范围，提示腰臀部浅层、深层均有软组织损害，并且两者都能引起疼痛，提示损害部位存在明显的无菌性炎症蓄积。

［6］病人直腿抬高范围明显受限，并引出放射性疼痛，结合上文提到放射性痛的部位在大腿后侧和小腿外侧与坐骨神经的走行区域刺激相关，考虑坐骨切迹处损害的可能性比较大。

［7］病人腰椎横突尖、髂胫束、臀上皮神经的压痛提示在腰屈伸过程中可出现相应症状。坐骨神经骨盆出口处的压痛及大腿根部压痛对直腿抬高有限制作用，尤其是内收肌群的损害对直腿抬高的腘绳肌群有明显的牵拉影响。坐骨神经牵拉增加了梨状肌下孔坐骨神经穿出处刺激，对坐骨神经的影响比较大。此处未提及腰骶后部或髂后上棘压痛，对于解释直腿弯腰受限的僵腰有不容易理解的地方，可能早期宣老对腰骶后部压痛点检查时，对腰骶部浅层筋膜张力增加限制了腰骶后部压痛查出阳性点的可能性还在认识阶段，所以此处未作压痛点的描述。在银质针治疗时也有这种情况，往往腰骶后部压痛点检查查不到明显的压痛，而只有压硬的情况，我们需要进行此处的针刺或者是在针刺前进行探刺，去确定腰骶后部深层是否有软组织损害的存在。

［8］病人的屈膝屈髋分腿试验引出大腿根部的阳性表现，提示大腿内收肌群存在缩短和被动牵拉的情况，也就是说大腿内收肌群的肌腹和附着点可能同时存在损害。

［9］病人既有大腿根部高敏压痛，又有横突尖高敏压痛，宣老选择了臀Ⅵ手术模式来解决问题，在治疗思路上不易理解。但治疗后能明显缓解腰臀腿痛症状，说明宣老对术式选择是非常正确的。治疗后存在偶尔出现的臀旁侧、腰骶后部的疼痛，但疼痛程度不重，不过这也为之后症状逐渐加重埋下了伏笔。臀旁侧的疼痛往往与大腿根部的内收肌群损害有关，因为髋关节盂唇对于压力刺激非常敏感，当髋内收的时候出现股骨头顶压髋臼盂唇增多的情况，而外展情况下对于髋的盂唇刺激是明显减少的，所以这一点也提示内收肌群可能存在相应问题。

［10］病人持续存在的慢性大腿根部内收肌群损害，对于骨盆的旋转影响非常明显，是造成急性腰扭伤的一个重要部位。产生急性腰扭伤之后就会导致原有症状的加重，或者出现大腿根部的疼痛。宣老描述的病人身体向左前侧倾斜，正是骨盆侧向倾斜的一个特点，这个倾斜特点与左大腿根部软组织张力增加有关系，将骨盆下缘拉向左侧大腿，导致骨盆的右侧下沉出现身体的侧向倾斜。在症状中出现左大腿根部的痛、麻也顺理成章。

［11］病人在腰骶后部髂后上棘内上缘、髂翼外面和大腿根部存在明显压痛的情况下进行了大腿根部的软组织松解手术，说明宣老对于病史的追溯是很明确的。因为最早的病史中存在着大腿根部软组织的高度敏感压痛，也就预示了此处有明显的软组织损害，而髂后上棘和臀旁侧的压痛出现的时间比较晚，所以先对大腿根部进行软组织松解治疗。在银质针治疗时也可采用同样策略，因为病变范围广，压痛部位多，在进行相应治疗时，先选择主要矛盾进行针刺治疗，然后逐一治疗来缓解症状。当选择主要矛盾时，要对软组织疼痛或软组织损害相关症状出现的顺序进行排序，这样有利于找到原发软组织损害部位。

【病例52】

陈×茂，男，52岁，工人。左腰痛20年，时发时好。外伤后遗［1］。发作时疼痛不是最剧，用一般的非手术疗法可以解除。1个月前腰部扭伤后左腰痛剧烈，不能行动，无法起床，卧床翻身困难，夜不入眠［2］。疼痛自左腰向左臀、大腿后侧和小腿外侧、足背和第一、二趾"放射"，后两者伴麻木，多种非手术疗法医治无效［3］。

检查：脊柱无畸形。直腿弯腰和直腿伸腰因痛不能起床站立，无法完成常规检查［4］。直腿抬高左45°引出左下肢剧烈的"放射痛"；右70°无征象［5］。腰横突尖、髂胫束、臀上皮神经、髂后上棘、坐骨神经梨状肌下出口处压痛点左侧高度敏感和右侧不敏感；双大腿根部压痛点不敏感［6］。屈髋屈膝分腿试验引出左髋外侧和左臀内侧痛阳性［7］。腰痛X线常规片未见异常。诊断椎管外软组织损害性左腰臀痛并发下肢传导痛麻。1969年2月10日在硬麻下行左臀Ⅵ手术。

3年后复查：术后腰腿痛消失，10天后起床自由行走，3个月后恢复原工作，无征象复发。仅在阴雨天或过度劳累后有左腰部轻度酸胀，休息片刻或天气转好就消失[8]；左足背和左第一、二趾麻木与术前一样未改进[9]；两者均未影响工作。检查：腰活动自由；直腿抬高试验左右各70°无征象；左腰$_{2\sim5}$棘突、椎板和后关节以及左髂翼外面的压痛点均高度敏感，其上各作滑动按压后，左腰酸胀和左足麻木均暂时性消失。证明后遗症由此两处未手术松解的软组织损害而来[10]。建议征象严重时手术"补课"。

7年后再复查：病人已退休，远期疗效属显效。

【病例52】导读

[1]病人疼痛为外伤后遗，腰痛史时间比较长，基本确定为慢性软组织损害。

[2]病人的疼痛症状时轻时重，平时可以缓解，此次疼痛明显加重，不能缓解，不能翻身，起床也困难，提示腹肌及骨盆周围的其他肌肉在维护腰部稳定性时产生了代偿损害，腰部的稳定性明显下降。卧位不能缓解疼痛、夜不能寐提示腰部深层存在着明显的挤压情况或者骶髂关节周围的骨皮质下存在水肿，引起静息性疼痛。

[3]病人疼痛症状发作时的特点是左腰向左臀、向大腿后侧、小腿外侧、足背及第一、二趾放射，并且足背和第一、二趾存在着麻木的情况，这种情况提示腓总神经受压引起的相关症状。在病人的病史中有明确的腰部疼痛史20年，腰部应该是存在相应损害的，但从足部的症状、小腿外侧症状上看，可能臀部的问题相对会更多一些。

[4]病人的腰脊柱无畸形是因为病人不能起床，只有非重力作用下它表现出来的是脊柱两侧没有畸形，说明两侧腰部的软组织张力是一致的，出现腰部软组织损害的机会就明显下降了，考虑臀部引起腰部的症状会更多一些。

[5]病人的直腿抬高范围明显变小，并且引出左下肢剧烈放射痛，提示在直腿抬高牵拉坐骨神经时，坐骨神经与相应损害的软组织部位有明显的接触，出现的症状提示坐骨神经的梨状肌下孔穿出处有无菌性炎症存在。右侧的直腿抬高也并不能达到正常的位置，提示右侧的腰臀或大腿根部也有慢性软组织损害存在。因为20年的单侧腰痛不会单纯发生在一侧，它会在两侧同时出现损害而只表现出一侧的症状。银质针治疗时，遇到这种情况要考虑双侧治疗，如果不做治疗，在主诉疼痛侧治疗完成后，健侧可能在治疗完成的1~2个月内发病，产生疼痛症状。

[6]病人的压痛部位为腰横突尖、髂胫束、臀上皮神经、髂后上棘、梨状肌下孔，尤其是髂后上棘和腰部深层横突尖的位置，出现了相应的症状，但是此处没有关节突关节的压痛情况和棘突旁压痛情况的描述，提示这些位置可能存在浅层筋膜的高张力状态，压痛点检查不易查出，临床检查时可以在这些部位进行叩击检查，如果出现叩击性深层疼痛或者叩击性下肢放射痛，要考虑关节突关节周围、椎间孔周围的软

组织损害可能。

［7］病人的屈膝屈髋分腿试验引出了左髋外和左臀内的阳性疼痛。髋外疼痛提示阔筋膜张肌、臀小肌、髂股韧带损害的可能性比较大。在屈膝屈髋分腿试验时，骶髂关节出现分离刺激，臀内侧的疼痛往往是以诱发骶髂关节周围软组织损害为主要特点。如能诱发出臀内侧疼痛，提示骶髂关节的外下侧存在软组织损害的机会比较多，而骶髂关节的内上或内后侧有损害时，往往出现屈膝屈髋分腿试验时腰部疼痛。

［8］病人术后10天起床自由行走，提示臀Ⅵ手术并未对影响臀部行走肌群。左腰部的轻度酸胀，在劳累或阴雨天出现，提示腰部存在慢性软组织损害情况，尤其是以酸胀为主，不单纯考虑腰骶部的损害，还要考虑冈下三肌对背阔肌和胸腰筋膜的影响，考虑臀大肌的影响。因为做了臀Ⅵ手术，考虑躯干上部的影响会更多。在采用银质针治疗时，对于腰部酸胀往往不选取腰部局部治疗，而选取冈下三肌或者腹外斜肌、腹内斜肌附着处的针刺治疗，会取得比较好的效果。

［9］术后遗留的左足背和左第一、二趾麻木情况，说明臀部软组织松解术对这个症状没有缓解作用，提示可能存在其他部位的软组织损害。如腰部或臀部未松解区域，需要重新进行压痛点检查和强刺激推拿才能得到验证，并且麻木属于感觉神经受到挤压引起，有些存在神经传导受损的麻木即使强刺激推拿放松软组织张力也不能快速缓解，只有将所有压痛、压硬部位治疗后才能慢慢消失。另外，足背和第一、二趾的麻木也可能受髌下脂肪垫、踝前囊损害影响。

［10］腰椎棘突、椎板、关节突部位的强刺激推拿对腰酸胀有一定的作用。髂翼外面的压痛点强刺激推拿可能对足部有影响。但两者之间没有做制约关系检查，也就是说腰部的推拿可能对足部也有作用，腰部深层损害产生的压力造成的神经受压症状，但也有可能是臀旁侧软组织损害刺激造成的，不过臀Ⅵ手术已经放松了梨状肌，臀旁侧损害通过梨状肌影响坐骨神经从而对小腿外侧产生影响的可能性比较小，初步推测腰部深层损害是造成足趾和足背区域麻木的主要原因。

第七节 腰臀Ⅰ手术病例

> **腰臀Ⅰ手术**
>
> 腰臀Ⅰ手术将臀Ⅵ手术中两个皮肤切口弧形连接,再加上腰$_1$棘突~骶$_2$中嵴的腰部深层肌切开剥离手术(剥离至腰椎椎板和骶骨背面为止)。

【病例55】

杜×余,男,31岁,工人。原系八一举重队运动员[1]。1963年4月在湖南推举比赛中腰后伸时感发声,顿觉疼痛,经局封后腰痛缓解。1周后在原举重动作下又伤腰,局封无效[2]。之后在沈阳经推拿、针灸、电疗、蜡疗等多种非手术疗法医治无效,征象不断加重无法从事体育工作,自部队转业分配在上海某工厂。上海市推拿门诊部和卢湾区医院推拿科作传统推拿和"正骨"手法治疗,第八人民医院和普陀区中心医院行针灸治疗,龙华医院中药内服,瑞金医院骨科两次住院(共8月余)行热敷、中药、魏氏"正骨"手法、"擦泡"疗法等医治无效,征象反而更剧,腰痛向下发展,引起双大腿后侧吊紧不适,右重于左,以及左足趾麻木。每天在厂保健站注射安乃近和口服镇痛药过日子,坐站走卧均有腰臀腿痛加剧,无法工作。又因腰痛引起阳萎,无法房事,影响夫妻感情,非常苦闷。还主诉双背、项颈和头痛,终日昏沉,无法工作[3]。

检查:腰脊柱无畸形。直腿弯腰指尖距地45厘米有僵腰,直腿伸腰部分受限,两者均引出腰痛加重[4]。直腿抬高试验左40°和右30°,均引出大腿后侧吊紧感和不适感,伴左足趾麻木[5]。双腰$_2$棘突~骶$_2$中嵴、腰$_{2~4}$横突尖、坐骨神经梨状肌下出口处、髂翼外面和大腿根部的压痛点均高度敏感,双髂后上棘压痛点不敏感,双臀上皮神经压痛点轻度敏感,双髂后上棘内上缘和臀下神经的压痛点中度敏感[6]。屈髋屈膝分腿试验引出双大腿根部痛阳性[7]。腰痛X线常规片未见异常。诊断椎管外软组织损害性双腰臀痛并发下肢传导麻。1969年6月12日和7月1日在硬麻下分别行左、右两侧的腰臀Ⅰ手术和大腿根部软组织松解手术[8]。

2年半后复查:自诉术前腰臀腿痛和头颈背痛严重,坐、站、卧、走均痛,无法工作；术后上述征象全消失，连续走20千米无影响[9]。长期恢复原工作无征象复发。存在问题是：①久坐超过2个半小时仍有臀部酸痛出现；②弯腰洗衣等工作不得超过10分钟，否则会出现腰骶酸胀；两者直腰后征象即消失[10]。检查：直腿弯腰指尖距地30厘米有僵腰，直腿伸腰未受限，两者均无疼痛引出。双腰$_1$～骶$_4$腰部深层肌附着处和髂翼外面的压痛点均高度敏感，属未手术松解处，为后遗症的病因[11]。建议征象严重时手术"补课"。

5年后再复查：情况无改变，远期疗效属有效。

【病例55】导读

[1]病人为举重运动员，职业特点提示存在腰部或者双肩部软组织损害的可能性。

[2]病人有明显的腰部后伸扭伤史，提示腰椎的关节突关节可能存在不稳定状态。病人是运动员，经常锻炼是构成慢性软组织损害的基础，举重的过程中出现发力不均匀，腰臀部的相对旋转角度增大，也可能是造成腰部疼痛的原因。急性软组织炎症时，疼痛区域进行阻滞治疗可以得到明显缓解，但不是痊愈，所以缓解后还会因过度应用而复发。

[3]病人对各种保守治疗方法效果不理想，但口服药物和注射安乃近能够缓解其症状，提示软组织损害程度不是特别严重。能够被镇痛药缓解提示椎管外软组织损害的可能性比较大。各种姿势都有腰痛出现，提示病人的腰部软组织损害范围相对较广。影响性功能，提示骶骨背面或者内收肌群的损害会更多一些，还要考虑胸腰段脊椎旁软组织损害。在主诉症状上，出现了颈、肩、头部的征象，有两种可能：一种是局部原发性损害与腰部损害并存；另一种是腰臀部、大腿根部软组织损害向上产生的继发征象。慢性疼痛病人在疼痛日久后会出现相应的心理疾病，出现躯体化障碍，导致疼痛不缓解，甚至出现情志问题，应注意身心疾病的存在。

[4]在这个病例里，病人腰脊柱无畸形表现，即长时间顽固的慢性腰痛没有腰脊柱段形态的改变，说明腰部软组织损害是均匀发展的，不会产生一侧重一侧轻或者脊柱的矢状面代偿。腰部屈伸受限提示腰臀部浅层和深层存在着软组织紧张。因为有疼痛出现，提示软组织无菌性炎症存在。

[5]病人大腿后侧吊紧感提示腘绳肌群紧张。如果是坐骨神经牵拉症状，一般会引起放射性感觉或疼痛。足趾的麻木没有明确描述是趾背麻还是趾腹麻，如果是趾背部麻要考虑腓总神经挤压症状；如果是趾腹部麻要考虑胫神经挤压症状。

[6]病人的腰部深层、坐骨神经的梨状肌下孔出口处、髂翼外面、大腿根部压痛明显，这里重点强调髂后上棘压痛不敏感，说明浅层可能是以筋膜张力增加为主要表现的拉紧感，并非炎症蓄积造成的疼痛。在此病例的检查中，首次区分了髂后上棘

和髂后上棘内上缘，实际上这两者并不是同一种软组织附着。髂后上棘的组织附着是胸腰筋膜后叶。髂后上棘内上缘是竖脊肌附着。这里强调了竖脊肌附着部分的中度敏感。臀下神经的压痛提示臀大肌的损害可能性比较大，但不能排除腰骶后部和骶骨背面软组织损害的可能性。

［7］病人屈膝屈髋分腿试验大腿根部疼痛阳性，提示大腿根部软组织损害。

［8］此病例进行的手术是一次有计划的联合手术，把腰臀Ⅰ和大腿根部软组织松解手术结合起来应用，达到骨盆周围以及腰部的全部松解。

［9］病人术后躯干上部征象消失，提示躯干上部征象与腰臀腿痛的关系密切。并且在术后进行了20千米的运动训练，这也提示我们在进行松解手术之后，一定要进行大量的运动训练，不然肌肉在爬升过程中可能因为失去刺激而出现异常附着的情况。如果产生肌肉异常附着，会导致病人出现新的症状、新的代偿形态，这样再治疗起来就比较困难。

［10］病人出现久坐的臀部酸痛、弯腰洗衣时候的腰骶部酸胀，提示可能还存在软组织损害。久坐出现的臀部酸痛一般与臀大肌臀中肌交界处损害关系密切，但此例病人手术后应该不存在这种可能，所以在进行全面的压痛点检查时，还会有新的发现，如坐骨结节周围、骶骨背面软组织损害。腰骶部的酸胀感可能源于腰部，但腰部做手术之后出现腰骶部酸胀感的机会相对减少，胸腰筋膜后叶、腹内斜肌、腹横肌损害可以引起腰部酸胀，是需要关注的部位。

［11］直腿弯腰活动范围不能达到正常范围，进一步提示胸腰筋膜后叶或臀内侧的软组织损害后张力增加。臀部已经进行了相应的手术，所以胸腰筋膜后叶张力增加可能对此产生明显的影响，也进一步提示肩部软组织损害可能是导致腰骶部酸胀的原因。宣老在进行检查时查到腰$_1$～骶$_4$的深部压痛，这也提示了腰部深层软组织损害也有可能对此产生影响。如何去鉴别腰骶部深层损害产生的腰骶部酸胀感还是肩背部软组织损害产生的腰部酸胀感？需要进行压痛点的传导痛检查或者强刺激推拿的预示性诊断进行鉴别，先强推远端，后强推腰部深层。腰骶部深层的损害往往会伴腰臀部的沉重感，而冈下肌损害产生的腰骶部酸胀没有这一症状。髂翼外面高敏压痛点对坐位臀部酸痛有多大影响，此病例里没有做出明确的提示。如果只强推了髂翼外面的软组织而臀部的酸痛能够消失，会提示此处的一对一关系。但久坐两小时以上才会有症状，所以宣老没有办法进行相应的鉴别诊断，只能初步推测是这两个部位损害引起的症状。

【病例56】

陆×华，男，52岁，工人。持续性双腰臀痛10年，外伤后遗[1]。双腰和双髋一年四季发凉，手摸上去似冰样冷，局部且有剧烈的针刺痛，似针直刺心脏样难忍。冷天更甚，每于西北风一刮，上述征象即加重；气候转暖就好转，故一到冬季就无法工作，亦不能外出[2]。征象发作时腰活动受限，挺不直，无法行走。同时伴头痛和枕项吊紧感；平时骑自行车15分钟就引出上述躯干上部征象加剧，征象发作时更甚[3]，中山医院骨科未明确诊断。曾用针灸、推拿、火罐、理疗、氢化可的松药液痛点注射、中西药物内服外敷等医治，均无效。近1周腰臀痛更重，卧床不起。

检查：脊柱无畸形。直腿弯腰指尖距地10厘米无僵腰，直腿伸腰未受限，两者均引出腰臀痛加重[4]。直腿抬高试验左右各90°无征象。双腰$_{2\sim3}$横突尖、髂胫束、臀下神经、臀上神经和坐骨神经梨状肌下出口处的压痛点均高度敏感，双大腿根部压痛点不敏感[5]。屈髋屈膝分腿试验引出双髋外侧痛阳性[6]，腰痛X线常规片未见异常，诊断椎管外软组织损害性双腰臀痛冷。1969年6月27日在硬麻下行双腰臀Ⅰ手术。

第2次住院：术后双腰臀痛消除70%，冷感解除，头颈征象不治而自愈。残留左髋外侧酸痛偶有小发作，不影响工作。检查：双直腿抬高试验左右各90°无征象；左腰$_3$横突尖压痛点仍中度敏感，该处已手术松解，按理说不应该再发生压痛，但当体检中发现髂翼外面三肌附着处压痛点左侧高度敏感和右侧中度敏感，均为未手术松解处，其左侧作滑动按压引出剧痛时可使左腰$_3$横突尖压痛立即变为阴性[7]。如此就明确了这一左腰$_3$横突尖的压痛属左髂翼外面三肌附着处损害向上的传导痛，只需作后者的手术"补课"。1972年2月23日在腰麻下补行双髂翼外面自髂前上棘-坐骨大切迹后缘-髂后下棘联接线上段肌附着处切开剥离手术[8]。

6年后复查：自诉术后所有征象全消失，恢复原工作，无征象复发和后遗症。病人对治疗满意。远期疗效属治愈。

【病例56】导读

[1]病人腰臀痛10年，为外伤后遗引起；但是这里没有提到腿痛的问题，主要是腰和臀之间的软组织损害相互影响。

[2]这是宣老病例中提到发凉的一个典型代表，既有摸上去凉又有针刺样疼痛，这种情况特别像局部微循环非常差造成的症状。因为局部微循环功能不良会导致瘀血，出现局部代谢功能下降，表现为发冷和缺氧缺血性疼痛。病例还存在软组织损害的共同特点：变天加重。

[3]在症状中提到了腰活动受限，特意提到"挺不直"三个字，提示病人平时的腰部是屈曲状态，也就是存在着腹肌、内收肌、臀旁侧的阔筋膜张肌、臀小肌等屈髋肌肉损害引起的症状。无法行走说明在他的重心控制上是存在问题。在病史主诉里没有提到膝关节或者足踝的症状，所以不能行走很有可能是因为腰部以下软组织无法代

偿腰部的损害，说明损害的严重性。在诊查上要考虑腰部深层损害或者是椎管内损害的可能性。同时伴随头痛和颈项部吊紧感，这也很容易理解，如果腰部不能直起，躯干上部的重心就会前移，如果腰脊柱段或胸脊柱段或膝关节不能代偿，就需要头颈后伸，产生枕颈部和颈部深层压力，出现头痛和颈项吊紧感。这里提到一个典型的症状，就是骑自行车之后出现躯干上部征象加重的情况。在骑自行车的时候，需要身体上部继续前移，双手向前做跨越动作，因为过去的自行车一般为"二八"式的自行车，车身比较长，所以人在骑车的时候身子倾斜向前是比较明显的，出现症状加重，与胸腰筋膜后叶张力增加造成背阔肌及肩部、颈部的代偿损害有关系。

［4］病人的腰部前屈后伸活动范围正常，说明没有肌肉张力增加和筋膜层缩短，也就是说软组织的框架结构没有发生改变。能引出腰臀痛提示腰臀部软组织在主动应用或者被动牵拉时出现无菌性炎症刺激游离神经末梢的情况，腰部或臀内、臀后的软组织附着点无菌性炎症与这种临床症状关系密切。

［5］如此严重的临床症状，居然直腿抬高可以做到90°。直腿抬高正常提示不存在内收肌的结构性损害，就是说没有内收肌缩短的情况。直腿抬高正常说明坐骨神经在被动牵拉过程中没有受到无菌性炎症刺激或没有穿行区域的粘连，也就是说在梨状肌下孔坐骨神经穿出处没有明显的无菌性炎症，这也呼应了只有腰臀痛没有下肢痛的临床主诉。在压痛点检查时，发现腰部的横突尖、髂胫束、臀下、臀上神经的压痛，以及坐骨神经梨状肌下出口处的压痛，这种情况提示软组织损害可能集中在臀大肌和臀中肌叠加的部分或者腰部，但这里没有提到关节突关节的压痛，没有提到棘突旁的压痛，说明疼痛并不是腰部深层损害或者椎管内损害引起，而主要涉及臀部损害引起的症状。坐骨神经梨状肌下出口处有压痛，没有直腿抬高症状，提示此处软组织损害较轻，或是其他部位损害的传导症状。双侧大腿根的压痛不敏感说明内收肌群不是造成临床症状的原因，主诉症状描述提到不能伸腰的情况，提示屈髋肌群可能存在软组织损害，但是大腿根部压痛不敏感也反过来验证了它不是引起主诉症状的原因。臀旁侧损害可以引起伸髋不良，对腰部不能挺直有一定影响。臀大肌深层的臀中肌损害会造成臀大肌的骨盆控制能力下降，如果臀大肌收缩，会对深层的臀中肌或者是梨状肌的坐骨大切迹穿过部分的炎症产生刺激出现疼痛，所以不能伸直也是可以解释的。

［6］屈膝屈髋分腿试验臀旁侧阳性提示臀旁侧软组织损害的可能性，但是在进行手术的时候对臀旁侧的治疗并没有涉及深层的臀小肌部分，后期出现臀部的相应症状减轻不消失的情况，也是印证了这一点。

［7］腰臀Ⅰ手术后能够去掉头颈部征象，再次证明在软组织损害代偿过程中的传导痛的现象。如果纠正站直的动作，头颈部的代偿就会减弱或者消失，也就是说病人的原有征象会不治自愈。冷感的解除提示放松肌肉之后，血管逐渐扩张开，可以使冷感消失。但是存留了30%的腰臀痛，也说明此例病人的腰臀痛不单纯是腰臀Ⅰ手术范

围软组织引起的，还有其他的部位。在第［6］条里已经有双髋外侧疼痛阳性的指示，所以出现臀旁侧的松解不彻底可能是残余痛形成的重要原因。已经进行了腰椎的横突尖的松解手术，再出现腰部的横突尖压痛的时候，首先要考虑是不是其他部位软组织损害传导引起。宣老也在病例里明确提到了传导痛，并且印证了传导痛。

［8］这个病人的随访和后期的手术"补课"，进一步证明了臀旁侧髂翼外三肌损害可以引起腰$_3$横突尖疼痛的事实。我们在进行临床检查的时候，发现臀部的软组织损害对于腰椎的影响还是比较大，尤其是臀内侧、臀后侧的损害引起腰$_3$横突的症状和臀旁侧损害引起腰$_3$横突的症状。它们的形成机理不一样，臀后、臀内损害引起腰$_3$横突疼痛的原因和骨盆与腰椎之间的相对旋转有关，而臀旁侧损害引起的腰$_3$横突疼痛与骨盆侧向倾斜产生的腰椎对侧弯曲代偿有关。

第八节 腰臀Ⅱ手术病例

腰臀Ⅱ手术

腰臀Ⅱ手术即为腰臀Ⅰ手术加臀上神经松解手术，加髂翼外面阔筋膜张肌、臀中肌和臀小肌附着处适度地切开剥离手术，再加上骶中嵴部根据压痛点的有无而作选择性腰部深层肌切开剥离手术（另作皮肤切口），使此肌自脊柱的腰$_1$棘突～骶$_4$中嵴整个分开。

【病例61】

楼×范，男，49岁，职员。去年6月初下乡义务劳动，参与造房屋、搬大砖等重活连续1周，感右腰酸痛"放射"至右大腿后侧、腘窝、小腿外侧，伴足趾麻木[1]。发病厉害，不能行动，卧床不起2周。安乃近注射和针灸治疗后征象逐渐减轻[2]。但坐位不能太久，走路不能稍远，否则疼痛加重，只有卧床较好[3]。2个月前带病骑自行车到郊区，返回后右臀腿痛即变剧，至今持续未消退[4]。外院行针灸、理疗、推拿、局封、氢化可的松药液痛点注射、中西药物内服等医治，征象有增无减。失去生活能力。由家属抬送我院门诊[5]。

检查：腰脊柱右（重）侧凸和后凸[6]。直腿弯腰指尖距地60厘米有僵腰，引出右臀痛和小腿外侧"放射痛"加重，直腿伸腰受限，引出右臀痛加剧[7]。直腿抬高试验左60°无征象，右45°引出右臀痛"放射"至小腿外侧[8]。右腰$_1$棘突～骶$_2$中嵴、腰$_{2～4}$横突尖、髂后上棘内上缘、髂胫束、臀上皮神经、臀下神经、臀上神经、坐骨神经梨状肌下出口处、髂翼外面和大腿根部的压痛点均高度敏感，右髌尖粗面压痛点中度敏感，左侧上述的压痛点均轻度敏感[9]。屈髋屈膝分腿试验引出右大腿根部痛阳性[10]。腰痛X线常规片未见异常。诊断椎管外软组织损害性右腰臀痛并发下肢传导痛麻。1970年2月14日在硬麻下行右腰臀Ⅱ手术和右大腿根部软组织松解手术。术后第1天右腰腿痛麻解除而感左腰腿痛，2周后下床活动痛更剧[11]。检查左腰部、臀部和大腿根部的压痛点变得高度敏感。诊断椎管外软组织损害性左腰臀痛并发下肢传导痛。同年3月7日在硬麻下再行左腰臀Ⅱ手术和左大腿根部软组织松解手术[12]。

第2次住院：2次手术后左右两侧腰腿痛全消失。但不久出现双腘窝酸胀和双足跟痛，不能多走路，久坐后仍有轻度腰骶痛[13]。检查：直腿抬高试验左右各70°，引出腘窝正中酸胀不适，双髂尖粗面压痛点高度敏感，其上滑动按压后再直腿抬高时，腘窝征象就消失[14]。腰₁～骶₂椎板和后关节压痛点高度敏感，其上滑动按压后腰骶征象明显缓解[15]。上述两处肌附着处损害属未手术松解处，是后遗症的病因。1971年3月3日在腰麻下补行双腰₁₋₂棘突、椎板和后关节腰部深层肌附着处切开剥离结合腰₃～骶₃此肌附着处的游离手术（其中包括双髂后上棘内上缘和骶髂关节内侧缘骶棘肌附着处的切开剥离在内）。术后腰骶痛消失[16]。同月22日在腰麻下补行双髂下脂肪垫松解手术。术后腘窝征象和足跟痛消失[17]。

10个月后复查： 自诉2次住院和4次手术后双腰臀腿痛解除。仅残留右骶尾痛，久坐后征象就明显。检查：右骶₄₋₅腰部深层肌附着处的压痛点高度敏感，属手术松解未彻底处，是后遗痛病因[18]。建议手术"补课"。因征象不重，病人要求暂缓。

6年后再复查： 长期从事原工作，无征象复发，右骶尾后遗痛明显缓解，仅在劳累时偶有出现。远期疗效属有效。

【病例61】导读

[1] 病人为中年文职人员，有工作中久坐的特点，在久坐肌肉劳损的基础上又进行了体力劳动，腰部软组织损害已经存在，又在劳动中诱发，出现腰臀腿的疼痛，所以病人的疼痛是慢性软组织损害引起。症状为右侧的腰酸痛，这里提到了一个典型的放射的症状，不是向下延续至大腿后、腘窝、小腿外侧，而是放射到这些部位，然后还伴随足趾的麻，提示和神经刺激症状有关。神经刺激性疼痛、神经牵拉刺激和神经挤压同时出现，所以还出现了麻木。出现的足趾的麻在这里并没有明确描述是足趾的趾腹麻还是趾背麻，不容易进行相关责任神经的判断。如果有趾腹或者趾背麻的提示，可以进行进一步的推理。

[2] 病人自发病后不能行动说明下肢承重后会出现症状加重的情况，意味着病人存在腰臀承重部位软组织损害的可能性。通过镇痛药或者针灸治疗够得到相应的减轻，也进一步提示椎管外软组织损害的可能性比较大，如果是椎管内软组织损害，表现出来的这种不可调和的症状是不会有明显减轻的。

[3] 病人病情严重、不能行动、卧床不起、走久走远就会加重疼痛症状，说明与腰部承重、下肢承重及髋部应用相关肌肉损害有关系，从症状特点上看，腰部深层、椎管内或者臀部控制骨盆运动的肌肉上存在着相应的问题。

[4] 诱发病人疼痛症状加重的主要动作是骑自行车。骑自行车动作涉及躯干上部前倾、上肢前屈，肩部软组织有损害时，会出现肩部调节代偿，背阔肌紧张，导致

臀上皮神经穿出胸筋膜后叶区域的持续牵拉，臀上皮神经与筋膜层摩擦出现无菌性炎症。腰部深层在持续腰部前屈的过程中持续牵拉关节突关节周围软组织出现无菌性炎症，刺激脊神经后支也会出现臀痛症状。

［5］病人被抬到医院，提示病人的疼痛程度比较重。一个是文职人员对疼痛的抗痛能力不是太强，出现疼痛之后产生疼痛避让动作，不像体力劳动者会忍着痛去干活，如果痛到被抬着来就医的时候提示疼痛程度更加严重。再就是抬着来的病人，说明他已经有很长时间没有下地行走活动，尤其是在高龄状态的情况，一定要查下肢是否水肿，是否有下肢深静脉血栓形成，如果有血栓，需要有效控制血栓的情况下，才能进行银质针治疗，避免出现严重的下肢静脉血栓。

［6］病人腰脊柱段出现了患侧凸还有后凸，在宣老的病例里有很多的病人存在腰部侧凸畸形，并有可能在软组织松解手术后消失，也有的人在软组织松解手术后没有完全消失，提示腰部的运动平衡代偿可能是深层软组织代偿，也可能是椎管内代偿。如果椎管内代偿的话，腰脊柱段形变消失的机会就比较少，如果是深层的代偿或者深层损害为主要矛盾，腰脊柱段形变消失的机会就会较多。

［7］直腿弯腰动作出现弯腰活动范围明显减小并且引出臀痛、小腿外侧放射痛加重，提示坐骨神经牵拉刺激明显。因为它是表现出以放射痛为主的症状，限制腰部的运动，可能是筋膜蠕变缩短、张力增加造成的，但更多的原因可能是疼痛造成不能弯腰。这个症状在检查的时候表现比较有意思，因为在直腿弯腰时出现了小腿外侧的放射性疼痛，但是在直腿伸腰的时候没有出现小腿外侧的放射痛，而只是表现出了臀部的疼痛，这也进一步提示臀部的软组织损害可能占的比例会更高一些，因为椎间孔周围的软组织损害在直腿伸腰时会出现超越臀部到达下肢的放射症状，此例病人并没有产生小腿外侧的放射刺激症状或者是同神经根反射的感觉神经逆传现象。

［8］直腿抬高动作可以理解为直腿弯腰动作的换位动作，因为在直腿抬高的时候，没有躯干重力的影响，所以臀部的肌肉相对来讲是放松的；只有屈髋肌肉和卷腹肌肉参与了运动，但此时依然引出了臀痛放射至小腿外侧的症状，说明坐骨神经的牵拉以及牵拉后的炎症刺激是比较明显的；提示神经根周围或坐骨大切迹梨状肌下孔坐骨神经穿出处存在无菌性炎症的机会较多。

［9］病人压痛点检查提示腰部的浅层和深层、腰骶后部的软组织损害是广泛存在的。臀部的深层疼痛提示并非单纯是皮神经的问题，还包括了臀上、臀下神经的深部神经刺激或反射的问题。并且在梨状肌出口处、髂翼外、大腿根都有压痛提示病人腰、臀、大腿根的整体软组织损害。因为病人是职员，经常坐办公室，出现臀大肌臀中肌交界以及内收肌群损害的可能性大。这也进一步说明职业特点对于软组织损害的影响较大。最后提到髂尖粗面的中敏压痛点，这个中敏压痛点可能是潜在损害部分，当然也有可能是腰臀部或者臀旁侧、大腿根部软组织损害的传导部分。软组织松解手

术治疗是有主次顺序的，先解决主要矛盾，再解决次要矛盾，所以髌尖粗面可后续治疗。左侧压痛点不敏感与右侧高度敏感产生了鲜明对比，这种情况出现的机会相对来讲不是特别多。一般来讲，一侧的腰、臀、大腿根部如果出现了高度敏感的压痛点，那另一侧也会出现中度或者高敏的压痛点，尤其是内收肌群的位置，产生双侧压痛的机会非常多，所以宣老选择的是非常典型的病例。

〔10〕病人屈膝屈髋分腿试验阳性，提示右大腿根部存在着肌肉缩短和附着处的无菌性炎症的可能性，为后续大腿根部是否治疗提供了一个重要的指标。

〔11〕结合病人压痛点的分布情况，进行了右侧的腰臀Ⅱ和大腿根部的软组织松解手术。在松解手术后出现了左侧腰腿痛，也进一步证实了左侧的腰、臀、大腿根部有潜在损害，而在检查时只有轻度的敏感压痛点，可能当时检查时候患侧（右侧）太重，而左侧表现出比较轻的症状。在这种慢性软组织损害的诊察过程一定不要忽视对应补偿调节的特点，双侧损害很常见，单侧孤立性严重损害很少见。

〔12〕根据病人左侧的压痛点分布范围，如法炮制做了与右侧相同的软组织松解手术，也就是把两侧的内收肌群、髂骨背面、腰椎横突尖和臀部做了全面的软组织松解。

〔13〕病人开始就诊时没有下肢症状，经过一段时间训练后，出现了下肢症状，这个下肢症状有可能是膝或踝的代偿功能不足，在运动的时候，某些部位本身有潜在损害，就会随着代偿增多而加重，尤其是在检查时有髌尖粗面的中度敏感压痛，上述症状的出现也提示了髌尖粗面压痛可能不是继发于腰、臀、大腿根部的软组织损害引起，而是局限于髌下脂肪垫局部。双侧的腘窝胀和双侧的足跟痛考虑髌下脂肪垫损害的传导症状。病人还有一个不太典型的症状，就是久坐之后出现轻微的腰骶痛，就是腰和骶骨连接的部分，腰$_5$骶$_1$这个区域出现疼痛，腰臀Ⅱ手术的时候应该涉及骶骨背面，该部位症状和谁有关系需要进一步探索。

〔14〕病人直腿抬高过程中出现的腘窝吊紧感、小腿吊紧感以及腘窝疼痛、小腿疼痛等多数与髌下脂肪垫损害有关。如何去进行相应鉴别？可通过疼痛避让法则来鉴别，其具体表现：当出现这种吊紧痛的时候，只要轻轻屈膝，屈一个很小的角度，这些症状就会明显缓解；也就是说不挤压髌下脂肪垫的时候不会出现相应的症状。宣老进行强刺激推拿预示性诊断，在进行髌下脂肪垫强刺激性推拿后腘窝症状消失，提示腘窝后的症状与髌下脂肪垫损害有关。但没有提到强刺激推拿后，足跟痛是否会消失，因为病人的足跟痛是不能多走路，短时间内无法验证效果。另外，多走路的时候出现足跟痛和肌肉损害有一定的关系，而不是单纯脂肪垫损害引起的。

〔15〕在进行腰部深层的压痛点检查时，发现了高敏的压痛点，进行强刺激推拿后缓解了腰骶症状，提示腰骶部深层存在软组织损害。进行腰部软组织松解手术时对深层的松解剥离并非特别全面，出现无菌性炎症引起的残余疼痛是很有可能的。

〔16〕在压痛点分布特点的引导下，进行腰骶部深层软组织的切开剥离，剥离的范

围广泛彻底，一直到骶髂关节的内侧边缘部分都进行了相应的剥离，腰骶痛随即消失。

［17］髌下脂肪垫的松解手术解决了腘窝痛，在进行压痛点强刺激性推拿预示性诊断时已经很明确了。但足跟痛的消失是否与髌下脂肪垫损害有关，还是腰骶部深层是其更上端的传导部位，此病例无法鉴别。一般来讲行走时出现的足跟痛往往和肌肉的代偿性损害有关，而脂肪缓冲部分损害形成的足跟痛多数存在运动后减轻的现象。

［18］在系统的松解手术后，病人仍存留骶尾段疼痛，久坐后征象加重，提示骶角部分未进行软组织松解区域的软组织损害可以引起相应的症状。在进行松解手术的时候，没有办法把这个位置直接松解开，不然的话就会出现像前边病例一样的竖脊肌回缩向上，无法Ⅰ期愈合。这个位置的疼痛，病人并未做手术"补课"，而是进行了长期观察，仅仅在劳累的时候疼痛加重，没有必要治疗。

【病例66】

沈×文，男，54岁，干部。1968年腰臀部遭拳击足踢伤后剧痛，不能行动。休息后征象稍好转，但又接受强迫劳动[1]。至今年1月征象加重，由双腰臀痛发展为下肢"放射"征象，腰活动受限，不能正常上床，需缓慢地俯爬上床，不能平仰卧。但白天仍坚持一般轻劳动[2]。7月中旬"大搞技术革新"，打重磅榔头后下肢"放射痛"更剧，夜间较白天严重，无法安眠；走8～10步路就疼痛难忍，腰挺不直，躯干上段向左侧前倾。咳嗽时引出腰腿痛和足趾麻木[3]。此外还伴有项颈不适、颈脊柱活动失灵、不易屈伸和旋转等征象[4]。多种非手术疗法医治无效。

检查：腰脊柱左（重）侧凸和后凸明显[5]。直腿弯腰指尖距地35厘米有僵腰，左重于右，引出左腰骶痛，直腿伸腰严重受限，引出左髋外侧痛麻"放射"至足趾[6]。直腿抬高试验左40°，有左臀至外踝的"放射痛"，伴足趾麻木，右70°有右臀痛伴右小腿外侧"放射痛"[7]。腰$_3$棘突和椎板～骶$_2$中嵴和背面、腰$_{2～3}$横突尖、髂后上棘内上缘、髂胫束、臀上皮神经、臀下神经、臀上神经、坐骨神经梨状肌下出口处和髂翼外面的压痛点左侧高度敏感和右侧中度敏感；双髂后上棘、大腿根部和髌尖粗面的压痛点不敏感[8]，屈髋屈膝分腿试验引出左髋外侧痛阳性[9]，腰痛X线常规片提示腰椎肥大性改变。鉴于骨骼的肥大性改变属生理性退变而不是病变，非疼痛病因，故诊断椎管外软组织损害性双腰臀痛并发下肢传导痛麻。1970年9月5日在硬麻下行左腰臀Ⅱ手术（其中包括双腰$_2$棘突和椎板～骶$_5$中嵴和背面腰部深层肌附着处的切开剥离）[10]。

第2次住院：术后第5天起床感左腰腿痛消失，右腰痛也显著改善，原有严重的腰脊柱侧凸畸形消失，项颈征象解除，活动自由。第10天外出作20千米步行锻炼[11]。白天无征象，晚上有不重的左腰臀酸胀感。但通过一个多月的步行锻炼后左腰臀酸感突出，难以忍受[12]，日夜如此。检查：腰脊柱由术前严重的左侧凸变为轻度的右侧凸。直腿弯腰指尖距地30厘米，引出右臀痛[13]，直腿伸腰未受限，仅感双腰骶不适[14]。直腿抬高试验左85°，无左腰臀痛，仅有左小腿前侧酸感，右30°引出右腰臀痛"放射"至小腿外侧[15]。左腰₃后关节～骶₁背面腰部深层肌附着处以及左髂嵴腹肌附着处的压痛点高度敏感，滑动按压时引出类似的左腰臀酸感，按压后酸感暂时性消失[16]。此两处为未手术松解处，是左侧后遗症的病因。建议手术"补课"。病人接受，但要求同时施行右腰臀痛的治疗。1971年1月22日在硬麻下补行右腰臀Ⅲ手术，结合左腰₄～骶₅腰部深层肌附着处游离手术和左髂嵴腹肌附着处切开剥离手术[17]，术后征象又解除。

1年后复查：自诉第1次手术后左腰臀痛消失，可走长路，可平仰卧，上床动作灵活，不久又感左腰臀酸感难忍。第2次手术后右腰腿痛全消，左腰臀酸感解除，恢复正常工作无征象复发，但总感左腰不适，咳嗽时偶有轻痛。检查：左腰₁～₃椎板和后关节压痛点中度敏感，其上滑动按压后就感左腰部轻松，重嗽时再无征象引出[18]。为手术未松解处，建议手术"补课"。病人因临床表现很轻，暂不考虑。

9年后再复查：后遗症未加重。远期疗效属有效。

【病例66】导读

[1]病人在损伤后又坚持劳动，会造成原有损伤部位痊愈过程停止，逐渐出现慢性软组织损害，这就是急性损伤慢性后遗的典型表现。

[2]病人腰臀痛逐渐发展的过程，先有腰臀疼痛，然后逐渐出现下肢的放射性症状、腰部活动受限，这是一个发展的过程。下肢的放射性症状提示损害部位可能在腰椎旁、梨状肌下孔坐骨神经穿出处。不能正常上床，一般来讲，上床的动作以先坐然后卧为特点，病人需要缓慢俯爬上去，也就是说病人卷曲身体的时候相对能缓解症状，而坐上然后平躺会加重症状，不能平躺提示腰部深层或者椎管内或者是臀部的深层，出现了相应的损害，当然还有腰大肌损害的可能性。一般来讲，腰不能伸直不能反向弯曲，说明腰臀部损害比较深在。

[3]抡重磅榔头的动作需要腰部的力量，在上肢握榔头柄的时候，需要腰部产生旋转动作进行用力，如果有腰部深层或者是椎管内损害，又用这个姿势，病人关节突关节周围一定会加重损害。行走过程中出现骨盆和躯干上部相对旋转动作，腰部深层损害在行走过程中出现疼痛明显加重的情况。并且腰不能挺直也提示了关节突关节周围炎症的可能性。躯干上段向左前侧倾斜与腰脊柱段深层损害或椎管内损害释放压力有关。一般与右侧的腰部深层损害或者椎管内损害关系密切。还有一种可能性就是病人存在大腿根部的软组织损害，如果出现右侧的内收肌群损害，或者左侧的臀旁侧的

损害，都有可能会导致躯干出现左前侧倾斜。咳嗽时出现腰腿痛和足趾的麻木，提示病人的软组织损害时间比较长，对神经的卡压是一种慢性代偿期的表现。在咳嗽的时候，由于胸腔压力增加推动腹部的运动，产生腰脊柱段的改变，出现腰丛或者骶丛的牵拉，就会出现下肢症状。足趾麻没有提示足趾趾背或趾腹部麻还是全部的足趾麻，所以不能确认责任神经，可以确认与感觉神经受到慢性挤压出现代偿有关。

［4］病人颈脊柱段产生相应的症状，可能是从腰部发展而来，宣老进行病例描述的时候，一般会把原发的症状和主要矛盾的部分先叙述，而伴随相应的症状放在后面叙述。颈部活动功能受到影响，颈部周围的肌肉应该出现了代偿性损害，或者是处于关节突关节周围炎症或力学传递不稳定状态。

［5］病人腰脊柱段出现左侧凸和后凸，提示腰脊柱段深层或者椎管内存在软组织损害，尤其是深层损害。当一侧腰部浅层损害重的时候，会出现向对侧凸的表现。病人表现左侧症状比较重，又向左侧凸的情况，正好符合腰部深层或者椎管内损害的特点。后凸表现多为释放椎管内压力的情况。

［6］病人直腿弯腰时活动范围减小，出现僵腰症状，提示腰部浅层肌肉或筋膜存在张力增加的情况。出现左重于右，提示左侧腰部软组织张力比右侧高，会引出左侧的腰骶痛。腰骶痛提示竖脊肌的胸腰筋膜张力增加并伴有无菌性炎症，或者竖脊肌附着部分损害造成的相应症状。病人直腿伸腰严重受限并且直腿伸腰的动作会产生左髋外侧到足的症状，左髋外侧麻、痛、放射到足这种情况提示左髋外侧可能存在软组织损害，并且损害程度比较严重。左髋外侧如果出现了严重的损害，引起骨盆侧向倾斜，腰脊柱段反向弯曲代偿，对于病人的脊柱段的改变以及身体的状态能构成良好解释。放射至足趾提示了腓总神经的刺激症状正好与髋外侧的传导痛相关，阔筋膜张肌增加髂胫束张力，影响小腿前筋膜，造成腓总神经传入小腿部位压力增加；臀小肌通过臀深六小肌代偿，对坐骨神经产生压力，引起下肢症状。

［7］病人左侧的直腿抬高动作明显受限并且有臀部至踝部的放射痛，伴有足趾麻木，这种情况和坐骨神经受到刺激相关，抬高角度在30°～60°，提示左侧臀深部的软组织损害比较明显，直接刺激坐骨神经出现放射症状。另外在出现放射症状的同时，引起小腿前肌群兴奋性增加，挤压腓总神经，造成足趾的麻木。左侧的症状高度提示坐骨大切迹周围、臀大肌臀中肌交界处可能存在着相应的软组织损害。腰椎的椎间孔周围存在的软组织损害也会产生相应的牵拉放射症状。但是直腿抬高的放射症状从臀部开始并未从腰部开始，所以此病例是臀部的损害对坐骨神经的影响引起了现有症状。右侧直腿抬高活动范围明显比左侧大，也出现臀痛、小腿外侧疼痛，提示腓总神经受刺激的机会是比较多的，而腓总神经受刺激多数与臀旁侧软组织损害、臀大肌臀中肌交界处或臀中肌臀小肌交界处的软组织损害都相关，需要结合其他症状或详细查体才能进行鉴别。

［8］病人压痛点检查的范围给主诉诊断和试验检查提供方向，腰部深层存在着广泛的压痛，腰骶后部的骶骨背面也存在压痛情况，并且整个臀部明显压痛。压痛不敏感部位有髂后上棘。前面提到了一个敏感部位，叫髂后上棘内上缘，也就是说髂后上棘和髂后上棘内上缘不是同一个部位，并且代表着不同的意义。因为髂后上棘附着的是胸腰筋膜后叶，而髂后上棘内上缘附着的是竖脊肌，所以在进行压痛点检查的时候，有些医生进行按压检查并没有查到髂后上棘内上缘，而只是查到髂后上棘，容易造成诊断上的错误。大腿根部和髌尖粗面的压痛不敏感，提示大腿根部和髌尖粗面软组织损害并不是特别重。为什么要提到髌尖粗面呢？因为前面提到了足趾麻木，而髌尖粗面软组织损害的时候可以出现小腿后侧的紧胀以及中间三个足趾的背侧麻木，所以这里进行了相应的检查。大腿根部引起的足部的麻多表现为大足趾的趾背麻，而其他足趾的麻相对会少一些。

［9］屈膝屈髋分腿试验引出左髋外侧疼痛，也与前边的推理不谋而合。臀旁侧有压痛并且出现了左侧的臀部的倾斜，带动躯干产生左前斜的表现。

［10］病人影像学表现出腰椎肥大性改变，这种情况属于生理性退变。出现这种生理性退变与腰椎周围的软组织张力增加造成腰椎的力学刺激，逐渐形成椎体肥大，肥大改变会导致椎间孔的改变，影响椎间孔穿出神经的滑动度，从而对下肢产生影响。如果椎间孔变小之后，腰椎在进行代偿性运动时，神经根的穿出部分受挤压、摩擦的机会就会增多导致相应的症状出现。左侧腰臀手术的同时，进行了整个腰部的深层软组织损害的剥离，这是治疗设计上的一种探索，也是为第2次治疗创造条件，同时让病人在一次治疗后出现明显症状改善。如果是进行银质针治疗，可能在标准治疗化下就会表现症状缓解不快，而对于压痛点的突显部位进行相应治疗，可能会快速达到一个比较稳定的状态。

［11］病人一次手术后的表现就使全部的损害症状得到缓解，并且在腰臀症状缓解的同时，颈部症状也得到缓解，脊柱侧弯得到了纠正。提示此病例不是椎管内的软组织损害，虽然在这个阶段宣老还没有强调腰脊柱"三种试验"（指脊柱侧弯试验、俯卧腰脊柱伸屈位加压试验和胫神经弹拨试验）检查，但在检查的时候宣老还是认为这些症状应该是椎管外软组织损害引起而并非椎管内。软组织松解术后病人并非第二天即下床活动，而是在10天后做外出20千米的步行锻炼，这提示当时在院内术后进行的相应的运动可能是被动运动，不过如果没有做20千米的步行训练对于切开的肌肉这种解剖松解的状态，进行肌肉爬升的时候会产生障碍，容易导致错误附着，出现相应症状，这可能就是软组织松解术后出现各种症状的原因。

［12］随着锻炼时间的延长，病人的不舒适症状又会突发出现，这也提示我们无论是软组织松解手术还是银质针治疗后都应让病人进行一定强度的锻炼，从而诱发出潜在软组织损害部位，并一一治疗，最终达到全面稳定的治疗效果。腰部的酸感突

出，但在腰部已经进行了软组织松解手术，所以要看压痛点检查和身体形态的变化。重新发掘的压痛点为治疗提供方向，身体形态的改变为评估提供线索。

［13］腰脊柱段的侧凸发生了改变，原来是左侧凸然后变成右侧凸，提示右侧出现了深层损害或者臀部软组织损害影响了骨盆，从而影响了腰椎的形态。腰部深层已经做过软组织松解手术，所以考虑椎管内损害或者臀部的损害也有可能，直腿弯腰右侧的臀痛会被引出，因为右侧的臀部未经手术松解治疗，所以有可能出现相应的症状。第一次术前做直腿弯腰动作的时候，双臀都有问题，只是左臀进行了相应的针刺治疗而右臀未进行。当时强刺激推拿预示性诊断也未能完成，不然右臀的疼痛也会表现出来。

［14］直腿伸腰未受限，仅有双侧腰骶的不适也提示了椎管内和腰部深层并没有软组织损害。

［15］直腿抬高左侧的小腿前侧有酸感，因为左侧的臀部做过松解手术，但是还会出现酸感提示左侧臀旁侧应该还有未彻底治疗的部分。未做手术前并未表现出小腿前侧酸感的症状，在手术之后出现相应症状，说明主要矛盾已经去掉而次要矛盾并没有完全解决，出现相应的症状与臀旁侧损害的治疗不彻底应该有关系。右侧的直腿抬高试验由之前的70°变成了现在的30°，也进一步提示右侧腰部的次要矛盾上升为主要矛盾，并且会刺激坐骨神经产生相应的症状，出现小腿外侧放射性疼痛。

［16］在进行腰部软组织松解时，关节突关节的软组织松解并没有作为主要松解部分，所以还可以查到腰椎的关节突关节的压痛。骶骨背面当时有压痛并且做了相应的松解治疗，但是还有相应的症状，说明此处的软组织损害并没有完全去除或者是继发损害又出现。此处提到了髂骨腹肌附着处的高敏压痛，提示腹内外斜肌的损害是存在的，因为腹内外斜肌对于旋转的影响比较明显，所以在运动的时候，有可能会出现腹内外斜肌的收缩不协调，使腰部与骨盆之间产生旋转角度增加的情况，造成后期的腰部深层损害并诱发出相应症状。在强刺激推拿预示性诊断中，找到了一对一的关系，也就是对关节突关节和腹肌的附着部分进行按压使腰臀部的酸感暂时性消失，也提示了此两处与腰臀部的酸感有关，但是到底是腰部深层的关节突关节和骶骨背面的软组织附着处对腰臀部酸感影响更大，还是腹肌附着处对此症状影响更大，在这里没有更进一步的分析。

［17］因为病人在第一次松解手术后得到了的症状缓解，所以第2次手术就非常容易接受，进行了左侧的腰骶部深层的"补课"。左侧的髂骨腹肌处也进行了治疗，右侧的腰臀做了更彻底的手术治疗，这里没有提到左侧的臀旁侧是否还有压痛，也就说明左侧臀旁侧可能没有明显的压痛，左侧小腿前侧、前外侧的相应症状可能与此关系并不太密切。

［18］病人在术后复查时还是有腰部不适感，有咳嗽的时候引起的轻度疼痛感出

现。在手术区域还是存在着相应的压痛，说明手术后软组织附着并不能完全彻底去掉无菌性炎症。在手术去除无菌性炎症的同时，是否又继发出现了新的无菌性炎症，这里很难进行判断，因为宣老对此病例只做了腰臀部的软组织松解，并未进行肩部或者是大腿根部的进一步查治。大腿根部可能会在检查时被查到，但冈下三肌或者是肩部的冈上肌并没有提及或查到，这些位置的软组织损害同样会引起腰部的旋转或者出现腰部的相应损害，出现继发性损害也有可能，因为病例内并没有涉及左肩部的软组织压痛点检查，所以还要考虑是否并非单一的腰部深层的遗留损害。宣老将咳嗽产生腰部不适的一对一关系检查展现给大家，左侧的腰$_1$～腰$_3$椎板和关节突压痛对于咳嗽产生左腰不适有一对一关系。

第九节 腰臀Ⅲ手术病例

腰臀Ⅲ手术

腰臀Ⅲ手术在腰臀Ⅱ手术中将腰背筋膜后叶、骶棘肌、多裂肌和旋椎肌自腰$_1$棘突～骶$_4$中嵴附着处切开后，在腰$_{4～5}$椎板处广泛地由内向外剥离；再将骶棘肌自髂嵴沿髂后上棘内上缘直至骶髂关节内侧缘的1/3段附着处整个切开，由外向内沿腰$_5$横突、后关节和椎板一起剥离。使两个肌肉切口在腰$_{4～5}$椎板处完全贯通。

【病例67】

金×华，男，40岁，农民。1年1个月前左小腿下1/3段内侧软组织被石块压伤，皮肤裂口约3厘米。经当地医院清创缝合，创口一期愈合。伤后感左膝内侧痛和小腿外侧痛严重[1]。剧痛时感左下肢乏力，酸胀难忍。需用拐支撑移行，失去劳动能力[2]。宁波市第二人民医院骨科诊断骨髓炎，医治2个月无效，转往杭州，浙江医科大学第二附属医院骨科排除骨髓炎而诊断创伤性膝关节炎，非手术疗法医治无效。今年4月由浙江岱山转来上海。瑞金医院骨科诊断骨膜炎，非手术疗法医治1个月无效。返乡后疼痛更剧，常看急诊。这次又到瑞金医院复诊，认为小腿外伤处有瘢痕问题，仍用与上次相同的药物医治，同样无效。后经所住旅馆的服务员推荐来我院骨科门诊，病员啼哭要求医治而收住病房[3]。

检查：脊柱无畸形。直腿弯腰指尖距地10厘米无僵腰，腰腿痛未加重，直腿伸腰受限，腰臀痛增剧[4]。直腿抬高试验左90°引出左腘窝吊紧感，虽然小腿外侧"放射痛"未加重，但左腓总神经按压试验引出自腓骨小头下直至小腿外侧和外踝的剧烈"放射痛"，右90°无征象[5]。左下肢肌萎缩明显，左髌尖粗面压痛点高度敏感，左内侧半月板滑膜连接处压痛和膝内翻时引出内侧挤压痛明显，左膝伸屈和旋转动作引出内侧半月板滑膜连接处痛和髌股关节面的"吱喳"音，左小腿下1/3段内侧瘢痕周围局限性压痛明显。左腰$_{2～4}$横突尖、臀上皮神经、臀下神经和臀上神经的压痛点均高度敏感，左坐骨神经梨状肌下出口处压痛点中度敏感，左髂后上棘内上缘和大腿根部的压痛点轻度敏感，左腰椎棘突和椎板、骶中嵴和背面以及髂后上棘的压痛点不敏感[6]。腰痛X线常规片提示腰$_4$和腰$_5$椎体前上角骨质增生[7]。鉴于骨质增生属生理性退变而不是病变，不可能引起疼痛，故诊断：①椎管外软组织损害性左腰臀痛并发下肢传导痛；②左髌下脂肪垫损害合并内侧半月板病损。1970年9月23日在腰麻下先行左髌下脂肪垫-内侧半月板联合手术，术中检查膝内软骨面无损，证明"吱喳"音非"软骨软化症"而来[8]。术后膝内侧痛解除，而小腿内侧瘢痕痛也随之消失，说明此痛由内侧半月板向小腿内侧的传导，而不是"瘢痕痛""骨髓炎"或"骨膜炎"所引起[9]。术后左小腿外侧痛不变。同年11月3日在硬麻下再行左腰臀Ⅲ手术（腰椎棘突和骶中嵴因无压痛点而未作松解处理）[10]。

　　25年后，笔者赴岱山农村复查：自诉术后征象全消失，2个月后就恢复全部农业强劳动，可挑75～80千克，即使现年已65岁，还能挑起如此重担。长期以来征象未复发，也无后遗症。病人对治疗满意。远期疗效属治愈。

● 【病例67】导读

　　[1]病人的病史中有外伤后遗的典型特点，病人小腿外伤和膝内侧的症状也导致了后面出现严重的误诊。在临床常规检查中，认为外伤直接作用于身体某个部分，就会产生某个部分的损害，但外伤不单纯是局部的损伤，其两端的连接部分也会出现相应的冲击损害。小腿内侧的一个快速冲击伤，会导致膝关节产生外翻移位快速变化，这种变化是引起膝关节内侧间隙牵拉伤的一个明显诱因。

　　[2]病人的症状表现为疼痛酸胀，酸和胀提示神经周围存在着明显水肿，或者筋膜张力增加。膝内侧是下肢淋巴回流必经部位，所以膝内侧的软组织损害会导致淋巴管压力增加，出现皮下水肿。同时也是隐神经分布区产生刺激症状的原因。

　　[3]限于当时的医疗条件及病人的外伤史，病人被误诊并在治疗无效后多次转诊且病情反复发作。现在的医疗条件给软组织损害的排他诊断提供相应的条件。在进行疼痛疾病诊断时，一旦排除局部结构性疾病，就要考虑软组织损害，结合软组织外科特有的物理诊断方法，就可以找到导致症状的软组织原发损害部位。

　　[4]病人直腿弯腰动作没有明显的疼痛症状，且活动范围正常，提示腰臀部浅层肌和筋膜层的张力正常，没有肌缩短也没有炎症诱发疼痛的情况。病人直腿伸腰时出现明显的受限，提示腰部深层、椎管内或者臀部深层存在软组织损害。不管是腰部深层损害还是臀部深层损害，都可引起腰臀痛，而非单纯腰痛或单纯臀痛。但臀部深层软组织损害引起臀痛、臀腿痛的机会明显增加，而腰部深层损害引起的腰臀腿痛的机会均存在。

　　[5]病人左侧直腿抬高时出现腘窝后吊紧感，提示左髌下脂肪垫损害的可能性大。小腿外侧放射痛没有加重，但在腓总神经按压时，会出现自腓骨小头、小腿外

侧、外踝的放射痛，提示腓总神经穿入小腿前群处存在明显的无菌性炎症刺激，或者是坐骨神经在坐骨切迹下方梨状肌下孔穿出处的无菌性炎症刺激。腓总神经弹拨试验阳性，也提示了臀部损害的可能性。在腓总神经弹拨检查过程中，臀旁侧的损害对于髂胫束，臀后侧、臀内侧损害对于臀部深层肌，以及对梨状肌的拮抗性代偿都有明显的作用，坐骨神经下行部分接触臀大肌下束，臀大肌存在无菌性炎症时会刺激坐骨神经产生症状，尤其在直腿抬高拉紧坐骨神经时，会出现明显的神经刺激表现。

　　[6]一般来讲，肌萎缩有两种原因：一种原因是肌肉失用性萎缩，也就是肌肉张力增加时，会造成运动不协调，出现相应的深层肌或神经刺激症状；另一种原因是肌肉的神经营养不良，在感觉神经营养功能不良的时候，其神经传递功能下降，会出现所支配肌肉的部分营养反馈调节不够，营养供给不足导致肌萎缩，即神经源性肌萎缩。该病人左髌尖粗面的高度敏感压痛，与直腿抬高时的腘窝吊紧感形成了诊断上的吻合，高度怀疑髌尖粗面的髌下脂肪垫存在无菌性炎症。该病人左侧的膝关节内侧间隙，也就是半月板和关节囊连接的部分，存在着明显的压痛。临床检查时，这个部位是经常被查到。因为半月板与关节囊连接到一起，所以出现此处的无菌性炎症，既可以诊断为半月板损伤也可以诊断为滑膜损伤，它的附着部分在膝关节内侧间隙的骨骼边缘。在进行内翻挤压的时候出现明显的疼痛，提示内侧半月板在挤压时引出疼痛的可能性。因为半月板的神经支配，在外1/3是有神经支配的，内2/3是没有神经支配的，也就是说半月板的软骨部分是存在着生发层的，有神经的半月板基底部附着于膝关节内侧关节囊，逐渐向关节腔内生发，关节腔内无神经的半月板边缘在运动中进行不断地的磨损，关节腔内比较薄的部分磨损掉之后，生发层逐渐向内部推移，就形成了半月板稳态，这种生发特点支持半月板的再生状态，如果软骨部分在附着处出现了营养不良的情况，软骨的生发功能就会下降，导致半月板逐渐磨损消失掉。此处宣老并没有提示膝关节外翻牵拉痛，也就排除掉了内侧副韧带损伤引起的相应症状。膝关节在非重力位下的屈伸、旋转都能引出半月板关节囊连接处的疼痛和声音，提示此处的损害比较明显。但这种声音究竟是否来源于关节软骨，只有在手术后才能知道。瘢痕处的明显压痛不一定是瘢痕本身的问题，因为此处有隐神经分布，所以考虑隐神经的发出、穿过、走行区域受到刺激出现的症状，膝关节内侧间隙的无菌性炎症会直接刺激隐神经出现小腿的症状乃至足跟内侧的症状。但是瘢痕也并不是不会引起症状，因为瘢痕部的损害在刺激隐神经的时候，也可以反过来引起小腿、膝关节内侧的症状，乃至引起肠道运动功能的异常。因为隐神经走行区域的无菌性炎症刺激会产生感觉逆传，影响腰的神经发出部分，乃至脊髓后角的感觉神经元都会受到影响，对于盆腔内、腹腔内的肠道运动就会形成明显影响。从诊断推理来讲，病人压痛点的分布情况与直腿伸腰时腰臀痛加重并且有腰部的活动受限的损害部位有明显的矛盾，因为后伸受限很可能是深层或者椎管内损害，但是在进行压痛点检查的时候，并未查到明显

的关节突关节、椎板的压痛，乃至对于限制骨盆后旋转的内收肌部分也没有查到敏感的压痛，只是在横突、臀部、坐骨神经梨状肌下方出口处出现了敏感的压痛。这种压痛的分布特点考虑臀部损害的问题比较多，而腰部损害的概率相对较低。

［7］40岁的病人就出现了腰$_4$腰$_5$椎体前缘的骨质增生，提示病人在进行运动的时候或体力劳动的时候，早已存在椎体前缘的力学刺激，很可能是腰椎间盘中髓核前移的结果造成的，也就是说腰椎存在明显曲度增加导致髓核前移，牵拉前纵韧带附着的椎体前缘；或者存在腰椎前屈，椎体前缘出现过度弯曲挤压。如果存在挤压的情况，应该是椎体前缘产生应力性增生。所以在观察椎体前缘增生的时候，要看椎体前缘的增生是水平向前的还是两者相对的，骨凸相对的增生是髓核前移顶压纤维环造成的，也就是产生一个前方的增生包被的状态，而骨凸平行的增生与椎体前缘的长期挤压有关。

［8］因为病人下肢症状突出，并且在腰臀部没有查到能够明显影响下肢症状的损害，所以先做了髌下脂肪垫和半月板联合手术，在手术中因为切除了半月板和部分滑膜，对神经部分松解，疼痛缓解非常明显。同时看到软骨面的完好状态，也证明了膝关节运动的声音并不是软骨软化造成的。

［9］膝关节手术后，小腿内侧症状也随之消失，提示膝关节内侧的软组织损害是小腿瘢痕疼痛的原发病灶，小腿瘢痕处应该是传导痛，是刺激隐神经之后出现的相应症状。

［10］病人小腿外侧疼痛没有消失，所以又进行了腰臀部的软组织松解手术。宣老认为左侧的腰臀部，尤其是臀部的软组织损害，对于左小腿外侧症状是有直接影响的，就进行臀腰部部分软组织松解治疗。在治疗后症状完全消失，并且能恢复原有的工作，也提示小腿外侧症状与腰臀部的软组织损害存在着密切关系。因为手术松解范围比较大，究竟哪一个部位或者哪几个部位共同影响了小腿外侧的症状，在这里不得而知。在那个年代，宣老对软组织疼痛的精细化诊治还在探索中。

【病例68】

朱×宝，男，44岁，工人。慢性腰背痛10年。1960年起常感背部吊紧感和左肩胛骨部酸痛，用拳敲击后感舒服，工作经常做做停停，不能全勤。针灸或外敷止痛膏早期有效，但疗效不持久[1]。起病时伴两侧腰际酸胀。一般是腰酸好转，则背部征象也改善，上下似有联系。多走路会出现腰痛[2]。1967年腰痛急性发作，卧床不起。经我院中医伤科用传统银质针多次穴位针刺后征象缓解。1968年拎煤球炉即感腰痛，可以走路，但开步很慢，坐下与起立均需用双手支撑。又经传统银质针穴位针刺，疗效不佳，卧床1周征象自行消退。去年7月下乡义务劳动，在汽车行驶中受震即感尾骨部剧痛，检查无骨折，仍参加割稻等弯腰农活，痛得不能站立。1周后经我院中医伤科用中药调理，逐渐好转，但行走仍有轻度腰痛。之后征象时发时好。今年3月起背痛腰痛又发作，本院外科先用氢化可的松药液痛点注射，后改用糜蛋白酶注射，均无疗效[3]。目前的存在问题：走路不到半小时就出现自腰骶向上沿背、两肩、项颈直至头顶的吊紧感加重，伴头胀、眩晕、眼花发胀、不能思维和经常胸闷、呼吸不畅；弯腰不充分，否则引出腰部吊紧感和下肢乏力感。征象属持续顽固，无法坚持工作[4]。病人是当时驻我院的工宣队员，鉴于椎管外软组织松解手术的疗效很好，许多手术病员均满意地走出医院，踏上工作岗位，因此坚决要求手术治疗。

检查：脊柱无畸形，直腿弯腰指尖距地25厘米时无僵腰，有左腰$_3$横突痛，直腿伸腰未受限，也有左腰$_3$横突痛[5]。直腿抬高试验左70°和右75°，均无腰腿痛，但有腘窝吊紧感[6]。双颈$_{2\sim4}$棘突和胸$_{4\sim5}$棘突的压痛点高度敏感，肩胛骨上角、肩胛骨脊柱缘和冈上窝的压痛点左侧中度敏感和右侧轻度敏感，胸骨柄体的间隙压痛点中度敏感，双腰$_{2\sim3}$棘突压痛点高度敏感，双腰$_3$棘突～骶$_2$中嵴压痛点中度敏感，腰$_{2\sim4}$横突尖压痛点左侧高度敏感和右侧中度敏感，髂后上棘内上缘、髂胫束、臀上皮神经、臀下神经和臀上神经的压痛点左侧中度敏感和右侧轻度敏感。双腰$_2$椎板～骶$_2$背面和大腿根部的压痛点均轻度敏感，双髂尖粗面压痛点高度敏感，双坐骨神经梨状肌下出口处压痛点不敏感[7]。屈髋屈膝分腿试验阴性，腰痛X线常规片未见异常。诊断椎管外软组织损害性双腰臀痛并发躯干上部征象。1970年11月4日在硬麻下行左腰臀Ⅲ手术（包括双胸$_{12}$棘突和椎板～骶$_2$中嵴和背面腰部深层肌附着处切开剥离结合腰$_4$～骶$_4$该肌附着处游离）以及右腰$_{1\sim5}$横突尖腰背筋膜前叶附着处切开剥离手术[8]。

第2次住院：术后腰臀痛消失，但近几个月来出现骶部痛以及颈背痛和左肩胛部痛如旧。前者的压痛点在骶$_3$中嵴和背面，为未手术松解处，1971年11月8日气管内插管乙醚麻醉下再行双颈$_2$～腰$_1$棘突、椎板和后关节背部伸肌群附着处切开剥离手术、左肩胛骨肩胛提肌和冈下肌附着处切开剥离手术以及双骶$_{2\sim4}$中嵴和背面腰部深层肌附着处切开剥离手术[9]。

第3次住院：术后第5天起床行走，原有征象消失，左上肢恢复正常功能。但感双腰$_{1\sim3}$棘突痛（手术松解未完全处）、双膝不适、双小腿腹酸胀和双足跟痛明显突出。按原治疗计划再进行手术。1972年11月27日在硬麻下行双胸$_{12}$～腰$_5$棘突、椎板和后关节腰部深层肌附着处切开剥离手术和双髌下脂肪垫松解手术。术后腰、膝、小腿和足跟的征象全消失[10]。

15年后复查：自诉经过3次住院手术后原有征象均解除。术后3个月恢复原工作，无征象复发。但当气候改变或劳累时，原来无征象和未手术的右肩胛骨部常感酸胀不适，而原来有征象和已手术的左肩胛骨部却无丝毫征象[11]。病人对治疗满意，远期疗效属治愈。

[1] 病人有较长的慢性腰背痛病史，出现腰部、背部、颈部损害的机会比较大，并且有肩胛骨区域疼痛，所以肩部也可能会存在软组织损害。病人在治疗中应用针灸和外敷药物没有持久的疗效，提示软组织损害已进入慢性期。如果针刺和贴膏药治疗疼痛没有效果，很有可能治疗部位不是原发软组织损害部位；但如果针刺和贴膏药治疗有效，但持续时间短，提示治疗手段对现有的软组织损害疗效不稳定，提示慢性软组织损害已经进入黏弹性紧张期。

[2] 病人的腰部症状以酸胀为主，并且躯干上部出现征象，有上下联动特点，提示躯干上部征象与腰部损害有关，或者腰部症状与背部损害有关，在查体和治疗的时候要进行鉴别。如果说病人以腰痛先起病，那治疗就以腰部为先；如果颈肩部的症状先出现，就以颈肩部治疗为先。如果在传导痛检查时存在压痛点的制约关系，腰部压痛制约颈部，就先治疗腰部；如果颈肩部压痛制约腰部，就先扎颈肩部。多走路出现腰痛，说明在行走过程中产生的腰痛与竖脊肌损害及阔筋膜张肌损害关系密切。因为腰痛的产生过程多与经常应用的运动有关。竖脊肌在腰部运动时，起到了旋转并且拮抗躯干上部重力的作用。阔筋膜张肌在行走过程中调控大腿肌肉部分张力。所以这两个部位的劳损都有可能出现腰痛。在这个病例里提到先有腰际的酸胀，然后多走路才出现疼痛，这是一个诱发疼痛的特点，提示腰部存在着微循环功能不良的情况。酸一般是无氧代谢的代谢产物堆积增多导致。胀一般是静脉回流功能不良造成的组织内水肿或者瘀血导致。所以酸胀合并起来应该是静脉回流功能受到阻碍之后形成。而腰部的静脉回流以胸腰筋膜前叶的穿出血管为主，所以胸腰筋膜前叶张力增加，会导致腰骶部酸胀的出现。

[3] 病人腰痛时，用传统银质针穴位治疗能够缓解症状，提示软组织损害不是特别重，应该是软组织轻度黏弹性紧张期的表现。拎煤球炉的动作，需要腰部和颈肩部协同发力，这个动作既要考虑颈部对肩部的影响，又要考虑肩部对腰部的影响，还要考虑腰部本身的问题。也就是说在拎煤球炉的过程中，如果肩部出现软组织损害的话，动作中的任何环节会导致腰部压力增加，会导致腰椎的旋转应用增多，就可能出现腰痛，表现为腰部胀痛。该病人可以走路，但开始的时候需要缓慢移动才能够走路，也就是需要热身运动，这种运动特点恰恰反映了该病人的软组织处于一种相应滑动不良的状态，或者说软组织无氧代谢增多，因为透明质酸在酸性环境中的润滑能力下降，随着运动的增多，病人的微循环得到改善、血管随之扩张，运动才能由慢到快，所以运动不良也提示了慢性软组织损害的存在。正常情况下，坐下起立动作需要臀大肌参与，如果坐下起立过程中需要双手支撑才能启动，提示臀大肌损害或者有臀中肌损害，但损害部位与座位高低及坐姿有关，如果座位比较低，还要考虑内收肌群

的损害；如凳子高度40厘米以上，病人做起立动作时出现疼痛，与臀大肌、臀中肌交界损害关系密切；而坐高度35厘米以下的沙发，出现疼痛很可能是内收肌损害引起。病人卧床后症状能缓解，提示重力作用对于腰部或颈部的影响，以及在重力作用下的竖脊肌、臀大肌和臀大肌臀中肌叠加的部分对于躯干的控制程度，提示这些部位可能存在着相应损害。汽车的颠簸动作导致病人骶尾段疼痛，即使没有尾骨损伤也会有骶尾韧带的牵拉，牵拉会诱发局部损害，或者将原有的软组织损害扩大化，出现相应症状。急性损伤之后如果没有进行相应的休息就去干活，可能是诱发疼痛加重的原因。骶骨背面软组织损害会导致骶尾部疼痛持续存在，以及腰骶部出现的下坠感觉。

　　［4］病人的症状之一是走路不能时间久，走路久了会出现自腰至颈肩背的症状，这些症状可能与抗重力过程中的躯干控制动作诱发，如臀大肌损害、臀大肌臀中肌交界处损害或者竖脊肌损害都可产生腰部症状，并向躯干上部延伸。也有可能是头、颈、肩部的软组织损害造成躯干上部的运动控制不良，诱发腰骶部软组织代偿应用增多，出现腰部症状。病人如果出现头晕、头胀、眩晕、眼花等症状，提示颈椎或项平面损害的可能性大；如果在行走过程中发生头晕、头昏，还要考虑腰、臀、大腿根部以及足踝部软组织损害的可能性，尤其是仅仅行走过程中出现头晕，而坐位和卧位不晕，则与足踝运动密切相关，要考虑足踝的问题。该病人弯腰时同时出现腰部吊紧感和下肢乏力症状，如果单纯出现腰部的吊紧感，提示腰骶部或者腰臀连接处的软组织处于紧张状态，筋膜出现蠕变缩短的情况；腰部的支撑肌主要有股四头肌、腘绳肌和小腿部肌肉，如果出现下肢乏力感，这种乏力感涉及股神经和坐骨神经支配肌异常，与腰臀部或者坐骨神经的梨状肌下孔出口处的损害刺激、挤压有关。而弯腰时出现的下肢乏力，多数与坐骨神经的挤压有关系，但坐骨神经走行区域没有明显的炎症刺激，不然不会单独出现乏力而不出现疼痛。

　　［5］病人直腿弯腰时出现腰部的运动范围变小，提示腰部浅层或者臀内侧浅层软组织出现了张力增加、延展性不足的情况，但没有明显的无菌性炎症。腰₃横突区域出现疼痛提示腰方肌受到被动牵拉的可能性。腰方肌的损害与臀部软组织损害之间存在着对应补偿调节关系，腰₃横突区域出现疼痛有可能是臀部软组织损害传导痛，也有可能为孤立的腰椎横突的软组织损害。直腿伸腰活动范围正常，但是会出现腰₃横突的疼痛，提示臀部深层存在软组织损害情况。而腰部的关节突关节没有叠加挤压疼痛的出现，提示腰部深层或者椎管内并未有软组织损害的存在。

　　［6］病人直腿抬高活动范围接近正常，无腰腿痛出现，提示坐骨神经牵拉未受影响，没有梨状肌下孔坐骨神经穿出处或椎间孔周围的无菌性炎症刺激。独立出现的腘窝吊紧感提示髌下脂肪垫损害的可能性比较大。

　　［7］压痛点检查时，病人颈部、胸椎棘突出现敏感压痛点，提示颈部和胸部软组织损害的可能性。棘突的位置比较表浅，容易受到牵拉刺激，出现的压痛点能够解释

低头或者胸廓的胸椎曲度增加出现的疼痛可能性。病人进行一段时间的行走，重力作用下悬吊部分长期受刺激，可能会出现颈胸段的疼痛表现。肩胛骨内侧包括肩胛内上角、肩胛骨脊柱缘存在中度敏感压痛，而冈上窝也存在中度敏感压痛，提示冈下三肌损害的可能性比较大，因为这些部位都与冈下三肌的外展运动相拮抗。在上肢外展的时候冈下三肌牵拉肩胛骨运动增多，冈上肌、菱形肌、肩胛提肌在上肢外展运动中产生对冈下三肌的拮抗运动。在此病例里，宣老首次提到了胸骨柄胸骨体间隙压痛，这种情况与胸段的软组织损害，尤其是上胸段胸$_1$胸$_2$部位的损害有关。因为胸$_1$胸$_2$的损害产生胸椎的相应旋转角度增多，会出现胸骨体和胸骨柄连接处的运动角度不一致，形成局部扭伤，出现胸骨柄胸骨体间隙疼痛。还有就是胸$_1$胸$_2$的软组织损害后形成的神经反射性疼痛也会出现在这里。腰$_2$腰$_3$棘突的压痛提示腰$_2$腰$_3$存在两侧棘突旋转过程中的过度应用，高位腰椎表现出的症状不会是单纯屈伸牵拉刺激，而是以旋转牵拉刺激为主，所以出现高度敏感压痛，提示躯干上下存在旋转过度情况。下段腰椎和骶椎的压痛敏感度不高，提示这些部位的损害程度可能不重，也可能是继发于双臀的软组织损害引起。腰椎横突尖压痛高度敏感提示此处附着软组织的张力增加，局部损害或者代偿性损害都有可能，也能解释腰酸胀的原因，因为此处损害提示胸腰筋膜前叶张力增加，会影响竖脊肌供应血管的静脉回流，导致竖脊肌内血液瘀滞状态出现。竖脊肌的髂骨附着处、髂胫束连接的臀大肌上束和阔筋膜张肌，这两个部位在症状分析上已经纳入了软组织损害分析的范围，久走的疼痛、弯腰过程中直起的无力症状与这两处软组织损害关系密切。臀上神经、臀下神经、臀上皮神经这些位置的中度敏感压痛提示臀部软组织损害的可能性。双髌尖粗面压痛点高度敏感，佐证了直腿抬高过程中腘窝吊紧感的情况。坐骨切迹没有高度敏感压痛，在直腿抬高过程中没有坐骨神经的刺激症状也形成了相应的佐证。

［8］腰臀Ⅲ松解手术的松解范围比较大，此病人的松解范围上面到了胸$_{12}$的棘突，向下一直到骶骨背面。为什么要选胸$_{12}$向下松解，宣老的用意我们没有完全理解，毕竟胸$_{12}$没有压痛。在检查压痛点的时候，腰$_2$腰$_3$棘突出现压痛，为什么不是松解到腰$_2$腰$_3$而是要松解到胸$_{12}$需要进行进一步的探讨。横突尖软组织的切开与腰部的酸胀感是有密切联系的，所以此处切开有积极的意义，但是在银质针治疗的时候，由于这个位置疼痛很多都源于臀部的软组织损害，当然也有一部分是和背阔肌损害有关。背阔肌的代偿性紧张引起胸腰筋膜前叶张力增加有关，因为前叶后叶在竖脊肌鞘外缘会汇合到一起，所以也会产生腰部的酸胀感，但是此处的酸胀感是以酸感为主，而胀感为辅的表现；表现出以缺氧状态为主，而回流功能障碍次之的现象。

［9］在第2次手术松解前，病人有骶部疼痛、颈背部和左肩胛骨部疼痛，并且表现如旧，也就是说在腰臀Ⅲ手术后疼痛未得到相应的缓解，提示此处已经形成原发性软组织损害或者是继发软组织损害，不会受到原发部位的影响。和临床中有些病人类

似，既存在头、颈、背、肩部的软组织损害症状，又存在腰、骶、臀、腿处的软组织损害症状，而两者之间没有密切关系，在治疗上就要有序进行上下交替治疗。尤其是银质针治疗时应采取上下交替配合，如第一次扎腰骶后部，下一次就扎颈部深层，然后扎内收肌，再扎上胸段深层或者扎肩部，这样更容易缓解病人的症状，而不是单纯把腰臀、大腿根部治完然后再向上治，有些病人是很难坚持到治疗结束。宣老提到骶$_3$骶中嵴背面为未手术松解处，此处与第1次松解手术设计的范围应该是重叠的，但是宣老认为是未手术松解处，此处是需要讨论的，有可能是软组织松解术后，松解的软组织爬升回原来的附着部位过程中出现了异常附着的情况，异常附着会引起功能的改变，导致感受器感觉异常或收缩做功再度劳损。在第2次手术的时候，进行了颈$_2$~腰$_1$的软组织松解手术，这个手术的范围也是比较大的，然后还进行了双侧的肩胛骨的手术治疗，此处没涉及冈上肌的松解治疗，也就是说宣老认为此处的责任部分应该是与冈下肌的损害有关系，并未涉及大小圆肌的剥离。还有就是在骶$_2$~骶$_4$的骶骨背面又进行了一次剥离，这是第1次手术做过的部分，又进行一次剥离说明这个位置处理还是不彻底。第2次的手术松解，可以说对于脊柱段的松解治疗非常广泛，一直从颈到腰都有松解，涉及脊柱两侧的紧张肌肉，对于参与脊柱段的平衡调节的肌肉都进行大部分的松解治疗。如果没有良好的稳定性，有可能导致脊柱侧弯的出现，所以宣老在此时是如何让病人进行锻炼的，并没有在病例中描述，有待深入研究。

［10］病人第3次住院手术提到了腰部的腰$_1$~腰$_3$棘突痛为手术松解未完全处，而不是未松解处，这就提示在手术松解的时候，松解的深度、松解的范围是否从棘突旁一直到棘突根部再到椎板、关节突关节，该操作很有必要。如果有的部位切开不彻底，有可能会导致残余痛的出现。双膝、小腿、足跟的症状与髌下脂肪垫损害关系密切。病人又一次进行了胸$_{12}$~腰$_5$的棘突椎板关节突深层附着肌肉的切开剥离，这个切开剥离在第1次手术时已经做过了。然后第3次手术时又进行了相应的剥离，也就提示软组织松解手术并非一次完成，而有些损害部分需要切开让肌肉进行重新附着，才能够达到治疗目的。髌下脂肪垫松解后使膝、小腿、足跟处的疼痛、不舒适症状消失，验证了髌下脂肪垫损害与现有症状之间的关系。有研究表明，髌下脂肪垫的松解切除会使膝关节的稳定性下降14%，但在宣老的病例中未出现因为切除髌下脂肪垫而产生不良影响事件，说明这个手术对膝关节影响不大，至于是否会造成膝关节的次生灾害，只有在大量的松解手术后的随访中才能进行总结。

［11］在术后15年的随访中，病人的征象完全解除，没有松解的部分有相应的不舒适，但是不太严重，提示在大部分软组织损害进行松解之后，慢性软组织损害的程度比较轻的部分会保持相对稳定的状态而不出现严重的症状，有时次要矛盾上升与否和病人的工作特点、工作性质有一定关系，需要进行综合分析。

第十节 | 腰臀Ⅳ手术病例

腰臀Ⅳ手术

腰臀Ⅳ手术就在改进腰臀Ⅲ手术的基础上，将骶棘肌、多裂肌和旋椎肌在腰$_{1\sim3}$棘突部作简单的切开剥离（仅剥离至椎板，暴露棘突；再未沿椎板向外剥离暴露后关节），以及腰$_4$椎板～骶$_4$背面不完全游离（骶髂关节内侧缘的中1/3段附着处完全分离，仅下1/3段附着处未切开）。

【病例72】

马×里，33岁，工人。双腰臀痛1年余。近1个月加剧，无外伤史[1]。1961年秋渐感双腰臀及大腿根部酸痛，间歇性发作逐渐变为时轻时重的持续性痛。今年12月初腰臀痛剧烈，向两大腿外侧和小腿外侧"放射"，右重于左，不能多走或多站，需用拐支撑，严重影响工作[2]。我院有关科室行针灸、传统银质针穴位针刺、中药内服外敷医治无效，征象不断加剧。丧失劳动能力，要求手术治疗。

检查：当时因宣老对椎管外软组织疼痛的认识处于探索阶段，所以有关的常规检查和压痛点检查不完整。病历中体检只记录：脊柱正直，直腿抬高试验左20°和右15°。双腰$_{2\sim4}$横突尖和臀上皮神经的压痛点高度敏感，以及双臀肌深层的压痛明显。X线片提示腰$_{2\sim5}$椎体肥大性改变。鉴于骨骼肥大性改变不是病变，不可能引起疼痛，故诊断双大腿根部软组织损害、双腰$_{2\sim4}$横突尖软组织附着处损害和双髂胫束损害。1964年1月3日在腰麻下行双大腿根部软组织松解手术[3]。

第2次住院：病人术后腰腿痛显著缓解，两下肢轻松舒服。但两周后腰痛复发，反比术前加重。双臀吊紧痛并向下肢"放射"，左重于右[4]。检查：双臀中肌和臀大肌均有明显压痛。同年5月18日在局麻下再行左髂胫束横行切开手术，疗效不显。同年5月26日全麻下行右髂胫束T形切开手术[5]。

第3次住院：术后腰痛明显改善，腿痛消失。术前不能弯腰，术后可完全弯腰，术前直腿抬高试验15°～20°，术后增至90°无征象。术前需扶拐慢行，术后可徒手快行[6]，疗效显著。因腰痛未解除，根据压痛点于1965年3月23日在局麻下再行双臀上皮神经切断手术，但疗效不显著[7]。

第4次住院：术后腰痛未缓解，入院后行脊椎柱过伸位卧硬板床休息法2周，于1966年2月4日作过伸位石膏背心外固定结合头部顶重锻炼3个月[8]。

第5次住院：满3个月拆除石膏后腰痛基本消失，1个月后恢复轻工作和6个月后从事一般工作的4年中，常有腰痛小发作，偶感腿部征象，均不影响工作[9]。1个月前两人弯腰位共扛1台重机器时伤腰，痛甚剧，不能挺腰，无法行动乃至卧床不起。氢化可的松药液痛点注射和中西药物内服外敷等医治均无效[10]。检查：腰脊柱无侧凸，有后凸[11]。直腿弯腰指尖距地60厘米有僵腰，引出腰骶痛和双小腿后侧直至足跟的吊紧感明显，直腿伸腰受限，有腰骶痛，无下肢"放射痛"[12]。直腿抬高试验左右各80°，引出腰骶痛伴右腘窝痛[13]。双腰$_{2\sim4}$横突尖、腰$_1$棘突和椎板～骶$_4$中嵴和背面、髂后上棘内上缘、臀下神经和臀上神经的压痛点均高度敏感，双坐骨神经梨状肌下出口处压痛点不敏感，右髌尖粗面压痛点高度敏感。[14]此时才正式诊断椎管外软组织损害性双腰臀痛。1971年2月9日在硬麻下重新施行双腰臀Ⅳ手术。

第6次住院：术后腰臀腿痛消失，但感左骶尾部痛，坐位中臀部需稍微前倾，以免受压惹起疼痛。1972年5月17日在腰麻下根据压痛点补行骶$_{1\sim4}$腰部深层肌附着处游离手术[15]。

第7次和第8次住院：术后骶尾痛消失。不久双膝前下方痛、双膝外侧痛以及双腘窝、小腿腹、跟腱、足跟和跟底的疼痛均明显突出。检查：双髌尖粗面和双外侧半月板的压痛点高度敏感，半月板挤压试验和McMurray试验均阳性，诊断双髌下脂肪垫损害合并外侧半月板病损。1972年9月5日和1973年2月12日分别在腰麻下行左右两侧的髌下脂肪垫—外侧半月板联合手术，术后双膝以及腘窝、小腿、跟腱、足跟和足跟的征象完全解除，至此病人的躯干下部软组织损害的治疗告一段落[16]。

21年后复查：自诉1964年1月～1973年12月的9年11个月中，共8次住院和前后做了1次石膏背心外固定和8次手术，下半身留下了大小不等的11个手术痕迹，通过自己的实践体会，其中效果最好的是第5次住院施行的由3个大切口组成的腰臀部软组织松解手术。8次手术后腰臀痛并发下肢传导痛完全消失。长期从事强体力劳动以及退休后从事一般劳动，无征象复发，也无后遗症。病人对治疗满意，远期疗效属治愈。

【病例72】导读

[1]病人从事体力劳动，出现软组织损害的机会比较多，病人双腰臀痛一年以上，提示腰臀部软组织损害已经进入了慢性损害期，并非单纯急性损害。

[2]病人在气温下降后出现腰臀部及大腿根部的酸痛，疼痛逐渐加重、时轻时重；酸痛加重与寒冷有关系，提示损害部位的软组织微循环功能明显下降。因为疼痛

时间短，酸痛的部位可能就是软组织损害的部位。12月是寒冷季节，病人表现出腰臀部剧烈疼痛也在情理之中。疼痛向大腿外侧、小腿外侧放射，提示在髂胫束或者髂胫束向下连接的小腿筋膜，包括腓总神经穿过的腓骨小头下方，存在着相应的损害。人走路和站立需要臀部肌肉对骨盆的协调平衡，腰部与臀部之间的协调运动，尤其是站立的时候，内收肌群损害引起的骨盆前旋对腰部稳定有明显影响。行走过程中阔筋膜张肌持续性收缩运动，也对骨盆产生影响，此病人这两个部分应该都有损害。

［3］宣老在选择病例方面进行了深入的思考，所筛选病人的疾病诊断探索在不断发展中，展示了对软组织疼痛的认识由不全面到全面的一个过程；本病例也见证了宣老对软组织损害的认知过程，对临床医师的提示作用非常明确；当时对病人进行的软组织检查比较粗糙、不细致，如直腿抬高试验只记录了抬高的角度，并没有记录抬高过程中出现的症状，所以提示作用很模糊；然后是一些压痛点的检查，包括横突尖、臀上皮神经压痛的检查，还局限在传统骨科的检查方法，并没有像软组织压痛点检查那样系统全面。臀肌压痛点检查是宣老在软组织压痛点检查方面的一个探索点，宣老当年非常重视臀肌，并详细检查臀部各神经分布区的压痛点情况。在X线片上看到腰椎椎体肥大并非没有意义，而是椎体在承受过度压力时出现的肥大性改变，而这种压力是慢性发生的，尤其是椎体周围的软组织持续紧张时，就会产生这种变化。如果椎体出现一侧肥大或增生，提示作用就更加有针对性，说明该椎体侧出现了异常承重情况，有必要进行骨骼力学承重病态分析。宣老在对本病例诊断时，找到几个软组织损害部位，至于为什么进行了双大腿根部软组织松解手术，这与第1例大腿根部软组织松解手术解决很多的腰腿痛问题有关，虽然病人有腰和髂胫束的压痛点，但在诊断方向上，还是考虑大腿根部损害可能是引起这些症状的原因。

［4］大腿根部软组织松解手术后，病人双下肢轻松、腰腿痛缓解，但是没有进行运动，只是在非重力位下的一种感觉，下地运动之后，需要进行重力拮抗，就会出现运动平衡失调的情况，因为彻底放松了内收肌群的牵拉力，臀旁侧、腰骶部的拉力就会凸显，臀部肌肉的张力增加，出现臀吊紧疼痛和下肢放射痛。

［5］这里有一个很有意思的问题，就是宣老在进行了压痛点检查过程中，发现臀中肌、臀大肌有明显压痛的情况下，之后对髂胫束进行横行切开和T形切开的手术松解，手术松解部位与臀大肌、臀中肌的明显压痛并没有直接的关系，说明该病例是宣老进行手术探索的一部分，因为当时做这类手术比较多，能缓解症状，对臀大肌来讲，髂胫束的横行切开或者T形切开，有放松臀大肌筋膜作用。而对臀中肌来讲作用不是很大。

［6］松解病人双侧髂胫束后有明显效果，原来的腰痛改善、腿痛消失、能够弯腰，提示弯腰功能不良有可能和臀大肌的筋膜张力增加有关；在弯曲过程中骨盆的前旋转功能下降，腰段脊柱处于相应的紧张状态而不能弯腰；也可能是因为髂胫束的放

松，导致了臀部肌肉的持续放松，包括臀大肌包被的臀中肌部分压力下降，也会产生活跃的状态，从而改变了腰腿症状，阔筋膜张肌也可能是不能弯腰的病因。直腿抬高的角度发生明显改变，提示髂胫束对于直腿抬高有明显影响，一般直腿抬高角度较小，在做大腿外展直腿抬高时角度明显增加，就提示阔筋膜张肌的紧张度增高或者髂胫束紧张度增高的情况。

[7]由于臀部的髂胫束松解手术对病人的腰痛没有明显的效果，提示腰部存在软组织损害。进行臀上皮神经的切断手术，是一种探索性手术，因为这个手术对是否改善腰部疼痛存在着未知性。有些臀部浅筋膜层或者浅肌肉层的损害通过臀上皮神经进行信息回传可以产生腰痛，但有些病人的腰痛并非臀部损害引起，臀上皮神经切断术无效说明腰痛并非臀部软组织损害向腰部传导。

[8]宣老要求该病人绝对卧硬板床休息，该方法对椎管内损害有缓解作用，但病人经过2周的过伸位卧硬板床休息，并没有得到明显的症状缓解。后期又进行过伸位石膏背心固定结合头部顶重物的训练方法，对病人竖脊肌的强化和运动功能的保持还是有积极意义的，并通过增加腰部支撑减少竖脊肌失用性退化。该病例还有一种可能性，就是绝对卧硬板床休息2周后症状有了缓解，但是直立后不能完全缓解症状，所以还要进行石膏背心固定来完成后期的训练。

[9]宣老采用石膏背心外固定对此类病人有积极作用，因为经过3个月的石膏背心固定后，病人恢复原有工作状态，回归正常生活，说明石膏背心有效；有些病人到达这种状态就比较满意了。实际上腰痛小发作，不能过度负重提示软组织损害还在持续进展中。

[10]病人在抬重物后出现了腰痛加重、不能直腰，提示腰部慢性软组织损害在抬重物时再次急性损伤，这种情况要考虑到腰部的局部问题或者腰臀部的软组织损害问题，再有就是双侧的肩部冈下三肌损害也可以引起腰痛。扛抬重物的动作对于腰部软组织损害的意义比较大，如果是抬的动作，对冈下三肌的作用也不容忽视的。

[11]此病例的软组织检查比较细致，因为宣老此时已经摸索出一套检查方法，对于脊柱段的形态有了相应的评估。腰脊柱段后凸的几种可能机制：一是腰部深层软组织的损害，降低关节突关节承重分力；二是椎管内的软组织损害，开大椎板间隙，降低椎管内压力；三是双臀内的软组织损害，牵拉骨盆后旋转，使腰脊柱段产生平衡调节。这些机制都有可能造成腰椎后凸的情况，其中腰部深层损害引起的腰脊柱段后凸机会更多。

[12]直腿弯腰动作是腰骶部浅层肌肉筋膜和臀后、臀内侧的浅层肌肉筋膜拉伸的过程。活动范围变小说明这些部位的软组织张力增加，引发疼痛则提示软组织有无菌性炎症。直腿弯腰动作引出小腿后侧到足跟的吊紧感提示不单是腰臀部损害，单纯的小腿后侧到足跟吊紧感可能与髌下脂肪垫损害或与膝关节周围的其他软组织损害有

关。如果出现小腿后侧及足跟部的疼痛、放射性疼痛可考虑坐骨大切迹下方梨状肌下孔坐骨神经穿出处的软组织损害；病人直腿伸腰动作受限并且出现腰骶痛，直腿伸腰需要竖脊肌的持续收缩，出现腰骶痛提示腰骶部深层存在软组织损害的情况，但此处特意标出无下肢放射痛，就说明没有刺激坐骨神经，提示梨状肌下孔坐骨神经穿出处没有无菌性炎症存在。

[13] 直腿抬高动作正常，范围接近 90°，但引起腰骶痛和腘窝痛，这种情况提示病人腰骶部软组织损害可能性比较大，病人做直腿弯腰、直腿伸腰动作时都有相应的症状伴随，腰骶部深层损害得到了相应的佐证。腘窝痛的原因比较多，涉及髌下脂肪垫、臀大肌臀中肌交界处的软组织损害，以及臀中肌臀小肌交界处的软组织损害，还有梨状肌下孔以及腰骶后部软组织损害，这些损害都可出现腘窝痛。

[14] 压痛点检查发现病人的腰椎横突尖有压痛，提示双侧的腰方肌或者腹内斜肌、腹横肌存在软组织损害情况，在进行运动过程中的牵张损害产生横突尖疼痛。腰$_1$的棘突痛高度怀疑腰段和胸段或者躯干上部头颈段产生了相对旋转代偿的结果。此处会出现软组织损害，但仅限于腰$_1$，所以它的损害范围并不大，而向下出现的直到骶骨背面的压痛，提示棘突旁存在广泛软组织损害。髂后上棘内上缘的压痛提示竖脊肌在髂骨高应力的部分存在软组织损害，这个位置的压痛一般需要在髂后上棘内上 1 厘米以上的部分进行斜向按压才能够产生疼痛，而垂直按压髂后上棘是不会查出竖脊肌损害，因此，在进行压痛点检查的时候，很多医师未触及腰骶后部髂后上棘内上缘压痛；另一种情况是此处浅层软组织张力增加，影响深层按压诱发疼痛。如果髂后上棘内上缘存在压硬也是需要进行治疗的，压硬是软组织纤维化的表现，感觉神经敏感度减退；臀上神经和臀下神经的压痛点提示臀大肌、臀中肌和臀小肌的叠加部分存在着软组织损害，对神经有明显的刺激。梨状肌下孔坐骨神经穿出处的压痛不敏感和直腿弯腰、直腿伸腰的检查结果相互契合。髌下脂肪垫的压痛提示髌下脂肪垫损害，可引起腘窝传导痛，所以髌下脂肪垫压痛高度敏感有可能是该症状的原发部位。

[15] 在进行了双侧的腰臀Ⅳ手术后，病人的腰臀腿痛消失，提示此次松解的范围对现有软组织疼痛的作用非常明确，但遗留骶尾段的疼痛；一般来讲，为避免竖脊肌松解之后产生回缩而不松解骶尾段，故未松解部分产生残余痛是有可能的。在其他部位修复后，对此处做"补课"进行附着部分的游离，还是比较安全的。

[16] 因为手术松解了该病人的腰臀内收肌群，导致运动过程中病人下肢的应用就增多，如果膝关节或踝关节软组织存在潜在损害情况，有可能被诱发出来，此病人就诱发出双膝前下方外侧的疼痛和腘窝小腿的疼痛，跟腱、足跟、足底部都存在非常明显的疼痛，同时说明膝关节出现屈曲外翻状态。为什么是膝关节屈曲外翻呢？在进行检查的时候，可以查到髌下脂肪垫的压痛，又查到半月板外侧间隙的压痛。膝关节的外侧半月板与关节囊是游离的，此处出现的这种疼痛可能是单纯半月板边缘的问

题，也可能是关节囊的问题或者关节面研磨产生的问题。如果是关节囊或关节面问题，进行半月板的手术就存在相应的风险；如果是半月板导致的疼痛，摘除后就会达到一个持久治愈。因为半月板的挤压存在阳性症状，提示半月板在高压力作用下会出现疼痛，也就是半月板的外1/3部分存在无菌性炎症。为什么此病人会产生外侧半月板的症状，与骨盆周围软组织的全面松解有关，松解后下肢肌肉对骨盆的控制力下降，站立时需要双腿分开增加稳定性，势必导致膝关节出现外翻情况，膝关节外侧间隙压力增加，出现软组织损害。在后续的手术中，实施髌下脂肪垫和外侧半月板的联合手术，手术后下肢症状完全缓解；提示宣老在诊断过程中，诊疗的对应关系非常明确，也就是说膝关节外侧痛可能是与半月板的损害有关，而膝前下方痛、腘窝痛、小腿腹、跟腱、足跟根底痛均与髌下脂肪垫的损害有关。在银质针临床治疗中应提起重视，需要进行密集针刺彻底治疗，而不是单纯针刺几针能解决问题的。此病人在近10年里做了8次松解手术，使宣老对软组织外科有了新的认识。

【病例75】

陆×荣，男，26岁，农民。1962年起腰部酸痛，左重右轻，无外伤史。近3年中征象加重[1]。去年10月出现左臀沿大腿后侧和小腿外侧的"放射痛"，后者伴麻木，疼痛若针刺样难忍[2]。当地医院用针灸、电针、推拿、局封、氢化可的松药液痛点注射、中西药物内服外敷等医治均无效。痛度严重，不能行走和站立，近10个月征象从未消失而仅有轻重之区分。同乡有4位相同征象的农民通过椎管外软组织松解手术均解除了病痛，恢复长期农业劳动能力，故由江苏太仓转来我院，要求手术治疗。

检查：腰脊柱右（健）侧凸和后凸[3]；直腿弯腰指尖距地10厘米无僵腰，但引出左腰骶痛加重，"放射"至左大腿后外侧痛、腘窝中间吊紧感、酸痛以及小腿外侧、足跟和足背痛麻，直腿伸腰无征象[4]，直腿抬高试验左45°引出左腰臀腿痛加重，右80°无征象[5]。腰$_2$棘突和椎板～髓$_4$中嵴和背面、髂后上棘内上缘、髂胫束、臀上皮神经、臀下神经、臀上神经、坐骨神经梨状肌下出口处、髂翼外面、大腿根部和髌尖粗面的压痛点表现为左侧高度敏感和右侧不敏感，双髂后上棘压痛点不敏感[6]。屈髋屈膝分腿试验引出左大腿根部和左臀内侧痛阳性[7]。腰痛X线常规检查片阴性。诊断椎管外软组织损害性左腰臀痛并发下肢传导痛麻。1971年8月13日在硬麻下行左大腿根部软组织松解手术及左髌下脂肪垫松解手术。术后左大腿根部痛和左膝征象全消失，左下肢传导痛也全解除，但左腰臀仍疼痛。同月25日在硬麻下行左腰臀Ⅳ手术[8]。

17年后复查：自诉术后左腰臀腿痛麻全消失。3个月后参加农业劳动，经常挑50千克重担，征象未复发，也无后遗症。10多年来兼做水产捕捞工作，每天下水摸鱼，两下肢浸在冷水里，均无不良反应。检查：腰活动正常，直腿抬高试验左右各90°无征象。病人对治疗满意。远期疗效属治愈[9]。

【病例75】导读

[1] 此病人的病史较长，有8年左右，开始先有腰酸然后逐渐加重，因为经常干农活，所以出现腰臀部劳损的机会较多。

[2] 左侧臀部沿大腿后侧、小腿外侧的放射痛，提示有坐骨神经刺激症状；在腓总神经分布区域出现放射痛并且有麻木的表现，这种表现可由坐骨切迹处软组织损害刺激导致，也可由髂胫束张力增加造成，但髂胫束损害引起的症状一般来讲会存在大腿外侧的疼痛和小腿外侧的放射性痛麻。此病人的疼痛表现出来的是针刺样疼痛，提示可能存在腰部神经的病理性刺激。

[3] 病人的腰脊柱段表现为健侧凸和后凸，既然出现了健侧凸，说明患侧（左侧）存在着竖脊肌紧张牵拉脊柱的情况；然后又有腰脊柱后凸，可能是右侧腰部深层软组织损害造成的后凸。既有健侧凸又有后凸就比较矛盾，说明腰脊柱后凸不是腰部本身引起的，而是臀部的损害或者内收肌损害进行代偿过程中出现的；尤其是臀部臀内侧的软组织损害，结合同侧腰部的软组织损害，会产生腰臀部向患侧拉紧的情况，出现腰脊柱段的健侧凸和后凸的情况。

[4] 病人直腿弯腰时没有出现腰部活动范围变小，提示腰臀部浅层肌肉筋膜无缩短，但左腰骶部表现为疼痛加重，提示左侧腰骶部竖脊肌附着处存在损害，在弯腰拉伸过程中无菌性炎症刺激出现疼痛加重的情况。大腿后外侧腘窝中间向下出现放射性症状，提示无菌性炎症刺激部位应该在腰$_4$、腰$_5$和腰$_5$、骶$_1$的椎间孔周围。小腿外侧、足跟和足背的痛麻与腓总神经的分布区关系密切，腓总神经穿过部分受到无菌性炎症刺激和挤压会产生相应的症状。神经在椎间孔周围受到挤压对于上述症状的解释应该更加契合。

[5] 病人直腿抬高时出现抬高角度变小，引出左侧的腰臀腿痛加重，这种情况在进行软组织损害范围判断上与内收肌损害引起的检查体征一致。也就是说大腿根部的软组织损害可表现为直腿抬高过程中的腰臀腿痛加重并且限制直腿抬高的角度。腰骶后部或者椎间孔周围的无菌性炎症刺激也会出现上述症状。腰骶部深层软组织损害直接刺激脊神经后支感觉或者因多裂肌张力增加造成椎间孔狭窄，导致椎间孔神经穿出部分受到挤压，产生下肢麻的症状。

[6] 压痛点检查发现病人的腰骶部深层压痛、竖脊肌附着处压痛以及臀部压痛，坐骨神经的梨状肌下孔穿出处的压痛都与上述症状高度吻合，并且髌下脂肪垫的压痛也能进一步解释腘窝吊紧感、小腿后侧症状、足背症状。当然在进行传导痛检查时，也要看髌下脂肪垫的高度敏感压痛是否与腰臀大腿根部的压痛存在制约关系。

［7］屈膝屈髋分腿试验引出大腿根部和臀内侧的阳性疼痛，提示大腿根部和左臀内侧可能存在软组织损害。

［8］此时宣老的手术治疗思路已经成熟，给病人先做了大腿根部和髌下脂肪垫的松解手术，做完之后大腿根部、膝关节的疼痛症状消失了，下肢传导征象也解除了，提示内收肌损害可引发大腿外侧、腘窝、小腿及足的症状。因为大腿根部内收肌的松解并没有解决腰臀痛症状，所以腰臀痛应该另由软组织损害引起的，不是大腿根部软组织损害传导出来的征象。大腿根部软组织松解手术和髌下脂肪垫松解手术治疗后，消失的下肢症状提示我们在进行银质针治疗前诊查，可以根据相应的征象症状判断软组织损害部位。

［9］病人的所有征象在左腰臀和大腿根部的软组松解手术后完全消失，提示病人的软组织损害应该局限在这一侧。病人右侧腰臀、大腿根部的软组织损害症状虽然不明显，但应该是存在的，为什么在患侧的腰臀、大腿根部软组织松解手术后就完全消失了？这也告诉我们，健侧的损害还处于痉挛期，并没有进入黏弹性紧张期，就是说只是代偿性表现，并且病人年龄轻，修复起来比较快，给我们银质针治疗过程中的思路提供了一些方向。

腰臀Ⅴ手术

　　腰臀Ⅴ手术在腰臀Ⅳ手术的基础上增加上述五处压痛点的手术"补课"，使腰臀部软组织的松解达到符合腰臀Ⅴ手术的三个方面。

　　1. 腰$_1$～骶$_4$腰部深层肌游离手术。将腰部深层肌（骶棘肌、多裂肌和旋椎肌）自腰$_{1~5}$棘突、椎板、后关节、横突背面和骶$_{1~4}$中嵴、骶骨背面，包括髂后上棘内上缘和骶髂关节内侧缘等附着处一起完全游离，但必须保留其在骶角和骶骨尖部的附着处。

　　2. 第12肋骨下缘骨膜游离手术和腰$_{1~4}$横突尖切开剥离手术。切开腰背筋膜后叶，拉起腰部深层肌，暴露腰$_{1~4}$横突尖和第12肋骨。先切开第12肋骨部腰髂肋肌和部分下后锯肌的附着处后，行骨膜下游离第12肋骨部腰髂肋肌和部分下后锯肌的附着处，再行骨膜下游离第12肋骨下缘，使该处附着的腰背筋膜前叶完全放松。再将腰$_{1~4}$横突尖上附着的腰背筋膜前叶一一切开，也使之放松（本书病例均作腰$_{1~4}$横突尖的部分骨组织咬除手术，但现在已放弃此手术操作）。

　　3. 臀部软组织松解手术。按上述手术方法松解臀部各层软组织外，着重剥离髂翼外面三肌附着处，直至坐骨大切迹后缘与中缘、内中缘以及髂前上棘至髂后下棘均在同一水平位上完全暴露。此外还需增加腹内斜肌、腹外斜肌、腹横肌包括腰方肌、背阔肌和缝匠肌等在内的髂嵴附着处切开剥离手术。

【病例82】

　　曹×修，男，50岁，干部。腰痛14年[1]。1958年劳动时腰部扭伤，先为隐痛，逐渐加重。近年来变为持续性双腰臀痛伴右小腿外侧"放射痛"。每次急性发作不能站立、端坐和行走，仅能卧床但也无法自行转身。征象缓解后仍因腰腿痛而影响活动；只能慢步跛行，快步则加重疼痛；夜间因痛无法入眠[2]。浙江有关医院曾作推拿、针灸、火罐、理疗、局封、氢化可的松药液痛点注射、中西药物内服外敷等久治无效。由平湖转我院医治。

检查：腰脊柱无侧凸，有后凸[3]。直腿弯腰指尖距地25厘米有僵腰，腰腿痛未加重；直腿伸腰中度受限，引出腰腿痛加剧[4]，直腿抬高试验右45°引出右小腿外侧痛加剧，直腿抬高试验左60°无征象[5]。双腰$_1$棘突、椎板和后关节～骶$_4$中嵴和背面、腰$_{2\sim4}$横突尖、第12肋骨下缘、自髂前上棘起的髂嵴—髂后上棘内上缘—骶髂关节内侧缘的压痛点均高度敏感，髂胫束、臀上皮神经、臀下神经、臀上神经、坐骨神经梨状肌下出口处、股骨臀肌粗隆、髂翼外面和髌尖粗面的压痛点左侧中度敏感和右侧高度敏感；双髂后上棘和大腿根部的压痛点轻度敏感[6]。屈髋屈膝分腿试验引出右髋外侧痛阳性[7]。腰痛X线常规片提示腰椎轻度肥大性改变。鉴于骨骼肥大性改变不可能引起疼痛，故诊断椎管外软组织损害性双腰臀痛并发右下肢传导痛。1972年10月11日在硬麻下行定型的双腰部软组织松解手术；以及同年11月20日再行定型的双臀部软组织松解手术[8]。

第2次住院：术后腰臀痛和腿痛均消失，残留右膝前下方轻度不适。但通过每天20千米步行的常规锻炼3个月，膝痛突出，上下楼梯时更明显。1973年6月5日在腰麻下按原计划行右髌下脂肪垫松解手术[9]。

14年后复查：2次住院手术后腰臀腿痛全消失。3个月后从事原工作，无征象复发，也无后遗症。病人对治疗满意。远期疗效属治愈。

【病例82】导读

［1］病人为干部，存在久坐可能，有病史较长的慢性腰痛，提示腰臀部内收肌群软组织损害可能性比较大。

［2］病人有急性腰部扭伤史，之后症状逐渐加重，由急性损伤形成慢性后遗的软组织损害。表现为腰臀痛并向小腿外侧放射，小腿外侧的放射痛与腓总神经受到刺激有关，一个原因可能是阔筋膜张肌牵拉的髂胫束对小腿筋膜张力的影响，导致腓总神经穿过部位受挤压刺激，另外就是坐骨大切迹下方梨状肌下孔坐骨神经穿出处对腓总神经的刺激影响。病人发病时，卧位可缓解症状，但不能转身提示腹内外斜肌的损害可能性比较大。病人不能站、不能端坐、不能行走提示存在腰承重过程中的挤压刺激、腰部深层损害，以及坐位时臀部控制脊柱与控制骨盆的软组织损害产生的影响，包括臀大肌臀中肌交界处、臀中肌臀小肌交界处的损害以及行走过程中整个臀部肌肉和内收肌群的协调运动，涉及整个骨盆的运动，损害的范围较大，尤其是不能行走提示臀旁侧损害的机会比较多。病人慢步跛行和快步时症状加重提示：在慢步行走的时候，损害严重的一侧存在着承重能力下降的情况，也就是双足的步速和步行周期不一致。病人快步行走的时候症状会加重，提示了在快步行走时承重不良的一侧会出现持续应用叠加的疼痛诱发情况，提示病人臀旁侧损害、内收肌群损害、腰部深层损害或

者是椎管内损害的可能性。疼痛的时候病人夜间无法入睡，提示了静息状态下病人存在着关节突关节周围炎性水肿无法缓解，或椎管内损害压力无法释放。

［3］病人腰骶椎段有后凸无侧凸的情况，提示脊柱两侧肌肉张力的基本均衡。后凸的情况考虑腰部深层、椎管内损害以及臀内侧损害或者出现腰向前弯曲增多，表现出后凸的状态。

［4］病人的直腿弯腰活动范围减小但未引出腰腿痛加重，提示病人的腰和臀部臀内侧浅层肌肉、筋膜张力是增加的，但病人没有明显的无菌性炎症。病人直腿伸腰过程中受到明显的限制，并且引出腰腿痛加重，提示病人腰部深层、椎管内软组织损害受到挤压刺激，或臀旁侧、内收肌群损害影响腰椎压力，或臀大肌臀中肌交界处深层损害后挤压臀中肌，产生的感觉神经逆传现象。坐骨大切迹下方梨状肌下孔坐骨神经穿出处的无菌性炎症刺激也同样会在腰后伸动作中出现疼痛。但梨状肌骨盆穿出处的无菌性炎症刺激在腰后伸过程中出现臀腿痛加重，很少产生腰痛加重的情况，可以作为临床症状的一个鉴别点。

［5］直腿抬高试验的牵拉动作与腘绳肌群、臀大肌、臀中肌、坐骨神经相关，病人右侧直腿抬高试验的范围明显变小，提示右下肢上述肌肉存在软组织张力增加的情况，并引出右小腿外侧的疼痛加重，提示坐骨神经中的腓总神经纤维受到刺激，即坐骨神经的梨状肌下孔穿出处的无菌性炎症刺激。左侧的直腿抬高试验虽然没有症状，但抬高的角度不够，提示在被动牵伸过程中，臀大肌、臀中肌后束、腘绳肌对被动牵拉有拮抗，但此处不存在无菌性炎症刺激情况。

［6］压痛点检查时发现病人自腰₁到骶骨背面的腰棘突旁、腰部深层及关节突关节都存在高度敏感压痛点，包括横突尖也存在敏感压痛点，提示腰部的浅、深层存在软组织损害。在第12肋下缘腰方肌附着处、竖脊肌的髂骨附着处及腹内外斜肌、腹横肌的髂骨附着处病人均存在高度敏感压痛，提示胸廓与腰、骨盆之间的连接部分存在广泛的软组织损害。这种软组织损害对腰丛、骶丛都有明显的影响，出现腰腿痛的机会非常多。臀部的压痛点检查表现出广泛的臀部压痛，包括股骨臀肌粗隆附着部分，此处在压痛点检查时提及的不是特别多，但这是银质针治疗过程中需要治疗的点，尤其在臀旁侧治疗时，股骨臀肌粗隆处的压痛是臀肌粗隆定点布针的一个重要依据。在进行上述的症状分析时，正好与压痛点检查的范围非常契合，包括臀上神经、臀下神经、臀上皮神经、坐骨神经的穿出走行区域都有明显的压痛，提示整个臀部存在软组织损害的可能。这里尤其强调髂翼外面和髂尖粗面的情况，髂翼外面在上述的症状诊断里已经提及，髂尖粗面没有提及太多，需要我们去发掘。宣老在压痛点检查中重点提出了髂后上棘和大腿根部压痛点轻度敏感。在该病例里，髂后上棘和髂后上棘内上缘的压痛点检查是区分开的，就是说髂后上棘压痛不代表髂后上棘内上缘压痛，检查的时候垂直按压与斜向髂后上棘内上缘深层按压代表不同的意义，浅层是胸腰筋膜后

叶，深层是竖脊肌。

[7] 屈膝屈髋分腿试验引出病人的右髋外侧阳性，与髂翼外面压痛高度敏感形成明显契合，提示臀旁侧存在软组织损害的情况。

[8] 宣老在病例里并未提及进行软组织损害诊断时压痛点强刺激推拿后的变化，这些病例都是宣老整理出来的，把非常有用的部分呈现给了我们。其他一些无关紧要的或者宣老当时感觉不太重要的东西可能就隐去了，不然一个病例没有这么短，在这个病例里他提到并发下肢传导痛，也就把此病人的下肢症状定义为传导痛，说明传导痛的理念已经形成了。在进行软组织松解的时候，先做了定型的腰部软组织松解手术，然后再做定型的臀部软组织松解手术，两次手术间隔40天，提示软组织损害的松解手术不是一蹴而就的，不是面积越大越好的，宣老也在观察每一次松解术后的症状变化。

[9] 病人在腰臀部软组织松解手术后进行相关锻炼时，把原有的髌下脂肪垫高敏压痛症状诱发出来，产生严重的膝关节疼痛，因为病变部位在膝关节，在上楼下楼过程中出现疼痛。对于上下楼疼痛的认识，我们认为髌下脂肪垫损害导致的上楼痛更加明显，而下楼会有一定的减轻，因为上楼时股四头肌牵拉髌韧带产生的压力比下楼时大。病人出现严重的膝关节疼痛之后，第2次住院与第1次住院间隔大约半年的时间，做了髌下脂肪垫的软组织松解手术，这也属于计划之中。髌下脂肪垫损害引起的膝痛非常明显，但最初发病的时候病人并没有明显的膝关节疼痛，所以有些潜在损害是需要我们去分析，并将病人的全身软组织损害情况告知病人，对将来可能出现的症状做出推断，而不是随着我们治疗进程，症状逐渐表现出来才开始沟通应对，和病人的沟通比较困难。如果早期做出相应的评估，病人可能会出现什么样的情况，在治疗过程中会产生什么样的症状，详细分析给病人，这样病人会配合治疗。

【病例104】

岳×萍，女，28岁，工人。右腰腿痛1年，无外伤史[1]。起病迄今疼痛始终未消失，且不断加重。目前发展到身体前屈左倾，腰挺不直。早期感右腰骶痛向右小腿下1/3段外侧"放射"，之后此痛逐渐消失，变为局部皮区的感觉迟钝，右前足下垂，背伸乏力，足趾麻木，跛行步态，同时伴右上肢麻木。发病以来未曾工作[2]。齐齐哈尔有关医院未明确诊断。前后施行多种非手术疗法医治无效。其亲戚在我院工作，嘱病人自黑龙江来我科。查体发现右髂后上棘内上缘骶棘肌附着处有压痛点，作1次诊断性的密集型银质针针刺疗法治疗后，足趾麻木立即消失[3]。

检查：腰脊柱右（痛）侧凸和后凸明显[4]。直腿弯腰指尖距地30厘米时右侧僵腰，腰腿痛不增加；直腿伸腰严重受限，腰骶痛加重[5]。直腿抬高试验左右各90°，右侧腰骶痛"放射"至腘窝和腓总神经按压试验阳性，左侧无征象。右小腿外侧下1/3段、足背外前侧和第一至第三趾的皮肤感觉迟钝，右踝和足趾背伸肌力减退，右跟腱反射消失[6]。腰脊柱"三种试验"检查阴性[7]。腰$_1$棘突、椎板和后关节～骶$_4$中嵴和背面、第12肋骨下缘、腰$_{2～4}$横突尖、髂嵴—髂后上棘内上缘—骶髂关节内侧缘、髂胫束、臀上皮神经、髂后上棘、臀下神经、臀上神经、坐骨大切迹后缘、坐骨神经梨状肌下出口处、股骨臀肌粗隆、髂翼外面、大腿根部和髌尖粗面等部位的压痛点左侧轻度敏感和右侧高度敏感，双内外踝后下方压痛点高度敏感，躯干上部的压痛点也是左侧轻度敏感和右侧中度敏感[8]。屈髋屈膝分腿试验引出右大腿根部痛阳性[9]。腰痛X线常规片提示腰$_3$椎体前上角骨质密度增高和腰$_{2～3}$椎体轻度肥大性改变[10]。鉴于这类骨性变化非疼痛原因，故诊断椎管外软组织损害性右腰臀痛并发下肢传导痛和右上肢麻木。入院后于右胸$_{1～7}$棘突、椎板和后关节背伸肌群附着处行密集型压痛点银质针针刺疗法后，右上肢麻木完全解除[11]。对右足征象邀请上海市第六人民医院神经科会诊，未作出结论。1976年6月15日在硬麻下行定型的右腰臀部软组织松解手术和右大腿根部软组织松解手术。

2年后复查： 自诉术后腰臀腿征象全消失[12]。2周后起床进行每天20千米的常规步行锻炼。右髌下脂肪垫痛和内外踝痛经银质针针刺后完全消失[13]。1个月后赴杭州游览，登上北高峰和玉皇山，无征象发，无后遗症。病人对治疗满意。

6年后通信联系： 无回信。近期疗效属治愈。

【病例104】导读

[1]病人为年轻工人，无外伤史的右侧腰腿痛，疼痛时间较长，考虑慢性软组织损害的可能性，但年龄比较轻，所以需要在后面的检查和疾病发展过程中去寻找其相应的变化。

[2]因为病人的疼痛持续存在且不断加重，超过三个月的慢性软组织损害；病人表现出身体前屈左倾，与内收肌损害有关系。因为右侧内收肌损害会拉动骨盆向左前侧倾斜，出现身体左前倾的情况。腰椎挺不直也符合内收肌损害的特点，但也有可能是腰椎间盘后外侧突出造成的右侧神经根受压，出现躯干向左前倾斜的避让动作。后边出现的右侧腰骶痛向小腿下1/3放射，提示当时在椎间孔处存在无菌性炎症刺激和神经受压。放射的区域变得感觉减退，提示无菌性炎症消退后挤压增多，以挤压为主出现了神经传导功能不良的情况。后续又出现了足的下垂、背伸无力，这些情况都提示腓总神经受压或者腓总神经损伤传导功能下降。同时也出现了足趾麻和跛行步态，麻木与神经受压有关，跛行可能是无力造成的，而下肢无力也能是下肢疼痛造成，所以要具体问题具体分析。病人同时伴有右上肢的麻木，可能是臂丛神经受到挤压引

起，至于在什么部位受到了挤压刺激，后边会进行相应的分析。右上肢麻木给我们的直观感觉是和颈部有关，但在这个病例里，宣老选择的这种描述方式应该是与腰部存在着原继发关系，也就是出现了腰臀部、内收肌群损害产生的一个伴随症状，但在后边的治疗里确实是分开治疗，并且先治疗的躯干上部症状。

［3］宣老尝试性对这类病人进行银质针治疗，腰骶后部集中在髂后上棘内上缘压痛点的针刺。一次针刺后足趾的麻木消失，这也给病人的信心提供了重要支撑，说明这个疾病是可以治疗的。在针刺描述里，宣老进行的针刺是局域性的、节段性的，并没有整个腰骶后部布针，而是集中在髂后上棘内上缘压痛点部位，也就给我们提示早期的尝试性治疗范围并不是很大，而是很有针对性的治疗。我们也可以借鉴这种治疗方式，对于有明显压痛和没有明显压痛要做相应的区分，没有压痛的时候如果有压硬，我们要布针，如果没有压痛也没有压硬，我们可以暂时先不布针。先进行主要矛盾区域治疗，然后逐渐诱发慢性软组织损害的潜在性损害，再逐一击破，这样对病人来讲接受度相对高一些。

［4］病人的腰脊柱段存在着患侧凸和后凸的情况，患侧凸提示腰部深层损害、腰骶部深层损害或者椎管内软组织损害。后凸提示腰部深层损害或椎管内损害的可能性，但臀内侧损害也可以产生腰椎后凸的情况，所之后凸的形态在进行体态评估时可能存在一定的差异。

［5］病人的直腿弯腰动作出现弯腰范围不足，提示腰骶部浅层和臀内侧浅层存在软组织损害的可能性，宣老描述为僵腰，一般表现出来是腰部板平状态，所以高度提示腰骶部浅层损害是筋膜张力增加引起的。腰腿痛不增加提示此处没有蓄积的慢性软组织炎症。直腿伸腰出现严重的活动范围受限，并且会产生腰骶痛加重，没有下肢放射性疼痛的出现，也就是说在进行后伸动作的时候，没有挤压到下行的感觉神经，只是刺激到了腰骶部的感觉神经，这种情况与腰骶部的深层软组织损害以及椎管内软组织损害有密切关系，但椎管内软组织损害多会在腰后伸时伴有下肢放射性疼痛，所以考虑直腿伸腰这个动作引起的疼痛是腰骶部深层损害引起的。

［6］病人的直腿抬高动作没有运动范围受限，提示腘绳肌、臀大肌、臀中肌后束没有明显的肌肉、筋膜张力增加的情况。病人在做直腿抬高动作的时候，出现了右侧的腰骶痛放射至腘窝和腓总神经按压试验阳性的情况，腰骶痛放射到腘窝正好符合坐骨神经或者股后皮神经的分布范围，尤其是股后皮神经受到刺激会出现不过膝的大腿后侧痛，所以考虑骶骨边缘坐骨大切迹的位置可能存在着无菌性炎症。腓总神经按压试验阳性，在直腿抬高后，坐骨神经与其梨状肌下孔出口处的软组织产生了密切接触，尤其是偏外侧的腓总神经接触面积更大，如果存在此处的软组织炎症就会产生按压试验的阳性，这样就高度提示了梨状肌下孔坐骨神经穿出处存在无菌性炎症刺激的可能性。右侧的小腿外侧下1/3、足背前侧和第一到第三足趾的皮肤感觉减退。这种

感觉减退应该是趾背侧的皮肤感觉减退,趾腹部不会受到太多影响,因为在前面提到的神经放射性痛或者按压痛考虑腓总神经的影响较大。并没有涉及胫神经的问题,所以趾背部麻而不是趾腹部麻。踝和足趾的背伸肌力的减退提示小腿前肌群在腓总神经支配的过程中出现了运动神经功能异常或者肌肉收缩功能减退。

[7]腰脊柱"三种试验"包括腰脊柱侧弯试验、胸腹部垫枕加压试验和胫神经弹拨试验。三个试验同时阴性的时候,椎管外软组织损害的占比明显增高,但也不能排除椎管内软组织损害的可能性,因为在临床检查确实存在"三种试验"阴性的椎管内软组织损害的情况,要结合其他的症状,如点状的坐骨神经分布区疼痛,或者孤立的臀内侧疼痛,或者无法解释的疼痛又没有明显压痛,都可能是椎管内软组织损害。

[8]在进行压痛点检查时,自腰$_1$棘突、椎板和后关节~骶$_4$中嵴和背面、第12肋骨下缘到髂骨边缘有明显压痛,包括腰椎横突尖压痛,涉及胸腰筋膜、竖脊肌、腰方肌的分布区域,这些压痛的部位都可以引起下肢的症状。梨状肌下孔和坐骨大切迹后缘存在压痛,宣老当时把这个位置分开来说,提示坐骨大切迹的后缘和梨状肌下孔这两个位置是要分开来考虑的,但后期还是进行了组合作为一个位置进行分析。臀部存在广泛的压痛点,提示臀部软组织损害是大范围、大面积的,包括臀肌粗隆的压痛、髂翼外面的压痛都做了重点描述。大腿根部和髌尖粗面的压痛在进行压痛点的检查时也做了重点描述。大腿根部的压痛在最初病人发病的时候可能是一个主要矛盾区域,后来才产生了其他的部位的代偿性损害,因为病史比较长,产生相应损害之后逐渐形成了各部位的继发性炎症,在治疗上就要分部位治疗。因为涉及小腿及足部的症状,所以对于髌尖粗面的压痛、内外踝的压痛做了重点描述。宣老在检查的时候,也将压痛点的检查范围扩展到了四肢关节囊周围和韧带周围。躯干上部的压痛点并没有做细致描述,有可能在病例里已经做到了,但是在简要病历的描述里并没有提到。到底哪个位置存在中度敏感的压痛,后边的治疗里已经提到了治疗的部位。

[9]病人的屈膝屈髋分腿试验引出右侧大腿根部疼痛,和前边分析右侧大腿根部软组织损害契合。是腰部深层损害造成的脊柱侧弯,还是大腿根部损害造成的脊柱侧弯,因为病人的病史太长,已经没有办法完全区分。

[10]腰脊柱段X片显示腰$_3$椎体前缘骨密度增加,说明第3腰椎的椎体前上角存在着高度的压力刺激,骨是沿着力的方向生长的,并出现相应的塑形,对临床诊断有提示作用,包括现在用CT或者MRI振检查,会发现横断面上椎体前缘的增生部分是偏左还是偏右,对分析病人平时的姿势、状态以及力学传导方向有积极意义。

[11]病人入院之后,进行了胸$_1$~胸$_7$棘突旁、椎板、后关节突压痛点的密集型银质针治疗,解决了右上肢的麻木症状,提示右上肢麻木并非单纯处理颈椎、腰骶后部、内收肌群或者臀旁侧能解决,胸脊柱段的针刺治疗也可解决相应的症状;这个提示非常明确,但这个治疗决策,宣老为何先进行右上肢麻木的针刺治疗不得而知;很

可能宣老当时也犹豫，治疗方向的不明确性或者为了增加病人的信心，故而对病人进行了相应的尝试治疗；当治疗解决一部分问题之后，增加了病人后续治疗的信心。即使病人的后续治疗效果不理想，病人也能理解和接受，所以宣老在对病人进行尝试性治疗的时候比较谨慎。

［12］病人在神经科会诊无结果的情况下，宣老进行了右侧腰臀及大腿根部软组织松解手术，原来这个手术都是分开做的，这次联合进行；一次手术把腰臀、内收肌群的松解全部完成，也存在着一定的尝试。但治疗后腰腿痛症状的消失，也证明了诊断的准确性。

［13］对病人进行腰臀及大腿根部软组织松解手术后，又依次进行了髌下脂肪垫和内外踝的银质针治疗，消除了疼痛症状，但没有提到皮肤感觉减退是否消失，以及足背屈力量是否恢复。在我们临床工作中，银质针治疗感觉减退、肌力下降不像治疗疼痛有立竿见影的效果，神经修复需要2个月左右，观察2个月，如果2个月后运动功能无法恢复，基本上不会有效果；神经受压引起的功能障碍如果及时治疗多数可以恢复，尤其是病人突然出现得足下垂、内翻、足背屈无力，这种情况经过银质针治疗会快速恢复，但不会像疼痛一样有针出痛消的效果，会在2个月内恢复到正常。如果病人的病史较长，超过了1年或者是更长时间，治疗效果就会大打折扣，甚至出现足背屈功能经治疗完全无效的情况。

第十二节 被诊断为"腰椎间盘突出症"的椎管外软组织损害病例

26.2.2 第2组：院外诊断"腰椎间盘突出症"的椎管外软组织损害性腰腿痛，经过腰臀部软组织松解手术治疗。

【病例109】

徐×庆，男，36岁，公安干部。1963年做木工时扭伤腰部，逐渐发展为双腰臀腿痛[1]。臀部为针刺样痛，勉强走半站电车路程，再多走则臀、腿和足的酸胀、疼痛和麻木感就会加剧，似有电击样传导性感觉，需坐15分钟后方能再走[2]。瑞金医院骨科以及龙华医院骨伤科、华山医院和中山医院骨科、上海市第一人民医院和第六人民医院骨科等均诊断为"腰椎间盘突出症"，多种非手术疗法久治无效。最后转我院诊治。

检查：腰脊柱无畸形，直腿弯腰指尖齐髌骨下缘，直腿伸腰中度受限，两者均引出双臀痛和小腿外侧痛加重[3]。直腿抬高试验左右各45°，也引出臀腿痛加剧[4]。双髂后上棘、臀上皮神经、髂胫束和双大腿根部的压痛点均高度敏感[5]。腰痛X线常规片检查阴性。诊断椎管外软组织损害性双腰腿痛麻。1965年5月4日，病人在腰麻下行双髂胫束横行切开手术+臀上皮神经切断+后1/3髂嵴与髂后上棘软组织切开的联合手术；同月21日在硬麻下行双大腿根部软组织松解手术。术后臀部针刺样痛消失，走路时间长一点，原有的电击样传导性感觉消失变为传导性"热流"感，但腰臀深层痛如旧[6]。

第2次住院：随着对臀部压痛点分布认识的提高，病人于1968年5月17日在硬麻下行双臀Ⅵ手术+双骶棘肌髂后上棘内上缘附着处切开剥离手术，术后直腿抬高试验自术前左右各40°增至75°，下肢痛缓解，但出现双小腿下1/3段脚镯样痛区[7]。

第3次住院：根据病人的腰部压痛点分布于1969年2月3日在硬麻下行双腰$_{2\sim4}$横突尖软组织附着处切开剥离手术+双腰$_3$棘突～骶$_4$中嵴腰部深层肌附着处切开剥离手术。术后腰骶痛消失，腰椎横突部痛解除，小腿后侧痛和脚镯样痛区也不治自行消失，每天行走最多可达20千米。但仍残留小腿外侧痛。连续走5千米后还出现髋外侧酸痛，需直腿弯腰至直角位使髋部软组织放松，又可继续行走。征象上午比较轻下午加重，怀疑是阔筋膜张肌变性挛缩所致[8]。

第4次住院：根据病人的压痛点分布，于1969年10月4日在腰麻下行双阔筋膜张肌和部分臀中肌髂翼外面附着处切开剥离手术。术后左下肢征象完全消失，但仍有右臀痛，经小腿外侧"放射"直至足底。曾用普鲁卡因溶液在右臀部软组织压痛点分别作四次局部封闭的验证，有相当疗效[9]。

第5次住院：根据局部封闭验证的诊断，于1970年2月25日行右腰臀部（着重于臀上神经）的软组织松解手术+右骶中部骶棘肌和多裂肌附着处的切开剥离手术；术后病人右腰骶痛明显好转，右小腿外侧痛解除，仅残留酸胀感；但出院后未经休息和功能锻炼而即行工作，促使征象很快复发；上午基本无自觉征象，下午多走后或劳累时仍会出现右小腿外侧痛；但卧床后这一征象又立即消失[10]。

第6次住院：病人入院前16天，某次弯腰携重物扭伤腰部，出现严重的右腰骶痛。检查发现：右腰部深层肌腰$_4$椎板～骶$_4$背面附着处的压痛点高度敏感，按压时引出右下肢"放射痛"。考虑到过去的腰部软组织手术松解的很不彻底，故于1971年1月12日，根据当时对压痛点分布的认识，对病人行右腰部深层肌腰$_3$椎板～骶$_4$背面附着处的切开剥离手术（即将该肌在腰$_{4～5}$间椎板上完全贯通游离）。术后右腰骶痛消失。虽然右小腿外侧仍有酸感，但性质与以往完全不同，且程度极轻。术后第13天出院。

第7次住院：病人因受外伤出现右臀腿痛和小腿外侧痛，影响行走。在外院多次检查，仍维持"腰椎间盘突出症"的诊断不变，又经多种非手术疗法医治，均无疗效[11]。再根据病人压痛点分布于1972年6月6日行双腰部深层肌游离手术+右阔筋膜张肌、臀中肌和臀小肌髂翼外面附着处（直至坐骨大切迹后缘）彻底的切开剥离手术（至此右臀部软组织松解手术的总和已达到完全符合定型手术的要求）+右腰$_1$横突尖软组织附着处切开剥离手术和右腰髂肋肌第12肋附着处切开剥离手术后，右腰臀和腿痛完全消失。手术前检查，左臀部软组织内各压痛点均中度敏感，当时建议一起做手术松解，但病人因左臀无任何主诉征象而坚决拒绝；术后第2天右臀痛解除后突发左臀剧痛。其压痛点由中度敏感变为高度敏感；遂应病人的要求于1972年8月16日补行定型的左臀部软组织松解手术；术后左臀痛也立即解除。至此双腰臀部软组织松解手术内容的总和也达到完全符合定型手术的要求[12]。

1年10个月后复查：脊柱无畸形。直腿弯腰指尖距地5厘米无僵腰，直腿伸腰无妨碍，直腿抬高试验左右各90°，三者均无征象引出。术后3个月，开始每天连续步行20千米3个月之久，之后恢复原工作，均情况良好，近期疗效由无效提高为治愈。病人住处与笔者家仅相隔50米，经常相遇。自末次手术后再未因腰腿痛来找过笔者。

28年后再复查：征象未复发，无后遗症。病人对治疗满意。远期疗效属治愈[13]。

[1]病人为公安干部，体力充沛，做木工时腰部撰伤，提示病人因外伤导致软组织损害。此外伤逐渐加重了双侧腰臀腿的疼痛。病人的年龄并不大，也有可能在体能训练时有过陈旧软组织损伤，逐渐在外伤后形成严重疼痛。

[2]此病人表现为针刺样疼痛，一般软组织损害产生的疼痛多数都是酸痛、胀痛或者单纯的疼痛，病人表现出针刺样疼痛，要与带状疱疹的发病早期进行鉴别；此外，病人存在走远路症状加重的特点，表现出腿、足的酸胀疼痛，提示肌肉在长时间应用后诱发了原有损害的加重；病人最先以酸胀出现为主诉，说明症状和下肢静脉回流功能不良有关，不是单纯的神经受到无菌性炎症刺激，而是影响了下肢静脉回流功能，多数与内收肌群有关，因为内收肌群损害对下肢静脉回流有一定的影响。病人疼痛的同时还有麻木，说明神经有受压的情况。病人有电击样的传导感，这种传导感和神经的异常反馈有关，可能是脊髓节段感觉神经元受到严重刺激造成的。病人坐位能够缓解，说明坐位能够开大椎板间隙，降低椎管内压力，从而使症状得到缓解，这是一个类似椎管狭窄症的特点。此病人并不是以麻木为主，而是以疼痛酸胀为主要特点。

[3]病人做直腿弯腰和直腿伸腰时范围都受到明显限制。直腿弯腰的时候能引出臀痛和小腿外侧的疼痛加重，提示臀部的肌肉、筋膜，尤其是臀内侧、臀后侧的肌肉、筋膜部分存在无菌性炎症，筋膜层出现了蠕变缩短。病人小腿外侧痛加重，而不是胀痛或者麻痛，提示存在神经无菌性炎症刺激，如坐骨大切迹下方梨状肌下孔坐骨神经穿出处存在无菌性炎症，或者在椎间孔神经根周围存在无菌性炎症。

[4]病人的直腿抬高角度受到影响，与直腿弯腰出现的活动范围明显受限相呼应，说明臀部的肌筋膜存在蠕变缩短的情况。可引出臀腿痛加重，这里没有腰痛，也就是说卧位的时候，在腰部非重力作用下没有引出腰部症状，而只引出臀腿的症状。这种臀腿的症状可来自坐骨神经的牵拉过程中与神经周围存在无菌性炎症的软组织接触造成，也可能是坐骨神经受到椎间盘周围的无菌性炎症刺激引，所以要区分椎管内、外的软组织损害。在直腿抬高试验时出现沿着坐骨神经投影区的线状放射性疼痛，要考虑椎间孔周围和椎管内损害的可能性。如果出现的是片状疼痛，疼痛范围模糊，多提示为椎管外软组织损害引起的。

[5]压痛点检查找到了髂后上棘的压痛，髂后上棘这个位置是胸腰筋膜附着部位，而髂后上棘内上缘是竖脊肌附着部位，在压痛点检查时应该进行相应的区别。

[6]宣老在对该病人进行诊断时，没有区分椎管内外软组织的损害，所以诊断此病人椎管外的软组织损害引起的腰腿痛麻有一些唐突，但在学科探索过程中这种情况也很正常。对病人进行初步查体后，宣老对病人进行了髂胫束松解＋臀上皮神经切断和髂嵴三个部位的联合手术，这种联合手术就只对这几处压痛点进行松解治疗。因为

大腿根部软组织损害已经有比较成熟的松解方式，所以大腿根部也进行了相应的松解治疗，在大腿根部松解之后多数能够得到比较好的效果。手术之后，臀部的针刺样疼痛消失，无法判断是臀上皮神经切断术的效果，还是髂后上棘的软组织切开手术的效果，如果单纯是通过切断臀上皮神经使症状消除的话，应该没有完全消除软组织损害引起的原发病。这里提到的电击样传导感，在诊断方面要考虑是否存在神经元的无菌性炎症刺激，或者神经根区域的无菌性炎症刺激，所以髂后上棘的软组织松解可能起到了重要作用。在进行了上述联合手术松解后，电击样的传导就没有了，但出现了热流传导，热流传导属于自主神经系统的感知，也涉及腰部的软组织损害引起的腰椎曲度的改变，这种曲度改变会导致交感神经的张力异常（放松或紧张），会出现发冷或发热的异常体感。因为此联合手术只做了浅层的松解而没有深层治疗，所以深层疼痛存在。

[7] 第2次住院的时候就对病人做了更广泛的治疗，臀部的松解治疗基本达到了定型的软组织松解范围，而腰部做了一个责任部分髂后上棘内上缘的松懈，这两个部分的软组织松解使直腿抬高得到了明显的改善，但到底是双臀Ⅵ手术还是腰骶后部髂后上棘内上缘松解手术导致的直腿抬高试验的改变，因为做的是联合手术，没有办法解读更细致；但在这个病例里，可能是双臀部软组织松解手术改善了直腿抬高的角度。下肢疼痛在手术后缓解与臀肌松解有直接关系，并且放松竖脊肌可以使腰椎曲度得到明显改善，也就是椎间孔内神经根的压力会下降，关节突关节内压力会降低，这样下肢的疼痛得到缓解；也就是说坐骨切迹的松解和关节突关节内压力的下降都可以使下肢疼痛得到缓解，但无法分清具体哪个部位的软组织松解使症状得到改善。病人在手术缓解下肢痛后，出现小腿下1/3段脚镯样疼痛，脚镯样疼痛也就是环形疼痛，小腿周围都有疼痛的分布，这个疼痛特点与腓总神经的分布特点有相似之处，但是腓总神经受到无菌性炎症刺激不致引起闭环性踝周疼痛，隐神经和腓总神经同时受到刺激可能会出现这种情况，这种节段性疼痛较难分析原发痛部位，有可能和小腿有关，也有可能和髌下脂肪垫有关系，还有可能与腰部的节段性刺激有关，如腰₄腰₅、腰₅骶₁节段的神经根受到无菌性炎症刺激。小腿下1/3段浅层为小腿前群、后群和外侧群肌肉肌腱的支持带部分，所有肌群都紧张会牵拉支持带，产生内源性张力增加，也可引起这种节段性症状。

[8] 在第3次住院，对病人腰部进行了广泛而全面的手术松解，病人的腰骶部疼痛消失，横突部的疼痛也解除，此次查体没有太多描述，有可能是宣老整理病例时，隐去了其中查体部分。小腿后侧疼痛和脚镯样疼痛消失提示与腰部深层损害有密切关系，也就是出现小腿后侧疼痛和脚镯样疼痛要考虑腰部深层的治疗，可作为银质针有针对性治疗的指征之一。病人每天进行20千米的行走锻炼，说明软组织松解效果非常好。病人仍遗留小腿外侧的疼痛，小腿外侧疼痛多与腓总神经的发出、穿过、走行、

分布区的无菌性炎症刺激有关，也与髂胫束对小腿外侧筋膜张力和腓骨长肌筋膜张力有关系。病人持续行走之后还有髋外侧酸胀痛，提示臀旁侧还存在软组织损害；这种症状到底是哪里引起的？宣老推测是阔筋膜张肌引起的。病人的征象存在上午轻下午重的特点，与下肢运动时间多少有关，也高度提示阔筋膜张肌损害。在进行诊断时，病人走路后下肢疼痛加重既要考虑阔筋膜张肌损害，也和下肢运动过程中阔筋膜张肌持续调整大腿肌张力有关系，如果阔筋膜张肌出现损害，可能导致大腿肌张力异常，还会表现为走路时下肢沉重感加重或下肢行走无力的症状，或表现为打软腿。

［9］病人第4次住院进行阔筋膜张肌和部分臀中肌髂翼外面附着处的切开剥离，也就是对臀旁侧（除了臀小肌附着处以外）的松解治疗，治疗后病人下肢的症状消失，提示此处的软组织损害与下肢症状有密切关系，即小腿外侧的疼痛与阔筋膜张肌和臀中肌的髂翼外面附着处损害有因果关系。在临床中遇到小腿外侧疼痛，首先要想到这个部位的问题，而不是想到腰$_4$腰$_5$椎间盘突出，这就是软组织思维和神经卡压理论的区别。病人在左下肢症状消失后，右臀部的疼痛和小腿外侧的放射症状没有消失，提示右侧的软组织损害不单纯是臀旁侧阔筋膜张肌和臀中肌附着处的问题。在进行臀部的布鲁卡因封闭治疗后取得了相应的疗效，提示臀部软组织的压痛点的预示性诊断，可以应用低浓度麻药进行局部封闭验证，而并非单纯的强刺激推拿验证，宣老在1969年的时候就已经应用了这种方法。

［10］根据宣老进行局部封闭的预示性诊断，进行了第5次住院的治疗。重点对臀上神经的支配区域进行软组织松解，臀上神经支配臀中肌、臀小肌和阔筋膜张肌。并对骶棘肌、多裂肌按压痛的区域也进行了相应的松解。手术后，右侧的腰臀痛、腰骶痛得到了一定的缓解，小腿外侧痛虽然解除，但还有酸胀感存在。酸胀感源于神经受到感受区域酸性物质的刺激引起，小腿外侧酸胀感是腓总神经在发出、穿过、走行或者分布区域存在酸性物质的刺激，提示相关部位存在微循环障碍的情况，即无氧代谢。病例里也提到病人出院后即进行工作，没有进行功能锻炼，然后征象很快复发，上午没事，下午走路多了或者劳累的时候就出现小腿外侧疼痛，卧床就会消失的现象，提示小腿外侧症状引发与重力刺激有关。重力刺激与行走过程中负责重力拮抗和重力缓冲的软组织有关，如腰部的承重部分、臀部的承重部分、膝和踝部承重都可能有关系，需要进行压痛点检查来进一步验证。宣老对于症状复发的解读是病人没有进行功能锻炼，说明了功能锻炼的重要性，也就是功能锻炼后能使病情稳定下来，而直接进入工作状态可能会影响软组织的修复，所以进行必要的功能锻炼很有意义。在银质针治疗之后进行功能锻炼也非常有意义，如果能够把银质针治疗和功能锻炼有机结合，病人的康复效果会更好。

［11］病人在第5次手术后，不到1年又出现弯腰拾物导致的腰部扭伤，出现右腰骶部疼痛，因为之前的右腰骶部治疗比较彻底，为什么又出现这种情况呢？但检查发

现腰部深层肌一直到骶骨背面存在高度敏感压痛，并且按压的时候能够引出放射性疼痛，还要考虑腰部软组织松解不彻底。在前边已经做了腰部深层的松解治疗又复发疼痛，说明一次手术不可能完全解决腰部软组织损害。在进行了腰部深层的软组织松解手术后，右小腿外侧的酸胀感依然存在，但表现更轻，提示小腿外侧的症状与腰骶部软组织的损害、腰骶部深层的损害有直接关系，说明小腿外侧症状不单是臀旁侧损害引起，腰部深层、骶骨背面软组织损害也可以引起。在第6次住院手术之后，时间不长又出现了右臀腿痛、小腿外侧痛，并且各种保守治疗没有什么效果，提示这次手术治疗效果不确切。宣老的这次治疗应该是一种尝试性的治疗，已经考虑到松解不彻底的可能。根据当时对压痛点分布的认识，提示了当时宣老已经考虑了手术后效果不理想，虽然这是后期分析的，因为宣老没有呈现原始病历，只是做了相应整理的连贯性病例，也提示临床探索的不易。

[12] 病人因病情复发，历经更多外院的检查和治疗，大约一年半后又回到宣老这里再次进行腰臀部的软组织松解手术，宣老此时已经积累了大量软组织松解手术经验，重新去审视软组织损害的情况。该病例反复在同一部位软组织松解手术进行了两三次，而采用银质针松解的程度远远不如软组织松解手术的松解程度，所以在治疗上需要治疗的次数也会更多，并且涉及的范围更广，不单纯是肌肉附着部分，还有肌肉的走行部分，都需要我们进行相应的治疗。此次软组织松解的范围涉及腰髂肋肌第12肋下缘附着，实际上在第12肋下缘的附着包括腰髂肋肌和腰方肌，如果单纯放松腰髂肋肌而没有放腰方肌的话，对于腰丛走行区域的放松意义不大。如果把腰方肌同时松解，这一侧的肌肉连接部分就没有了，所以综合考虑，宣老应该是进行了一层的髂肋肌松解，而并没有对腰方肌进行切断治疗，所以病人两侧的腰臀腿都存在相应症状。进行一侧腰部肌肉松解时导致另一侧肌肉失去了拮抗，对腰椎产生单侧过度牵拉，出现突发疼痛加重的情况也可以理解，这也提示我们慢性顽固性软组织损害需要进行双侧的治疗，而单侧治疗往往不能快速改善病人症状，很有可能会出现另一侧肢体症状加重。在临床工作中，有些人出现了治疗侧缓解，对侧加重的情况，并且对侧的这种加重达到银质针治疗很难短期缓解的状态，是需要我们注意的。这也提示我们在银质针治疗腰臀腿痛的时候，建议对顽固的慢性腰臀腿痛病人进行患侧的密集布针，而对侧要进行探刺或者少量布针进行平衡，避免无症状侧出现症状突发加重的情况。

[13] 宣老在病人第7次手术后进行了复查总结，病人的功能状态基本恢复正常。术后也进行了良好的功能训练，每天步行20千米。20千米的步行训练对于现代人而言，即使是健康人也很难完成，更何况是病人。所以进行软组织松解手术后，没有进行运动康复训练，有可能会导致肌肉附着部位的异常，出现肌肉爬升能力的下降，产生新的症状。因为这位病人是宣老的邻居，所以进行一次又一次的手术治疗，宣老也进行了总结。对于软组织松解手术的认识，由浅入深，由局部进行到全面松解，达到

治愈的目的，方方面面都需要考虑。

【病例129】

余×银，男，34岁，农民工。双持续性腰腿痛7年，有外伤史[1]。疼痛性质若电击样难忍，不断加重。疼痛部位涉及双腰、骶、臀、大腿后侧、小腿外侧和足趾。腰痛向上发展，逐渐形成躯干上部征象，如头痛、脑后空痛、头昏、眩晕，眼花发胀、眼睁不大、视力减退、飞蚊症，双项颈痛、咽部吞咽不适，双背痛、背部沉重感、肩胛骨背面痛，胸闷、胸痛、胸紧束感、气短、呼吸不畅，双上肢乏力伴麻木、握力减弱、拳握不紧。腰痛再发展，逐渐形成胃部不适、腹胀、上腹痛、嗳气、反酸、食欲不振和胃纳不佳等。在如此的全身征象中，以躯干下部征象为最甚。腰部稍微前屈或腹压突然增加时疼痛增剧，连低头刷牙或咳嗽等动作也难以完成，否则会因剧痛而猝倒[2]。武汉市多家医院骨科诊断不明，有的怀疑癌症痛；仅武汉医学院一附院骨科诊断"腰椎间盘突出症"，未作进一步处理。7年来前后经电疗、水疗、火罐、推拿、针灸、局封、氢化可的药液痛点注射、中西药物内服外敷包括土丹土方在内等疗法久治无效。情绪极度悲观，曾自杀3次，均经抢救回生；仍屡萌再度自杀的念头[3]。此次来沪求医是经我科治愈严重腰腿痛的该县县委宋书记劝说，抱着最后一线希望启程，自河南潢川由单位派人护送来我院医治。

检查：脊柱无畸形。直腿弯腰和直腿伸腰均严重受限，稍微伸屈均引出腰骶部剧痛而欲猝倒[4]。直腿抬高试验左右各15°，均引出自腰骶至腰、大腿后侧和小腿外侧的严重"放射痛"[5]；躯干下部的双腰$_1$棘突中嵴、腰$_{2\sim4}$横突尖、髂后上棘内上缘、髂胫束、臀上皮神经、髂后上棘、坐骨神经梨状肌下出口处、臀下神经、大腿根部和髌尖粗面等压痛点均高度敏感；躯干上部的双胸$_{12}$棘突压痛点高度敏感以及双肩胛骨上角、脊柱缘、冈下窝、背面（大圆肌）等肌附着处的压痛点均中度敏感[6]。屈髋屈膝分腿试验引出双大腿根部、髋外侧和臀内侧痛阳性[7]。腰痛X线常规片和颈脊柱X线常规片均肥大性改变。鉴于骨骼肥大属生理性退变非疼痛因素，故诊断椎管外软组织损害性双腰臀痛并发下肢传导痛以及继发椎管外软组织损害性双头颈背肩臂痛和椎管外软组织损害性腰腹痛。1968年5月16日在腰麻下先行双腰$_3$棘突和椎板～骶$_2$中嵴和背面腰部深层肌附着处切开剥离手术和双臀Ⅵ手术。麻醉清醒时当即主诉头部所有征象、胸痛和腿部征象全解除，双上肢有劲，握力增强。第4天起床，行动自由，背痛明显改善，胸闷、胸紧束感和呼吸征象消失，除仍有上腰痛和背肩痛以外，双腰骶、臀和下肢"放射痛"均消失。病人悲喜交集，精神振奋，手术前的悲观、失望等消极情绪一去而不复返。第11天病人没有得到医师同意，私自完成了西郊公园来回约30千米步行锻炼的胜利考验后，兴高采烈地说："我的病痛基本治愈了，有效了！"同年6月13日在硬麻下按原计划行双腰$_{2\sim3}$横突尖腰背筋膜前叶附着处切开剥离手术[8]。

第2次住院：术后头部征象、腰腹痛、腰骶痛、下肢"放射痛"和颈背肩痛明显减轻，胸闷、胸痛、气短、呼吸不畅等消失；手臂肌力均恢复正常。出院时仅残留轻度腰骶部深层酸感。回乡后立即恢复轻工作2年8个月，无征象复发。目前尚有4处不适仍需手术"补课"：①双枕颈酸痛；②双肩胛骨背面痛；③腰$_4\sim$骶$_1$深层痛；④胃部不适等[9]。检查：脊柱无畸形；直腿弯腰掌心触地，略有双膝后侧吊紧感和外侧酸胀感；直腿伸腰引出腰骶深层酸胀略加重；直腿抬高试验左右各100°无征象[10]；双肩胛骨上角和冈下窝的压痛点高度敏感；双腰$_4\sim$骶$_1$后关节、大腿根部和髌尖粗面的压痛点均高度敏感；双腰$_{1\sim3}$后关节和髂翼外面的压痛点中度敏感[11]。胃肠钡餐造影检查阴性，估计胃部软征象与双腰$_{1\sim3}$深层肌损害性痛向前传导或双大腿根部软组织损害性痛向上传导的影响有关[12]。1971年3月24日在腰麻下按原计划补行定型的双腰$_2\sim$骶$_4$深层肌松解手术和双大腿根部软组织松织解手术。术后腰骶深层痛和胃部所有征象全解除，胃口大开和食量大增。同年4月13日腰麻下补行双髌下脂肪垫松解手术。术后双膝征象消失。同年5月12日气管内插管乙醚麻醉下行双肩胛骨的肩胛提肌和大小菱形肌以及冈下肌和大小圆肌附着处切开剥离手术；结合双胸$_{11}\sim$腰$_2$棘突、椎板和后关节腰部深层肌附着处切开剥离手术。术后枕颈痛、肩胛骨背面痛和上腰痛均消失[13]。

8年后复查：自诉术后所有征象全消失。3个月后恢复原工作，长期从事强体力劳动，经常背荷100千克的粮包；病人无征象复发，也无后遗症，对治疗满意。

28年后病人来上海看望笔者时再复查：病人已退休，身体健康，一切正常。因工作需要仍续聘于原单位并胜任原工作。远期疗效属治愈。

【病例129】导读

[1]病人有外伤后持续7年的腰腿痛病史，所以是慢性软组织损害。但持续存在的腰腿痛是否有波动、有没有减轻或者加重的情况，病历中没有相应的描述。如果疼痛持续性加重，忍了7年的可能性不大，很有可能是时轻时重，但是疼痛一直没有消失。因为病人年龄比较小，得病时间应该是在27岁，手术时34岁，病人可能因为个子比较高，或者外伤部位在腰臀部，容易解释持续性的腰臀痛。

[2]病人腰腿痛的性质是电击样且不断加重，说明疼痛的发生过程非常快，中间有间歇期，而并非持续不缓解的疼痛，并且有特定诱发动作或者诱发因素。病人疼痛的范围比较广泛，除了大腿内侧、小腿内侧，其他部位均有疼痛出现。这种情况很有可能会把大腿根部损害忽略掉，实际上这些部位的疼痛往往与大腿根部的软组织损害有关，在后面的压痛点检查会有相应的发现。该病人在腰腿痛的发展过程中，出现了

宣老提到的发现：腰痛向上发展，一个是向头面、颈、咽部的放射性症状，这是腰部软组织损害向上传导的表现，出现相应部位的疼痛或者功能障碍；另一个是向躯干前部传导出现胸腹部的功能障碍，出现了胃肠功能的异常，表现为腹胀、嗳气、反酸等症状。软组织损害的传导方向并非单纯沿着胸、颈、头面传导，也会有前后传导的特点。宣老给我们介绍的是一个躯干下部损害引起躯干上部症状的病例，也是该病例的传导特点。诱发病人疼痛的动作，是在腰部稍前屈或者腹压突然增加时，如咳嗽、低头动作突然出现的疼痛加重；重到什么程度呢？会因为剧痛而猝倒，这种状态可能是病人存在明显的心理问题，因为单纯的疼痛很难引起猝倒的情况，除非他在直立承重过程中出现了支撑无力才会出现这种情况。腰部的微前屈就出现症状符合椎间盘突出向后挤压刺激硬膜囊；病人存在腹压增加时出现疼痛，也与椎间盘突出刺激椎管内压力增加有关，因为腹压增加可以引起腰脊柱段快速出现前屈，椎间压力快速移到椎体前缘，髓核前侧受到压力刺激后移。宣老所选的病例多是通过椎管外软组织松解治疗缓解症状的病人，所以在后续的临床治疗探索中要围绕着这个症状特点进行思考，即腰微前屈或者腹压增加就产生剧痛，需要通过松解哪个部位来解决。

［3］病人就诊的年代，其诊断存在着推测性，受技术条件限制，一直没有明确病人的诊断。由于推测的癌症诊断，对病人情绪有明显的影响。尤其是疼痛始终不缓解，病人出现自杀的念头。但在7年治疗过程中的疼痛不缓解现象，基本上可以排除肿瘤因素，因为肿瘤病人的存活时间根本不会达到7年之久。

［4］病人存在严重的腰腿痛，但没有脊柱畸形（如腰脊柱的后凸或者侧凸），提示椎管内压力不太大；但病人的直腿弯腰、直腿伸腰动作明显受限，说明腰椎周围软组织存在着高张力。病人表现出腰脊柱运动时的腰骶部剧烈疼痛，提示腰部肌肉损害多数处于痉挛期，软组织内的无菌性炎症蓄积量是比较大的。

［5］直腿抬高动作涉及大腿后侧、臀后侧的软组织延展性、坐骨神经的滑动性和牵拉延展性以及小腿后侧的张力。病人在进行检查时出现自腰骶到大腿后侧、小腿外侧的症状，小腿外侧的"放射痛"提示腓总神经受到刺激症状比较明显，而胫神经走行区域没有出现相应症状，应该是坐骨神经穿出梨状肌下孔处的炎症刺激，但它的发病部位在腰骶，所以损害部分应该起源腰骶部。

［6］在进行压痛点检查时，发现腰臀、坐骨神经的梨状肌下孔穿出处以及更深层的臀下神经、大腿根部、髌尖都有明显的压痛。尤其是宣老把髂后上棘内上缘和髂后上棘分开检查，其实我们在临床查体时，也应该把这两个部位分别对待分开按压，这两个部位一个浅层一个中层，代表着不同的目的。坐骨神经的梨状肌下孔出口处的压痛，提示了坐骨神经的刺激症状会在这个位置发生；臀下神经的压痛提示臀大肌在直腿抬高延展过程中会受到明显的限制，有可能出现臀后或大腿后侧疼痛的情况。大腿根部的软组织损害对直腿抬高的角度是有明显影响的，尤其是附着点炎症加上肌腹部

紧张，在直腿抬高时反馈性引起腘绳肌群的紧张，限制直腿抬高角度。对于髂尖粗面的压痛，我们要注意腘窝后是否有吊紧感，以及是否有小腿后侧的紧绷感觉，这是和髌下脂肪垫损害有关系的症状。躯干上部只在第12胸椎棘突有压痛，其他位置没有做相应的描述。在肩胛骨存在明显的压痛，包括肩胛骨边缘、冈下窝这些位置都有敏感压痛，提示躯干上部可能存在软组织损害。但没有进行传导痛的检查，不能确定这些软组织压痛点是否是继发或者是原发的。

[7] 该病人的屈膝屈髋分腿试验引出多部位疼痛，一般来讲，疼痛代表此部位存在着软组织损害，所以在这个试验里提示大腿根部、臀旁侧和臀内侧存在着明显的损害。前述的臀下神经检查压痛提示了臀内侧软组织损害。直腿抬高角度变小对大腿根部软组织损害有一定的预示诊断作用。对于髂外臀旁侧的软组织损害的情况，在前述的检查中没有提示。

[8] 影像检查提示腰椎和颈椎都存在肥大性改变，说明相应脊柱段长期存在异常压力的刺激，虽然肥大性改变不会引起疼痛，但提示给我们损害的时间比较久远。宣老诊断此病人椎管外双腰臀软组织损害并发下肢传导痛和继发躯干上部症状，对继发的躯干上部症状如何去确定，并没有相应的传导痛检查，可能根据发病的先后顺序进行的诊断，也可能宣老在进行病例筛选和病例简化的过程中将这一部分隐去了。宣老基于此病人的软组织损害诊断，进行了腰臀的软组织松解手术；腰臀部软组织松解术后躯干上部的症状和腿部的症状就得以解除，证明腰臀部软组织损害是导致躯干上部颈胸段症状和腿部症状的原发损害部位；手术后残存的上腰部疼痛和肩背部疼痛，是因为手术松解的是腰$_3$以下的软组织，而腰$_1$腰$_2$并没有进行相应的治疗，包括胸$_{12}$也没有做手术松解治疗，所以手术后残存的疼痛有可能存在原发损害或者继发损害。手术后能将腰骶、臀、下肢的放射性疼痛、严重的电击样和引起猝倒的疼痛全部去掉，提示这些症状与腰臀软组织松解有关。没有提到对大腿根部的软组织松解，所以这些症状应该和大腿根部软组织关系不密切，而背痛和上腰痛可能与大腿根部软组织损害有关，在后续的治过程中可能会体现出来。病人按原计划进行了胸腰筋膜前叶的切开剥离，也就彻底放松了腹内外斜肌、腹横肌和腰方肌的附着部分。对于上述肌肉损害引起的相关症状会有明显的改善作用，尤其是腹压增加引起的症状。

[9] 第1次手术后，病人的腰腹痛、腰骶痛、下肢痛、肩背痛症状消除，而在第2次住院时描述为明显减轻，提示软组织损害并未完全解除，说明有需要再治疗的部位。胸闷、胸痛、气短、呼吸不畅等症状已经消失，提示腰臀部的软组织松解对于胸闷、胸痛、气短、呼吸不畅有明显的治疗作用；未进行胸段及腹直肌的软组织松解，说明上述症状与这两个部位无关。手的肌力恢复、握力正常提示手部的软组织损害要考虑腰臀部因素；临床中对一些手臂部症状往往考虑其神经发出区的颈部或者其软组织损害传导区的肩部，而对腰臀部的软组织损害因素考虑会少一些，在这里要引起重

视。腰臀部软组织松解为什么对手臂肌力有明显的治疗作用呢？可能与手术过程中胸腰筋膜前后叶的放松有关系，再有与脊柱段的平衡调节、脊柱段曲度的恢复有关。病人在出院时还存在一些部位的症状，要进行相应的"补课"。存在的症状包括枕颈部、双肩、腰骶深层的症状以及胃部症状，这些症状在后续的治疗里，要进行有序的软组织松解治疗，到底松解什么位置还是要通过物理检查来确定。

［10］病人的直腿弯腰和直腿伸腰检查有了明显的改善。直腿弯腰时，膝关节后侧的吊紧感以及外侧的酸胀感应该与髌下脂肪垫损害关系密切，因为直腿弯腰时会增加膝关节前方压力，造成膝关节后侧的保护性紧张，产生相应症状。直腿伸腰时，腰部深层的酸胀加重，提示腰部深层损害并没有完全解除，这种情况考虑腰骶部深层软组织损害的可能性更大一些。腰部深层酸胀与第1次手术后的腰骶部深层松解不彻底有关系，应该做通透性的剥离。直腿抬高症状完全消失，提示腰臀部的浅层拉的限制已经去掉，没有软组织损害限制臀部肌肉拉长。

［11］压痛点检查发现肩胛骨内上角、冈下窝的压痛与躯干上部的症状相关，可能是颈肩背部疼痛原发损害部位。腰骶部深层关节突关节以及大腿根部的软组织损害可以引起直腿伸腰时腰骶部深层的症状，一个是局部损害受到挤压引起的症状，另一个是大腿根部软组织损害，限制骨盆后旋转导致腰骶部的代偿挤压增多引起的症状。髌下脂肪垫的髌尖粗面压痛与腘窝后侧的吊紧有直接关系，该症状对诊断有意义。在进行上腰段的检查时，腰$_1$～腰$_3$的深层以及髂翼外面的压痛并不是高度的敏感。

［12］在当时的技术条件下，给病人做了胃肠的钡餐造影，进行胃部疾病排查，为软组织损害性腹痛诊断提供了条件。当病人存在着明显内脏症状时不能把所有的征象归结于软组织损害，而应该排除内脏疾病后，才可以考虑软组织损害因素；宣老考虑此病人的胃部症状与大腿根部软组织损害和腰部深层损害的传导有关；具体如何有关，宣老没有进行强刺激推拿的预示性诊断；病人的胃不适、反酸症状不可能持续存在，但在病历里没有体现出来；大腿根部软组织的损害会对胃酸增多有一定的影响，因为骨盆的前旋转对胸腰段脊柱矢状面曲度有明显作用，可造成相应节段的交感神经兴奋，出现胃部不适症状。

［13］在这次手术中，宣老按原计划进行了腰部深层和大腿根部的软组织松解，病人腰骶深层的疼痛消失、胃部征象的解除并且增加食欲和食量，提示腰部软组织损害提高交感神经兴奋性是抑制胃肠运动的主要原因。腹直肌与内收肌连接处的损害对腹壁张力有明显的作用，对这两个部位进行松解之后，可以治疗胃部不适和反酸；也提示我们在进行银质针治疗时，要关注这两个部位的软组织损害；当然在针刺前要查体，确定此处有无明显的压痛；如果有压痛，进行针刺可提高食欲。在临床工作中，对反酸的病人进行胸腰段软组织损害针刺治疗，有明显改善症状的作用。髌下脂肪垫

的松解手术对膝关节周围的征象是有明显治疗作用，尤其是对腘窝后、小腿前侧、小腿前外侧及足踝、足跟的症状是有明确的治疗作用。肩部软组织损害的手术松解治疗，对肩胛提肌、大小菱形肌、冈下肌、大小圆肌进行切开剥离，将肩胛骨游离，是否会造成肩胛骨下外移动脱位？但在手术后病人症状消失，并没有出现新的问题，也提示这个顾虑是不存在的。但该松解手术操作是不是全部离断，并没有作相应的介绍。给我们的提示：在进行肩胛骨背面以及肩胛骨周围进行银质针治疗时，可放心对这些部位进行针刺，不会有后遗症。病人胸腰结合段的软组织松解对解除上腰段症状有治疗作用，在临床工作中，用银质针针刺这个部位对肩背部症状、腰部症状、下肢症状都有明显的治疗作用，所以需要重视这个位置。该病人没有进行枕颈部的软组织松解，枕颈部的软组织损害可能与肩部的软组织损害也有关系，不过治疗过程中进行了肩胛提肌的松解治疗，对上颈段软组织有放松作用，所以对枕颈痛有治疗作用，也提示肩部软组织损害是引起枕颈痛的原因之一。在采用银质针治疗枕颈痛的时候，不能单纯对肩胛提肌，还要将肩部、颈部以及枕部的软组织压痛全部消灭掉，才能够解除枕颈痛。该病人术后效果非常好，能背负100千克的粮食，提示病人完全恢复运动功能。之所以没有进行相应的心理干预，而仅仅软组织松解治疗就解除症状，与当时病人对医生的信任度应该有密切的关系；基于这种信任，病人的心理的障碍也在治疗后消失，并且病人体会治疗效果之后能够多次配合手术，每一次的手术治疗也是一次心理疗愈的过程。

26.2.3 第3组：腰臀部软组织松解手术治疗病例的介绍和讨论：经椎管造影提示腰椎间盘突出物的椎管外软组织损害性腰腿痛。

【病例202】

姜×月，男，38岁，教师。14年前腰部扭伤，后遗左腰骶痛，当时疼痛轻，时发时好，不影响工作[1]。近3年征象加重，持续性腰骶痛向左臀、小腿外侧、前足和足趾"放射"，出现针刺样痛，后三者伴麻木，左五趾的自主性背伸动作失灵，休息2个月征象才缓解。1年前开始腰痛，发作频繁，每3个月发作1次，反复不停迄今。不能行走，需扶双拐才能勉强移行，丧失劳动能力[2]。徐州市医院、徐州专区医院和解放军第88医院等骨科均诊断"腰椎间盘突出症"，建议手术治疗，病人未予接受。前后经针灸、推拿、火罐、局封、氢化可的松药液痛点注射、理疗、牵引、中西药物内服外敷等医治无效[3]，经本市闸北区卫生局领导（其舅父）的推荐来我院医治。

检查：腰脊柱左（痛）侧凸，曲度变直[4]。直腿弯腰指尖距地35厘米有僵腰，直腿伸腰受限，两者引出腰腿痛加重[5]。直腿抬高试验左30°引出左下肢"放射痛"剧烈；右90°无征象[6]。左小腿外侧、外踝、足背和五趾的皮肤感觉迟钝，足趾背伸无力。腰$_2$棘突和椎板～骶$_4$中嵴和背面的压痛点左侧高度敏感和右侧中度敏感；腰$_{2～4}$横突尖、髂后上棘内上缘、髂胫束、臀上皮神经、臀下神经、坐骨神经梨状肌下出口处、髂翼外面和大腿根部的压痛点左侧高度敏感和右侧不敏感；双髌尖粗面压痛点不敏感。屈髋屈膝分腿试验引出左大腿根部痛阳性[7]。腰痛X线常规片提示腰椎肥大性改变。这种骨骼的生理性退变不可能引起疼痛。笔者根据胸部腹部垫枕试验阴性体征而诊断椎管外软组织损害性双腰臀痛并发左下肢传导痛麻[8]。

1972年4月7日在腰麻下行双腰$_1$棘突＋椎板～骶$_4$中嵴＋背面腰部深层肌附着处切开剥离，结合腰$_4$～骶$_4$此肌附着处游离等手术以及左大腿根部软组织松解手术。术后征象全消失。因此取消了关于后期补行左臀部软组织松解手术的治疗计划而出院[9]。

6年5个月后，笔者到徐州复查：病人自诉术后双腰臀痛和左下肢"放射痛麻"完全消失，足趾恢复正常的背伸功能，从事原工作的3年半中与健康时完全一样。但2年前下乡参加农业劳动后左臀痛复发，"放射"至膝上部，麻木自小腿外侧"放射"至左五趾，踇趾背伸乏力[10]。在南京市工人医院行"正骨"疗法3次，约1周后征象逐渐好转；但长时间走路会出现间歇性跛行，故平时多以自行车代步；生殖器麻木，性功能减退。今年6月又下乡，干相同的农活致左臀腿痛再发作，征象严重，持续20多天；但近20天来征象又逐渐好转。如果与手术前比较，则术后两次发作痛度要轻得多[11]。检查：腰脊柱无侧凸，后凸明显。直腿弯腰指尖距地30厘米无僵腰，但有左腰臀痛加重；直腿伸腰时脊柱后凸畸形仍未消失，伸腰刚开始无征象，但为时稍久又引出左腰骶痛，征象不重。双侧第12肋骨下缘和腰$_{2～3}$横突尖的压痛点中度敏感以及左臀部所有压痛点均高度敏感。这些部位均未手术松解[12]。因左腰脊柱"三种试验"检查阳性，故诊断以双腰椎管内软组织损害为主，联合左臀部软组织损害引的混合型腰腿痛[13]，疗效由治愈变为无效。嘱其早日来院进一步检查和治疗，谁知病人经过1个月休息，来院检查时原有征象完全消失，性功能恢复正常；直腿抬高试验左右均90°，无征象引出；左腰脊柱"三种试验"检查变为阴性。当即（1978年11月4日）作椎管Dimer-X造影，提示腰$_{3～4}$正侧位和左右斜位碘柱均完全堵塞，断面不整齐，属椎间盘突出所致。病人经过休息已经转化为治愈。从本病例腰椎间盘仍严重突出，但征象完全消失的客观事物来看，说明了机械性压迫对神经根的刺激实非疼痛的病因；病人的疼痛源于椎管内鞘膜外脂肪结缔组织与椎管外腰臀部软组织无菌性炎症的化学性刺激。当这类椎管内外软组织损害性病变自行消退之后，才能使临床表现完全解除。其次，对生殖器麻感以及小腿麻木和五趾麻痹的病因，是否单纯地由椎管内病因而来，仍需进一步研讨。因为上述的临床表现除由椎管内病因以外，也可由腰部或臀部软组织损害所引起。本病例手术后左下肢神经压迫刺激的临床表现完全消除，就是一个很好的例证。因渐增的慢性机械性刺激对神经组织而言，一般不易惹起压迫征象。本病例突出的椎间盘仍继续压迫神经组织，其严重程度达到椎管腔几乎完全堵塞，但神经根受压的严重征象却通过休息而自行消失，似乎是不可能的事情。这一现象的解释：只能从椎管外软组织无菌性炎症的消退，导致急性压迫的肌痉挛完全松弛，从而解除了周围神经的机械性刺激，而肢体的知觉和功能也随之恢复。由此可知，本病例肢体的神经功能障碍多半属椎管外软组织损害所引起。这样的推论应该说是符合客观实际的[14]。

【病例202】导读

[1]病人为教师，24岁发生急性腰扭伤后遗左腰骶疼痛；说明病人在急性扭伤之后逐渐形成了腰臀部的慢性损害；症状只持续出现在一侧而另一侧代偿征象不明显的原因值得我们思考。

[2]病人的症状以持续性疼痛为主，伴有小腿、足和足趾的麻木；疼痛性质为针刺样，与责任软组织出现瘀血有关，提示静脉回流受到明显的影响；小腿外侧、前足到足趾是腓总神经的分布区，考虑坐骨切迹处梨状肌下孔软组织损害引起的神经刺激症状，也可能是腰$_{4\sim5}$、腰$_5$骶$_1$区域神经走行部位受到软组织无菌性炎症刺激加压导致。病人的足背伸功能恢复需要两个月时间，说明存在急性腓总神经损伤的情况，这种损伤属于可逆性损伤，所以能恢复。要注意神经的恢复不像疼痛的消除那么快，一般需要2个月左右。病人1年前从腰骶痛发展为腰痛，且3个月发作1次，存在规律，但这种规律对临床治疗没有太多作用。病人职业为教师，有可能与教师的作息特点有关。出现拄双拐移行的情况则提示腿的承重功能不良。

[3]病人经各家医院诊断，均提示椎间盘突出；但治疗后没有明显效果，说明治疗靶点有问题，或是病人病情较重而治疗方法不能缓解软组织损害。

[4]腰脊柱出现患侧凸和曲度变直，高度提示椎管内软组织损害的可能。即腰$_{4\sim5}$或腰$_5$骶$_1$节段存在无菌性炎症，椎管内压力增大导致疼痛避让动作继而出现脊柱侧弯。或是关节突关节存在无菌性炎症，为减少关节突关节承重刺激，出现脊柱侧弯。

[5]病人做直腿弯腰和直腿伸腰动作都受限。直腿弯腰动作可使腰和臀内侧的浅层软组织紧张或者筋膜的蠕变缩短，同时又引起腰腿痛加重，说明臀大肌可能存在相应的损害，因为腰部软组织损害在直腿弯腰时很少引起腿痛。直腿伸腰使椎管内压力增加或关节突关节压力增加，出现疼痛提示椎管内损害或腰部深层关节突关节周围有损害的可能性。

[6]直腿抬高动作左侧活动范围受限并且引出下肢放射性疼痛，这符合坐骨神经

穿出梨状肌下孔处软组织无菌性炎症引起症状的表现，考虑椎管外软组织损害可能性大，但不能排除坐骨神经起始部位受无菌性炎症刺激的可能性。直腿抬高的角度明显变小说明臀内侧或臀大肌臀中肌交界处有存在无菌性炎症的可能性，从而限制了直腿抬高的范围。内收肌损害也可限制直腿抬高的范围，出现下肢后侧弥漫性疼痛或牵拉感，但不会引起放射性疼痛。

［7］病人出现小腿外侧、外踝、足背和足趾的感觉减退，提示腓总神经受压导致感觉功能下降。受压的腓总神经不单纯是感觉神经部分，还有运动神经，所以会出现背伸肌无力。压痛点检查时，发现腰骶部深层、横突尖、竖脊肌的髂后上棘内上缘附着处以及臀部压痛点高度敏感，这些都与现有软组织疼痛的部位以及临床检查时的体征特点相契合。屈髋屈膝分腿试验引出左大腿根阳性症状提示左侧的大腿根部存在无菌性炎症，符合教师久站、久坐的职业特点。教师久站或久坐交替出现的动作模式对大腿根部的内收肌群尤其是长收肌、短收肌有牵拉刺激作用，长此以往会出现相应损害。

［8］腰椎肥大性改变提示持续的压力刺激造成椎体形变，这与腰部的异常力学刺激有关，说明存在持续的、漫长的腰部软组织损害造成肌肉张力增加。宣老当时在进行椎管内外软组织损害诊断时只用胸腹部垫枕加压试验进行判断，其他的试验并未提及，说明当时宣老对椎管内外软组织损害的诊断尚处探索期，几年后才形成定型的腰脊柱"三种试验"诊断模式。

［9］基于病人椎管外软组织损害的诊断，宣老对其进行了腰部深层结合大腿根部的软组织松解手术。术后症状全部消失，所以病人也未进行臀部的软组织松解，提示可能存在传导痛的情况。臀部压痛点复查在宣老的病例里没有描述，是否消失不得而知，但病人的症状是完全消失的，说明这种情况与腰骶部深层损害及大腿根部软组织损害有密切关系，梨状肌下孔的软组织损害可能处于痉挛期，原发病解除后，肌痉挛缓解，无菌性炎症消退。临床上进行银质针治疗时，只针对腰骶部深层及大腿根部做治疗就能解除症状，这种情况很少见，多数需要把臀部软组织损害全部处理完才能解决问题。如果直接进行腰部深层的银质针治疗，则可能会导致运动平衡失调引起原有症状加重或者出现新的症状。

［10］病人出院后，第1次随访期间出现了左侧臀痛的复发，并且出现下肢无力，提示可能存在臀部原发性损害；后续治疗观察时发现症状也能消退，说明臀部软组织损害不是主要矛盾。

［11］病人的疾病在劳动后复发，经过"正骨"治疗后逐渐好转，提示病人对手术的依从性不高。只要能保守治疗，病人都尽量不会选取手术治疗；走路时间长即出现间歇性跛行，提示阔筋膜张肌可能存在损害；伴有生殖器麻木和性功能减退，提示马尾神经受压的可能性较大，因为马尾神经受压之后可以导致会阴区症状。病人进行

体力劳动时会出现与原有症状相似但较之减轻的症状，说明病人可能存在如臀部软组织损害、椎管内损害的情况。

[12] 此次检查中，病人存在腰脊柱段后凸提示可能因椎管内无菌性炎症引起压力释放导致。如果释放较好则硬膜囊受压减少，能够减轻腰臀部的疼痛。由于直腿弯腰动作存在活动范围减少的情况，提示腰部存在保护性紧张或存在腰臀部筋膜层的蠕变缩短。此时引出左腰臀痛加重也提示弯腰动作对腰部浅层、中层的胸腰筋膜和竖脊肌的牵拉刺激会产生这一症状。宣老描述此例病人直腿伸腰时，对脊柱形态的观察非常细致。直腿伸腰时腰脊柱的后凸畸形没有消失，提示它不是代偿性的后凸；臀部损害造成骨盆后旋转时，形成的腰脊椎段后凸是代偿性的，在做伸腰动作时后凸会消失；如果存在腰部深层或者椎管内损害的疼痛避让动作，此畸形不会消失，并且后续又出现了挤压引起腰骶痛的情况，高度提示椎间孔周围和关节突关节的慢性挤压刺激产生症状。宣老对第12肋下缘和腰椎横突尖进行了压痛点检查，提示对于胸腰筋膜前叶、腹直肌、腹内斜肌、腹横肌及腰方肌附着部分及腰髂肋肌要进行关注，如果此处有损害，会刺激腰丛产生臀腿症状。

[13] 此例病人检查中提到了腰脊柱"三种试验"阳性，为1972—1978年逐渐形成的检查方法。这种检查组合对诊断椎管内损害的提示占95%以上，而剩下的一小部分存在特例。比如"三种试验"阳性也有椎管外损害的可能性，所以在此处宣老把病人诊断为混合型损害，提示既有椎管外也有椎管内损害的情况。如果将所有压痛点均进行强刺激推拿后，腰脊柱"三种试验"仍为阳性则一定属椎管内软组织损害。

[14] 病人由有效转为无效，提示有些部位存在的软组织损害未得到治疗。但病人经卧床休息后症状得到了完全缓解且性功能也得到恢复，提示软组织无菌性炎症已消退，完全没有影响到神经的传导功能。"三种试验"也会变为阴性，所以宣老做了相应推论，也做了腰椎管造影以观察椎管间隙的通畅度。由于当时没有MRI或CT检查，在碘造影检查中只能看到硬膜外间隙的通畅度。如果通畅度不良则提示椎间盘挤压硬膜囊的可能性。但是这种挤压对于硬膜囊内的压力大小只能做出侧面判断。病人休息后症状完全缓解，要考虑椎间盘的水肿被部分吸收甚至完全吸收的可能性，粘连会导致椎管腔通畅度不足。病人在出现这样的变化，提示臀部软组织损害的可能性很小。慢性臀部软组织损害经卧床后再进行运动是不会恢复的，并且臀部软组织损害对于会阴区的影响也不明显，所以此处高度怀疑椎管内损害的可能性，椎管内损害在腰脊柱放松之后逐渐消退。由于病人年轻，椎间盘突出物被吸收的可能性非常大。在银质针治疗顽固性椎管内外软组织损害性疼痛时，确实有一部分出现会阴区症状。如麻木、性功能障碍的病人能够在治疗后得到缓解，但需要一定的时间和治疗量，并非所有病人都可得到缓解。所以在临床筛选银质针治疗病例时要年龄不大、基础体质好且

非急性进行性加重的病人，否则应该建议病人优先考虑手术，然后再做椎管外软组织损害的治疗。

【病例204】

李×贤，男，34岁，职员。1970年2月自2米高处跌下，腰背部着地受伤，剧痛不能动，淮北矿务局总医院骨科急诊诊断腰$_5$椎弓根骨折；卧硬床3个月绝对休息结合多种非手术疗法医治，疗效不显[1]。6月出现双臀沿双大腿后侧和小腿外侧的"放射痛麻"和感觉消退，咳嗽、大便、弯腰、行走跨步稍大等动作均有疼痛加重。不久征象迅速加剧，卧床不起，失去生活能力[2]。遂于7月转往安徽医学院附院骨科，诊断腰骶关节损伤，建议关节固定手术，病人未接受。再转安徽省人民医院骨科，诊疗意见同安医附院。8月底转来上海，瑞金医院骨科诊断"腰椎间盘突出症"伴截瘫预兆；建议骨盆牵引，治疗中病人因痛未能完成；龙华医院伤骨科诊断腰骶关节损伤，中山医院骨科诊断同瑞金医院，建议手术切除椎间盘，上海市第六人民医院骨科诊断同龙华医院，曙光医伤骨科也诊断"腰椎间盘突出症"而收住病室。于同月19日和28日两次行硬膜外麻醉下大推拿均无疗效，就于同年11月11日做髓核造影检查。X线片提示腰$_5$骶$_1$椎间盘突出的证据之后，邀请笔者会诊[3]。

会诊检查：稍重足步震动木质地板对病床的轻微影响，立即惹引病人剧痛，可见病痛的严重性。病人只能仰卧，双下肢轻度蹄屈，不能伸直，无法起床；直腿抬高试验左右各10°；侧卧位检查见腰脊柱前屈，不能伸展。即使最为轻巧的检查操作，均惹起剧烈的腰臀痛和下肢"放射痛"而惨叫，当即脸色苍白、冷汗如豆；双腰、臀和大腿根部的压痛点均高度敏感。鉴于胸部腹部垫枕试验阴性而仍诊断椎管外软组织损害性双腰臀痛并发下肢传导痛麻[4]。当时笔者接受该院领导的委托，于1970年12月5日在硬麻下在该院为病人行双腰臀Ⅲ手术，疗效显著。术后10天病人已可自行坐起并下地走几步路，锻炼至第45天腰腿痛大为减轻。躺床可自由翻身；能持续走3千米路；腰臀部压痛点基本消失；直腿抬高试验左右各由10°增高至30°以上；腰活动度增大，腰肌僵硬有改进，但仍不能端坐、弯腰和下蹲；下肢仍残留较轻的麻木和吊紧感[5]。由于双大腿根部痛突出，于1971年在该院按原计划在马鞍区麻醉下行双大腿根部软组织松解手术。术后局限痛解除，直腿抬高又稍改善。因其他残留征象不变，仍不能工作而多方求医。上海市第一人民医院骨科诊断陈旧性腰$_5$椎体压缩骨折（轻度），未提出治疗意见。瑞金医院骨科以对此症无诊疗经验建议由原手术医师处理为由，嘱来我院笔者医治，遂住我科病房[6]。

检查：在站立位需双足分开约两手横掌宽时，脊柱方能挺腰站正。若双足并拢时因腰骶痛致腰不能挺直，且引出两髋外侧痛"放射"至大腿外侧、膝外侧和小腿上

1/3段的"放射痛";直腿弯腰指尖距地70厘米,因腰肌僵硬致腰脊柱曲度变直,腰$_{4\sim5}$棘突痛加重,腘窝吊紧感明显;直腿伸腰度极小,引出腰$_{4\sim5}$棘突痛剧烈;直腿抬高试验左45°和右35°,均引出同侧腰骶三角区痛但不向下"放射";腓总神经按压试验由术前阳性变为阴性。双颈$_{3\sim5}$棘突压痛点中度敏感;双颈椎横突尖压痛点轻度敏感;双胸$_{7\sim10}$棘突和椎板、冈下窝、肩胛骨背面下1/3段的压痛点高度敏感,双肩胛骨上角压痛点中度敏感。双腰$_2$椎板~骶$_4$背面和髂翼外面的压痛点均在手术松解后消失[7]。1971年9月13日全麻下补行双腰$_1$~骶$_4$腰部深层肌附着处游离手术和双髂翼外面三肌附着处(自髂前上棘-坐骨大切迹后缘-髂后下棘联接线以上)切开剥离手术,当腰臀部前后松解范围的总和达到定型手术的要求,就使疗效更为突出。同年11月10日在硬麻加局麻下行胸$_{4\sim12}$棘突、椎板和后关节切开剥离手术,则背痛、项背吊紧感、胸闷、胸痛、呼吸不畅(叹息性呼吸)等躯干上部征象也缓解。本拟再行双髂下脂肪垫松解手术,病人自感腰臀部手术后膝部征象也显著减轻,故不愿再接受手术[8]。

*7年后笔者到淮北煤矿复查:*病人自诉术后通过每日20千米的3个月步行锻炼,所有躯干上部征象全消失。长期从事原工作无征象复发,病人对治疗满意[9]。22年后病人已成为澳门商业巨头之一,专程来上海与笔者共叙旧情,对治疗作出了满意评价。体检所得:一切正常。远期疗效属治愈。

从本病例的远期疗效来看,突出的椎间盘不可能通过椎管外软组织松解手术而自行消失。随着时间的推移,突出物只会增大,不会缩小;但临床上并无半点征象出现[10]。由此可知,椎间盘突出纯属生理性退变,突出物本身不可能引起原发性疼痛;只要椎管内鞘膜外脂肪结缔组织不存在无菌性症病变,则腰椎间盘突出者就与正常人一样地健康,不会出现任何腰腿痛,这一客观事物已被本病例的治疗效果所完全验证[11]。

【病例204】导读

[1]病人为年轻职员,提示体质不强且存在久坐的情况,易出现累积性腰臀部软组织损害。有明确的外伤史且外伤后出现剧烈疼痛,很可能会诱发腰部肌肉的保护性紧张,腰$_5$椎弓根骨折是其中的一个表象和疼痛诱因。绝对卧床休息的方法在急性损伤后未得到良好对症治疗的情况下,很可能会使腰部肌肉弱化,致使原有损害进一步发展,不能形成平衡状态,出现运动后腰部疼痛的加重。

[2]4个月后,病人出现双臀沿大腿后侧、小腿外侧的症状,这与臀下皮神经、股后皮神经及腓总神经的分布区相符,不单是一个节段的问题,所以要考虑腰骶、臀内、坐骨切迹梨状肌下孔的软组织损害。病人有感觉减退,提示可能存在严重的肌筋膜张力增加引起皮神经卡压症状或者出现腰部肌肉张力增加导致神经根的压迫症状,但是神经根压迫症状与上述的症状不能形成分布重叠;腹压增加、腰部牵拉以及骨盆

与腰部旋转运动的这些动作都可能引起疼痛加重，说明腰部的保护性紧张一直没有消退。病人绝对卧床3个月，骨折会愈合或形成陈旧性骨折，并不会产生新的保护性紧张疼痛。病人现在的症状与腰臀部慢性损害的突发加重有关，考虑为腰臀部肌肉出现极度不平衡。

［3］在产生严重症状后，病人转诊数家医院；基于病人腰部损伤和椎间盘突出的可能性，以当时的诊断条件，对椎间盘突出只能通过症状进行诊断，无法给病人以良好的治疗指导；后期行碘造影检查发现椎间盘突出，也就将这些症状归咎于此。但基于椎间盘突出症的对症治疗并没有使病人得到缓解，因此考虑疼痛症状并非椎间盘突出症引起。

［4］会诊时病人处于肌肉高度紧张状态，即在代偿平衡中出现了极度的失代偿状态。轻微的震动、激惹能引起疼痛加重，说明代偿部分肌肉并未良好地代偿劳损肌肉，而是处于特别疲劳的代偿状态，所以才会出现稍有动作即疼痛加剧的特点。

病人只能仰卧并且保持屈腿的这种状态，说明可能存在腰大肌紧张的情况；腰大肌紧张状态下，病人完全伸直腿会产生明显的牵拉激惹，所以会稍微踡曲双腿；平卧状态是腰脊柱段的重力作用变直状态，也就是存在椎管周围或者是椎管软组织损害的情况；如果是严重的椎管内损害，平卧状态会使椎管腔比腰脊柱后凸时变小，不能完成良好的后凸状态也会激惹疼痛，从这一点考虑病人椎管外软组织损害的可能性非常大。

侧卧会使脊柱段在重力作用下向一侧下沉，下沉后出现激惹一侧的疼痛加重，或者整个腰部疼痛加重的情况，所以平卧位有提示意义。

直腿抬高的范围很小，但究竟是主动还是被动的直腿抬高试验此处并未说明。直腿抬高未抬起是由于抬腿无力，还是因为疼痛抑制上抬，也未详细记录。从病例的前后描述看，这个病例应该存在疼痛导致不能直腿抬高。考虑直腿抬高的影响因素与大腿内收肌群、外展肌群、臀后侧及大腿后侧的肌群都有关系，这些部位均属我们需要诊查的范围。

病人不能下床直立，只能在床上接受检查，侧卧位可看到腰脊柱前屈不能伸展，这种情况和平卧位下肢轻度蜷曲起到异曲同工的效果，都能放松腰大肌及使脊柱段的椎间隙稍开大。通过这些征象考虑腰大肌痉挛、椎管内损害或者关节突关节周围损害的可能性较大。

在进行轻微的检查时也会引起剧烈疼痛，且症状非常明显，提示病人处于一种最舒适的疼痛避让姿势。不能移动提示损害部位非常多，身体出现很难调和的矛盾，需要采取一种固定的避让姿势才能缓解症状，说明腰臀部软组织损害的广泛分布对于腰部症状影响较大。

在压痛点检查时，出现腰、臀、大腿根部的高度敏感状态，但并没有提到臀部的哪些位置，是否包括坐骨切迹。会诊的描述里也不太清楚。此时宣老已应用腰脊柱"三种试验"进行椎管内外软组织损害的诊断。因为胸腹部垫枕试验是阴性的，提示在非重力位腰脊柱段的屈伸变化，不会明显激惹软组织损害产生疼痛。

[5]宣老在此时只进行了腰臀Ⅲ的软组织松解手术，并未做完全的腰臀部软组松解手术，提示当时正处于软组织松解手术的探索阶段。不能完全确定损害的部位，也没有做完全松解，而是进行了确定部位相对全面的手术。手术后病人的效果比较明显，能够下床活动和正常生活，但存在腰部的肌肉僵硬。宣老在此提到，病人的肌肉僵硬没有改善，存在不能端坐、弯腰下蹲这些症状，提示腰部软组织并未得到完全松解，为后续的再治疗做了铺垫。下肢的轻度麻木在做腰臀Ⅲ手术之后已不明显，这个"轻度麻"提示筋膜层的问题。

病人下肢的吊紧感与小腿后侧筋膜张力增加有关，不能排除为髌下脂肪垫的损害引起，也有可能是腰部或是坐骨神经骨盆下出口处的无菌性炎症刺激导致。所以对吊紧感要进行综合分析，如果吊紧感单纯出现在腘窝处则提示髌下脂肪垫损害可能性较大。

[6]因为病人双大腿根部存在高度敏感压痛，所以在原计划里进行了大腿根部的软组织松解手术。手术后直腿抬高角度改善，说明直腿抬高角度与大腿根部软组织损害有密切关系。其他症状无改善则提示大腿根部虽有高度敏感压痛，但不一定引起腰臀腿症状，也有可能是腰部深层或者臀部深层软组织损害引起的症状。

[7]病人在症状没有完全消除的情况下，进行了再次复诊治疗。复诊治疗时病人需分开腿站立，提示病人的臀部软组织，尤其是臀旁侧软组织存在着明显损害。臀小肌、阔筋膜张肌的损害可能导致下肢外展的症状出现，如果强行并拢下肢会导致牵拉力增加出现骨盆的前旋，因为臀旁侧软组织有屈髋作用，所以需要开腿站立才能够使腰部挺直站正。

病人双足并拢时，出现腰骶痛、腰部不能站直及髋外侧下肢的症状，提示臀旁侧损害。因为骨盆前旋导致躯干上部的重心前移，在平衡纠正过程中腰部深层压力增加日久就会出现腰部疼痛，并可能刺激神经根、关节突造成下肢症状，也可能单纯引起局部症状。出现髋外侧的放射性症状，说明阔筋膜张肌在拉伸的过程中产生的明显刺激会引起大腿外、膝外的症状。小腿外症状与腓总神经穿入小腿前间室处的筋膜牵拉刺激有关，由于腓总神经穿过腓骨小头下方，受阔筋膜张肌向下连接髂胫束的牵拉影响，引起腓骨长肌筋膜的牵拉，出现小腿外侧症状。此外腰部深层软组织损害刺激游离神经末梢也会反馈性引小腿外侧症状。

病人直腿弯腰时出现腰部症状导致腰脊椎段不能明显弯曲，提示竖脊肌松解不彻底或是竖脊肌的筋膜层胸腰筋膜部分并未完全松解。此外胸腰筋膜受肩部冈下三肌影响比较大，如果颈部或肩部出现软组织损害，也有可能导致腰部的板状僵硬状态。在直腿弯腰时出现腰$_{4\sim5}$棘突的疼痛加重，说明在棘突顶端分离过程中的疼痛与棘上韧带长期受到牵拉刺激出现无菌性炎症有关。

病人腘窝的吊紧感提示髌下脂肪垫存在损害。由于病人存在腰部深层损害或者椎管内软组织损害，所以直腿伸腰时会出现明显的限制和剧烈疼痛。引出剧烈疼痛的部位在腰$_{4\sim5}$棘突，提示腰$_{4\sim5}$棘突间隙可能存在炎症或是两侧腰$_{4\sim5}$关节突关节的挤压刺激汇聚到脊柱间隙产生明显疼痛，考虑腰$_{4\sim5}$的关节突关周围软组织存在明显问题。弯腰和伸腰时出现同一部位的疼痛加重，提示关节突关节的开大和缩小对疼痛的影响。

病人直腿抬高动作只出现腰骶三角区的疼痛并不产生放射，说明对坐骨神经的影响并不明显，而只影响了臀内侧，即出现了骶骨边缘的牵拉产生骶骨背面的相应症状，可能存在臀内侧臀大肌或者臀肌筋膜的损害。

腓总神经的椎管外刺激主要集中在坐骨神经的梨状肌下孔的穿出处，所以此处腓总神经按压试验阳性转变为阴性也就提示坐骨切迹梨状肌下孔的软组织损害得到了有效缓解。

此时检查病人，不单纯在腰臀、内收肌而在全身。宣老的整体观在病例中体现非常明显，对颈部、颈胸段、冈下的压痛点检查都做了相应描述，并认为这些压痛是手术未完全松解的部分。

腰臀Ⅲ手术的成效是使腰$_2$到骶骨背面的压痛点消失。髂翼外压痛点的消失不易理解，因为髂翼外压痛点消失提示髂翼外三肌没有软组织损害，但在压痛点检查时查到腰部与阔筋膜张肌压痛，提示阔筋膜张肌存在损害的情况，可能这种损害属继发传导痛，所以能自行消退。

［8］宣老在检查后进行了腰臀部的"补课"治疗，把原有未松解部位做了彻底松解。此处强调髂翼外肌的附着处松解，与之前检查髂翼外压痛点在手术后消失有矛盾。这句话很有可能在髂翼外三肌松解之后出现，此处无从考证。如果髂翼外三肌的压痛点完全消失，那手术松解髂翼外三肌就存在矛盾。

宣老在此次手术中做了腰臀部未松解部分的"补课"，达到定型手术松解的范围，因此疗效很好。此次还进行了胸椎的软组织松解，宣老在检查时只查到胸$_{7\sim10}$脊柱椎板的压痛情况，所以做胸$_{4\sim12}$的松解尚不清楚是怎样的指征，但这个松解对消除症状确实有积极意义。

在银质针治疗过程中，很多腰臀部和下肢症状病人在胸脊柱段针刺后得到明显的缓解，并非单纯缓解呼吸系统或者胸背痛的作用，尤其对膝关节的症状以及行走无力感或是蹲起、上下楼疼痛有明显作用，所以胸脊柱段的检查和针刺治疗不容忽视。胸脊柱段的治疗对躯干上部如头颈、肩部的软组织疼痛症状也有明显的缓解作用。对肩痛病人应当常规进行颈、腰、臀的软组织治疗，如果没有得到完全缓解时，胸脊柱段是需要考虑的部分，尤其是胸$_{1\sim12}$的全胸段范围。但在针刺时不能一次将全胸段进行布针，避免出现病人的呼吸抑制，只能分段或者分侧治疗，即左、右侧分开进行治疗，才能得到安全的治疗效果。

［9］病人在此次手术后，每天都进行20千米的训练且持续了3个月，说明手术松解后的运动训练非常重要。如果不进行强度比较大的运动训练，肌肉的爬升和复原难以保障，会导致肌肉的错误附着，容易出现新的症状。手术松解以及银质针治疗后进行的锻炼对疼痛缓解及后期效果的稳定性有积极意义，如不加以锻炼，因劳动导致疾病复发的可能性比较大。

［10］宣老对本例病例做了总结，从病例的远期疗效看，症状确实全部消失。但此处的一个推断有待研讨。宣老认为突出物随着时间推移只会增大不会缩小，这种情况在临床上不完全如此，有些病人的椎间盘突出会在半年到一年后得到明显的缓解吸收。原有巨大突出后来变成膨出或是根本没有突出的情况，在临床上屡见不鲜，所以人体的这种代偿能力对于软组织损害的影响需要引起关注。在临床银质针治疗中也存在类似现象，病人原有椎间盘突出物很大，经银质针系统治疗之后突出物逐渐缩小或消失，提示椎间盘突出物被吸收。这种情况和人的年龄、体质和工作状态有相应关系。虽然椎间盘的吸收与针刺或软组织松解手术之间的关系还未进行过研究，但有针灸或理疗的研究提示椎间盘突出的病人不做免疫阻断；如果不进行非甾体抗炎药或糖皮质激素的治疗，对于椎间盘突出物的吸收有积极作用。如果施行了以上治疗将会减弱人体免疫系统对于椎间盘的免疫作用，使椎间盘突出物的清除受到明显影响。

［11］宣老在此处强调，椎间盘突出物并不是引起疼痛的原因，而是由鞘膜外脂肪的无菌性炎症刺激游离经末梢引起。椎间盘突出尤其是急性突出的病人椎间盘属于免疫逃逸部分，在体液免疫中会产生明显的炎症反应，所以出现无菌性炎症的机会较多。至于到底是椎间盘突出引起的无菌性炎症，还是无菌性炎症的暴发或者椎周软组织损害引起的腰腿痛，只要这些具体环节得到充分治疗，就能够使症状得到完全缓解。

第十三节 "腰骶部手术失败综合征" 的椎管外软组织损害病例

6.2.4 第4组：经外院行"椎间盘切除手术"成为"腰骶部手术失败综合征"的椎管外软组织损害性腰腿痛病例，进行腰臀部软组织松解手术治疗的介绍和讨论。

【病例211】

徐×才，男，35岁，厂消防员。腰腿痛1年多，腰扭伤引起[1]。痛在两侧腰臀部"放射"至左下肢外侧，伴麻木。劳动后征象增剧，不能弯腰，连扫地、洗脸等动作也无法完成。不能久坐或久站，行走稍多则疼痛难忍，无法支持[2]。龙华医院伤骨科行针灸和口服中药等医治无效。1965年3月在上海市纺织工业局第一医院骨科行"开窗式腰$_{4\sim5}$椎间盘切除手术"。术后5个月，征象反而更重，只能勉强步行1站路，中间还得多次坐地休息，不能工作。华山医学院骨科会诊仍诊断"腰椎间盘突出症"，未予治疗[3]。

检查：腰脊柱无侧凸，有后凸[4]。直腿弯腰指尖距地30厘米有僵腰，无腰腿痛加重；直腿伸腰受限，征象加剧[5]。直腿抬高试验左右各35°，均引出下肢外侧"放射痛"，左重于右[6]。双腰$_{2\sim5}$横突尖、髂胫束、臀上皮神经、髂后上棘和大腿根部的压痛点均高度敏感。腰痛X线常规片检查阴性。诊断：椎管外软组织损害性双腰臀痛并发下肢传导痛麻，左重于右。同年7月30日在腰麻下行双臀Ⅰ手术和双腰$_{3\sim5}$横突尖软组织附着处切开剥离手术[7]。

第2次住院：术后腰臀痛消失，左下肢"放射痛"显著改善，右下肢无征象；从术前不能走稍长路程到术后可持续行走2千米并攀登楼梯，但总觉得在行走中左下肢后侧仍有酸胀和吊紧感。检查：双大腿根部压痛点高度敏感；直腿抬高试验左55°和右70°，均引出下肢后侧酸胀和吊紧感，左重于右。诊断双大腿根部软组织损害。同年10月23日在腰麻下行双大腿根部软组织松解手术[8]。

第3次住院：病人术后腰腿痛全消失。3个月后恢复消防员工作，能肩扛100多千克重物或身捎水龙皮带管快速地登上云梯救火，曾参加"拉练"，每天持续30千米步行6天，均无不良反应。但弯腰过久或做重工作较多，常有左下肢不适征象。门诊复查发现左腰臀部有不少新发掘出来的压痛点存在。这是由于臀Ⅰ手术和横突尖手术松解范围太局限所残留，估计日后仍复发疼痛。建议征象出现时重新施行定型的腰臀部软组织松解手术。病人正常工作至第7年，又骤感严重的左腰痛伴下肢"放射痛"，腰活动受限，前屈后无法立即挺直，行走困难而卧床不起。纺一医院和华山医院骨科从传统概念出发，仍诊断"腰椎间盘突出症"，并在上海市骨科读片会上作重点讨论，但笔者当场仍坚持椎管外软组织损害性左腰臀痛并发下肢传导痛的创新诊断，完全否定了"腰椎间盘突出症"的传统诊断。会中接受上海第一医学院著名骨科专家李鸿儒老教授的委托，把病人收住我院骨科诊治[9]。

检查：腰脊柱后凸，挺不直；直腿弯腰指尖达膝水平和直腿伸腰严重受限；左第12肋骨下缘、腰$_{1\sim2}$横突尖、腰$_2$棘突、椎板和后关节～骶$_2$中嵴和背面、髂后上棘内上缘和髂翼外面的压痛点均高度敏感。1973年11月2日在硬麻下行定型的左腰臀部软组织松解手术（仅左髂嵴腹肌附着处因压痛点轻度敏感而未手术松解）。术后征象全消失。第10天笔者带病员再去华山医院参加骨科读片会，由病员向全市同道畅谈椎管外软组织松解手术的卓越疗效，并接受同道们的检验，获得一致的赞扬[10]。

4年后复查：病人从事原工作，无征象复发，4年中未请过病假。仅在强劳动后常感左髂嵴腹肌附着处的未松解处有酸胀不适感，但弯腰片刻即消失。征象极轻，不影响消防员工作，无须手术"补课"。病人对治疗满意。

15年后再复查：远期疗效仍属显效。由此可知，在定型的椎管外软组织松解手术中必须完全彻底地消灭机体每个部位的所有压痛点，哪怕是轻度敏感的压痛点也应该常规一并处理，是十分必要的。本病例手术中对这种轻度敏感的髂嵴压痛点重要性认识不足，而疏忽了该部位的松解，就后遗了上述的极轻征象，不但给病人带来不适和不便，还影响了疗效评定，引为笔者的教训。自此之后，在定型的臀部软组织松解手术中，就把髂嵴肌附处软组织的松解不论有无压痛点，一律作为常规手术的松解内容之一[11]。

【病例211】导读

　　[1]病人为消防员，存在攀爬、跳跃的动作，提示病人可能存在基础性损害。在腰部扭伤之后使原有的潜在性疼痛表现出来，属于较轻的慢性软组织损害，病人腰扭伤之后症状快速加重出现明显疼痛的情况。

　　[2]病人一般腰扭伤后出现的后遗疼痛，以单侧腰臀或单侧腰部为主。而此病人表现出双侧腰臀放射至左下肢症状，可能与当时扭伤的是左侧腰椎关节突关节或左侧腰骶髂关节部分有关。此处表现出双侧腰臀和左侧下肢症状且伴有麻木，与腰臀部的筋膜张力增加有关。如果是神经在椎间孔处受到挤压引起的麻木应该与神经分布区重

叠，而不是表现在左下肢外侧。

劳动后疼痛加剧是病人软组织损害的特点，劳累、阴雨天症状加重都要考虑软组织损害的问题。劳累之后不能弯腰甚至轻微弯腰动作都不能完成，病人不能久坐、久站及弯腰都提示竖脊肌或臀内、臀后部分的肌肉或筋膜张力有问题，由无菌性炎症刺激产生疼痛症状。臀大、臀中交界处的软组织损害与久坐有关，内收肌损害与坐低位有关。内收肌损害与久站关系密切，所以这里考虑内收肌损害的问题。

［3］病人在治疗过程中做过腰椎开窗手术，将椎板咬除进行椎管内减压或椎间盘切除，这种情况对于椎间盘突出引起的下肢症状还是有明显治疗作用。但此病人术后并没有症状的减轻，提示椎间盘突出不是其疼痛的真正原因。病人出现疼痛加重的情况，提示椎周骨性结构和椎间盘承托结构的破坏对于椎周肌肉存在明显刺激，出现了肌肉的过度紧张状态导致症状加重。

此处有一个描述，即病人行走时间稍长一些就需要坐地休息。坐地休息是内收肌持续拉长的动作，但是坐地后症状能够得到缓解，提示关节突关节压力明显增加，坐地休息时腰椎后侧会拉开，使关节突关节的压力减小，提示存在关节突关节及椎间孔的软组织损害。

［4］病人腰脊柱段没有出现侧凸畸形，说明腰两侧的肌肉拉力相对来说处于均衡状态，不管是生理还是病态的平衡都属于平衡状态。病人腰脊柱段有后凸畸形，提示腰部深层肌损害或者椎管内损害。深层软组织损害如关节突关节周围软组织损害、椎间孔的软组织损害以及椎管内的软组织损害都能引起因疼痛避让动作形成的腰脊柱段后凸畸形，后凸既能使椎管内压力下降又能使关节突挤压减少，所以会出现脊柱的这种变化。

［5］在腰脊柱段后凸后，一般直腿弯腰时病人没有症状，因为产生疼痛避让动作本身就是腰脊柱段前屈的形态。病人直腿弯腰有僵腰提示腰和臀内侧肌肉张力增加或筋膜蠕变缩短；而无腰痛的加重，提示症状是由腰部深层或者椎管内的损害引起。如果是臀内侧臀大肌无力引起，表现出来的腰脊柱段后凸，在直腿弯腰的时候受限不太明显。而直腿伸腰动作是腰椎深层和椎管内的挤压动作，会刺激神经产生相应症状，所以直腿伸腰是受限的。

［6］病人直腿抬高的角度不正常，提示腰骶部、臀内侧、大腿后侧的软组织处于紧张状态。放射性疼痛提示这些区域可能存在着无菌性炎症，尤其是坐骨神经的梨状肌下孔穿出处的软组织无菌性炎症，刺激坐骨神经会产生明显的放射性疼痛。

［7］检查病人压痛点时，并无发现坐骨大切迹有敏感压痛，而是提示病人横突尖、髂胫束、臀上皮神经、髂后上棘有压痛，大腿根部有明显压痛，这也高度提示腰部深层或椎间孔处存在软组织损害的可能性。因为此处损害可造成神经根刺激，在牵拉时产生疼痛加重的情况。

该病例还在宣老软组织松解手术的探索阶段，所以进行了臀Ⅰ与腰部深层横突尖的手术，并认为横突尖存在问题，这是宣老当时对横突尖软组织损害的认识。但后期通过大量的实践发现，横突尖的软组织损害往往不是单纯局部的问题，而是要考虑臀部软组织损害对腰椎横突的影响，涉及骨盆上缘与腰脊柱段相对旋转或相对拉伸的因素。

［8］病人在第1次手术后腰臀痛消失，但下肢痛只处于改善状态，这也为之后的病情复发埋下伏笔。由于仍然存在疼痛症状，因此考虑存在臀部损害或者腰部深层松解不彻底的情况。在行走过程中会有下肢后侧的酸胀和吊紧感，这与阔筋膜张肌损害有密切关系，并非单纯局部的问题。阔筋膜张肌的吊紧感与内收肌群又存在着对应补偿调节关系。

宣老对病人大腿根部进行了软组织松解手术，术后吊紧感得到明显缓解，提示大腿后侧的吊紧感并非单纯腘绳肌群或者腰臀部的问题，要考虑大腿根部内收肌群的牵拉产生了臀部的代偿表现。吊紧感的来源与阔筋膜张肌的紧张有关，凡是能诱发阔筋膜张肌收缩力增强的因素都可能引起吊紧感出现。臀大肌的上束与阔筋膜张肌存在骨盆前后平衡调节关系，损害时可引起阔筋膜张肌的紧张，导致大腿的吊紧感，所以臀内侧的损害也可以引起这个征象。臀内侧和臀旁侧对大腿根部都有平衡拮抗作用，大腿根部软组织损害也可出现大腿后侧吊紧的症状。

［9］病人在第2次手术后疼痛缓解，虽然还有一些症状存在，但下肢的放射痛已不明显，提示内收肌群对下肢放射性疼痛有明显影响。内收肌的张力增加会导致骨盆前旋，启动脊柱矢状面调节，产生椎间孔压力增加，也可能是出现下肢放射性疼痛的原因，进行相应的松解将把这个症状消除。在后期高强度的运动中有新的压痛点出现。病人行压痛点检查后又出现新的压痛点提示病人有软组织损害残留并可能会在日后的运动中再次发作。在病人工作的第7年又出现腰臀下肢症状，提示软组织损害在积累时间足够长之后就会暴发。在常规的疗效评定中，7年治愈有效率是一个非常好的愈后效果，但对于宣老而言，7年后又复发，说明还没有完全松解到位。也正是因为有7年时间，宣老对腰臀部软组松解手术有了更深入的认识，可达到完全定型的软组织松解手术标准。更有底气与其他专家进行讨论，诊断为椎间盘突出症的病人进行软组织松解手术治疗，使宣老在软组织疼痛的学术探索和地位上得到认可。

［10］病人在第3次住院时行腰脊柱检查，发现腰脊柱段后凸不能挺直，提示存在着椎管内或者腰部深层的软组织损害。

直腿弯腰和直腿伸腰都明显受限，说明骨盆的旋转和腰脊柱段的屈伸均受到影响，但未提及是否引出疼痛，因此此处可以理解为存在腰臀部的筋膜及腰椎的关节突关节周围的软组织损害。此时宣老的压痛点检查更趋于全面，对于第12肋下缘、横突、椎板、关节突都进行了压痛点检查，包括髂翼外面也逐渐进入宣老的视线。尤其是髂翼外面，在传统腰椎间盘突出症的思路指导下，很难想到髂翼外的软组织损害对于腰臀部疼痛的影响之深。髂翼外面的治疗存在技巧性，因为单纯处理髂翼外面的压痛点有可能会造成平衡失调产生疼痛变化。

宣老此时已经有了更多软组织松解手术的积淀，所以对病人进行了定型的软组织松解手术。手术的效果非常明确，并且宣老重点提到了髂嵴腹肌附着处的"压痛轻微"。这种"压痛轻微"不是手术松解的指征，但是后期出现了一个不适症状的持续存在，提示此处可能是软组织损害的原发部位或已经形成继发损害。手术后的效果是确切的，并且进行了全市同道相互交流的报道，以病人的现身说法来证明软组织松解手术的疗效，实际上这也是在探索的同时对于医疗技术以及病人疾病发病认知的一个突破，如此多的专家都对病人做出椎间盘突出的诊断，唯独宣老另辟蹊径，施行软组织松解手术治疗并取得了良好效果，实属难得，也为软组织松解手术的进一步发展获取了更多支持。

［11］宣老对病人随访复查过程中进行进一步的总结，在学习和不断成熟的过程中前行。因为当时定型的软组织松解手术已经很彻底，不容有一点症状的存在。宣老对软组织的疼痛范围以及手术后出现残余症状的原因进行了相应分析，确定髂翼外面的软组织附着处也应该进行松解，并且提到有无压痛点都要一并进行手术松解。在临床工作尤其是银质针治疗中，很多病人存在髂嵴腹肌附着处压痛点且针刺时疼痛非常明显，但此处的软组织损害治疗对于腰痛尤其是腰部胀痛疗效非常明显，需要引起我们重视。

【病例214】

魏×礼，男，30岁，驾驶员。左腰腿痛2年多[1]。疼痛自腰骶部向左大腿外侧"放射"，伴整个小腿直至五趾的麻木刺痛和踝、趾的活动失灵[2]。陕西省有关医院骨科均诊断"腰椎间盘突出症"。多种非手术疗法医治无效而回返原籍镇江。镇江地区人民医院骨科诊断同上。1964年行"'开窗'式腰椎间盘切除手术"，征象未减。因其叔叔是南京医学院院长，就转入该医学院附院骨科，诊断"腰椎间盘手术后神经根粘连"。在1年中行2次椎管内探查手术，术后征象反而加重，出现大便失禁（大便时肛门无感觉，无法自行控制）和左下肢麻痹，但小便正常。由镇江转来我院骨科[3]。

检查：脊柱无畸形。直腿弯腰指尖距地45厘米有僵腰，直腿伸腰严重受限，两者均引出左腰腿痛麻加重[4]。直腿抬高试验左45°，引出左下肢征象同上；右70°无征象[5]。肛门周围知觉消失形成麻痹区；左整个大腿感觉迟钝和整个小腿、足和五趾感觉丧失，伴踝与足趾无自主性活动；左膝反射和跟腱反射消失[6]。腰横突尖、髂后上棘、髂胫束、臀上皮神经、坐骨神经梨状肌下出口处和大腿根部的压痛点左侧高度敏感和右侧轻度敏感。诊断椎管外软组织损害性左腰臀痛并发下肢不完全瘫痪和大便失禁[7]。1965年12月20日静脉复合麻醉（简称静麻）下行左臀Ⅲ手术。术后腰腿痛完全解除；下肢和肛门周围的麻木麻痹立即消失；踝和五趾立即恢复自主性活动；大便感觉恢复正常，能自行控制而不再失禁[8]。

13年后复查： 术后所有征象全消失。3个月后恢复原工作。经常驾驶载重15吨大卡车自宁夏青铜峡到西安公出。曾单独开大卡车自陕西汉中运货到江苏镇江，均无不良反应。10多年内已培训出徒弟10多个。虽然工作繁重，体力劳动强，但身体健康。13年来无腰腿痛复发，也无后遗症。病人对治疗满意。远期疗效属治愈。

【病例214】导读

［1］病人为驾驶员，存在久坐导致腰臀部软组织损害的特点。出现左侧腰腿痛两年，说明是慢性软组织损害，根据年龄和工作特点确定腰臀部软组织损害可能性非常大。

［2］病人疼痛范围与坐骨神经分布区接近，出现大腿外侧的放射性疼痛，与阔筋膜张肌张力增加有关。病人整个小腿出现麻木刺痛的情况，不是单一神经受累的特点，小腿内侧是隐神经分布区，很有可能病人描述症状时没有完全将小腿前外、小腿内和小腿后的区域分清。此时还未进行更细化分析，整个坐骨神经受刺激之后也会出现类似情况。

病人出现踝和趾的灵活度下降，提示小腿肌肉存在着神经支配功能不良的情况，也就是坐骨神经里的腓总神经和胫神经都可能有不同程度的受压；这种受压区可能是腰部的椎管内以及椎间孔区域，也可源于坐骨大切迹下方坐骨神经穿出骨盆处，需要进一步检查。

［3］不管是在当时还是现在，病人诊断为椎间盘突出的可能性都非常大。尤其是目前检查技术对于椎间盘突出的检出率明显增加，所以椎间盘突出这一表现与病人症状成因之间的关系还有待商榷。因为很多人有椎间盘突出没症状，或有症状没有椎间盘突出，往往不能完全重叠，即疼痛和椎间盘突出之间不存在必然的因果关系。

病人进行了椎间盘突出的摘除手术后症状并未减轻，而在椎管周围反复的软组织松解探查及神经根粘连游离的过程中出现了更严重的症状，这个症状表现为大便失禁。因为这个区域是骶$_{3～4}$发出的阴部神经分布区，它的受压部分应该不在椎间盘突出区域，也就是损害刺激不在所谓的椎间盘突出部位，而是在更低位受到了挤压，这种挤压的来源可以是腰$_5$骶$_1$的巨大突出，也有可能是外周挤压引起。

病人表现出不对称的下肢麻痹，左侧有症状而右侧没有，并出现大便失禁。这种情况不完全符合椎管内压迫造成马尾神经刺激的症状，因为马尾神经刺激一般会出现双侧对称的症状，即不会出现以单侧为主另一完全没有症状的情况。即使是侧方突出产生的挤压，也不会出现如此明显的不对称，所以后续宣老在解读病历的时候有了新的发现。

［4］病人直腿弯腰范围减小，提示腰部筋膜层和臀内侧存在着软组织缩短的情况。在软组织出现缩短时合并疼痛，也就提示此处不单纯是软组织缩短，还会有无菌性炎症。软组织无菌性炎症刺激游离神经末梢会产生疼痛。直腿弯腰产生疼痛症状，提示此处的软组织损害并不在腰部深层或者椎管内，因为椎管内和腰部深层的损害在直腿弯腰的过程中会有不同程度的疼痛减轻。

病人直腿伸腰动作严重受限和直腿弯腰形成鲜明对比，提示直腿伸腰过程中腰部深层或椎管内的出现挤压刺激抑制了直腿伸腰动作。此外臀大肌损害也会影响直腿伸腰动作，在直腿伸腰时，由于臀大肌的用力导致坐骨神经受压或者炎症刺激增多，提示直腿伸腰过程中出现症状加重的情况可能与臀内侧的臀大肌、臀大肌下方叠加的臀深六小肌或者坐骨神经的梨状肌下孔穿出区域的损害有关。

［5］病人直腿抬高明显受限并引出与左下肢症状相同的症状，提示臀后内侧在被动牵拉过程中出现了相应症状，即臀后内侧软组织的损害对于臀下神经、坐骨神经刺激。

［6］病人肛周出现的感觉减退与阴部神经受到挤压有关，存在严重的椎管内马尾神经挤压或阴部神经穿过骶结节韧带、骶棘韧带间隙时受到压力刺激。整个大腿和小腿、足趾感觉迟钝的现象提示不仅阴部神经受到挤压，同时坐骨神经也受到明显挤压。还有一种可能：下肢肌肉的全部紧张引起皮神经卡压，出现下肢肌肉感觉迟钝。对于整个大腿和小腿的感觉迟钝，当时没有进行更细化的分析。如果进一步分析很有可能存在大腿和小腿内侧的感觉功能减退不明显，而其他部位会表现出明显的感觉减退，这与坐骨神经分布区的感觉神经受压有关。

病人足踝部出现运动功能不良无法正常运动的情况，提示神经受到挤压刺激的程度不仅影响了感觉传递，也影响了运动神经的功能。尤其是足踝部分与小腿的胫神经和腓总神经的分布区有关。这些症状提示坐骨神经受到明显挤压刺激。

病人的疼痛一直存在，提示仅是部分神经受压，即一部分运动神经和一部分感觉神经受到挤压，而痛觉传入神经没有受到明显挤压，信号传递功能良好。此外，也有可能是：下肢感觉功能传递、痛觉传递不敏感但会有疼痛症状，这与神经干受炎症刺激有关。神经干受到无菌性炎症刺激后，会产生其感觉分布区域的疼痛，属于疼痛逆传现象，表现出感觉分布区域疼痛。但触摸挤压时以麻木为主的现象。这种情况存在疼痛和触觉的分离，与神经干区域或其他感觉分支区域受到炎症刺激，而受压神经的传导功能不良有关。

病人的膝腱反射和跟腱反射消失，提示膝腱反射和跟腱反射在信号传递的过程中受到了明显抑制。如感受器兴奋后通过传入神经向脊髓传递，在神经受压时不能回传，或运动冲动传出时，运动神经受压都可能导致腱反射消失，可以是脊髓受压、椎间孔区域神经根受压或是坐骨神经穿出梨状肌下孔处的严重挤压。在压痛点检查时发现腰部横突尖和臀部的压痛点，臀部的压痛点分布范围较广，而腰部深层关节突、骶骨背面并未提及，所以腰部压痛范围相对小很多。大腿根部有明显压痛，此时宣老还没有对病人进行臀旁侧、臀后侧与大腿根部的压痛点鉴别，所以很难去判断大腿根部的压痛点是否为原发或继发。

［7］宣老对此例病人的诊断：软组织损害引起的相应症状。这个诊断应该在原始病例里存在一定的试验或者推断，不然仅凭上述的压痛点进行诊断是有些武断。

［8］病人在左侧臀Ⅲ手术后，完全解除了腰腿的征象，包括下肢和肛周的麻木感消失、踝趾活动灵活及大便感觉恢复，提示这些都是臀部严重软组织损害引起的相应症状。这也能解释为什么治疗腰部征象缓解越明显，因为腰部稳定性在不断受到破坏时，臀部肌肉会进行相应的代偿来实现躯干部分的稳定，在稳定躯干的过程中进一步加重了臀肌损害，导致原有症状越来越重，并且不能得到明显缓解。在左臀Ⅲ手术松解之后，大腿根部是否经过治疗并未提及；病人征象全部消失，说明内收肌损害的高度敏感压痛与臀部软组织损害有密切关系。随着臀部软组织损害的解除，内收肌大腿根部附着处的压痛或引起的症状随之消失。在临床探索过程中也存在相似的病例，有些病人进行腰臀软组织银质针治疗会使原症状完全消失，但也有病人不会出现这种情况，必须把内收肌的耻骨、坐骨附着处全部针刺到位才能消除症状。有些病人在臀部软组织银质针治疗之后征象加重，而在内收肌大腿根部附着处进行针刺后征象会消失，提示大腿根部对臀部软组织损害的影响，可以出现传导现象。在临床诊查过程中一定要进行原继发关系的鉴别，不能固化思维，使病人在治疗过程中未见效即脱失。实际上病人只要坚持治疗大多会取得很好的效果，但若接二连三的治疗未见成效，病人则易产生疑虑而放弃。

第十四节 椎管内软组织损害为主的混合型软组织损害病例

26.2.5第5组：单独多节段全椎板切除式椎管内（外）软组织松解手术治疗，经椎管造影提示硬膜囊变形和手术明确"腰椎管狭窄症"，以椎管内为主的混合型软组织损害性腰腿痛的病例介绍和讨论。

【病例240】

刘×英，女，32岁，农民。1年前挑担时"闪腰"，引起右腰痛、右下肢外侧痛伴小腿外侧麻木。之后一直行动不便，无法参加农业劳动[1]。当地公社医院诊断不明确，行理疗、推拿、针灸等非手术疗法久治无效。由江苏高邮转诊来上海。

检查：腰脊柱右（痛）侧凸，曲度正常[2]。直腿弯腰指尖距地35厘米，有僵腰，疼痛不重；直腿伸腰受限，引出腰骶痛加剧[3]。直腿抬高试验左90°，无征象；右45°有右髂后上棘引出的"放射痛"[4]。腰$_{2\sim3}$横突尖、腰$_{4\sim5}$椎板、髂后上棘内上缘、坐骨大切迹后缘、髂翼外面和大腿根部的压痛点左侧轻度敏感和右侧高度敏感[5]。屈髋屈膝分腿试验引出右大腿根部痛阳性[6]。腰X线常规检查为阴性。右腰脊柱"三种试验"检查阳性。椎管碘油造影提示腰$_{4\sim5}$正位碘柱变窄，仅中央偏左1/5处相连接；腰$_{4\sim5}$侧位碘柱前缘完整。在上海市骨科读片会讨论中：第一人民医院、徐汇区中心医院和川沙县人民医院等骨科专家均诊断为典型的"腰椎间盘突出症"。笔者结合腰脊柱"三种试验"检查和腰臀部压痛点的阳性体征仍诊断椎管内外混合型软组织损害性右腰臀痛并发下肢传导麻痛[7]。

1975年10月10日病人在硬麻下行腰$_4$～骶$_1$上1/3全椎板切除式椎管内（外）软组织松解手术。见腰$_{4\sim5}$黄韧带肥厚；切除两节黄韧带见腰$_4$骶$_1$间变性脂肪结缔组织与硬膜及右神经根鞘膜粘连严重；彻底松解后见腰$_{4\sim5}$硬膜呈葫芦形压迹和腰$_5$骶$_1$硬膜呈一般压迹；松解完毕见硬膜恢复正常宽度和神经根活动自由，并检查椎管内无椎间盘突出物发现[8]。术后9天起床行走，原有征象全消失。第11天作腰脊柱摄片，见腰$_{4\sim5}$间碘柱前缘充盈完整，再无缺损的压迹存在。出院时检查：直腿抬高试验左90°和右60°，均无征象；右腰臀部和大腿根部的压痛点变为中度敏感，日后仍有可能加重，出现腰腿征象[9]。

4年后复查：自诉出院后3个月中无腰腿痛复发。之后右腰骶部感疼痛，下肢无痛，仅下蹲时感右小腿外侧麻，查：腰脊柱"三种试验"检查变为阴性。右髂后上棘内上缘、髂翼外面和大腿根部的压痛点高度敏感，属椎管外软组织损害所引起。建议采用密集型压痛点银质针针刺可治愈这些后遗症[10]。病人因征象不重，暂不考虑银质针治疗。近期疗效属有效。最后诊断：以椎管内（无非疼痛因素的椎间盘突出物）为主的混合型软组织损害性右腰臀痛并发下肢传导麻痛。

【病例240】导读

[1]病人为农民，经常进行体力劳动，在一次劳动过程中闪腰出现下肢症状。闪腰一般表现出一侧腰痛伴有下肢症状，有的人只有腰部症状没有下肢症状。该病人的下肢外侧痛明显，我们对宣老描述的解读应该是大腿外侧、小腿外侧都有疼痛，因为后续描述存在小腿外侧的麻木。

如果该病人的疼痛部位是小腿外侧，那就应该是小腿外侧疼痛伴麻木，不应该有右下肢外侧痛的描述。出现下肢外侧痛伴有小腿外侧的麻木，这不是一条神经的问题。大腿外侧的疼痛涉及臀部筋膜张力增加或腰部软组织损害，尤其是腰$_{3\sim4}$、腰$_{4\sim5}$的位置。而小腿外侧麻木的表现应该是挤压症状，与腓总神经的分布走向有关，提示有腓总神经受压的情况。

[2]病人脊柱出现了患侧凸，提示腰部深层或椎管内软组织损害，产生关节突关节相对离开，单侧椎管间隙增大的情况。如果是椎管内损害，偏于单侧就出现患侧凸，偏于中间部就出现后凸，后凸要开大两侧，所以此病人为患侧凸。脊柱曲度正常是患侧凸时能使椎管内压力得到释放，也就不会出现后凸的情况。这一点也提示椎管内压力并不是非常高，而是处于一种相对高的状态。但患侧凸出现时间久会导致脊柱段的平衡代偿功能下降，产生脊柱段的损害或出现明显腰臀部症状。

[3]病人直腿弯腰的活动范围减小，但没有引起疼痛加重，提示腰骶部及臀内侧的软组织处于紧张状态但无过多炎症刺激，与臀大肌的浅层或胸腰筋膜后叶的张力有关。

病人直腿伸腰明显受限提示腰部深层或椎管内的损害增多，实际上直腿伸腰动作还会涉及内收肌群以及臀旁侧软组织损害对于骨盆的控制。此处提到的腰椎曲度是矢状面曲度。病人矢状面曲度正常，在进行后伸时疼痛加重，提示可能是椎管内或者深层肌损害引起。如果是腰椎曲度明显增加，前凸增多的情况，提示骨盆产生前旋转状态。

[4]病人右侧直腿抬高活动受限，并能引出放射性疼痛，而在直腿弯腰时没有出

现这一现象，提示臀部肌肉或坐骨神经拉伸出现放射性的疼痛。坐骨神经受到刺激一般表现为线状疼痛，大腿后侧明显，腘窝吊紧感或小腿后侧紧张；也会表现为小腿外侧的放射性疼痛。宣老此处描述为自髂后上棘引出，提示它的发痛部分在髂后上棘周围。

疼痛的产生是否为软组织损害引起，即髂后上棘、腰骶后部更深层面的如多裂肌损害引起，还是神经根在椎间孔周围产生牵拉并出现无菌性炎症过度刺激引起，需要进一步查体进行推断。如果放射性疼痛自臀部向下出现，则提示坐骨切迹、臀大肌臀中肌交界处有损害的可能性。

［5］在进行压痛点检查时，病人腰部的椎板和横突尖有压痛，髂后上棘、坐骨切迹、髂翼外三肌和大腿根的压痛都与之前的症状相互矛盾。大腿根部或者臀旁侧的阔筋膜张肌损害可引起骨盆前旋，造成腰部深层压力增大，产生腰椎后伸时疼痛加剧的情况。但是前面已提到腰椎的矢状面曲度正常，所以这些症状的产生有待研讨。可能是椎管内损害产生的椎管外保护或单纯椎管外损害，也有可能是椎管外损害和椎管内损害同时并见。

［6］屈髋屈膝分腿试验时右侧大腿根阳性表现与大腿根部的高度敏感压痛契合，提示椎管外软组织损害对右侧的腰臀腿有明显影响。在治疗之前，建议进行大腿根部的强刺激推拿，如推拿有效，就可将病人的情况重新梳理，不单纯以椎管内为主；而是椎管内外混合型或者椎管外占比较高的诊断。但当时宣老没有提出强刺激推拿预示性诊断的鉴别方式，仅根据腰脊柱的"三种试验"进行了腰椎管内外软组织损害的辨别。

［7］在这个时期，宣老已经把腰脊柱"三种试验"组合到一起，对椎管内外软组织损害进行鉴别。当时的椎管影像学诊断主要靠碘油造影完成，观察碘油的充盈程度，如有充盈缺损说明有椎间盘或者黄韧带向椎管内挤压硬膜囊的情况。宣老当时对于椎管内外软组织损害的诊断，通过腰脊柱"三种试验"和腰臀压痛点进行了鉴别。当时并没有进行压痛点强刺激推拿的预示性诊断，如进行压痛点强刺激推拿预示性诊断后能明显缓解症状，则应考虑椎管外软组织损害存在。因为腰脊柱"三种试验"在诊断椎管内外软组织损害时有极少部分表现出反差现象，即出现腰脊柱"三种试验"阳性但其实是椎管外软组织损害的可能。因为病人在进行机体修复的过程中，如果椎管外软组织损害得到修复，椎管内的炎症可能也会消退。

［8］宣老给病人施行了全椎板切除的松解手术治疗，即切除椎板和棘突时将硬膜囊暴露，然后检查硬膜囊周围的脂肪组织有无粘连、突出物及神经挤压变性的情况。在检查时提示到的一个问题是没有椎间盘突出物的发现，这点和碘油造影相矛盾。

该现象的产生有两种可能性：一种是单纯的硬膜囊外脂肪组织增生，增生之后出现局部脂肪组织增多，挤压硬膜囊造成碘油造影的碘柱不完整的情况。另一种就是在硬膜外阻滞下出现腰部肌肉的放松，使突出物得到吸附性的还纳，也就是在椎体放松之后椎体与椎体之间的压力下降，椎间盘突出的情况得到缓解。

宣老在病例里并没有描述摘除椎间盘的手术操作，所以不考虑椎间盘突出引起的相应症状，只考虑脂肪组织的增殖粘连产生的问题。

[9]病人术后9天的征象消失和后期复查的碘柱造影压迹缺损消失，提示病人的症状并非椎间盘突出而是脂肪组织增生引起。这种脂肪组织增生可能是因为当时存在急性腰扭伤的情况，造成关节突关节周围无菌性炎症刺激增多，水肿加剧，刺激到相应感觉神经分布区的椎管内位置，出现脂肪组织增生的情况。这种脂肪增生在关节突关节的挤压解除之后依然存在，它会产生炎性粘连造成局部的牵张刺激或挤压刺激。牵拉刺激的来源与下肢运动有关，神经根在下肢运动时会产生相对滑移，如果硬膜外脂肪组织与神经根粘连，下肢运动时牵拉粘连部分产生炎症的诱发，也就是在休眠的炎症中重新诱发出炎症刺激，时间久了会出现增生的现象。

在复查压痛点时，发现右腰臀、大腿根部压痛点敏感度下降，提示椎管内软组织损害对于椎管外软组织修复以及肌张力有一定影响。椎管内的炎症解除之后，椎管外软组织损害的无菌性炎症浓度或刺激强度明显下降，但变为中度并不是没有，之后还有可能出现腰臀腿痛。

[10]病人在4年后复查时还存在右腰骶痛，下蹲时会感到小腿外侧麻。为什么下蹲时会出现麻的症状呢？因为在下蹲的过程中会产生坐骨神经的牵拉动作，可能会出现相应症状。在牵拉动作时可能存在臀部尤其是坐骨大切迹下方坐骨神经穿出处的无菌性炎症刺激，以及臀大肌与臀深六小肌的夹层部分的无菌性炎症粘连坐骨神经出现症状。仅表现为麻而没有痛，提示有粘连而没有无菌性炎症刺激。

腰骶疼痛提示腰骶部软组织可能还存在无菌性炎症，需要后期治疗。在压痛点检查时也证明了这一点，腰骶部、髂后上棘内上缘、髂翼外面、大腿根部都存在高度敏感压痛点。这些压痛点也是早期没有做松解的部分，属于椎管外软组织损害，提示椎管外软组织损害和椎管内的软组织损害存在相对独立的特点。但病人早期是椎管外软组织损害引起急性腰扭伤，还是椎管内确实已存在问题是很难进行分辨的，后期的治疗，尤其银质针治疗可以进行系统的椎管外针刺放松。

【病例247】

陈×，男，27岁，工人。3年前腰部扭伤，后遗持续性腰骶痛，反复发作加重，"放射"至臀部，左重于右[1]。青岛海军医院骨科行持续骨盆牵引疗法，北京空军总医院骨科行端坐旋转的"正骨"疗法，均无效，两院均诊断"腰椎间盘突出症"。病人由山东转来我院[2]。

检查：腰脊柱左（重）侧凸和后凸变直[3]。直腿弯腰和直腿伸腰均属有痛不受限[4]。直腿抬高试验左0°和右70°，均无征象引出[5]。左小腿轻度肌萎缩，但肌力正常。腰$_{4\sim5}$棘突、椎板和后关节压痛点左侧高度敏感和右侧中度敏感，其他腰部各压痛点以及臀部和大腿根部压痛点均轻度敏感[6]，屈髋屈膝分腿试验阴性[7]，腰痛X线常规片未见异常，左腰脊柱"三种试验"检查阳性。椎管Conray造影提示正位腰$_{3\sim4}$碘柱轻度变窄，腰$_{4\sim5}$和腰$_5$骶$_1$碘柱均变窄，双腰$_4$神经根不显影；侧位腰$_{4\sim5}$碘柱前缘呈3/4弧形充盈缺损；斜位腰$_{4\sim5}$碘柱前缘左侧呈3/4和右侧呈轻度弧形充盈缺损，双腰$_4$神经根不显影。诊断：以椎管内为主的混合型软组织损害性双腰臀痛[8]。

病人在1976年11月13日在硬麻下行腰$_{3\sim5}$全板切除式椎管内（外）软组织松解手术。见腰椎板骨质增厚约1.2厘米，属先天性腰椎管骨性狭窄畸形，非疼痛因素。腰$_{4\sim5}$黄韧带肥厚；切除后见腰$_{3\sim5}$间变性脂肪粘连严重；彻底松解后见腰$_{4\sim5}$硬膜呈葫芦形压迹，神经根粘连也得到松弛；检查无椎间盘突出物发现。病理检验结果：黄韧带见纤维断裂，轻度肿胀；脂肪结缔组织见少量炎细胞及钙化[9]。

3年后复查：自诉术后腰臀痛全消失。术后3个月后恢复原工作，无征象复发和后遗症。检查：腰脊柱外形正常；直腿弯腰指尖触地，直腿伸腰无碍，直腿抬高试验左右各100°，三者均无征象引出；膝反射、跟腱反射正常，左踇趾背伸肌力减弱和感觉正常；腰脊柱"三种试验"检查变为阴性。双腰$_{2\sim3}$横突尖压痛轻度敏感；腰部其他压痛点均不敏感；双臀部和大腿根部的压痛点也不敏感。并发的椎管外发病因素仅局限于腰$_{4\sim5}$深层肌的附着处，在手术显露全椎板时早已松解，所以疗效卓越。病人对治疗满意。近期疗效属治愈。最后诊断是应属椎管内（无非疼痛因素的椎间盘突出物）为主的混合型软组织损害性双腰臀痛[10]。

【病例247】导读

［1］病人有腰部扭伤史且一直未完全康复，存在持续性腰骶痛，疼痛范围放射至臀但未达下肢，考虑受到刺激的神经节段偏高，涉及腰丛及骶丛的一部分，主要表现为腰部神经分布区的刺激症状。

［2］病人进行了牵引和"正骨"治疗。牵引可拉开椎间隙让椎间盘还纳，此处效果不显，提示炎症刺激部分已形成粘连，通过单纯牵引解除椎间盘的挤压未使症状缓解。"正骨"旋转复位疗法，通过改善关节突关节的承重方向和承重力来达到腰部软组织的放松，也未取得效果，提示疼痛并非单纯放松腰部肌肉可以解决。

［3］病人腰脊柱段患侧凸和后凸曲度变直，提示疼痛避让时出现了腰椎管腔内开大的情况。如果是单纯腰部深层肌损害引起的腰脊柱段改变，出现曲度变直、后凸的机会很少，出现侧弯的机会相对较多。一旦出现后凸曲度变直即提示单纯侧弯时无法

使椎管内压力下降，需要再进行另一个维度的改变才能使椎管腔内压力降低。

［4］病人直腿弯腰和直腿伸腰有痛不受限的情况与之前的分析存在相矛盾之处，因为直腿弯腰开大椎管间隙，而直腿伸腰是缩小椎管间隙，如果椎管内软组织存在无菌性炎症，会出现疼痛加重或限制后伸动作，表现出来的矛盾症状在这里没有办法进行分析。宣老在直腿弯腰和直腿伸腰的描述中并没有指出活动角度是否正常，"不受限"三个字提示了病人的活动范围应属正常，这和之前的脊柱改变相对矛盾的地方。但是出现了侧凸、后凸曲度变直的情况，如果骨盆的运动范围是正常的，在骨盆代偿的时候也可以产生不受限的情况。具体需要进行后伸运动的腰脊柱段评估，观察腰脊柱段是否出现了后伸的情况，如果腰脊柱段一直保持着原有的曲度，只是骨盆的运动，这就可以理解。如果骨盆的运动能够代偿腰部运动，也就提示骨盆周围的软组织损害较少。

［5］病人的直腿抬高动作并不引出症状，提示骨盆周围的肌肉神经没有无菌性炎症刺激，同时也没有坐骨神经牵拉性刺激的情况。因为左侧直腿抬高出现50°以上角度的抬高受限，这种情况提示左侧臀部肌肉或者大腿后侧肌肉处于相对紧张状态。

［6］左侧小腿肌肉轻度萎缩但肌力正常，提示运动神经的功能正常。肌萎缩的情况有几种可能：第一种是感受器障碍，对外周感觉的传递功能出现问题，如出现筋膜张力增加的情况或是感觉神经的传入异常，本体感觉神经受到挤压，会导致中枢系统对于外周的营养支配差异；第二种情况是血管异常，小腿动脉血管痉挛会导致其营养功能缺失出现萎缩；第三种情况是由于疼痛产生收缩抑制出现的肌肉失用性萎缩。这三种肌萎缩的情况都有可能出现，尤其以营养功能不良，即血管痉挛引起肌肉营养功能不良为主要形式。在临床中也可经常看到这种失用性肌萎缩的情况，实际不是废用，是因为支配肌肉的交感神系统处于高度兴奋状态，导致肌肉相对营养不良的萎缩现象。另一种情况是疼痛避让性的萎缩，是主动抑制作用的结果。这两种肌萎缩都可在软组织损害解除后恢复正常。只有外周本体感觉传导阻断出现的肌萎缩恢复起来比较困难，因为传导路线上的神经损害可能无法修复，那么萎缩就不能去除。

病人的压痛点分布范围主要集中在腰骶部，这里重点提到了关节突关节的压痛，其他部分的压痛相对较轻。因此也进一步佐证之前提到的软组织损害如直腿抬高动作没有产生疼痛的原因。

［7］病人的屈髋屈膝分腿试验阴性，提示骨盆周围尤其是髋部周围的软组织损害不明显，骶髂关节的损害程度不重。屈髋屈膝分腿试验重点在髋部周围的肌肉及骶髂关节的运动。分腿时骶髂关节会产生移动，如果骶髂关节周围没有无菌性炎症刺激就不会出现腰骶部或臀内侧疼痛的表现。

［8］宣老基于腰脊柱"三种试验"阳性和碘造影的分析，诊断了椎管内软组织损害为主的混合型软组织损害。碘造影的出现使诊断趋于佐证化。随着现代影像学技术

的进步，CT、MRI的出现对于椎管内、椎管外软组织是否损害的佐证检查会更加深入。如腰脊柱"三种试验"阳性，但椎管内的椎间盘突出并明显，只有软组织的占位影，有软组织损害性疼痛的明显提示作用。值得强调的是，并非影像学诊断椎间盘突出就属椎管内软组织损害，一定要看它的症状与突出部分是否存在一对一的责任关系。如果不存在，那就不能做出椎间盘突出的诊断。即使椎间盘突出很大，但强刺激推拿骨盆周围、脊柱段的软组织后能够缓解症状，也提示椎管外损害所占比例较高，椎管内只占很少的部分甚至完全是椎管外软组织损害。

［9］宣老为病人进行了腰$_{3\sim5}$椎板全切手术，可以看到椎板的骨质增厚，宣老理解为先天性狭窄。实际上先天性狭窄并不是疼痛的因素，但它是引起功能受限、造成疼痛的易发原因。同样在此例病人的手术探查中也未找到椎间盘突出物，只是脂肪组织压迹和脂肪无菌性炎症刺激的结果。

［10］该病人在3年后复查时所有症状均消失，仅有左踇趾背伸肌力的减弱，这与当时左小腿的肌萎缩可能存在前后因果关系。肌萎缩时间长，肌肉力量的不正常会导致背伸力量的下降。由于没其他症状且腰臀部的压痛点均转为轻度敏感，所以考虑背伸肌力下降是一种永久性损害。这种情况可以通过踇趾背伸肌力训练来逐渐恢复功能。但由于病人没有什么明显症状，无治疗需求，也就没有做这方面的康复训练。

26.2.6 第6组：多节段全椎板切除式腰椎管内（外）软组织松解手术，或结合腰臀部软组织松解手术治疗，经外院行"开窗式腰椎间盘切除手术"造成"腰骶部手术失败综合征"，经椎管造影提示硬囊变形，和再手术明确"腰椎管狭窄症"的椎管内外混合型软组织损害性腰腿痛的病例介绍和讨论。

【病例262】

沈×堂，男，42岁，工人。右腰腿痛3年余[1]。1975年起感腰痛，之后出现沿右大腿外侧直至足趾的"放射痛"，伴麻木，腰活动受限。征象日益严重，失去工作能力[2]。多种非手术疗法医治无效。河南医学院附院骨科诊断"腰椎间盘突出症"，1976年4月行"椎间盘切除手术"，结果阴性，但术后征象显著缓解。第40天征象复发较术前更剧，卧床不起，不能动弹。由新疆转来上海[3]。

检查：腰脊柱左（健）侧凸，曲度正常[4]，直腿弯腰指尖距地55厘米，直腿伸腰受限，两者均引出右腰臀痛加重[5]。直腿抬高右30°时，有右臀腿后侧吊紧感和右腓总神经按压试验阳性；直腿抬高左45°时，引出左腰骶痛和左腓总神经按压试验阴性[6]。腰$_{2\sim4}$横突尖和第12肋骨下缘的压痛点右侧高度敏感和左侧不敏感，臀部各压痛点右侧中度敏感和左侧不敏感，双大腿根部压痛点中度敏感[7]。屈髋屈膝分腿试验引出右髋外侧痛阳性[8]。腰痛X线常规片提示右腰$_4$半椎板缺损（手术所致）。右腰脊柱"三试验"检查阳性。椎管Conray造影提示腰$_5$骶$_1$正位碘柱轻度变窄，左腰$_5$神经根不显影，右腰$_5$和双骶$_1$、骶$_2$神经根袖扩张增粗和神经根盲端均呈球形，腰$_5$骶$_1$侧位碘柱前缘呈1/3弧形充盈缺损，双斜位腰$_5$骶$_1$碘柱均适度变窄，双腰$_5$和骶$_1$、骶$_2$神经根袖扩张增粗和神经根盲端均呈球形。诊断：椎管内外混合型软组织损害性双腰臀痛并发右下肢传导痛麻[9]。1978年5月26日在硬麻下行腰$_4\sim$骶$_1$全椎板切除式椎管内（外）软组织松解手术。术中见腰$_5$骶$_1$黄韧带肥厚约1厘米，切除后见腰$_4\sim$骶$_1$间变性脂肪与硬膜及右腰$_5$神经根鞘膜粘连严重；彻底松解后见腰$_5$骶$_1$硬膜呈葫芦形压迹，松解完毕使该处硬膜恢复正常宽度以及神经根恢复自由，无椎间盘突出物发现。病理检验结果：硬膜外脂肪和右腰$_5$神经根鞘膜外脂肪见脂肪结缔组织富血管和少量炎细胞。术后右腰痛缓解，右臀痛和右下肢痛未改善，伴触电样传导痛[10]。同年7月18日在硬麻下补行定型的右腰臀部软组织松解手术。出院时右腰腿痛全消失，残留右足背至第3~5趾麻木未全消。检查：腰脊柱外形正常；直腿弯腰指尖距地5厘米，直腿伸腰无碍，直腿抬高试验左右各80°，三者均无征象引出。腰脊柱"三种试验"检查变为阴性。病人对治疗满意[11]。

2年后通信联系：自诉通过步行功能锻炼，右足背和足趾的麻木全消失，长期从事原工作无征象复发，近期疗效属治愈。值得注意的是，从本病例的X线片分析以及笔者的椎管内手术和病理检查的验证，完全明确了外院第1次腰$_4$右半椎板式"腰椎间盘切除手术"结果阴性的术后诊断属"腰椎管狭窄症"。因术中未解除鞘膜外炎性脂肪及其继发的腰$_5$骶$_1$硬膜囊的葫芦形压迹，是本病的椎管内疼痛原因。如果当时采用笔者创用的多节段全椎板切除式腰椎管内（外）软组织松解手术，则可完全彻底解除本病的椎管内疼痛；后期加行定型的腰臀部软组织松解手术以完全彻底解除椎管外疼痛。如此，通过椎管内外兼顾的两次松解手术，必然会在最短疗程内，迅速治愈椎管内外混合型软组织损害性腰腿痛，更好地促进病人恢复健康[12]。

【病例262】导读

[1] 病人为中年工人，出现右侧腰腿痛3年，提示可能已出现范围较广的慢性软组织损害。

[2] 病人腰痛没有明显的外伤史，突感腰痛后沿着大腿外侧至足趾放射伴麻木，小腿外侧是否也存在症状尚不能确定。但出现足趾的放射性疼痛一般与神经刺激有

关，并非单纯外周神经刺激可引起。刺激神经干或根部才会出现明显的放射性疼痛，而伴有麻木则提示神经有受压的情况。

［3］非手术治疗后无效，再进行手术治疗是腰椎间盘突出症常规的治疗过程。病人术后征象显著缓解，说明治疗有效，这种有效基于对腰椎间盘突出的腰$_{4\sim5}$部分的开窗。在开窗的过程中切开胸腰筋膜降低胸腰筋膜张力，对因胸腰筋膜张力增加引起的症状有明显影响，且开窗减压能够改善椎管内压力，对压力增加引起的下肢支配神经挤压有减压作用。病人在术后40天出现症状突发加剧，这种现象提示我们：此次手术部位不是主要矛盾或只是主要矛盾的一个极小环节而已，所以会出现症状复发。

［4］病人腰脊柱段的健侧凸，提示患侧存在腰部浅层软组织损害牵拉或者健侧的臀旁侧软组织损害牵拉骨盆，引起骨盆侧向倾斜，出现脊柱段的代偿性反向运动，产生脊柱段健侧凸现象。

脊柱段曲度正常，是指矢状面曲度正常，这种情况不会存在明显的腰部深层或者椎管内软组织损害。为什么椎间盘切除术有效，后期宣老施行腰椎管内松解手术也会有效，其中存在着什么样的关系，需要进一步研讨。

［5］病人直腿弯腰和直腿伸腰的活动范围均受限，并引出疼痛加重的情况，提示弯腰过程中会牵拉关节突关节，继而牵拉到腰骶部、臀内侧的肌肉及腘绳肌群出现相应症状。直腿伸腰时腰部深层或椎管内的挤压，以及骨盆前旋转造成的代偿性腰部挤压都有可能是引起疼痛加重的原因。

［6］病人右侧直腿抬高引出臀腿后侧的吊紧感，此处没有提到疼痛的问题，提示直腿抬高过程中臀部肌肉受到牵拉刺激，产生吊紧感或保护性吊紧状态。如内收肌损害可出现大腿后内侧吊紧感，而臀旁侧损害出现的是大腿后外侧吊紧感。其他部分如坐骨神经受到轻度无菌性炎症刺激，造成腘绳肌紧张，出现大腿后侧的弥漫性吊紧感，但这种吊紧感往往会在直腿抬高牵拉时引出疼痛。

腓总神经弹拨试验阳性，提示：坐骨神经在穿出梨状肌下孔处的软组织之间存在无菌性炎症刺激神经的情况。这种刺激在直腿抬高拉紧坐骨神经时表现非常明显，出现腓总神经弹拨试验阳性。如果是坐骨神经的炎性刺激涉及胫神经时，则会出现胫神经弹拨试验阳性。此处的检查提示坐骨大切迹或臀旁侧，或坐骨大切迹上缘的臀大肌臀中肌交界处，或臀中肌臀小肌交界处存在无菌性炎症刺激的情况。

左侧的直腿抬高仅引出腰骶痛，说明在直腿抬高过程中骶髂关节产生牵拉性旋转，出现腰骶后部的软组织无菌性炎症刺激导致疼痛，并且会存在直腿抬高范围减小，提示腰$_{4\sim5}$、腰$_5$骶$_1$的区域存在无菌性炎症的可能性较大。

［7］压痛点检查时，只描述了病人右侧横突处压痛高度敏感、12肋下缘高度敏感、臀部压痛中度敏感的情况，这对于软组织损害的诊断并没有做出有用提示。如果属中度敏感在治疗上会模棱两可，需要进行强刺激推拿才能得到良好的验证，在此时诊断

软组织损害的部位是存在困难的。

　　大腿根部同属中度敏感的情况提示软组织损害的程度并不严重。但在临床工作中存在这样一种现象：双大腿根部的压痛点不太敏感或是轻中度敏感，有些软组织损害的病人疼痛无法解除，也需要对这些位置进行相应的治疗才能够起到明显的疗效。为什么会出现这种现象呢？应该和此处软组织处于黏弹性紧张期为主，而无菌性炎症蓄积量不大有关，或是产生了游离神经末梢对无菌性炎症刺激的钝化现象，这种现象会导致压痛不敏感或轻度压痛的情况出现。

　　[8]病人屈髋屈膝分腿试验引出右髋外侧疼痛阳性，提示右髋外侧存在软组织损害，这一点和之前直腿抬高产生的腓总神经弹拨试验阳性有呼应关系，提示臀旁侧存在软组织损害。臀旁侧对臀内侧、臀后侧尤其是对梨状肌的张力有明显影响，所以此处的阳性表现成为促使梨状肌对坐骨神经造成挤压或无菌性炎症刺激的病因基础。

　　[9]病人已进行过半椎板切除手术但腰脊柱"三种试验"阳性，提示半椎板切除减压不一定能解除椎管内软组织损害，而是需要去除椎管内硬膜外带有炎症的脂肪才能解决这一问题。在碘油造影时出现充盈缺损，提示椎管内存在碘油不能通过的组织粘连或是组织挤压严重。

　　纵观宣老对软组织松解手术的研究就会发现：随着碘造影的出现，一些软组织损害性疾病的诊断趋向于"椎管内"，而在没有碘造影之前，往往都趋向于"椎管外"的诊断。此病人的诊断因为已经应用了腰脊柱"三种试验"的检查，所以在物理和影像检查结合的情况下，确定为椎管内外混合型软组织损害。

　　[10]宣老对此例病人的软组织松解手术和椎板切除术进行了详细描述，确立椎管狭窄的存在。椎管狭窄会引起下肢的神经功能不良，尤其是出现感觉或运动神经功能不良的情况。去掉肥厚的黄韧带炎性粘连部分，使硬膜囊形态恢复原有状态之时，宣老认为已经解决掉椎管内软组织损害的问题。并且在此时已经进行切除物的病理检查，发现富有血管和炎性细胞，提示由于炎症的趋化作用导致血管长入，使局部的炎症更加明显。无菌性炎症并非单纯消极的作用，而是通过增加微循环，增加炎性细胞的胞吞作用，消除局部软组织的无菌性炎症或在免疫作用下消除增生突出物。但这种作用也正好占据了空间，使正常的神经传导通路受到挤压并出现相应症状。此次手术后病人的疼痛缓解情况较少，仅缓解了腰部的疼痛，而臀和下肢症状并没有得到改善，提示臀和下肢可能是椎管外软组织损害的原发问题或是主要矛盾部分，所以症状在腰部手术后并没有得到完全缓解。但在腰部手术后腰痛得到了缓解，原有的组织挤压或椎管狭窄得到了一定调整。如果宣老晚年接诊这位病人，很可能会优先进行臀部的软组织松解。

　　此类病人虽有腰脊柱"三种试验"阳性的情况，但临床症状和物理检查均提示椎管外软组织损害的可能性较大。如果当时病人进行了强刺激推拿预示性诊断，很可能会将椎管内软组织损害判定为次要矛盾，而椎管外软组织损害则为主要矛盾。

[11] 进行了右侧腰臀部软组织的定型松解手术后，病人症状完全消失，仅留有麻木症状未解除。麻木是由神经受压引起的，解除神经卡压后，因为快速解除长期受压的神经，可造成神经的再灌注伤，需要时间来修复；其次解除神经挤压后神经功能也不会立刻复原，需要经过2～3个月的时间才能逐渐恢复，所以当时麻木未解除并不代表没有治疗效果。腰臀部软组织的定型松解手术治疗后，病人的症状体征基本消失，宣老强调了腰脊柱"三种试验"变为阴性，而在第1次做腰椎管手术时并没有提及腰脊柱"三种试验"变为阴性的情况。这种情况有两种可能性：一种是宣老在手术没完成之前没有做腰脊柱"三种试验"的复诊；另一种是在宣老做了腰椎管内软组织松解手术之后腰脊柱"三种试验"并未转阴，而是在腰臀定型松解手术之后转阴。所以此病例的治疗有一个隐含的提示：有可能病人单纯进行定型的腰臀部软组织松解手术也可以解除病人症状。因为存在明显的影像学改变，腰椎管内的软组织挤压情况是存在的，这种情况如果没进行腰椎管内的松解手术，很难确定是否需要在腰臀部定型的软组织松解手术之后进行"补课"。这种"补课"的代价更为巨大，毕竟是在大范围松解之后又再次进行治疗，所以宣老选择了前者。

[12] 在外院的第1次手术和宣老进行的两次手术中均未提及椎间盘突出物的取出情况，也就表明椎间盘突出的诊断应该是错误的，而椎管狭窄的诊断是通过直观观察到的。病人出现的下肢症状是否存在间歇性跛行在病例里并没有相应描述，不过宣老对此病例进行了讨论，确定此类病例在进行椎管内和椎管外松解手术的共同作用下，可得到快速治愈。

如果当时对软组织损害部分进行银质针治疗，腰臀部的软组织症状可能会缓解很长一段时间。但由于存在椎管狭窄，也可能在缓解几年之后，出现症状的突发加重产生下肢运动或感觉功能不良的情况。现代影像学对于椎管内软组织及椎间盘的情况评价非常准确，在治疗前应进行良好的预后分析，让病人有明确的认知。

【病例264】

崔×录，男，42岁，农民。1977年被拖拉机撞伤右腰部，后遗持续性双腰痛伴右下肢外侧"放射痛麻"[1]。图们市有关医院诊断"坐骨神经痛"，经电疗、推拿等医治无效。转来上海。1978年9月在长海医院骨科行"开窗式腰$_{4\sim5}$椎间盘切除手术"，征象反而增剧，不能步行，咳嗽时痛更剧，失去劳动能力。术后曾在黄浦区东昌街道医院长期推拿，因无明显疗效而转来我院[2]。

检查：腰脊柱左（轻度）侧凸和后凸[3]。直腿弯腰指尖距地35厘米有僵腰，腰骶痛加重；直腿伸腰受限，引出双腰臀外侧痛麻"放射"至右小腿后侧直至足跟，但右小腿整个麻木[4]。直腿抬高试验左90°和右60°，均有各侧腰部吊紧痛[5]。腰、臀和大腿根部的压痛点左侧中度敏感和右侧高度敏感[6]。屈髋屈膝分腿试验引出右髋外侧痛阳性[7]。腰痛X线常规片提示：腰$_{3\sim4}$椎体后角骨赘形成，腰$_3$椎体下缘施莫尔结节形成以及腰椎管内残余碘油阴影存留。我科做2次椎管Dimer-X造影失败，仅凭腰脊柱"三种试验"检查阳性结合椎管外软组织损害性压痛点阳性，诊断椎管内外混合型软组织损害性双腰臀痛[8]。1979年9月4日在硬麻下行腰$_3\sim$骶$_1$全椎板切除式椎管内（外）软组织松解手术。见左腰$_{4\sim5}$椎板的"窗口"由瘢痕组织所填充以及腰$_5$骶$_1$黄韧带肥厚约1厘米；切除瘢痕和黄韧带，见腰$_3\sim$骶$_1$间变性脂肪与硬膜及两侧3对神经根鞘膜粘连严重；彻底松解后，见腰$_5$骶$_1$间硬膜呈葫芦形压迹，松解完毕使变窄的硬膜恢复正常宽度以及神经根恢复自由；并检得腰$_{3\sim4}$椎间隙后缘呈环形骨赘形成，属非疼痛病因故不作处理；检查无椎间盘突出物发现[9]。

1年后复查：自诉术后右小腿痛麻消失，残留双腰臀痛，但较术前大为减轻。检查：腰脊柱外形变为正常。直腿弯腰指尖距地25厘米，直腿伸腰有痛未受限，直腿抬高试验左右各90°无征象。双腰臀和大腿根部各压痛点均高度敏感。由于腰脊柱"三种试验"检查变为阴性。所以后遗症纯属椎管外软组织损害所致。建议征象严重时按原计划行椎管外软组织松解手术。近期疗效属有效[10]。还需要研讨的是，本病例在外院行"开窗式腰椎间盘切除手术"后为什么征象反而增剧？其原因涉及术前诊断的正确性和治疗方法得当与否。由于外院切除的是非疼痛因素的椎间盘突出物，而没有完全彻底地消灭鞘膜外炎性脂肪和它所继发的炎性椎管狭窄；这些残留下来的病理变化必然导致严重的椎管内疼痛；又因为这种混合型腰腿痛的椎管外软组织损害病变多且非常严重，上述的"腰椎间盘切除手术"附带的局限性松解无法达到彻底松解。两者均是主要原因。正因为传统的"腰椎间盘突出症"这个诊断是阴差阳错的，为此笔者倡议把它正名为椎管内外混合型（伴非疼痛因素的椎间盘突出物）软组织损害性腰腿痛，使之名副其实；并在治疗上废弃不具有因果关系的"腰椎间切除手术"而另用多节段全椎板切除式腰椎管内（外）软组织松解手术取代。也只有全面贯彻这一彻底消灭椎管内发病因素之后再结合彻底消灭椎管外发病因素的内外兼顾的治疗方针，才能保证椎管内外混合型软组织损害性腰腿痛具有显效的手术疗法或非手术疗法，取得令病人（不是经治医师）满意的治疗效果[11]。

【病例264】导读

[1] 病人是中年农民，经常做体力劳动，可能存在慢性软组织损害，且有腰部撞伤史，右侧腰部为主要撞伤部位，但后遗左右两侧的腰痛和右下肢外侧放射性痛麻。双侧腰痛是因为在撞击时会产生腰部对侧的牵拉冲击伤和同侧挤压伤。出现下肢外侧

放射性痛麻，考虑宣老描述的症状应是小腿外侧为主。但大腿外侧是否存在放射性痛麻，在病例里并没有完全呈现出来，也可以认为既有大腿外侧又有小腿外侧的放射性痛麻。如果是这两个部位同时出现放射性痛麻，由于不是同一皮神经分布区域，涉及软组织损害范围会更广，包括腰$_3$～腰$_5$节段的软组织损害都有可能出现这种情况。

〔2〕病人保守治疗的效果不理想，所以进行了腰椎的椎板半开窗手术。手术后疼痛不但没有缓解反而加剧，提示开窗手术对于软组织损害疼痛收效甚微，甚至会激惹诱发疼痛加重。

〔3〕病人腰椎向左（轻度）侧凸是浅层肌肉损害引起的体征。在病例里描述的应该是椎管内软组织损害更多。出现轻度侧凸考虑浅层软组织出现保护性牵拉，而深层关节突关节挤压并没有产生疼痛的激惹，所以病变部位即使存在椎管内软组织损害，也不应该在椎间孔周围，而是在更接近椎体后缘的部分。病人脊柱出现后凸提示深层肌或者椎管内损害，如果是关节突关节周围的损害，侧弯多不明显而后凸会表现更明显；如果是椎管内损害则后凸更容易解释。

〔4〕病人直腿弯腰活动范围减小且出现腰骶痛加重，提示腰骶部浅层、臀内侧肌肉筋膜损害可能性较大。由于没有办法描述骨盆旋转的角度，所以在此处无法判断是否为腰部或臀部损害引起。但以疼痛为主且存在僵腰的表现，提示腰骶部浅层肌肉的过度紧张存在保护性痉挛的情况。

病人直腿伸腰明显受限提示椎管内的压力较高，引起了双侧腰臀外侧的痛麻。不是单纯的疼痛而是有痛有麻，提示存在挤压的同时还有无菌性炎症的刺激。右侧的症状更加显著至小腿及足跟，足跟是骶$_1$神经分布区域，所以此处的问题要考虑到神经根挤压或者椎管内挤压。神经根挤压在此处无法解释脊柱现轻度侧凸的情况，所以考虑完全椎管内损害引起的症状会更合理。

病人腰后伸动作出现了整个右小腿的麻木，考虑多节段的挤压对小腿支配神经产生影响或严重的马尾神经挤压。另一种情况是严重的硬膜囊粘连，限制神经根的滑动度，产生腰后伸时神经根的牵拉症状。因为严重粘连后在进行后伸动作时会出现神经根向椎管内移动，牵拉造成血管的闭塞就会导致缺血性麻木。

〔5〕病人直腿抬高时虽然活动范围比较大，但出现了腰部的吊紧痛，提示神经根经过过度牵拉时会产生疼痛，提示神经根粘连的存在。直腿抬高动作对于腰部肌肉的牵拉影响不大，对骶髂关节的影响可产生关节的相对旋转。如果出现骶髂关节周围疼痛，即提示骶髂关节周围软组织损害。如果出现腰部的吊紧痛，说明在直腿抬高时坐骨神经牵拉使神经根向椎管外移动产生牵拉吊紧的情况。

〔6〕在进行压痛点检查时，病人存在以右侧为主的腰臀、大腿根部高度敏感压痛，左侧则为中度敏感压痛。宣老对此病人病例进行总结阐述时，并没有把椎管外的压痛描述特别详细，说明宣老对病人进行椎管内诊断的认识比椎管外诊断认识会更加

117

深入，认为是椎管内损害引起的。在整理病例时病人已完成了随访，因此考虑椎管内的问题会更多，椎管外的描述就更少。

[7]病人屈髋屈膝分腿试验引出右髋外侧疼痛，提示右髋外侧存在软组织损害。这能解释为什么病人在椎管内损害可能性较大的情况下，出现了轻度侧凸，提示骨盆出现了侧向倾斜，而腰脊柱段产生的是反向代偿的状态。因为反向代偿无法解决椎管内容积的问题，所以还会产生后凸，这和前面的一个病例在诊断上存在明显区别。该病例高度怀疑为椎管内损害引起，不似先前病例在进行椎管内松解手术之后还要进行椎管外治疗。

[8]病人椎体后角的骨赘形成与椎体后缘附着软组织的持续被动牵拉有关，说明病人在出现腰部症状之前，存在着漫长的下腰段曲度增加和上腰段前屈代偿的情况，形成了下腰段椎体后缘的软组织损害和椎间盘突出的条件。由于腰$_3$腰$_4$椎体之间的压力异常传递导致椎体终板的压力分布不均匀，高压力的终板部分容易出现骨皮质下水肿，形成施莫尔结节。由于碘柱造影的缺损使造影无法完成，宣老无法判断这个病例是否存在椎管内粘连，仅凭临床试验即做出了椎管内外混合型软组织损害的诊断。也就是说在当时的条件下，进行椎管内外软组织损害诊断是经验性诊断。出于病人对治疗效果的苛刻要求，在现有条件下如果没有更多的诊断证据支撑，是没有办法进行手术治疗的。宣老对腰椎"三种试验"检查的认识在此处也逐渐深入。

[9]宣老对椎管内软组织松解手术进行了详细描述，如黄韧带的肥厚、硬膜囊的粘连、术后的通畅状态以及未处理的骨赘，这些对于求证病人症状是否能消失给出了一定的支持依据。至于为什么在腰$_{4\sim5}$开窗手术之后出现腰$_5$骶$_1$的黄韧带肥厚，可能是腰$_{4\sim5}$在开窗之后椎体间连接的稳定性下降，造成了代偿的结果。此外，腰脊柱段后凸释放椎管内压力时造成黄韧带的持续牵拉，这也是引起黄韧带肥厚的一个重要原因。腰脊柱后伸叠加就会导致黄韧带叠加隆起挤压硬膜囊，挤压神经产生症状。

由于病人已进行过腰$_{4\sim5}$的椎间盘摘取手术，所以宣老在此次手术时未发现突出的椎间盘，提示下邻椎没有椎间盘突出的情况，现在产生的严重症状与硬膜囊和周围炎性脂肪粘连有密切关系。

[10]此病人术后原有疼痛缓解，宣老对这种状态作了良好预判。因为疼痛并未完全消失，当时进行腰臀、大腿根部的软组织损害检查时，应该存在很多压痛点，所以在复诊时发现这些压痛点更加敏感，是腰臀部软组织疼痛的重要原因。现在针对这种情况可以进行银质针密集型针刺治疗。当年宣老尚处于软组织松解手术探索期，只能选择手术治疗，对此病人会有一定差异。腰脊柱"三种试验"阴性与否与椎管内外软组织损害的诊断有密切关系。腰椎管内软组织损害治疗之后就能使腰脊柱"三种试验"转阴，也进一步明确腰脊柱"三种试验"在椎管内软组织损害中的意义。

病人小腿的痛麻消失，提示椎管内的高压以及无菌性炎症刺激是造成右小腿痛麻的重要原因。通过游离减压使神经挤压解除，去除无菌性炎症脂肪，减少无菌性炎症刺激，疼痛就能得到明显缓解。

［11］宣老在此段话里强调了：椎管外无菌性炎性脂肪对游离神经末梢的刺激是产生疼痛的原因，以及继发性的炎性粘连是造成椎管狭窄的重要因素。实际在椎管狭窄的诊治过程中，确实存在着相似的特点。椎管外的软组织损害解除之后，椎管内的症状逐渐得到缓解。尤其是椎管狭窄症病人在骨盆周围以腰部银质针治疗之后，椎管狭窄症的症状得到明显改善，这与改变腰椎管的压力、改变腰椎的曲度有密切关系。这些顽固的症状也提示炎性粘连可以导致微循环功能下降，使椎管外软组织损害治疗时不易达到预期的治疗目标，需要反复针刺改变椎管外压力，使椎管内软组织得到进一步修复。

宣老在此病例描述中非常经典的最后一句：不管是进行手术还是非手术疗法治疗，取得令病人（不是经治医师）满意的治疗效果。即经过一段治疗结束之后，是否解剖对位，对于病人而言无关痛痒，是否消除了疼痛以及不适症状才是病人最需要的。

6.2.7 第7组： 多节段全椎板切除式腰椎管内（外）软组织松解手术，或结合腰臀部软组织松解手术（或"以针代刀"的密集型压痛点银质针针刺）治疗，经外院行"开窗式腰椎间盘切除手术"变为"腰骶部手术失败综合征"，经椎管造影提示硬膜囊变形和手术明确漏切突出物的椎管内外混合型软组织损害性腰腿痛的病例介绍和讨论。

【病例267】

全×福，男，39岁，干部。14年前的秋天感腰部酸痛，无外伤史[1]。在师部卫生科行理疗，未见好转。至同年底疼痛加重伴左腿麻木，"放射"至足底。13年前（1965年）4月26日在解放军第85医院骨科行"开窗式腰$_{4~5}$椎间盘切除手术"。术后征象好转，但仍有间歇性左腰臀痛小发作，经休息和多种非手术疗法医治又可缓解。近半年来左臀痛加重及左小腿外侧麻木和疼痛难忍。近1个月更加剧，不能行走，丧失劳动动力。经亲戚（本院职工）介绍来我科医治[2]。

检查：腰脊柱左（痛）侧凸，曲度正常；直腿弯腰指尖距地45厘米无僵腰，直腿伸腰受限，两者均引出左腰腿麻痛加重[3]；直腿抬高试验左40°，有左臀痛和小腿外侧麻痛加重；右90°无征象；小腿外侧至足背外侧的皮肤感觉减退[4]，腰$_3$横突尖、臀部和大腿根部的所有压痛点左侧高度敏感和右侧不敏感[5]，屈髋屈膝分腿试验阴性，腰脊柱"三种试验"检查阴性，腰痛X线常规片无异常，诊断椎外管外软组织损害性左臀痛并发下肢传导征象。1976年5月14日在硬麻下行定型的左臀部软组织松解手术和左大腿根部软组织松解手术[6]。

第2次住院： 术后2年左腰臀腿征象全消失，恢复原工作无不良反应。但近1个月左大腿后1/2处有疼痛和麻木，后者向小腿、全踝、前足和五趾"放射"[7]。

检查： 腰脊柱重演左（痛）侧凸，但曲度仍正常；直腿弯腰指尖距地34厘米，有左大腿"放射麻"至踝周围和五趾；直腿伸腰受限，引出左下肢"放射麻"至足跟；直腿抬高试验左30°，引出左大腿后侧麻痛加重，右80°无征象；平时左足底经常性酸麻，非常不适；左腰脊柱"三种试验"检查由术前阴性变为阳性[8]；椎管Conray造影提示正位碘柱腰$_{4\sim5}$处呈轻度变窄和腰$_5$骶$_1$左缘呈1/2性弧形充盈缺损，腰$_4$以下的神经根均不显影；侧位腰$_{4\sim5}$碘柱前缘呈1/5弧形充盈缺损，但腰$_5$骶$_1$碘柱前缘完整；侧位碘柱仅见左侧腰$_{4\sim5}$前缘呈轻度和腰$_5$骶$_1$呈1/3弧形充盈缺损。诊断：椎管内为主的混合型软组织损害性左腰腿痛麻[9]。1978年9月6日在硬麻下行腰$_4\sim$骶$_1$全椎板切除式椎管内（外软组织松解手术，见腰$_{4\sim5}$黄韧带肥厚；切除后见腰$_4\sim$骶$_1$间变性脂肪与硬膜及左腰$_5$神经根鞘膜粘连严重以及腰$_{4\sim5}$左侧手术"开窗"处瘢痕粘连甚紧，进行松解和切除；并发现左腰$_5$骶$_1$处有一游离型椎间盘组织自腰$_{4\sim5}$椎间隙的破孔逸出下移，与左腰$_5$神经根鞘膜前外侧通过变性脂肪而相互粘连，神经根增粗；左腰$_{4\sim5}$椎间隙的破孔已平坦并纤维性愈合，由此说明椎间盘切除手术的软骨破孔仍可自然愈合；遂进行松解和移除，使左腰$_5$神经根自由。病理检查结果：黄韧带见胶原纤维变性断裂，硬膜外脂肪见脂肪结缔组织内毛细血管较显著，伴出血及少量慢性炎细胞浸润，椎间盘见胶原纤维的部分区域毛细血管增生和少量慢性炎细胞浸润[10]。

7个月后复查： 自诉术后所有征象全消失，恢复原工作无征象复发，无后遗症。检查：腰脊柱形态正常，活动良好；直腿抬高试验左右各90°无征象；左腰$_3$横突尖、髂尖粗面和内外踝后下方仍有压痛点中度敏感，均属未手术松解的椎管外软组织损害（征象突发时建议进一步治疗）。腰脊柱"三种试验"检查变为阴性，病人对治疗满意。

14年后再复查： 远期疗效属治愈。如果本病例第1次手术时就采多节段全椎板切除式手术，就不会漏诊椎管内向下游离的椎间盘组织。第2次椎管内手术也就可以避免了。最后诊断是以椎管内（伴非疼痛因素的椎间盘突出物）为主的混合型软组织损害性左腰腿痛麻[11]。

【病例267】导读

[1] 病人为部队干部，腰痛在25岁时即发病，时间比较早。部队干部是从基层选拔上来的，需要经各种磨炼和强烈运动，在运动之后容易出现劳损。另外，病人可

能是文职干部，以久坐为主，久坐也会出现腰部软组织损害。所以此病人应为慢性软组织损害引起的疾病。

［2］在症状描述和治疗史中提到病人症状加重表现的是左腿麻木放射至足底，该区域属于胫神经分布区，所以考虑椎管内软组织损害的可能性。在出现这些情况之后，后续进行了腰$_{4\sim5}$椎间盘摘除手术。因为做的时间比较早，当时的手术条件和技术成熟度都不是很高，所以手术可能会有一些后遗症状。病人在术后征象好转，出现间歇性的腰臀疼痛发作，提示存在椎管外软组织损害。椎管内的减压切除不能解决椎管外损害的问题，所以椎管外损害是没有被治疗到，并且会逐渐累积加重，进而出现小腿外侧的麻木和疼痛。这种情况和腓总神经的分布区重叠，涉及腰$_{4\sim5}$椎间盘突出的可能性，以及臀部、内收肌软组织损害对坐骨神经的影响。

这个病例描述中是臀痛加重而未提到腰痛加重，病人原来存在腰臀痛的小发作；臀痛加重且无腰痛的情况，考虑臀部软组织损害的可能性较大，也有一部分是由腰部软组织损害引起，基本上属椎管外损害更多，尤其涉及小腿外侧而非小腿后侧或足底部。

腰脊柱段的痛侧凸，提示腰部深层肌或椎管内损害的可能性较大。脊柱的矢状面曲度正常说明不会有太多的腰椎管内压力释放，椎管内损害的可能性相对会小一些。

［3］病人直腿弯腰和直腿伸腰的活动范围均受限，提示腰部或臀部的浅、深层软组织损害都是存在的，也可能存在椎管内软组织损害的情况。一般而言，椎管内软组织损害产生的多数为直腿伸腰刺激性痛麻，而直腿弯腰时症状会缓解。现在同时出现腰腿麻痛的加重，提示腰臀部的浅层和深层软组织均存在损害的可能性。由于出现麻的情况，也就提示脊神经穿过的部位有受压的可能性，尤其在坐骨神经穿出梨状肌下孔时产生明显挤压，会出现痛、麻加重的情况。

［4］患侧直腿抬高明显受限，并且在直腿抬高时出现了臀部和小腿外侧的麻痛加重，提示：在臀部和大腿、小腿后侧肌肉在拉伸的过程中，出现了神经刺激症状，提示梨状肌下孔软组织损害及臀大肌臀中肌交界处损害或臀旁侧软组织损害在平衡调节中引起的症状。如果出现腘窝吊紧的情况，还要考虑髌下脂肪垫损害引起的症状。因为出现的是痛麻，而髌下脂肪垫损害不会引起麻的症状；髌下脂肪垫损害引起的麻只出现在小腿前侧而不在外侧，只有在坐骨神经穿出梨状肌下孔处受到明显挤压时才会出现小腿外侧麻，或椎管内的椎间盘突出压迫神经根会出现小腿外侧麻。小腿外侧至足背外侧的皮肤感觉退，提示腓总神经的感觉传入部分受到了明显挤压。

［5］病人疼痛侧的腰臀、大腿根部压痛明显，此处并没有提到腰部深层关节突关节和椎板的压痛，只提到了横突尖和臀部压痛。此时宣老对做过腰部手术的病人，进行关节突关节压痛检查时还是有相对忽略的，或是此处进行了删减，由于不是原始病历因此无法看到全貌。实际在银质针治疗的过程中，这些手术过病人的关节突关节虽

第十四节 椎管内软组织损害为主的混合型软组织损害病例

然进行了修整，但对关节突的位置进行按压，多数仍会存在压痛或僵硬的状态。

[6] 此病人的病例中未提及碘造影检查，因为腰脊柱"三种试验"阴性，所以不进行此类检查也是出于宣老对病人诊断确定性的考虑。如果是腰脊柱"三种试验"阳性，一般都要进行腰椎管的碘造影检。在临床工作中如果发现腰脊柱"三种试验"阳性，建议病人做腰椎的CT或者MRI检查，做到对椎管内软组织损害和椎管内突出、占位的掌握。

宣老对此病人进行了常规的腰部X线检查，未发现阳性表现，诊断为椎管外软组织损害引起的症状，并进行了臀部和大腿根部的软组织松解手术。此次松解手术是趋于保守的，因为病人已做过腰椎间盘突出的取出手术。而腰部的压痛只表现为横突尖压痛，关节突关节并没有提示有压痛，所以未进行椎板、关节突关节的软组织松解。

对于银质针治疗来讲也是如此，腰部压痛不明显或腰部做过开窗或钢板螺钉固定手术的病例，先进行腰骶后部、臀部和内收肌群的治疗，然后再进行腰椎残存骨性结构的针刺，这是个更加安全的治疗方案。

[7] 病人术后两年内腰腿症状消失，提示椎管外软组织松解手术的成功和宣老诊断的准确性。出现了大腿后侧1/2处的疼痛应为点状或小范围疼痛，因为描述的部位不是整个大腿后侧而是大腿后1/2处的疼痛和麻，这种情况高度怀疑椎管内软组织损害。坐骨神经投影区的点状疼痛对于椎管内软组织损害诊断有积极意义，并且存在向小腿、全踝、前足五趾的放射，提示坐骨神经受刺激产生的放射性症状。

[8] 对于此段物理检查，宣老在"腰脊柱重演左侧凸"一句里，提示在椎管外软组织松解手术后腰脊柱恢复了正常的曲度，这种变化是与臀内侧、臀旁侧对骨盆的空间位置影响有关。但是此时又出现了腰脊柱段痛侧凸的情况，这就提示深层肌或椎管内损害的可能性。因为腰椎的矢状面曲度正常，所以还要进行相应的鉴别。

病人直腿弯腰动作受限，并且出现了大腿的放射性麻至足踝五趾。从宣老前后描述的症状分析，应该是表现出大腿后侧或者后外侧的放射性麻。向下至足踝和五趾的表现就容易解释这种大腿后侧线状放射性麻的情况，提示坐骨神经受到挤压刺激或者牵拉缺血引起相应症状，高度怀疑椎间孔穿出的神经根有粘连的可能性。直腿伸腰的动作产生了椎管内、关节突关节挤压的情况，出现的放射性麻到足跟，不是相同节段的一个神经分布区，到足跟的这部分与胫神经的分布区明显相关，所以出现后伸时的这种痛麻多数源于椎管内的无菌性炎症刺激和挤压引起。

病人直腿抬高时引出大腿后侧的麻痛加重，与前述症状呼应，说明大腿后侧有麻痛，有放射性麻然后在直腿抬高的时候出现麻痛加重，不是原来没有而是原来很轻现在加重了。大腿后侧的这种典型神经放射症状对诊断椎管内软组织损害有明显提示作用。

病人足底部的酸麻感，提示椎管内的挤压对于神经的影响，尤其是在胫神经的穿出、走行区域。当然也有一部分病人踝管张力增加形成局部挤压，出现足底的酸麻痛的情况。

腰脊柱"三种试验"由阴性转为阳性，是对此病人进行决定性诊断的重要环节，提示椎管内软组织损害引起了现有症状。

[9]在进行碘造影时，对成像正位和侧位影像进行了充分的描述。在此描述过程中，所有缺损和分布不均匀、不明确的地方都可能存在压迫或者炎性粘连，造成碘造影剂无法填充硬膜外间隙。在当时条件下进行碘造影的检查，对于椎管内的情况是有积极提示作用。

[10]此例病人进行椎管内软组织松解手术，宣老描述有明显的粘连和条索的情况，说明神经根的粘连比较严重，正好符合前述症状。在对病人进行直腿抬高牵拉时，因神经根粘连导致神经纤维高张力造成神经缺血，出现麻的情况。牵拉时间越久则缺血表现越明显，麻的症状也就越重，而短时间牵拉只会出现不太明显的麻。病人先前已经做了椎间盘摘取手术，在这个椎间隙此时又发现有椎间盘突出物，有两种可能性：一种是由于手术开窗范围太小，有碎裂的髓核向下移动未能完全清除；另一种可能性是髓核取出不彻底，在进行运动时残存髓核被再次挤压。由于髓核属于免疫逃逸部分，会引发局部炎症产生粘连，以上这两种可能性都是存在的。

异物所在的区域有炎性趋化作用，也就有毛细血管的长入。为了改善局部循环，增加异物的清除，会出现大量吞噬细胞吞噬异物，产生局部炎症物质堆积使软组织出现粘连，从而导致微循环功能受到影响产生临床症状。大量的毛细血管长入是积极的，是为了清除异物而出现的。而在大量毛细血管长入的同时，出现局部水肿，炎症吸收速度会受到明显影响，导致慢性炎症持续存在，这也是身体在进行炎症清除过程中的一种过度反应。所以现在有学者提出"保炎治疗"的理念，就是保持炎症存在，不让炎症过度，缓慢清除异物，确实对腰椎间盘突出症有明确的积极作用。

降低炎性物质堆积和局部水肿是治疗软组织损害性疼痛的重要途径，银质针治疗对于局部的减压、微循环功能的改善及水肿状态的缓解有着积极治疗意义。

[11]宣老对此病人的持续性回访，让他有了更加明确的认知。由于病人在14年后的复查还处于治愈状态，也就说明此类病人在椎管外软组织松解术后的腰部椎管外软组织并没有严重问题，而是椎管内出现了问题。由于对臀部和大腿根部进行了软组织松解，所以病人的各项功能得到了明显恢复，并且保持了很长时间的治愈状态。

二次椎管内手术看到了游离的椎间盘组织，在当时的条件下，有可能会出现髓核取出不完整或者出现漏诊游离椎间盘组织的情况。是否存在外院手术失败，需要进行综合分析。在目前的影像学诊断条件下就会明显避免这类事件的发生。

回顾这个病例，如果在椎间盘突出的急性期即进行椎管外软组织损害的干预性治疗，很有可能使椎管内的无菌性炎症消退到适度状态，使突出的髓核得到良好的控制，甚至可以使突出的髓核得到免疫去除，可减少病人多次进行手术。

【病例269】

　　余×清，男，38岁，工人。7年前抬重物时伤腰，后遗左腰痛[1]。症状不断加重，沿左臀向小腿外侧、足背和五趾传导，后三者伴麻木，出现左腰痛并发"坐骨神经放射痛"[2]。1975年2月在江苏省工人医院骨科行左"开窗式腰$_5$骶$_1$椎间盘切除手术"。术后征象反而更重，多种非手术疗法医治无效，由南京转来我院[3]。

　　检查：腰脊柱左（痛）侧凸和后凸[4]。直腿弯腰指尖距地45厘米有僵腰；直腿伸腰受限，两者均有腰痛加重[5]。直腿抬高试验左30°有左腰骶至下肢的"放射痛麻"加重；右90°无征象[6]。左腰部、臀部和大腿根部的各压痛点均高度敏感；右侧上述压痛点均不敏感。屈髋屈膝分腿试验引出左大腿根部痛阳性[7]。腰痛X线常规片未见骨质病变，仅见左腰$_5$椎板有部分缺损为外院行"开窗式椎间盘切除手术"所致。腰脊柱"三种试验"检查阴性。诊断椎管外软组织损害性左腰臀痛并发下肢传导痛。1975年9月27日在硬麻下行定型的左腰臀部软组织松解手术[8]。

　　第2次住院：术后征象全消失，恢复工作3年中无征象复发，也无后遗症，病人对治疗满意。近期疗效属治愈。但3年之后，渐感久坐不超过1小时立即引出整个左下肢麻，其他均正常。因腰脊柱"三种试验"检查的两种试验阳性（仅脊柱侧弯试验阴性），故劝告病人再入院。检查：腰脊柱畸形如前直腿弯腰指尖距地15厘米，仅感腰骶部拉紧；直腿伸腰无征象，且感舒适。直腿抬高试验左右各80°无征象引出[9]。椎管Dimer-X造影提示腰$_{4\sim5}$和腰$_5$骶$_1$碘柱稍变窄，左腰$_4$和腰$_5$神经根不显影；侧位碘柱前缘腰$_{4\sim5}$处呈1/5变窄而腰$_5$骶$_1$前缘却完整，斜位碘柱前缘左侧腰$_{4\sim5}$和腰$_5$骶$_1$处均呈1/8弧形充盈缺损和左腰$_4$、腰$_5$神经根不显影，而右侧完整和显影。诊断左腰椎管内病变[10]。1978年11月21日在硬麻下行腰$_4\sim$骶$_1$全椎板切除式椎管内（外）软组织松解手术。见两节黄韧带均肥厚；切除后见腰$_4\sim$骶$_1$间变性脂肪以及左腰$_{4\sim5}$和腰$_5$骶$_1$的椎板"开窗"处瘢痕组织，与硬膜及神经根鞘膜粘连甚紧；彻底松解后见腰$_{4\sim5}$和腰$_5$骶$_1$两节硬膜均呈一般压迹，并检得左腰$_4$和腰$_5$两神经根鞘膜前侧各有一个钙化的旁侧突起型椎间盘，顶压神经根，估计是外院第1次手术中未曾处理。笔者对此因无周围组织的粘连也未进一步治疗。术中麻醉不全，松解时触压神经根引出"只麻不痛"的感觉，说明此瘢痕组织中无炎症基础存在；又在腰$_{4\sim5}$椎板的"窗口"中见一个小指甲大小的骨块与瘢痕组织连在一起。切除瘢痕组织和小骨块，使硬膜和神经根松解而恢复自由。在操作中，也仅引出"只麻不痛"。为此笔者分析：本病例原本就是合并非疼痛因素腰椎间盘突出物和鞘膜外脂肪正常的椎管外软组织损害性腰腿痛，故而导致外院第1次手术的无效；相反，通过第2次我院的腰臀部手术消除了合并的腰椎管外软组织损害的主要病因，就完全消除其征象。由于"开窗"式手术中遗留了小骨屑，在3年中化生变大形成上述的骨块，并在特定位置上可能导致腰$_4$神经根的急性机械性刺激，故术后第4年就在坐位中又出现下肢麻木的神经压迫征象。所以解除了这种机械性压迫，术后征象立即完全消失。腰脊柱"三种试验"检查变为阴性[11]。

14年后复查：远期疗效属治愈。这种后遗症的发生，应该说与"螺蛳壳里做道场"的"开窗"式椎板切除手术有关。如果当时外院采用多节段全椎板切除式手术，由于手术视野增大和暴露清晰，是完全可以避免手术中小骨屑遗留椎管内的可能性，病人就可避免重复手术的痛苦。最后诊断是以椎管内伴非疼痛因素椎间盘突出物的椎管外软组织损害性左腰腿痛。

【病例269】导读

〔1〕病人为年轻工人，抬重物时扭伤腰部后出现持续性的左腰疼痛，这种情况很有可能是腰臀部或者内收肌群软组织损害引起，并非单纯腰椎间盘突出。在做影像检查时多数存在椎间盘膨出或者突出的可能，压痛点检查时有规律的压痛点。

〔2〕疼痛部位并无大腿的描述，只有臀、小腿外侧、足背及足趾的麻木，且小腿、足背及足趾处疼痛麻木同时存在，这种情况与坐骨神经中的腓总神经分布区基本吻合，考虑坐骨神经穿出梨状肌下孔处的软组织损害可能性较大。宣老在描述上会出现左腰痛并发坐骨神经放射痛的情况，并未描述大腿后侧的线状疼痛，所以只考虑了腰和小腿之间的关系，诊断椎管内软组织损害的可能性较小。

〔3〕病人行腰$_5$骶$_1$椎间盘开窗切除手术，手术时是否已做椎间盘的全切或部分切除，在后续的描述中又提到椎间盘的问题，提示当时手术可能并未取出髓核或只有少部分髓核取出。术后出现征象的加重提示手术的部位应该是代偿损害的部分，并非原发软组织损害部位。这就说明了我们在临床诊断上对于椎管内外软组织损害判断的重要性。一旦判断有误，手术之后的效果可能会大打折扣，甚至出现无效或症状加重。

〔4〕腰脊柱段出现痛侧凸和后凸，提示腰部深层或椎管内软组织损害的可能性极大。因为腰脊柱的痛侧凸，就说明存在关节突关节的疼痛避让动作或椎间盘侧方突出造成神经根挤压的避让作用。有后凸提示椎管内压力比较大，需要开大椎板间隙释放压力，或是双侧关节突关节周围无菌性炎症引起的关节突分离。这种脊柱变化还可能与骨盆周围软组织损害有关，如果存在臀内侧损害就有可能导致骨盆后旋、腰脊柱后凸。如果存在臀旁侧的软组织损害，骨盆侧向倾斜引发脊柱调节，也可能会出现腰脊柱段痛侧凸的形态变化。

〔5〕病人的直腿弯腰和直腿伸腰都有受限，并且直腿弯腰的时候有僵腰。僵腰在宣老的描述里出现次数较多，提示腰部存在板状僵硬的状态。它给我们更多的运动理

解是腰脊柱段在前屈时无法进行良好的弯曲，而需要通过胸腰段或胸脊柱段过多的前屈动作才能完成直腿弯腰动作。这是直腿弯腰时僵腰一个现象，提示腰部存在保护性痉挛，或者胸腰筋膜后叶存在蠕变缩短的情况。

因为病人出现疼痛，提示直腿弯腰和直腿伸腰过程中存在无菌性炎症刺激的情况。但直腿伸腰时出现的无菌性炎症刺激可以在腰部深层或椎管内，也可以是控制骨盆旋转的内收肌群或臀旁侧的阔筋膜张肌、臀小肌，这些部位的损害都会出现直腿伸腰时疼痛加重和伸腰受限的情况。伸腰的活动范围大小则要通过直腿伸腰动作过程中骨盆的旋转和腰脊柱段的曲度变化来进行具体分析。

在进行直腿抬高动作时，病人出现左下肢的活动受限，以及左腰骶部至下肢的放射性痛麻，提示臀部大腿后侧产生牵拉时以及坐骨神经在牵拉移动时出现相应症状。也要考虑骶髂关节及腰$_{4\sim5}$、腰$_5$骶$_1$的神经根部分粘连可以出现这个现象，还有一部分则源于坐骨神经穿出梨状肌下孔处的无菌性炎症刺激。

［6］压痛点检查时发现病人左侧腰部、臀部、大腿根部都有敏感压痛。是哪个部位损害造成病人的疼痛，宣老当时没有做进一步分析，只是确定了腰臀部存在软组织损害的情况，并且在屈髋屈膝分腿试验时引出了左大腿根部的疼痛表现；此处还要考虑内收肌群对腰痛的影响，实际在早期直腿弯腰的时候也存在着内收肌群的参与，很有可能内收肌损害是引起此次腰痛的原因。

［7］但病人在治疗时，并未进行大腿根部的软组织松解手术，很难解释不做手术的原因，因为此病例隐去了原始病历的具体内容，也没有进行相应的分析。

［8］以往治疗此类型椎管外软组织损害，宣老会选择腰臀部和内收肌群的软组织松解手术，但此时宣老却只进行左侧腰臀部软组织松解手术，对内收肌群并未描述也没有处理。手术之后病人的症状全部消失，提示宣老对该病人诊断上的准确性。在诊断准确的同时我们可以猜想，宣老是否已向病人说明，如果腰臀部的定型软组织松解手术没有达到理想效果，还要进行大腿根部的手术，此处不得而知。

［9］病人在进行左腰臀部定型软组织松解手术后，征象消失且能够维持正常工作，但3年之后逐渐出现久坐后下肢麻的情况。单纯的麻而无痛提示神经受压，而不是无菌性炎症刺激导致。此时压痛点的检查情况病例中没有描述，是否全部消失不得而知；第1次查体时大腿根部的压痛点是存在的，如果第2次查体时消失，即说明大腿根部软组织损害的压痛点为继发；如果大腿根部的压痛点没有消失，说明此次发病有可能与大腿根部的软组织损害有关。由于大腿根部的软组织损害不会直接刺激坐骨神经，所以有可能出现代偿性损害继发下肢麻的症状，但只有看到原始病历才能进行更多的分析。病人整个左下肢出现的麻，所涉及的神经节段较多，提示椎管内损害的可能性较大，如果是椎管外损害则只能挤压一条神经。如果是椎间孔的损害，则可挤压一个区域的感觉神经，但也不会出现整个下肢麻的情况。出现整个下肢麻考虑椎管

内的容积变小，挤压马尾神经的机会增多，尤其是单侧。

宣老在此处应用了腰脊柱"三种试验"进行鉴别，出现两个试验阳性，即胸腹部垫枕加压试验和胫神经弹拨试验均阳性。阳性说明引出了疼痛，具体引出了哪个阶段的疼痛并未说明。宣老此时已对腰脊"三种试验"的应用已比较广泛，因此很有可能是通过经验判断，明确了椎管内软组织损害的可能性。

［10］病人的肌电图检查、影像检查提示椎管内存在挤压神经的可能，在这种情况下进行椎管的探查治疗或是开窗松解很有必要。

［11］宣老在此处详细描述了手术所见：一是黄韧带的增厚，二是手术瘢痕部位的粘连。在如今临床工作中，腰椎手术后的病人也存在这种现象：神经根与手术区域产生粘连，长期运动牵拉神经会出现神经缺血和神经周围软组织水肿，继而出现无菌性炎症产生疼痛。

尤其是现有的腰椎开放性手术结合钢板螺钉固定，包括咬除部分关节突关节，增加组织粘连的机会。一旦产生粘连，运动时神经无法在肌肉内良好地滑动，会出现牵拉部分的炎症刺激，进而出现相应症状。

因为手术采用局麻，医生可以和病人进行互动，刺激神经后的感觉是麻是痛，表现非常明显。手术中发现了一个小的游离骨块，刺激周围组织产生了粘连，提示第1次手术时可能有骨块的脱落。由于手术视野的不完整，所以无法完全将游离骨块取出，这也与当时医疗条件受限有关。如果进行了更大范围的开窗，病人可能不会出现这种脱落骨块未取出的情况。

26.2.8 第8组： 腰臀部软组织松解手术后，行多节段全椎板切除式椎管内（外）软组织松解手术治疗，经椎管造影提示硬膜囊变形和手术证明"腰椎管狭窄症"的椎管内外混合型软组织损害性腰腿痛的病例介绍和讨论。

【病例275】

张×华，男，41岁，干部。病人原系解放军团长，解放战争中负过伤，躯干存留若干炮弹碎屑未取出。当时外伤治愈后仍长期在营伍工作，无不良反应。近9年来感双腰臀痛，不断加重，以致无法多走或久坐；坐位超过1小时则腰痛难忍，并迅速出现双下肢后侧吊紧感和酸痛；右腿乏力，稍不注意或快走几步就会不自觉地自行摔倒。平时伴严重的头脑昏沉，时有眩晕发作、头紧、全头痛，耳鸣，眼睛不大若瞌睡半醒样，视力减退、视物模糊，吞咽不适似有异物感，胸闷、胸痛、呼吸不畅、颈背部扳紧不适，双手酸胀、握拳无力，右手有"持物落地征"，常在执笔写字或持杯饮茶时而不自觉地将笔或茶杯跌落地面[1]。之前在福建部队医院医治无效，复员后在北京、天津、南京、上海等地的一流医院骨科、神经科和中医科多方求治，诊断"腰脊柱神经根炎""腰椎韧带损伤""腰脊柱侧弯""肥大性腰脊椎炎""外伤性慢性腰痛""无力性腰肌劳损""腰部金属异物存留"等，诊疗意见不一致。前后不少于200种中医、西医、草医等非手术疗法，包括许多土丹、土方在内，久治无效。1964年在华山医院骨科行腰神经根后支切断手术，术后征象反而更重。失去生活能力[2]。

检查：腰脊柱左（轻度）侧凸和后凸[3]。直腿弯腰和直腿伸腰均严重受限，稍微屈伸均引出腰骶部剧痛难忍[4]。直腿抬高试验左右各90°，引出腰骶臀痛加重[5]。双腰$_{2\sim4}$横突尖、腰$_{2\sim5}$棘突和椎板、髂后上棘内上缘、髂胫束、髂后上棘、臀上神经、臀下神经、坐骨神经梨状肌下出口处和骶尖粗面的痛点高度敏感，只要压准痛点，哪怕极轻的操作，也会使病人惊叫呼痛，右重于左；双大腿根部压痛点中度敏感；以及双胸椎棘突和肩胛骨上角的压痛点高度敏感，也右重于左[6]。屈髋屈膝分腿试验引出双髋外侧痛和双臀内侧痛[7]。腰痛X线常规片和胸$_3\sim$腰$_3$正侧位X线片提示骨骼正常，但相当于下胸部及上腹部居中处有大小不等的若干散在性金属异物阴影；从侧位片中分析所知，阴影分布于前胸壁的剑突附近、上腹部的腹腔内和后腹壁的腰$_2$椎体附近[8]。

笔者当时对这一疑难痛症没有认识，于是在1966年2月5日做一试探性检查：以1%普鲁卡因10mL在右髂后上棘内侧压痛的软组织中注射后，令病人在走廊上行走5分钟就感右腰骶痛明显减轻。再在右坐骨大切迹附近压痛的软组织中另注入10mL后再行走，则腿部征象全消失，走路有力，快步不再自行跌倒；右头颈背肩征象全消失，头脑清醒，思维清晰，眼睛睁圆有神发光，手酸胀消失，握拳有力，"持物落地征"消失。病人反而感到所有躯干上部征象变为暂时性左重右轻。于是明确了双腰臀部软组织损害并发躯干上下部征象的诊断，考虑椎管外软组织松解手术的治疗[9]。为了慎重起见，带病员到长征医院骨科举办的病例讨论会研究。会中有关专家由于不了解椎管外软组织损害这一新生事物而不支持笔者的治疗方案。但病人因上述试探性检查有暂时性疗效，故多次向我院领导反映坚决要求手术[10]。

1966年4月14日在唐光福院长亲临现场支持下，笔者接受病人的要求，在腰麻下施行双臀I手术。术中先将右侧臀上皮神经切断后，病人即感右侧躯干上部征象消失。他以右手紧握院长的手感动地说："右侧头脑清楚了，右眼发亮了，右手握力恢复正常了；但左侧颅脑征象却突然变得严重了。"当左侧臀上皮神经切断后，病人立即反映左侧头脑、眼睛和手出现与右侧相同的良好反应。手术完毕翻身仰卧后原有的背胸征象也解除。病人深有感慨地说："9年来我尝到了第一次正常的深呼吸，背胸部是多么的舒畅呀！"[11]

第2次住院：术后臀腿征象全消2个月，行走正常，不再摔跌，"持物落地征"解除。但不久出现双腰骶痛，不能多坐。检查：腰脊柱无侧凸，有后凸。直腿弯腰指尖距地5厘米，直腿伸腰部分受碍；两者均有腰骶痛增剧。直腿抬高试验左75°和右70°，均无征象引出。根据双腰$_{3\sim5}$棘突和髂后上棘内上缘的高度敏感压痛点的分布，于1966年5月28日在局麻下行双腰$_2$骶$_1$旁腰背筋膜后叶菱形切开手术和髂后上棘内上缘此筋膜附着处切开手术。出院时腰骶痛缓解，直腿抬高试验左右各90°无征象引出。[12]

第3次住院：不久腰骶痛又逐渐加重。病人在外院多方诊治，征象有增无减。通过对200例手术病例的私下访问，了解了笔者改进手术的疗效后，下决心来院接受再手术。检查：脊柱无畸形。直腿弯腰和直腿伸腰均严重受限，稍微屈伸均有剧痛。直腿抬高试验左45°和右40°，均引出各侧的腰椎横突尖痛，右重于左，但无臀腿征象。腰$_{2\sim4}$横突尖、胸$_{12}$棘突骶$_4$中嵴、髂后上棘内上缘、臀下神经和髂翼外面的压痛点均高度敏感，右重于左。双髂后上棘、臀上皮神经和髂胫束的压痛点均不敏感；双坐骨神经梨状肌下出口处和大腿根部的压痛点均轻度敏感。由于当时对腰椎管外软组织损害的认识所深化，于1969年11月15日和同年12月6日在硬麻下分别行右左两侧的腰臀Ⅱ手术[13]。

第4次住院：术后疼痛明显减轻，能坚持原工作，曾到农村参加"五七干校"学习数月，可参加一般农业劳动，无征象复发。但总感腰臀部不适和隐痛，难以忍受。检查：直腿弯腰指尖距地35厘米，有腰骶部吊紧感；直腿伸腰受碍，有双下肢后侧"放射痛"。直腿抬高试验左50°和右30°，均引出各侧髂后上棘内上缘痛。双腰$_2$后关节～骶$_4$背面以及髂翼外面下2/3段的压痛点均高度敏感，全为腰臀Ⅱ手术未松解处。1972年5月23日在硬麻下补行双腰$_{1\sim3}$棘突、椎板和后关节切开剥离结合腰$_4$～骶$_4$该肌附着处游离的手术；同年9月25日在硬麻下补行双髂嵴腹肌附着处和髂翼外面三肌附着处（髂前上棘—坐骨大切迹后缘—髂后下棘的连接线以上）切开剥离手术。这样就使腰臀部的松解范围完全符合定型手术的要求，疗效就比较突出[14]。

第5次住院：术后所有征象全消失，行动方便，恢复原工作3年中无征象复发，也无后遗症。但之后又渐感左腰臀痛，无麻木；双下肢无征象，但行走时出现间歇性跛行，怀疑腰椎管内病变。病人又通过对20多位经笔者行腰椎管内（外）软组织松解手术老病员的疗效调查而再入院。检查：腰脊柱左（痛）侧凸和后凸。直腿弯腰指尖距地35厘米无征象；直腿伸腰受限，腰骶痛加重。直腿抬高试验左30°和右35°，均引出左腰骶痛。双腰臀部各压痛点均变得不敏感。左腰脊柱"三种试验"检查由以往多次检查的阴性变为阳性。椎管Dimer-X造影提示腰$_{4\sim5}$和腰$_5$骶$_1$正位碘柱轻度变窄，双腰$_5$神经根均堵塞，右重于左；两者的侧位碘柱前缘也呈轻度弧形充盈缺损，边缘光滑；双腰$_4$～骶$_1$斜位碘柱前后缘完整无缺，但右腰$_5$神经根堵塞和左侧中断。诊断椎管内软组织损害性左腰腿痛。1978年4月18日在硬麻下行腰$_4$～骶$_1$全椎板切除式椎管内（外）软组织松解手术。术中见上述两节黄韧带肥厚，切除后见变性的硬膜外脂肪呈块状堆积，两者压迫硬膜和左腰$_5$神经根出现一般压迹。彻底松解后再检查，未发现椎间盘突出物存在；仅在左腰$_{4~5}$黄韧带处检得1颗0.2厘米×0.3厘米×0.2厘米的金属屑。病理检验结果：两节黄韧带见纤维变性断裂，有钙化和骨化；硬膜外脂肪富于血管、脂肪纤维组织、并有炎细胞浸润。术后腰脊柱"三种试验"检查变为阴性[15]。

7年9个月后复查： 自诉多次椎管外软组织手术只有短暂的疗效，减轻征象而不能根治；最后1次椎管内软组织松解手术后疗效确实显著。征象消失，长期失眠解除，恢复原工作长期无征象复发。仅在走长路时有腰臀部吊紧感。检查：腰脊柱外形恢复正常，直腿弯腰指尖距地5厘米，直腿伸腰无碍，直腿抬高试验左右各90°，三者均无征象引出。除双大腿根部出现压痛点外，其他压痛点均消失。建议征象严重时考虑大腿根部软组织松解手术。病人对治疗满意。远期疗效属显效。最后诊断应属以椎管外为主，无非疼痛因素的椎间盘突出物的混合型软组织损害性双腰臀痛并发下肢传导痛和继发躯干上部征象。通过本病例前后12年2个月的临床研究，深知欲取得腰骶臀腿痛或头颈背肩臀痛快速和卓越的治疗效果，必须在手术前先明确椎管内、椎管外和椎管内外混合型三种诊断标准的鉴别，再进行有的放矢的治疗。本病例的诊疗全过程在疼痛的临床研究中仅是典型病例之一[16]。

【病例275】导读

[1] 病人为军人，进行过各种各样的战斗，极有可能遭遇过寒冷、劳累刺激或极度损伤，在此基础上产生了腰臀部疼痛。宣老把疼痛描述为腰臀痛，说明下肢疼痛的程度并不明显，而是以腰臀痛为主。疼痛发作时无法多走或久坐，多走涉及臀旁侧软组织损害的可能性较大，因为臀旁侧软组织对于大腿肌肉的紧张度有调整作用。神经穿行区域粘连也是导致多走出现症状的原因，行走时神经在软组织间隙滑动，神经周围粘连会导致滑动的牵拉刺激增多，产生局部无菌性炎症刺激神经的情况。如果坐骨神经走行区域内出现与周围软组织粘连的情况，多走同样会产生疼痛，表现为臀腿痛状态。如果没有下肢症状只有腰臀症状，则主要涉及臀上皮神经的粘连。久坐出现腰与臀大肌、臀中肌交界处损害有关，此处涉及臀上皮神经较多。同样涉及臀大肌、臀中肌叠加部分的无菌性炎症刺激，尤其是臀中肌的无菌性炎症，对于臀大肌的收缩力是有明显影响的。臀大肌、臀中肌叠加部位深层损害对骨盆坐位时控制存在影响，出现腰痛或腰臀痛的机会也比较多。病例描述坐位超过一小时则腰痛难忍，并出现下肢后侧吊紧感和酸痛，这种情况表现出腰痛难忍与关节突关节无菌性炎症后释放深层压力造成的脊上韧带拉伸有一定关系。当然与臀上皮神经的牵拉、胸腰筋膜及臀大肌

筋膜的牵拉也有关系。涉及向下肢后侧的吊紧感，提示"坐位"时会影响到坐骨神经、腘绳肌群，所以出现此类吊紧感、酸痛及乏力的状态。容易出现摔倒的情况提示右下肢的肌肉控制力不足，原因可能来源于两方面：一是神经受压，支配肌肉的运动神经受压后导致下肢的肌肉收缩无力，容易产生摔倒的情况，但是这种情况一般持续存在，不会出现突然加重或突然减轻的情况。快走几步就会出现摔倒说明在快速运动时下肢的支撑力量不足。二可能来源于肌肉本身，肌肉的慢性损害缩短导致慢性缺氧持续存在，一旦快速运动耗氧，肌肉收缩力就会下降。如果是来源于神经的原因则与支配下肢肌肉的神经受到压力刺有关，由于此处没有严重疼痛的描述，所以考虑为坐骨神经的发出、走行区域受到了明显的压力刺激。坐骨神经支配的肌肉主要涉及与站立、行走相关的肌群，而对于股神经或闭孔神经支配的肌肉，股神经对股四头肌的张力控制，闭孔神经对内收肌群的张力控制，对站立的控制都是辅助控制。当出现屈膝动作时，股四头肌对膝关节的控制表现为主要控制。躯干上部伴随多种症状，这些症状可能与头颈部、肩部软组织损害相关或与胸脊柱段的软组织损害相关。也有可能是躯干下部的传导症状，需要进行相应的鉴别。右手存在持物落地症，病人的右手握力不太正常，和右腿的乏力存在着同侧相关性，根据现有的医学资料，要考虑颈脊柱节段椎管内脊髓受压的可能性。

［2］基于当时的医疗条件，对病人的诊断存在困难，所以在诊断上会出现各种各样的诊断名称，而在诊断不明的情况下进行各种各样的盲目治疗，不一定产生效果。脊神经后支切断术对腰部深层或者竖脊肌的无菌性炎症刺激引起的疼痛有缓解作用，对此病人反而加重症状，提示疼痛来源并非来自脊神经根后支所分布的感觉区域。

［3］腰脊柱段的左（轻度）侧凸提示疼痛侧就是重侧，可能为腰部浅层肌肉的保护性痉挛紧张造成，也可能存在着凸侧的椎管内软组织损害，但损害程度并不太重，也会出现这种临床症状不明显，而形态改变比明显的情况。腰脊柱段矢状面后凸提示开大椎管使椎管内压力下降的这种避让反应是存在的。

［4］病人腰部存在明显的屈伸功能受限，并且在屈伸时会引出剧烈的腰骶部疼痛，提示腰骶部的浅、深层均存在无菌性炎症刺激。为什么脊神经后支切断术后会表现为症状加重？如果是臀部软组织损害引起了腰部代偿性症状，这样容易解释腰部的屈伸功能障碍，臀部的臀上皮神经受到牵拉或挤压刺激都可能会出现腰臀部疼痛。骶骨背面疼痛与竖脊肌及臀大肌的联合运动有关，导致此处的神经受到牵拉或者挤压刺激产生症状，考虑臀内侧和骶骨背面损害的机会较多。

［5］病人直腿抬高的活动范围正常，说明臀部与下肢后侧连接肌肉的延展性良好。能引出腰骶疼痛，说明直腿抬高过程中牵拉了臀大肌筋膜、骶骨背面或者骶髂关节，而这些部位有明显的无菌性炎症存在，因此出现腰、骶、臀疼痛的加重。

［6］压痛点检查时，病人腰脊柱横突、椎板、髂后上棘、臀部都存在明显的压

痛，此处髂后上棘内上缘和髂后上棘分别列出，说明胸腰筋膜与竖脊肌都存在明显无菌性炎症。臀下神经、坐骨神经出口的位置有高度敏感的压痛，提示臀内侧软组织有损害。尤其坐骨神经的梨状肌下孔处的高度敏感，提示坐骨神经到炎症刺激。病人没有明显髂下脂肪垫损害的临床征象，髂尖粗面的高度敏感压痛有可能是传导痛。当时宣老对于传导痛的检查和分辨还没有更好的方法，此处只做了记录，后面进行传导痛的阻滞检查时，会把这些部位分辨开来。大腿根部的压痛不是特别敏感，提示大腿内收肌群存在软组织损害，但并不是特别严重。但不管轻重与否，都有可能成为下一个继发疼痛出现的原因。胸脊柱段的棘突和肩胛内上角存在明显压痛，给躯干上部症状提供了治疗方向和范围。至于疼痛的出现属原发痛还是继发痛，需要进一步的传导痛检查才能确定，对于此处的问题在明确诊断之前要慎重治疗。银质针治疗时，躯干上部的脊柱旁关节突关节和肩胛骨背面往往是治疗躯干上部症状的重要部位，但对于松解手术而言，宣老还没有进行躯干上部的软组织松解手术。

［7］病人屈髋屈膝分腿试验引出双髋外侧和臀内侧阳性，髋外侧与阔筋膜张肌的牵拉及臀小肌的挤压有关，臀内侧与骶髂关节周围的软组织损害有关。在骶髂关节运动的过程中诱发损害部分出现臀内侧疼痛，多位于骶髂关节下缘和骶骨背面的部位，尤其是骶髂长短韧带的附着部分，如果出现损害会产生这一症状。

［8］影像检查发现，病人体内有若干个大小不等的金属影，局限于躯干腹壁和腹腔后腹壁部分，说明这些金属在人体内已经存留了一定的时间，并且没有产生炎症或者诱发炎症的情况。不过这部分软组织受到金属异物的刺激，有可能会造成腹肌或者腰大肌的问题，此时宣老没有对这些部位进行治疗，但后期通过解决临床症状，提示这些异物的存留不一定会造成软组织损害加重，也有可能金属物不会诱发无菌性炎症。但瘢痕确实会对人体运动模式产生影响，导致疼痛的出现。

［9］宣老运用麻醉剂注射的方法，使病人的症状缓解、疼痛减轻。这里既有尝试性的诊断性治疗，又有传导痛检查的预示性诊断，有非常积极的意义。在病人的髂后上棘做麻药注射后腰骶痛能明显减轻，提示此处的软组织存在无菌性炎症刺激游离神经末梢，导致腰骶痛的加重。对于坐骨大切迹麻醉剂注射之后出现腿的症状消失、走路有力，提示坐骨大切迹处梨状肌的问题是以痉挛为主，无菌性炎症为辅，痉挛对坐骨神经产生挤压刺激导致行走无力甚至跌倒。躯干上部症状消失，手握力的恢复，持物落地症消失，说明坐骨大切迹部分的麻药注射对于躯干上部症状有明显的缓解作用，这种缓解作用可能是髂后上棘和坐骨切迹同时注射的结果，说明腰骶后部和坐骨大切迹的麻醉使躯干上部的征象消失。尤其此处还对臀大肌的臀下神经支配区具有阻滞作用，使臀大肌、竖脊肌放松而影响躯干。另外，20mL的麻醉药量会引起身体的血管扩张，产生躯干上部症状缓解作用。但躯干上部症状能完全消失多数与腰臀部的软组织放松和感觉神经阻滞有关。

［10］宣老做了大量的软组织松解手术探索，对软组织疼痛的治疗有丰富的临床经验，但治疗国家功勋有关人员还是非常慎重，征寻了有关专家对病例的讨论意见。虽然病例讨论过程中专家们不支持宣老的想法，但病人却是推动医疗发展的重要动力。因为病人有需求，宣老有好的治疗效果，所以在慎重沟通和全面考虑之后，进行尝试性的治疗非常有必要，这也是医学发展的需要，有时候是需要进行决断的。

［11］病人第1次手术，宣老选择的术式比较保守，只进行了浅层软组织松解，主要涉及臀I手术。将臀上皮神经切断之后，病人的躯干上部征象消失，这种情况很难解释为什么臀上皮神经所在区域对于躯上部会有影响，但是宣老的这一壮举也提示大家：臀部的治疗，尤其臀上皮神经穿出骨盆区域的治疗对于躯干上部症状是有影响的。此处不排除在进行臀上皮神经切断时对胸腰筋膜的放松，使肩部的软组织痉挛得到了缓解。病人的躯干上部症状与躯干下部的腰臀部的软组织损害有关，并且躯干上部以肌肉痉挛引起的症状为主。臀上皮神经切断术为什么能影响到呼吸，可使人做到正常的深呼吸，这可能与臀上皮神经发出部分的位置有关。因为臀上皮神经的发出部分来源于腰丛，即腰$_{1\sim4}$的脊神经后支分出，如果此处存在无菌性炎症，会抑制其支配阶段其他肌肉的张力，尤其是膈脚附着部分的膈肌受此处影响比较大，对深呼吸的影响也比大，基于这一点考虑臀上皮神经对膈肌是有影响的。

［12］宣老第1次施行的是极为保守的臀部浅层软组织松解手术，治疗并不彻底，后续出现了新的腰骶痛。不能久坐是因为臀中肌还没有得到完全治疗。脊柱段侧凸消失提示臀上皮神经无菌性炎症刺激不均衡时会导致脊柱段产生侧弯，形成臀上皮神经的牵拉保护，解除了牵拉保护，所以侧凸消失。但后凸仍然存在，提示腰部深层或者椎管内存在软组织损害的可能性，或臀内侧存在明显的紧张状态。直腿弯腰动作明显改善，说明原有的直腿弯腰受限与臀上皮神经的粘连有关。臀上皮神经周围软组织粘连及无菌性炎症刺激，在直腿弯腰时会导致神经在组织间滑动不良，这种滑动会引起无菌性炎症刺激增加而使疼痛加重，所以会限制直腿弯腰的动作。至于直腿伸腰得到改善，则提示臀大肌或竖脊肌收缩时对臀上皮神经的影响下降，没有明显的无菌性炎症刺激臀上皮神经，所以活动范围增加。但还有活动受限，说明不单纯是臀上皮神经影响了直腿伸腰的动作。阔筋膜张肌、内收肌群、腰部深层或椎管内的软组织损害都会影响直腿伸腰动作的完成。两者在运动时都引起了腰骶痛增加，说明活动范内的肌肉没有保护性紧张的情况，但是腰骶部的竖脊肌及多裂肌有可能还存在无菌性炎症，所以出现腰骶痛增加的情况，这也是之前提到的久坐出现腰骶痛、直腿抬高出现腰骶痛的重要原因。第1次手术后直腿抬高不引出症状，说明直腿抬高影响的部位是臀上皮神经和臀大肌筋膜。直腿抬高范围减小的，提示手术后可能出现了筋膜的蠕变短缩、筋膜粘连，但没有无菌性炎症刺激，所以不引出疼痛。第2次手术时，宣老根据压痛点的分布（但此处没有提到腰部深层关节突关节和椎板的压痛），只做了浅层胸

腰筋膜后叶的菱形切开松解，手术对放松胸腰筋膜后叶的张力有明显作用，解决了腰骶痛的问题。胸腰筋膜松解后，病人的直腿抬高试验恢复到90°，提示胸腰筋膜的张力对直腿抬高也有影响。胸腰筋膜的张力影响了直腿抬高试验的哪个环节？可能与直腿抬高时骨盆旋转动作带动胸腰筋膜产生了保护性肌筋膜紧张，导致直腿抬高不能达到90°，但此处的直腿抬高并不引出疼痛，说明直腿抬高动作对于骨盆旋转产生的腰部肌筋膜牵拉较轻，病人一旦出现腰骶痛，则提示骶髂关节运动可能对腰骶部的感觉神经产生了影响。

[13] 由于手术松解的软组织较浅，深层的软组织没有得到松解，病人出现腰骶痛加重是很有可能的。而且此时的腰骶痛没有形成胸腰筋膜的保护性牵拉，单纯的肌肉收缩会加重软组织损害，导致疼痛逐渐加重。随着软组织松解手术的进一步深入以及宣老对软组织松解手术的认识有了明显的提升。而且有了病人的坚持，手术得以进行，并且病人从直腿弯腰和直腿伸腰严重受限恢复到原有状态，这也提示病人的腰部深层、浅层肌肉均出现了无菌性炎症刺激。也就是病人失去胸腰筋膜的保护，肌肉的应用明显增多，导致应用过程中的炎症蓄积增多。此时检查发现病人的腰脊柱后凸不太明显，因为腰部肌肉过于紧张将后凸部分挤压回去，尤其是浅层肌的高度紧张会挤压使脊椎段的曲度恢复正常。也正是因为此处的挤压，有可能会导致腰部深层或者椎管内无菌性炎症的进一步发展。病人的直腿抬高动作引出腰椎横突尖疼痛，与腰丛受到牵拉有关，因为主动直腿抬高动作涉及腰大肌，会影响到腰椎横突尖，说明腰大肌出现了无菌性炎症刺激。当然在直腿抬高的时候，臀部的牵拉也会导致腰椎受到刺激出现症状。腰大肌牵拉更容易解释直腿抬高时引出横突尖疼痛的现象。没有出现臀、腿的症状，提示坐骨神经此时的活动范围是正常的，说明臀部深层梨状肌的无菌性炎症较轻，不会出现相应的症状。压痛点检查表现出以腰椎横突尖、胸椎到骶骨的脊柱段、髂后上棘内上缘为主的明显疼痛，而髂后上棘的疼痛并不明显，两者形成鲜明对比，说明胸腰筋膜的松解对于髂后上棘的影响是比较大的，但对髂后上棘内上缘并无作用。臀下神经包括髂翼外面的压痛均为高度敏感，但髂胫束的压痛并不敏感，提示臀旁侧髂翼外面的压痛来源于臀中肌前束、臀小肌或者与神经支配区。后面提到了臀上皮神经的压痛敏感，虽然臀上皮神经已经切断，切断后部分感觉神经会得到相应恢复，但此处没有高度敏感压痛，提示臀部浅层肌肉筋膜层的炎症并不严重。病人直腿抬高动作时下肢没有出现明显的症状，提示坐骨神经的梨状肌下孔出口处没有明显炎症的情况。出现的轻度敏感压痛，前后可以佐证；大腿根部软组织损害是可以影响直腿抬高的，而这里提示大腿根部属轻度压痛，说明直腿抬高动作出现受限与内收肌群关系不大。基于上述分析，宣老对病人进行了腰臀Ⅱ的松解手术，也就是进一步深入的松解手术，这种松解手术实际并不全面，尤其是对腰部深层的贯通以及臀旁侧的松解都不太彻底，这样还有可能会出现后期的相应症状。

［14］病人第3次手术后，躯干上部的症状消失，并且在手术过程中未对躯干上部进行治疗，说明躯干上部的问题属继发传导问题，在该病例中体现得非常明显。因为腰臀部的软组织松解并没有达到完全放松的定型手术要求，出现腰臀部的疼痛、隐痛都极有可能，并且在检查时出现直腿弯腰指尖距地范围增加的情况，提示腰骶部、腰臀部筋膜肌肉层出现了新的软组织损害、新的粘连。病人直腿伸腰时出现双下肢后侧的放射痛，在病例里是起到了警示作用的；双下肢后侧的放射痛与坐骨神经的无菌性炎症刺激有密切关系，如果是小腿外侧或者大腿外侧的放射痛，往往是受外周挤压、刺激的影响，而部位在双下肢后侧则提示腰部深层或者椎管内损害的存在，尤其是椎管内损害。由于腰椎管内的软组织损害会影响到双下肢，而深层肌往往存在不对称损害的情况，所以它的放射痛有轻有重，不太对称。直腿抬高引出髂后上棘内上缘的疼痛，提示腰臀Ⅱ手术之后髂后上棘部分没有得到完全放松，说明松解不彻底。压痛点检查提到了后关节到骶骨背面部分，这是腰部深层肌到骶$_2$多裂肌的腰骶部深层部分，如果到骶$_4$就涉及竖脊肌的腱膜性筋膜部分。进行腰臀Ⅱ手术时髂翼外面下2/3没有得到松解，所以出现高度敏感压痛是极有可能的。屈髋屈膝分腿试验未做，是否会引出阳性表现不得而知。基于宣老对腰臀部软组织松解手术认识的飞跃，病人此时接受了彻底的、定型的腰臀部软组织松解手术。所以治疗效果会比单纯一块或者一个区域的松解更加彻底、稳定。这提示我们在进行慢性软组织损害病人银质针治疗时，范围要更全面，因为银质针不如手术刀切割彻底，所以在治疗上要求我们把所有压痛部分包括压硬部分全部治疗到位，这样才能使病人得到完全缓解。如果我们的治疗是基于消除病人症状，很有可能会在一段时间后出现症状的复发。但病人的治疗节奏是否能顺利进行到完全放松是与其意愿相关的，是需要我们不断沟通的。如果病人能够理解和支持，这些治疗就必须要进行下去并直到彻底放松为止。

［15］在第4次手术后，病人的症状得到了完全缓解，说明椎管外软组织损害对病人病情有明显影响。在缓解之后又出现间歇性跛行，提示椎管内损害的可能性出现，由于椎管外的软组织已经全面松解，内收肌的压痛又变得不是特别敏感，所以考虑椎管内损害。在进行检查时，腰椎出现痛侧凸和后凸的情况，这提示腰部深层或者椎管内损害，尤其是有侧凸、后凸多考虑椎管内损害是存在的。出现这种情况之后我们再进行分析，病人进行了几年的工作，直腿弯腰虽有范围受限但并无症状引出，提示直腿弯腰受筋膜粘连或蠕变短缩影响，但没有无菌性炎症存在。直腿伸腰受限引出了局限性的腰骶痛，提示损害部分可能局限于腰骶部相应节段的深层或者椎管内。未出现下肢放射性症状，提示神经根处没有受到无菌性炎症刺激。直腿抬高的范围明显缩小，但只引出腰骶痛，没有下肢的放射性疼痛或者明显线状疼痛，提示软组织损害影响了椎间孔部位，产生了骶丛穿出椎间孔部分的软组织粘连。由于粘连部分没有明显的无菌性炎症，并非反复牵拉，所以不会出现疼痛。但在反复牵拉刺激时，尤其行

走的过程中，坐骨神经在椎间孔以及在大腿肌肉内滑动，这种滑动会对粘连部分产生牵拉刺激，如果有炎症就会出现腿痛。如果只是单纯的粘连而没有炎症，会因持续的牵拉刺激造成神经鞘膜的缺血表现，而出现下肢无力或功能不良的情况，也可以产生间歇性跛行。基于腰臀部的压痛不太明显，以及腰脊柱"三种试验"阳性的表现，基本指向了椎管内软组织损害。碘油造影的表现给予椎管内空间狭窄的诊断支持，说明椎管内可能存在粘连或增生物的挤压。因此对于此类病人进行椎管内的软组织松解手术是非常有必要的。宣老对术中所见也进行了详细描述，包括黄韧带的肥厚以及成块堆积的脂肪都可能产生神经根的挤压刺激，里面出现的是硬膜和左侧神经根的挤压，说明脂肪的增厚增生挤压了这一部分。为什么会产生这种过度增生的挤压呢？现有的研究并不能完全解释这一现象。腰$_{4\sim5}$黄韧带处的金属碎屑是在黄韧带内部还是表层都是有不同意义的。如果在黄韧带内部，那就没有办法了解腰$_5$位置出现了大量脂肪块状堆积的情况。如果在黄韧带的表层，进行运动的时候此处的金属物有可能会刺激到神经，造成脂肪过度堆积进行硬膜囊保护的情况，也就是说，在保护硬膜囊的同时会挤压神经。

［16］在此病例的治疗中，宣老进行了各种关于软组织松解认识的总结，使软组织松解手术得到了更成熟更完善的发展。宣老认为这个病例对于软组织松解手术是有一定贡献的，所以它是典型病例之一。病人进行了椎管内外软组织松解手术之后，虽然还有症状，指向的是大腿根部的压痛，但宣老没有把这种压痛描述为高度敏感压痛，无法明确是否需要进行大腿根部的软组织松解。给病人的提示是可以在征象加重的时候进行大腿根部软组织松解，我们在临床接诊病人时也可以像宣老这样给病人进行交代。病人在进行检查和治疗之后，疼痛症状消失，但还有压痛或一些不适症状，又不愿意继续接受治疗，我们要告诉病人，如果出现某种症状我们可以进行什么样的治疗或哪些部位的治疗，这样病人在再次发病之后还能找到我们进行诊治，避免形成治疗中断而认为治疗效果不好。为什么进行了如此多部位的银质针治疗后还会有症状呢？是因为有些部位还没有处理到位。把没有进行治疗的部位或是需要反复治疗的部位融入病人的意识里，只有这样他们才会继续遵循医生的指导进行新的银质针治疗，最终达到痊愈。

【病例285】

单×启，男，29岁，军人。1975年腰部扭伤，后遗持续性腰痛。经常反复发作加重，发展为沿右下肢外侧"放射"至足跟的腰腿痛，无麻木[1]。失去工作能力。曾先后在沈阳、北京和南京等军区总医院、不少部队医院和地方医院等骨科求医，均未明确诊断。前后曾行针灸、推拿、理疗、温泉浴等医治均无疗效。经老病员推荐来我院骨科诊治。

检查：腰脊柱无侧凸，有后凸变直[2]。直腿弯腰指尖触地，直腿伸腰未受限，两者均引出上述"放射痛"加重[3]。直腿抬高试验左右各90°无征象，但右腓总神经按压试验阳性[4]。下肢肌肉无萎缩，跗趾背伸肌力和皮肤感觉正常。腰$_{2\sim4}$横突尖、髂胫束、臀上皮神经、髂后上棘、臀下神经、臀上神经和大腿根部的压痛点左侧中度敏感和右侧高度敏感。屈髋屈膝分膝试验阴性。腰脊柱"三种试验"检查阳性[5]。椎管Dimer-X造影见腰$_{3\sim4}$、腰$_{4\sim5}$正位碘柱轻度变窄，双腰$_3$、腰$_4$和右腰$_5$神经根不显影[6]；腰$_{4\sim5}$侧位碘柱前缘呈1/4弧形充盈缺损；双腰$_{4\sim5}$斜位碘柱前缘均呈轻度弧形充盈缺损，右腰$_3$、腰$_4$神经根不显影。诊断椎管内外混合型软组织损害性双腰臀痛并发右下肢传导痛[7]。1979年1月20日在硬麻下行定型的双臀部软组织松解手术和双大腿根部软组织松解手术。再于同年3月28日在硬麻下行腰$_3\sim$骶$_1$全椎板切除式椎管内（外）软组织松解手术。见腰$_3\sim$骶$_1$间变性脂肪增多，与硬膜及神经根鞘膜粘连，其中以右腰$_4$神经根鞘膜外粘连最重；彻底松解后见腰$_{4\sim5}$硬膜呈一般压迹；松解完毕使硬膜松弛和神经根自由；检查未见腰椎间盘突出物。病理检验结果：黄韧带可见纤维组织胶原纤维变性断裂；右腰$_4$神经根鞘膜外脂肪见纤维组织内血管增多充血，管壁增厚，伴炎细胞浸润；左腰$_4$神经根膜外脂肪见脂肪组织内充血、出血和炎细胞浸润[8]。

第2次住院：术后腰腿痛完全消失。每日持续步行30千米，锻炼3个月，完全胜任。但感右膝前下方和内外踝后下方酸痛仍影响工作。检查：腰脊柱"三种试验"检查变为阴性。右髌尖粗面和右内外踝后下方压痛点高度敏感。1980年2月23日在腰麻下行右髌下脂肪垫松解手术和同年3月18日在局麻下行右内外踝后下方软组织松解手术结合小腿管形石膏外固定2周，术后膝痛和踝痛均消失。出院时检查：直腿弯腰指尖触地无僵腰，直腿伸腰无妨碍，直腿抬高试验左右各90°，三者均无征象引出[9]。

5年后通信联系：自诉术后一切正常，从事原工作，无征象复发和后遗症。病人对治疗满意。远期疗效属治愈。最后诊断：椎管外软组织损害合并椎管内软组织损害（无非疼痛因素的椎间盘突出物）的双腰臀痛并发右下肢传导痛。

【病例285】导读

［1］病人是军人，有外伤史，出现持续性腰痛，逐渐发展到右下肢并放射到足跟形成腰腿痛，说明疼痛的范围逐渐扩大。病例描述中没有麻木，说明没有压迫造成的症状，只有炎症刺激引起的疼痛。

［2］病人腰脊柱段无侧凸，提示骨盆及腰部两侧的肌肉张力均衡或处于病态平衡阶段；有后凸变直，提示腰部深层肌或者椎管内的软组织损害存在，尤其是没有侧凸只有后凸的情况，高度提示椎管内张力增加，当然也有可能是臀后侧、臀内侧的软组

织损害，如肌肉痉挛或者筋膜蠕变缩短造成骨盆后旋转。

[3]病人腰部矢状面活动范围正常但会引起放射痛加重，提示在屈伸运动过程中无臀部、腰骶部的软组织蠕变缩短或肌肉痉挛，不是软组织结构改变，所以不影响被动运动范围。引起坐骨神经的牵拉，出现一直到足跟的放射症状，考虑腰骶部椎管内软组织粘连神经根或梨状肌下孔坐骨神经周围粘连。如果单纯臀部放射还要考虑臀上皮神经牵拉刺激症状。

[4]病人腰部的矢状面屈伸活动正常，因此直腿抬高的时候能到达90°。在腓总神经按压时出现右侧阳性，提示右侧梨状肌下孔坐骨神经穿出处可能有无菌性炎症存在，并且炎症程度不重。如果炎症程度严重或坐骨神经的其他走行部位出现炎症刺激，就不单纯为腓总神经按压试验阳性，还会出现胫神经弹拨阳性。

[5]病人下肢肌肉张力正常，在这个病例中为什么凸显描述这句话，宣老的用意在此未完全理解，但它提示出下肢肌肉的支配神经以及血管功能基本正常。压痛点检查在腰$_{2\sim4}$横突尖、臀部、髂后上棘及臀部深层的臀上、臀下神经、大腿根部存在高度敏感压痛，此处并未提及腰部深层的关节突关节、椎板以及棘突压痛情况，说明这些位置的压痛并不敏感，并非宣老将其忽视。这里需要注意的是，宣老如果在病例中没有提到此处有压痛，在进行手术设计时就可能会把这些部分忽略掉。但随着宣老软组织松解手术体系的成熟，以及对软组织损害引起疼痛认识的深入，松解手术可能会更加趋向于全面、完整，而非单纯哪里问题明显治哪里，更趋向于一种定型的手术松解。

[6]在进行碘造影时，发现病人椎管腔存在充盈缺损和神经根粘连的情况，诊断为腰脊柱椎管内外混合型软组织损害引起的相关症状，并且腰脊柱"三种试验"阳性高度提示椎管内损害的可能性。这里的前后关系并不是特别的顺畅，因为此前并未查到腰部深层椎板、关节突关节的压痛，但会有腰脊柱"三种试验"阳性的情况，很难确定这种情况是否是假阳性，或者是说确实存在椎管内的问题。有一种可能是纯椎管内软组织损害引起臀部的椎管外软组织代偿。

[7]宣老根据腰脊柱"三种试验"阳性的情况以及碘造影的成像状态，确定了椎管内外软组织损害的诊断。此诊断是存疑的，因为在压痛点检查时并未完全确定腰部深层存在压痛。腰脊柱"三种试验"里有一个是胸腹部垫枕加压试验，提示了关节突关节或者椎板间隙的压痛情况，而压痛点检查里没有呈现出来。可能宣老在原始病历里已经做了记录，但在后期整理时忽略了，所以没有看到原始病历的全貌，也很难确定宣老当时为什么做出椎管内外软组织损害的诊断。仅凭腰脊柱"三种试验"和碘造影检查来确诊有欠缺。临床进行银质针治疗时也有这种现象，但是有些人在进行所有压痛点强刺激推拿之后腰脊柱"三种试验"就会转变成阴性。这也提示不能完全依赖腰脊柱"三种试验"来进行椎管内外的鉴别，还要进行强刺激推拿的预示性诊断。

［8］宣老在手术治疗时做了充分的手术方案设计。先进行了椎管外的软组织松解，即把双侧臀及大腿根部的软组织全部做了松解，说明宣老对软组织松解的彻底性已经有了很深入的认识。只要有残留部分没处理，就有可能需要后续"补课"，而定型的松解手术就不会出现"补课"的情况。

如果椎管外软组织松解手术后，病人的症状得到了完全缓解，可能就不会有2个月后安排的椎管内软组织松解手术治疗。这里忽略了一部分内容，应该是没有完全缓解症状，所以才进行了2个月后的椎管内软组织松解手术。这也提示椎管内软组织损害引起了上述症状，通过物理诊断和碘造影检查确定椎管内软组织损害在椎管内软组织松解术后得到了印证。

术中可以看到病人神经鞘膜的粘连和椎管内硬膜囊压迹，对于这些增生物、突出物进行病理检查时发现有明显炎症存在。炎性细胞浸润、血管长入和软组织充血均提示为无菌性炎症长期刺激产生的结果。

［9］病人第2次住院治疗比第1次住院的时间长，通过几个月的时间来完成了这个手术。至于在做椎管外和椎管内软组织松解手术之间，病人是否出院并无确定。可能是出院回家锻炼也有可能一直在医院进行康复。限于当时的医疗环境、条件和政策有多种可能，而在现有医疗条件下则不可能出现这种形式的治疗。

病人第2次住院是因为第1次手术后所有的锻炼都在进行中，腰腿痛完全消失，但在锻炼之后有些部位的软组织损害暴露出来产生了新的症状。此时又检查腰脊柱"三种试验"变为阴性，提示我们椎管内软组织松解手术可以将腰脊柱"三种试验"转阴，确定了前后诊断的准确性和必然联系。

病人新出现的膝踝症状（与当时没有查到或压痛不明显的部位）出现新的矛盾；病人相关部位进行了软组织松解手术后所有主诉症状消失，提示诊断正确和手术松解准确；给我们的提示是什么呢？膝前下方痛和内外踝后下方痛可能是独立疾病。因为松解其中一个部位，另一个部位的症状并没有得到缓解，在银质针治疗时要考虑这一点，一定要全面掌握病人不同压痛部位之间的关系；有一部分病例是传导痛，即膝前下方痛和踝后疼痛存在着制约关系，此时可能治疗一个部位就能解决全部症状；膝、踝都是银质针治疗效果比较好的部位，所以后期的银质针治疗应该更有优势。

【病例288】

范×权，男，38岁，会计师。1969年伤腰，后遗左腰持续性痛。6年内多次突发加重，并发严重的典型"左坐骨神经痛"伴第3、4、5趾麻木，不能行动，卧床不起。痛度严重，日夜不得安宁[1]。昆明医学院二附院骨科诊断：移行性腰骶，于1977年10月起连续行左Heyman手术、左臀上皮神经切断手术、左腰$_5$横突部分切除手术和左髂棘肌部分切开剥离手术。术后征象更重，出现左下肢灼性"放射痛"和小便失禁，还出现左下肢肌萎缩；行动不便，需用双拐支撑移行。曾作硬膜外碘油造影，提示左腰$_{4\sim5}$间压迹。1977年冬，笔者在昆明讲学时被邀请会诊。接受该院骨科同道的委托，同意转上海我院治[2]。

检查：脊柱无畸形，直腿弯腰指尖距地25厘米，引出自左腰骶"放射"至足背、足趾的痛麻；直腿伸腰只引出自左腰骶"放射"至足跟的痛麻[3]。直腿抬高试验左70°引出自左腰骶"放射"至小腿的痛麻；右70°无征象[4]。左下肢肌萎缩明显，左跟腱反射消失，左𧿤趾背伸肌力减弱和小腿外侧痛觉过敏；左踝肿痛。左腰、臀和大腿根部的压痛点均高度敏感，轻轻触压立即引出剧痛。左腰脊柱"三种试验"检查阳性[5]。椎管Amipaque造影提示腰$_5$骶$_1$正侧位碘柱均堵塞；双斜位碘柱完整，但双腰$_4$、腰$_5$和骶$_1$、骶$_2$神经根均不显影；腰$_{4\sim5}$椎间隙以下见第1次硬膜外造影的许多碘油小点阴影。上海市骨科片会讨论同意我院的诊断，即椎管内外混合型软组织损害性左腰臀痛并发下肢传导痛，但建议先采用胶原酶溶解术治疗"腰椎间盘突出症"。1978年1月26日邀请上海市徐汇区中心医院骨科专家来院作胶原酶椎管内硬膜外注射的治疗示范。治疗后征象显著好转，能徒手行走但腰脊柱"三种试验"检查仍属阳性，不再需拐支撑。但5天后征象恢复如旧[6]。同年2月22日经病人要求先行腰$_4\sim$骶$_1$全椎板切除式椎管内（外）软组织松解手术。见腰$_{4\sim5}$黄韧带稍肥厚，切除后见腰$_4\sim$骶$_1$间变性脂肪与硬膜及两侧腰$_4$、腰$_5$神经根鞘膜粘连严重，还伴有少量硬膜外造影的碘油残留；彻底松解后未发现硬膜压迹或椎间盘突出物，椎间隙也正常。术后征象有改善。左腰脊柱"三种试验"检查变放为阴性。原来左五趾仅能拼在一起方能伸屈的临床表现，现在各趾可自行分开活动无碍；左小腿外侧痛和足外侧痛均消失，起床和行走方便，但左臀痛严重，左下肢其他处的"放射痛"时轻时重和小腿仍麻木[7]。同年4月1日在局麻下补行左内外踝后下方软组织松解手术；同月22日补行定型的左腰臀部软组织松解手术和左大腿根部软组织松解手术；同年7月27日在腰麻下再补行左髌下脂肪垫-外侧半月板联合手术[8]。

4年后笔者到昆明复查：自诉术后征象全消失，住院期间每日持续20千米步行锻炼，3个月后从事原工作，经常带头参加义务强体力劳动，均无征象复发和后遗症，病人对治疗满意。14年后再复查：远期疗效属治愈。最后诊断：椎管内软组织损害（无非疼痛因素的椎间盘突出物）合并椎管外软组织损害的左腰臀痛并发下肢传导痛麻[9]。

必须指出的是，本病例经手术验证并无椎间盘突出物存在，也无胶原酶"消盘"作用的痕迹，说明本病绝非"腰椎间盘突出症"；再用胶原酶不具有消除无菌性炎症的作用，故而不可能解除其征象；还有手术中发现椎管内硬膜外和神经根鞘膜外脂肪的病理性粘连严重，由椎间孔注入的胶原酶难以进入其间。可是本病例注射胶原酶治疗后却出现5天征象明显缓解。笔者对此治疗原理作如下的解释：观察他们的进针部位刚好位于腰骶部，恰恰是椎管外软组织损害性腰腿痛发病的重要部位之一。他们操作中在该处多次用注射长针直达腰椎骨骼的穿刺，无形中起到与银质针针刺的治疗作用，可收到椎管外软组织损害相当的治疗效果，所以对本病例无椎间盘突出物的椎管外软组织损害性腰腿痛也能缓解征象。正因为这种多次穿刺的治疗很不彻底，所以5天后征象又复发如旧；之后采用彻底的腰椎管外软组织松解手术获得治愈，更证明了上述的解释是符合客观实际的[10]。

【病例288】导读

[1] 病人为会计师，职业特点是久坐，并且有过腰部受伤史，所以在腰部受伤后可能会出现原有损害的放大加重，产生腰痛，反复发作形成慢性软组织损害，就会导致持续性的疼痛出现。病人在出现疼痛的时候，会出现典型的坐骨神经痛伴足趾麻木。至于足趾麻是在趾背部还是趾腹部或者全趾的麻，病例里没有细致描述。从前后文分析来讲，趾背麻的可能性比较大，而趾腹麻的可能性相对小一些，因为后期做了骶下脂肪垫的软组织松解手术，骶下脂肪垫损害引起趾背麻的机会是很多的。

[2] 病人在昆明进行了多部位的软组织治疗，在宣老的书籍里边也提到过像Heyman的手术、臀上皮神经切断术，这些治疗都是一些修修补补的局部治疗，并且治疗前的诊断没有明确软组织损害诊断的范围，所以治疗时目的性并不是特别强，只是因为这个区域有疼痛就做了治疗，治疗后出现术后症状加重是有可能的。当时只做了部分软组织松解手术，这种部分软组织松解手术对于软组织损害广泛的病人来讲，可能会产生代偿不良和激惹。还有就是软组织松解手术后是要求进行运动训练，如果没有运动训练，肌肉重新附着的部位远离原有附着部位，会出现征象加重，局部产生紧缩感。病人征象加重之后，出现了灼性疼痛和小便失禁。对于灼性痛来讲，如果没有手术的话，出现这种现象考虑神经病理性疼痛，因为影响到神经的兴奋性改变；这种烧灼刺激也与交感神经有关，要考虑是否手术导致腰脊柱形态改变，直接或间接对交感神经产生了影响。小便失禁说明病人的膀胱括约肌受到影响，膀胱收缩功能出现了障碍。病人的下肢肌萎缩有三种可能性：第一种是传入神经功能不良；第二种是支配神经受压，受压之后导致肌肉养分供应不足；第三种是血管原因造成的问题，后面在进行治疗的时候会有相应的分析。病人拄双拐行走，也就是说下肢功能有问题，说明下肢的支撑力量不足或者下肢因为疼痛导致的支撑功能不良；当时的碘油造影已经提示病人椎管内的空间变小。宣老此时对于软组织松解手术的认识已经基本成熟，所以能够在会诊的时候接下这样一个比较复杂的病人。

[3] 病人的直腿弯腰活动范围轻度受限，引出腰骶到足背和足趾的痛麻，足背和足趾可能是趾背部分，从腰骶部开始向下肢的症状，提示病人可能存在神经根粘连；

在直腿弯腰时，坐骨神经向上牵拉的过程中粘连部分的牵拉紧张，导致无菌性炎症刺激增多和神经鞘膜缺血，从而产生相应的症状。如果是自臀部起始的症状，要考虑坐骨切迹梨状肌下孔坐骨神经穿出处有问题。但病人是腰骶部向下放射的，要考虑椎间孔周围和椎管内的问题。直腿伸腰时引出的痛麻范围和直腿弯腰不太一样，没有足背和足趾的症状，表现出腰骶至足跟的痛麻与胫神经的刺激有关，也就是说在直腿伸腰时椎管内压力增加，对穿出神经产生挤压，造成炎症刺激和神经挤压缺血，继而出现痛麻症状。这两种现象给我们提示：病人存在椎管内软组织粘连的情况。

[4]病人的直腿抬高动作受限范围并不是很大，说明臀部的肌肉可延展性还是比较好的。直腿抬高的时候引出了腰骶放射至小腿的麻痛，这个小腿麻痛是小腿外侧、小腿后侧的麻痛，还是全小腿的麻痛，此处无具体描述，但通过上下文的联系可以初步判断是小腿外侧和小腿后侧的麻痛，与坐骨神经的牵拉刺激是有密切关系的。考虑两个部位：一个是椎管内的神经根粘连导致的；另一个坐骨切迹坐骨神经穿出部分的软组织粘连导致的。但坐骨切迹处的坐骨神经粘连不会引起腰骶痛向下的放射，所以宣老给我们的提示是病人的神经刺激症状来源于腰部深层或者椎管内损害。

[5]病人的下肢肌萎缩，并且跟腱反射消失，趾背伸肌力减退，痛觉过敏这些现象都提示运动神经受到了明显的挤压，而感觉神经处于挤压的耐受性边缘，所以出现了敏感的现象，也就是说皮肤的感觉可以回传产生相应的放大化的敏感的刺激症状，而运动神经是受到明显影响的。对于神经系统来讲，运动神经受挤压的部位来源往往是与神经根或者椎管内损害关系密切。踝部血液循环的静脉回流来源于小腿静脉回流，因为小腿肌肉处于萎缩状态，对于足踝部的静脉血没有有效的向上挤压回流作用，所以出现足踝水肿是很有可能的。病人的压痛点是高度敏感状态，并且腰脊柱"三种试验"检查阳性，宣老提示：病人椎管内、椎管外的软组织均存在损害，椎管内的软组织损害应该是主要矛盾。

[6]因为病人的腰脊柱"三种试验"阳性，碘造影也提示椎管内存在着狭窄的情况，这种情况导致了硬膜受到挤压出现了神经功能不良或者存在硬膜或神经根周围粘连的情况，这也支持椎管内软组织损害的可能性。在此间又进行了一个胶原酶溶解手术的治疗，并且有5天的缓解期，这里宣老给我们的解释就是：这次胶原酶治疗，病人症状缓解了5天；是因为胶原酶溶解术后，病人只是处于短暂缓解期，病人的腰脊柱"三种试验"仍是阳性，所以宣老坚信此病人并没有得到完全的治疗，所以出现5天后复发症状如旧的情况。

[7]此时体现了病人的支持，因为病人主动要求手术治疗，才得以将椎管内外软组织松解手术进行到底。也正是因为病人取得了疗效，才支持这项技术的进一步研究和发展。在进行椎管内软组织松解手术时，宣老详细描述手术所见，并且没有发现椎间盘突出物，也就提示这么严重的病人并非椎间盘突出造成的硬膜受压，或出现的

神经功能异常，而是与软组织粘连和脂肪组织增生有关。这段文字也提示椎管内软组织松解手术能改善的是：腰脊柱"三种试验"转阴，说明腰脊柱"三种试验"对于椎管内外软组织损害诊断的灵敏性；再有就是足趾的活动能力恢复，小腿和足外侧痛消失，病人行走方便说明下肢的肌力得到良好恢复；说明原有的下肢神经反射功能和肌力异常与腰部椎管内软组织损害产生的粘连有密切关系。椎管内软组织松解术后，虽然小腿痛和足痛消失，但臀痛和小腿麻还存在；这个麻的存在与神经恢复时间有关系，因为手术松解后，神经需要2～3个月的时间进行修复，此时麻还存在，后期锻炼可能会逐渐消失。至于疼痛的加重，前边提到的腰臀、大腿根部存在高度敏感的压痛点，也提示了椎管外软组织损害的广泛性和严重性，出现疼痛加重是理所当然的。

［8］宣老在病例中描述了该病人椎管外软组织松解的手术顺序和部位，这里有很多值得探讨的地方。病人进行椎管外软组织松解手术时，宣老并没有将腰臀部的定型软组织松解手术放到最前边，而首先进行的内外踝的软组织松解手术，提示宣老首先考虑内外踝软组织对足和小腿麻的影响，所以进行此处软组织松解手术，但手术后的变化并没有描述，所以不能确定一对一的关系。应用定型的腰臀部和大腿根部软组织松解手术在这里是毋庸置疑的，因为压痛点的范围和敏感程度支持了这一术式选择。手术治疗后，没有相关的症状消失的描述，所以此段对于一对一症状的支持和提示有限。只有通过看原始病历才能进行进一步的分析，至于宣老为什么将原始病历部分简略到这种程度，可能是为了压缩篇幅或者出于其他原因考虑，在这里没有进行再深入的分析。在定型的腰臀、大腿根部软组织松解手术后，又补行了髌下脂肪垫和外侧半月板联合手术，因为前边没有提到外侧半月板检查的情况以及外侧半月板损伤造成的症状，或者症状检查时的一对一关系，所以很难去判断外侧半月板为什么要进行手术治疗。髌下脂肪垫手术可能对足背及中间3个足趾背部的麻有治疗作用，所以松解此处的软组织应该与相应的症状有关。

［9］宣老对这个病例进行了系统回顾，14年后的复查是治愈状态，也就是说，椎管内外混合型软组织损害可以导致类似神经病理性疼痛的症状，以及肌萎缩、下肢麻木、运动功能不良、腱反射消失，通过有效治疗后，病人得到了良好康复。病人就诊时是38岁，年龄比较轻，体质好是修复程度的先决条件。

［10］在这个病例的诊治过程中，宣老对胶原酶治疗椎间盘突出等进行分析。其症状缓解存在着多种可能性，可能的作用机制是：注入的胶原酶撑开部分粘连的椎管内结构或者像宣老讲的多次针刺造成腰部的放松，对症状起到了一定的缓解作用。如果对腰骶部进行针刺放松可以出现5天左右的明显缓解，为什么对竖脊肌的部分松解手术却使症状加重？这就不容易解释。当时胶原酶溶解术的操作特点、步骤以及范围来讲，5天的症状缓解还是有积极意义。由于时间久远，现有的胶原酶溶盘手术与当

时的手术操作可能有区别，两者之间是否存在相似处，也很难分析，所以只能是相应的推断。

总结：只有通过椎管内和椎管外软组织松解手术，才能治愈这种椎管内外混合型损害的腰腿痛病人；在治疗方面，毋庸置疑的是椎管内的问题就要做椎管内的治疗，椎管外的就要做椎管外的治疗。如果椎管外松解手术之后，椎管内的粘连没有解除，很难解决因粘连造成的神经缺血和椎管内无菌性炎症刺激造成的疼痛，容易出现失败。在临床治疗之前，一定要对病人做椎管内、外软组织损害评估，如果确实存在典型的椎管内软组织损害，应该建议病人进行椎管内的松解治疗，松解治疗之后再进行椎管外的针刺治疗，这样是比较安全，病人也满意。

【病例289】

马×玲，女，40岁，工人。左腰腿痛1年半，有外伤史。起始为左腰骶痛伴左臀沉重感，逐渐严重，发展为左小腿后侧至足跟的吊紧痛，无麻木。腰挺不直，间歇性跛行。晨起征象较轻，晚上加剧[1]。外院行针灸、火罐、理疗、中西药物内服等久治无效。

检查：腰脊柱轻度左（痛）侧凸和后凸[2]。直腿弯腰指尖距地35厘米，腰腿痛加重；直腿伸腰有痛未受限[3]。直腿抬高试验左60°腰腿痛加剧；右90°无征象[4]。左腰、臀和大腿根部的压痛点均高度敏感；右侧轻度敏感。屈髋屈膝分腿试验阴性[5]。腰痛X线常规片未见异常。左腰脊柱"三种试验"检查阳性。椎管Dimer-X造影提示：腰$_{4\sim5}$和腰$_5$骶$_1$正位碘柱轻度变窄，左腰$_4$、腰$_5$和骶$_1$、骶$_2$神经根均不显影；腰$_{4\sim5}$和腰$_5$骶$_1$侧位碘柱前缘均呈轻度弧形充盈缺损；双斜位碘柱完整无缺，但双腰$_4$～骶$_2$神经根也不显影。诊断：椎管内外混合型软组织损害性左腰臀痛并发下肢传导痛[6]。1978年3月27日同意病人的请求，在硬麻下先行腰$_3$～骶$_1$全椎板切除式椎管内（外）软组织松解手术。术中见：腰$_{4\sim5}$黄韧带肥厚约1厘米，腰$_5$骶$_1$黄韧带为0.8厘米；切除后见：腰$_3$～骶$_1$间变性脂肪与硬膜及左腰$_4$、腰$_5$两神经根鞘膜粘连严重；彻底松解后见：腰$_{4\sim5}$和腰$_5$骶$_1$两处硬膜均呈葫芦形压迹；松解完毕使狭窄的硬膜增宽和神经根自由；检查未见椎间盘突出物存在。病理检验结果：黄韧带呈纤维性断裂、钙化及骨化；硬膜外脂肪见脂肪纤维组织富于血管。术后征象改善，腰能挺直，左臀沉重感消，左下肢吊紧感变为小腿发胀[7]。

第2次住院：术后第11天（也就是出院后的第1天）出现自左臀沿下肢后侧直至足跟、足底和五趾的"放射痛麻"。征象较术前更为严重，急诊入院。检查：左腰、臀和大腿根部的压痛点仍高度敏感和左腰脊柱"三种试验"检查变为阴性。按原治疗计划于1978年4月5日在硬麻下补行定型的左腰臀部软组织松解手术和左大腿根部软组织松解手术[8]。

14年后复查：自诉术后腰臀痛完全消失，行走正常。长期从事原工作，无征象复发和后遗症。病人对治疗满意。检查：直腿弯腰指尖触地无僵腰，直腿伸腰无妨碍，直腿抬高试验左右各100°。均无征象引出。病人对治疗满意。远期疗效属治愈。最后诊断：椎管内软组织损害（无非疼痛因素的椎间盘突出物）合并椎管外软组织损害的左腰痛，并发下肢传导痛。

【病例289】导读

［1］病人为中年女性，有外伤史，腰痛表现为腰骶部疼痛伴臀部的沉重感，这种沉重感要考虑腰骶部深层，尤其骶骨背面深层损害以及臀部深层损害。病人病情逐渐加重并且出现小腿到足跟的吊紧感，这个部位是胫神经的分布区域，所以要考虑椎管内损害的可能性。病人小腿后侧的肌张力增加，除了局部损害，还有髌下脂肪垫损害，另一个因素可能是椎管内损害导致。趾尖没有麻木只有疼痛，说明没有感觉神经受挤压。腰挺不直提示：腰部不能做使椎管容积缩小的姿势，否则出现间歇性跛行，提示椎管狭窄。在病人休息时，这种间歇性跛行有症状还是无症状，会有不同的治疗策略：如果休息的时候症状全无，没有疼痛也没有麻木，说明病人的病变可通过椎管外软组织治疗得以修复；如果休息时依然有麻有痛，那么椎管外软组织损害治疗不能完全解决症状。病人的症状晨起较轻，晚上加重，提示：白天的活动会加重病变的程度，可以是椎管外损害引起的骨盆空间位置的改变，如内收肌群损害引起的骨盆前旋转增加了腰部深层的压力，导致关节突关节叠加增多，神经根穿出椎间孔处活动范围减小出现临床症状；也可能是椎管内损害引起，因为椎管内软组织损害出现了神经根粘连，在运动过程中会导致粘连部分持续牵拉，导致神经鞘膜水肿产生症状。

［2］病人腰脊柱出现痛侧凸和后凸，痛侧凸提示有疼痛避让动作的存在，可能是关节突关节处软组织损害，也可能是椎管内损害引起的。后凸提示椎管内压力过大，出现了椎管内容积释放的情况，也就是存在椎管内损害的可能性。

［3］病人直腿弯腰活动轻度受限，提示腰部或者臀内侧出现了软组织损害，影响了直腿弯腰的范围，并且出现腰腿痛加重，提示腰部深层、腰骶后部、臀内侧、臀大肌臀中肌交界或坐骨切迹梨状肌下孔处有软组织损害的存在。直腿伸腰有痛，未受限与前边的主诉症状是不吻合的，因为前边主诉症状提到了腰挺不直，但是挺不直还能做直腿伸腰的动作，并且直腿伸腰的范围还是正常的，这一点不容易得到解释。唯一能解释的就是病人存在了骨盆的明显前旋，然后竖脊肌又处于无力状态，所以会出现腰挺直的情况，然后在直腿伸腰时有疼痛，伸腰不受限，说明腰部深层或者椎管的无菌性炎症并不是特别明显。这个病例的诊断方面前后矛盾，所以咱们继续向下看。

［4］病人的直腿抬高出现腰腿痛加重，提示臀部软组织损害的可能性比较大，因

为在直腿抬高时，臀后侧、臀内侧的肌肉是受到牵拉的，出现臀腿痛加重很有可能，但是此处提到的腰腿痛加重，提示出现了臀上皮神经或坐骨神经的牵拉刺激，至于是从腰部的什么位置发出症状？是腰部的深层还是腰骶后部发生？这里没有详细的描述。

［5］病人的压痛点检查高度敏感，提示椎管外软组织损害是存在的。

［6］基于病人腰脊柱"三种试验"阳性和碘造影出现的腰椎管充盈不良出现缺损的情况，提示存在椎管内软组织损害和椎管狭窄，所以诊断为椎管内外混合型的软组织损害。

［7］该病例中写宣老同意病人手术请求，也就是说病人主动要求进行软组织松解手术治疗，因为病人在手术前已经对手术充分了解，在开展手术的时候就比较顺畅。宣老描述了手术时椎管狭窄区域增生以及粘连情况，对这些部位进行松解后没有发现椎间盘突出物，提示当时的碘造影检查有一定的缺陷，无法将硬膜外粘连与椎间盘突出区分，不像现在的影像学诊断方便和准确。

在进行椎管内软组织松解手术后，病人有哪些改善？也就是说病人哪些症状和椎管内损害有关。例如，腰能挺直了，就是说腰挺不直和椎管内软组织损害有关系。有些病人走着走着腰就弯下去了，然后可以自行变直，但是走着走着又弯了，是不是和椎管内损害有关？还是说椎管外软组织损害引起，要在检查和治疗之间权衡，并进行相应的推敲。此病人的臀部的沉重感可能源于腰骶部深层或臀部深层的软组织损害，经过椎管内软组织松解手术，臀部的沉重感消失了，提示：臀部的沉重感可能与椎管内的软组织粘连及椎管腔变小有关。当有些症状经过治疗不能迅速消除，尤其是椎管外的银质针治疗，就要考虑是否存在椎管内损害刺激的可能性。该病人治疗后，下肢的吊紧感变成了发胀，吊紧感是肌肉的一种紧张状态，是支配肌肉的神经受到刺激产生的；病人治疗后表现为下肢发胀，提示有两种可能性：一是所支配的神经受到明显挤压刺激，也就是筋膜张力增加之后出现的神经异常感觉，二是小腿静脉回流功能下降，造成的小腿发胀，至于哪种原因引起的，还要看再进行的手术是否能消除这些症状。

［8］病人的第2次手术和第1次手术相距了11天，但是这个手术日期是有问题的，病人做完手术的第11天应该是4月7号，而宣老是4月5号进行手术，这里应该有误差。有可能宣老想4月5号给病人进行椎管外软组织松解手术，病人有可能不想进行这个手术就出院，出院之后病人症状加重又回来再做手术；还有一种可能性，就是宣老把日期弄混了。咱们看一下病人出现的症状，因为这个症状与椎管外定型的腰臀、大腿根部软组织松解手术的手术效果有关，表现为臀至下肢后侧直到足跟、足底、足趾的放射性痛麻，足趾的五趾麻应该是趾腹部分，而不是趾背部分或者是全趾，因为涉及足底，一般来讲与胫神经的关系更加密切，足跟也是样的。如果是足跟底部的症状，应该与坐骨神经的小腿部张力增加挤压和炎症刺激有关。

26.2.10 第10组：多节段全椎板切除式椎管内（外）软组织松解手术治疗经椎管造影提示硬膜囊变形和手术证明"腰椎间盘突出症"以椎管内为主的混合型软组织损害性腰腿痛的病例介绍和讨论。

【病例299】

赵×萍，女，38岁，工人。腰痛4个月，无外伤史。起初仅感右腰不适、酸胀，之后出现腰痛伴右下肢麻木。征象不断加重，腰活动受碍，行动困难，卧床不起，失去工作能力。之后出现尿频尿急，当地医院诊断"尿路感染"[1]。由于两种病痛经久未愈，折磨病人在精神上出现某些继发性临床表现，被误诊"精神病"。由山东胜利油田转来上海。

检查：腰脊柱左（健）侧凸和后凸[2]。直腿弯腰指尖距地40厘米无僵腰，有轻度右腰腿征象加重；直腿伸腰受限，引出右腰腿征象更剧[3]。直腿抬高试验左90°无征象；右85°引出右腰骶痛和下肢外直至足趾的"放射麻"[4]。右下肢无肌萎缩，右踇趾背伸肌力减弱，右膝、踝反射和下肢皮肤感觉均正常。腰、臀和大腿根部的各压痛点左侧不敏感和右侧轻度敏感[5]。屈髋屈膝分腿试验阴性。右腰脊柱"三种试验"检查阳性。腰痛X线常规片未见异常。椎管碘油造影提示腰$_{3\sim5}$正位碘柱变细成线条样狭窄；腰$_{4\sim5}$侧位碘柱前缘有一个巨大充盈缺损。诊断以椎管内为主的混合型软组织损害性腰骶痛并发下肢传导麻[6]。1976年5月26日在硬麻下行腰$_3\sim$骶$_1$全椎板切除式椎管内（外）软组织松解手术。术中可见腰$_{4\sim5}$黄韧带肥厚；切除后可见腰$_3\sim$骶$_1$间变性脂肪与右侧硬膜和右腰$_4$神经根鞘膜广泛粘连；彻底松解后可见腰$_{4\sim5}$间硬膜呈葫芦形压迹，并检得腰$_{4\sim5}$椎间隙有一个中央偏右突起型椎间盘，整个脱出于后纵韧带下，无法自硬膜外进路切除椎间盘，只得切开硬膜再自蛛网膜外切开后纵韧带取出整个变性椎间盘组织。由于下肢麻醉不全，病人术中即感右下肢麻木消失。最后切开蛛网膜，让碘油流出后再缝合硬膜。病理检验结果：腰$_{3\sim4}$黄韧带见纤维断裂、透明变性伴软骨化；腰$_{4\sim5}$黄韧带见纤维断裂和透明变性；腰$_{4\sim5}$硬膜外脂肪见纤维组织及少许脂肪组织伴炎细胞浸润及出血；腰$_{4\sim5}$突出物符合椎间盘[7]。

3年后笔者到山东随访病人：出发前预先约定时间，旅途中当火车进入张店站的停车时刻在候车室对病人作了随访。病人自诉术后第9天起床，徒手行走，原有征象均完全消失；3个月后恢复原工作，无征象复发；仅在气候改变时偶有腰酸。检查：病人身体健康，精神面貌完全恢复正常，再无精神失常的表现。腰脊柱外观正常；直腿弯腰指尖触地无僵腰，直腿伸腰未受限，直腿抬高试验左右各100°，三者均无征象引出。右跟腱反射未恢复，右𧿹趾背伸肌力和右下肢皮肤感觉均正常。右腰$_{1\sim3}$深层肌本身压痛点中度敏感，右大腿根部压痛点高度敏感和右髂翼外面压痛点轻度敏感。由于腰脊柱"三种试验"检查变为阴性，所以上述椎管外软组织损害纯属后遗症的病因。建议征象严重时补行椎管外软组织松解手术。病人对治疗满意。近期疗效属显效。最后诊断是以椎管内（伴非疼痛因素的椎间盘突出物）为主的混合型软组织损害性右腰骶痛，并发下肢传导麻[8]。

【病例299】导读

[1]病人没有外伤史，只是逐渐出现的腰痛伴下肢麻木，慢性软组织损害的可能性比较大。症状不断加重，行动困难，提示病人的症状非常严重，影响了下肢支撑和活动。病人尿急尿频的症状，提示大腿根部的内收肌群可能存在损害，损害影响阴部神经的发出、走行和分布区域，表现尿急尿频的症状，就是说在骶结节韧带、骶棘韧带的间隙或者坐骨结节内侧面或者胸腰段、腰部深层或者椎管内的无菌性炎症都可能会产生这种症状。

[2]病人的腰脊柱出现健侧凸和后凸，实际上存在着矛盾状态。健侧凸说明疼痛侧或不舒适侧是紧缩的，一般来讲是椎管外软组织损害的表现。但是又出现了后凸，说明在侧凸的时候产生了明显的椎管内压力，需要后凸来进行压力释放。就是说病人腰脊柱段存在的症状有浅层的软组织拉紧和椎管内容积扩张，这种情况高度怀疑椎管内存在软组织损害。

[3]病人直腿弯腰时的活动范围明显受限，但是没有僵腰的感觉，也就是说腰脊柱段是可以向下弯曲的，引出的是不太严重的右侧腰腿部征象；这种现象提示，在直腿弯腰过程中腰椎管开大，对损害的软组织部分没有激惹；直腿弯腰活动范围下降，提示有肌肉或者筋膜处于紧张状态，出现了肌肉的痉挛或筋膜层的蠕变缩短。直腿伸腰引出剧烈的腰腿部症状，与腰部深层肌或者椎管内损害的刺激有关系。不是臀腿症状而是腰腿症状，提示腰部可能就是软组织损害的原发部位。如果出现的是臀腿症状加重，则软组织损害部位主要涉及臀部，这样分析就比较准确。宣老用的词是"引出右腰腿征象更剧"，提示挤压刺激的程度比较重。

[4]病人的直腿抬高活动范围接近正常，但能够引出腰骶痛和下肢外侧至足趾的放射性麻，提示直腿抬高动作中出现了坐骨神经的刺激症状，这种刺激症状如果是单纯下肢外侧至足趾的放射麻，要考虑坐骨神经在梨状肌下孔穿出处的粘连；而出现的腰骶痛，然后有下肢症状应该是与坐骨神经的穿出椎间孔的部位有粘连，在直腿抬高时产生了牵拉刺激有关。

[5]右下肢的背伸肌力减弱，但各种反射都正常，提示感觉神经的功能是正常

的，而运动神经的功能是受损的。感觉神经功能正常，反馈能力好，肌肉不会产生明显萎缩的状态，因为肌肉营养不足时，就会反馈给感觉神经产生营养供给，这是一个正性反馈。运动神经受到挤压刺激而感觉神经没有受到影响的解释，一般来讲，是脊神经前支的独立挤压产生的，这样才会出现运动神经受影响而感觉神经没有受影响的情况。如果是混合神经受到挤压，一般来讲，感觉神经是先受到影响的。腰臀、大腿根部的压痛点不太敏感，与病人的严重腰腿征象是不对称的。不对称的这种征象高度提示椎管内损害的可能性。很多病人在检查的时候有明显的症状，但是没有明显的压痛，椎管内软组织损害的机会是比较多的。还有一种情况，就是虽然没有压痛，但是有广泛的压硬也就是按压僵硬的感觉，这种情况椎管外软织损害是可能性比较大的，因为长期慢性损害出现的感觉钝化可以出现压痛不敏感的情况。

［6］病人的腰脊柱"三种试验"是阳性的，并且碘造影出现了明显的充盈缺损的情况，椎管内的容积变小是存在的。对于椎管内的软组织损害诊断在物理检查和影像诊断上都产生了支持，这样就为椎管内软组织松解手术的选择提供了诊断上的支持。

［7］宣老在确定了椎管内软组织损害诊断后，进行了椎管内软组织松解手术，并对手术进行了详细的描述。在手术中见到神经根与硬膜囊的广泛的粘连，这种情况验证了直腿抬高时产生下肢放射性痛麻的情况与此有关。看到明显的硬膜压迹，提示椎间盘突出长期挤压硬膜囊，最后形成脱出的过程，这是一个漫长的发病过程，局部炎症反应与神经慢性挤压的容忍性退让并行。病理检查出现黄韧带的软骨，这种现象与腰椎后凸时间较久，造成黄韧带持续牵拉变性退化有关，这种结果也反映了病人漫长的腰椎后凸过程，黄韧带是受到持续牵拉的。

［8］宣老在对病人的随访中进行了比较详细的描述，病人在手术后原有的征象是完全消失的，但是后期还会有腰酸，与宣老对病人随访检查发现腰臀大腿根部的压痛点有关系，这些压痛点有可能是在病人恢复劳动之后进行更多的运动过程中出现的新的劳损状态。为什么是以右侧为主的劳损状态呢？有可能是早期右侧的症状对病人的椎管外软组织产生了影响，造成病人出现易劳损部分，产生后续症状。宣老在进行下肢检查描述的时候，有一个跟腱反射是没有恢复的，对这一点前述病历描述里没有提到跟腱反射不正常的情况。有可能是在手术过程中，对硬膜蛛网膜的治疗以及对神经根粘连部分的松解产生了相应的损伤，所以会出现这种情况。也有可能是手术之后继发手术区域粘连，产生跟腱反射异常的情况。当然腰臀、大腿根部的软组织损害也可能会出现跟腱反射异常的状态。跟腱反射未恢复这一描述和前边的手术前检查是有相应矛盾的地方，有可能本来就有跟腱反射异常，在前边的描述中被遗漏了。这个病例给我们的最大提示就是椎管外的压痛不太敏感，但是症状非常严重，高度怀疑椎管内损害。现有影像检查的先进性对于椎管内情况的清晰呈现，对于椎间盘脱出是可以快速诊断的，但影像检查和临床症状有时是不一致的，也就是说影像检查只能作为椎管

内外软组织损害的辅助诊断工具，而真正想将椎管内外软组织损害鉴别开，徒手物理诊断是离不开的。对于只有症状没有压痛的情况，高度怀疑椎管内软组织损害。

【病例344】

袁×逢，女，45岁，工人。左腰臀痛伴左小腿后侧"放射痛"3个月，无外伤史。疼痛剧烈，昼夜不能入眠。腰活动受限，行动困难，卧床不起。失去生活能力[1]。我院中医伤科行传统银质针穴位针刺和中药内服医治以及上中医岳阳医院推拿等，均无疗效。

检查：腰脊柱左（痛）侧凸和后凸[2]。直腿弯腰困难，稍弯腰感左腰吊紧痛，"放射"至左小腿后侧，疼痛难忍；直腿伸腰受限，左腰腿痛加剧[3]。直腿抬高试验左30°引出左腰臀吊紧痛；右40°，有左腰臀痛[4]。双下肢无肌萎缩，左跟腱反射消失，左踇趾背伸肌力减弱，双小腿皮肤感觉正常。左腰、臀和大腿根部各压痛点均高度敏感；右侧上述压痛点均轻度敏感[5]。屈髋屈膝分腿试验阴性。左腰脊柱"三种试验"检查阳性。腰痛X线常规片提示腰$_4$、腰$_5$椎体前上角肥大性改变。肌电图检查见左骨前肌、腓肠肌内侧头插入电位延长。椎管Amipaque造影提示腰$_{4\sim5}$和腰$_5$骶$_1$正位碘柱变窄和侧位碘柱前缘均呈弧形充盈缺损[6]。诊断椎管内外混合型软组织损害性左腰臀痛并发下肢传导痛。1980年9月2日在硬麻下行腰$_3$下1/2～骶$_1$全椎板切除式椎管内（外）软组织松解手术。见腰$_{4\sim5}$和腰$_5$骶$_1$黄韧带均肥厚，切除后见腰$_3$～骶$_1$变性脂肪与硬膜及腰$_4$和腰$_5$神经根鞘膜粘连一起，彻底松解后见腰$_{4\sim5}$和腰$_5$骶$_1$间硬膜均呈葫芦形压迹，检得左腰$_5$神经根鞘膜前侧连同所属的部分硬膜前侧受一个较大的旁侧突起型椎间盘的顶压；两者粘连甚紧；分离其间的粘连组织后切开后纵韧带，取出变性组织[7]。

9年后复查：自诉术后腰臀痛和下肢痛显著缓解，3个月后能坚持轻工作。但2年后征象又复发，严重时也卧床不起，经推拿、针灸和卧床休息后征象缓解。检查：腰脊柱畸形消失。直腿弯腰指尖距地30厘米，有左腰骶部隐痛；直腿伸腰未受限，也引出上述征象。直腿抬高试验左60°，有左臀痛和小腿后侧酸胀感；右90°无征象。检查：左腰、臀和大腿根部各压痛点仍高度敏感。腰脊柱"三种试验"检查变为阴性。建议补行椎管外软组织松解手术。病人因年龄关系未予接受。远期疗效属无效。最后诊断：椎管内（伴非疼痛因素的椎间盘突出物）为主的混合型软组织损害性左腰臀痛并发下肢传导痛[8]。

【病例344】导读

[1]病人为工人，中年女性，经常进行劳作，虽然没有外伤史，但存在慢性软组织劳损。当病人出现左侧腰臀痛伴小腿后侧放射痛时需要我们警惕，一般来讲，出现

腰臀痛伴小腿外侧放射痛的椎管外软组织损害的机会非常高。小腿后侧放射痛说明刺激到胫神经，这种情况椎管内软组织损害的占比相对会更高一些。病人出现昼夜不能入睡的情况，说明病人在非重力作用下，即卧位时疼痛也没有缓解，就是说无菌性炎症的刺激部位存在很难被避让掉的情况，这种情况考虑椎管内软组织严重损害，与椎管外损害形成疼痛避让矛盾，无法通过疼痛避让动作缓解疼痛症状。因为椎管内的容积是有限的，在无菌性炎症刺激增加时，可能会产生昼夜难眠的状态，而椎管外软组织损害产生的疼痛多数会有休息后缓解，即避让了抗重力作用时疼痛会缓解，如果病人骨盆周围肌肉在抗重力作用时应用较多，且存在软组织损害，就会出现站立或行走时的疼痛，而卧位往往不出现疼痛症状。

　　〔2〕病人的腰脊柱段出现了患侧凸和后凸的情况，高度怀疑椎管内软组织损害。患侧凸即腰脊柱段向疼痛侧凸，开大椎板间隙，说明关节突关节或者椎管内软组织损害机会比较多，并且出现了后凸，说明侧凸无法有效降低椎管内压力、减少椎管内无菌性炎症刺激，提示椎管内软组织损害的可能性非常大。

　　〔3〕病人表现得直腿弯腰困难，并且出现了腰部的吊紧疼痛感以及放射到小腿后侧的难忍疼痛，弯腰时腰椎管内的容积是增大状态，降低了椎管内的无菌性炎症刺激程度，但弯腰时牵拉关节突关节周围软组织和神经根，出现疼痛加重，还是要考虑神经根的广泛粘连和椎间孔周围的无菌性炎症刺激。因为涉及小腿后侧胫神经走行区域，基本上是可以确立椎管内软组织损害。直腿伸腰时，椎管容积处于压缩状态，关节突关节叠加增多，椎间孔空间变小，椎管内软组织损害时，腰腿痛加重出现概率非常高。

　　〔4〕病人的患侧直腿抬高明显受限，并且引出腰臀吊紧痛，就是说紧缩的疼痛，这种疼痛源于严重的椎管外软组织损害或者是椎管内的软组织损害，是神经根粘连引起的症状。病人右侧直腿抬高时出现了左侧腰痛，与右侧的神经根牵拉造成神经在椎管内移动有关，也就是与脊髓两侧的神经在椎管内移动的协调性消失有关系，也进一步提示了右侧神经根粘连的可能性非常大。

　　〔5〕病人下肢的肌肉没有萎缩，但跟腱反射消失。跟腱反射的形成需要感觉的传入，就是感受器将感觉刺激传入低级中枢，然后再通过传出运动神经进行反馈，产生跟腱反射。在这种过程中可能存在感觉传入障碍的问题，也可能存在运动传出障碍的问题，或两者同时存在。后边补充的是踇趾背肌力减弱，这也提示了运动神经受到明显的影响。小腿的感觉是正常的，就是说传入功能是正常的，而传出功能是受到明显抑制的，传出神经有个典型的挤压部位就是运动根，运动根受到了挤压刺激会产生这一症状，这是提示椎管内损害的有力证据。在进行压痛点检查时发现腰臀、大腿根部存在着高度敏感的压痛，提示椎管外软组织损害也是存在的。至于椎管内和椎管外软组织损害哪个是主要矛盾，或者两者都是主要矛盾，在此处很难进行鉴别。因为当时宣老没有做全面的强刺激推拿预示性诊断，诊断是否椎管外软组织损害影响椎管内的

依据是没有的。由于前边的这些症状都基本上指向严重的椎管内损害，所以不进行强刺激推拿预示性诊断也是可以的，但后期有可能椎管内的问题治疗完之后，椎管外的损害也有重新诱发出腰疼腿痛的可能。

［6］在腰脊柱"三种试验"检查阳性和碘造影出现充盈缺损的情况下，进行椎管内软组织损害的诊断是有理有据的。X线检查显示的腰$_4$腰$_5$椎体前上角肥大性改变，提示腰脊柱段后凸的这个过程中出现了腰椎椎体前方的过度挤压，形成椎体前缘的应力性肥大，骨沿着力的方向生长，这一点也给临床工作者以良好的提示，说明病人存在着时间较长的腰脊柱后凸情况。

［7］宣老进行椎管内软组织松解手术时，手术所见的神经根粘连以及硬膜的压迹都印证了术前的诊断。尤其是神经根粘连的情况，受到了挤压又粘连的腰$_5$神经根是引起所有症状的一个具体部位，进行软组织松解后确实取得良好的效果。

［8］这是后期复发的一例失败病例，给我们重要的提示：因为病人椎管外广泛的压痛，当时没有设计好下一步治疗预案，没有给病人提供症状复发的应对措施。手术后腰腿痛和下肢痛显著缓解而没有消失，提示应该继续椎管外软组织松解手术，但病人家比较远，当时未进行后续治疗。在病人症状复发后，检查腰脊柱"三种试验"阴性，脊柱没有畸形；说明宣老进行椎管内软组织松解手术有效果，那么病人的征象从哪里来的呢？病人直腿弯腰时还受到限制，但限制范围比较小，出现了腰骶部隐痛。病人直腿伸腰时没有症状，说明没有椎管内软组织损害，也没有腰部深层软组织损害，只是存在腰骶后部、臀部的软组织损害或者大腿根部软组织损害。病人在复诊的时候直腿抬高出现臀和小腿后侧的酸胀感，并没有腰部症状，提示臀部或者大腿根部或者髌下脂肪垫都存在软组织损害的可能。在进行压痛点检查时，腰臀、大腿根部确实是高度敏感，此处没有提到髌下脂肪垫的检查，可能是未检查此部位，也有可能是因为没有办法进行手术治疗就将这些检查忽略了。

> **26.2.11 第11组：**多节段全椎板切除式椎管内（外）软组织松解手术后，补行定型的腰臀部软组织松解手术（或"以针代刀"的密集型压痛点银质针针刺），治疗椎管造影提示硬膜囊变形和手术证明"腰椎间盘突出症"的椎管内外混合型软组织损害性腰腿痛的病例。

【病例377】

谭×予，男，25岁，工人。自1972年起，先后感右大腿根后中1/2段痛；半月后又出现左大腿后中1/2痛，延及左小腿后下1/3段痛，整个左小腿直至左足底麻木；多走后麻消失，休息后再走又感麻。发病前无外伤史及其他诱发原因。1974年12月起左大腿征象加重，变为固定性大腿后侧痛而右大腿征象缓解。现步行时痛增剧，影响行走并丧失生活能力[1]。外地医院未明确诊断，多种非手术疗法医治无效。

检查：腰$_5$骶$_1$左（重）侧凸和曲度变直[2]，直腿弯腰指尖距地25厘米，左下肢征象加重；直腿伸腰受限，左下肢征象更重[3]。直腿抬高试验左25°引出左足底麻木和大腿中1/2段痛加重；右30°引出右大腿后中1/2段痛[4]。双腰臀部和大腿根部各压痛点均高度敏感。屈髋屈膝分腿试验引出左大腿根部痛阳性[5]。双腰脊柱"三种试验"检查阳性。腰痛X线常规片未见异常。肌电图检查提示：左腰$_5$和双骶$_1$神经根受压。椎管碘油造影提示：腰$_3$～骶$_1$正侧位碘柱均显细，正位腰$_{3～4}$、腰$_{4～5}$和腰$_5$骶$_1$的碘柱均适度变窄，腰$_{3～4}$碘柱左缘呈1/3弧形充盈缺损；侧位腰$_{4～5}$碘柱前缘呈1/2弧形充盈缺损，而腰$_{3～4}$仅1/3和腰$_5$骶$_1$仅1/4的弧形充盈缺损[6]。上海市骨科读片会讨论，一致诊断"腰间盘突出症"。但我诊断椎管内外混合型软组织损害性双腰臀痛并发下肢传导痛麻。1975年4月8日在硬麻下行腰$_2$～骶$_1$全椎板切除式椎管内（外）软组织松解手术，见该段椎管内腔较正常人狭窄，但腰$_2$以上的椎管内腔正常，腰$_{3～4}$、腰$_{4～5}$和腰$_5$骶$_1$间三节黄韧带均肥厚，切除后见腰$_3$～骶$_1$间变性脂肪增多，与硬膜及左腰$_3$、腰$_4$、腰$_5$三支神经根鞘膜粘连甚紧；彻底松解后，见三节硬膜均呈葫芦形压迹，硬膜外脂肪质地稍硬，厚薄不一；切除黄韧带时未见硬膜搏动，当完全去除粘连脂肪后才恢复搏动，由此可见变性的炎性脂肪也是硬膜外机械性压迫因素之一；硬膜表面粗糙，色泽不正常；松解这种脂肪后病人顿感左下肢轻松舒适；左腰$_4$神经根鞘膜前外侧受一个黄豆样大小的旁侧突起型椎间盘的顶压，其上伴有相同大小的囊肿；分离其间的粘连组织后，前者切开后纵韧带和软骨，无变性组织取出；后者作切除。因麻醉不全，松解前轻夹左腰$_4$神经根引出疼痛"放射"至左大腿后侧的原来痛处以及麻木"放射"至小腿后侧、足底和五趾；彻底松解后再轻夹此神经根，仅出现电击样麻"放射"至足底和五趾，再无疼痛引出。再检查腰$_5$骶$_1$椎间隙，有一个蚕豆大小的中央型椎间盘突出物顶压硬膜前侧马尾神经，分离其间的粘连组织后切开后纵韧带，取出变性组织1克重；当时病人顿感臀部和双大腿后中部的疼痛缓解。病理检验结果：黄韧带见纤维变性断裂，硬膜外脂肪见脂肪结缔组织内有散在性出血，椎间盘见纤维软骨[7]。

第2次住院：术后征象全消失，恢复正常工作3年中的近期疗效属治愈。谁知1978年10月初突感左腰臀痛，"放射"至左下肢外侧合并麻，不能行走。住院后即作椎管Conray造影检查，即见正位腰$_{4～5}$碘柱显窄，腰以下各节段神经根均未显影；侧位碘柱的宽度恢复正常，其腰$_{4～5}$前缘呈1/2和腰$_5$骶$_1$前缘呈1/4的弧形充盈缺损，但后者的碘柱前缘与腰$_5$骶$_1$椎间隙的后缘之间距离明显增宽；斜位腰$_{4\sim5}$碘柱前缘左右两侧均呈不完全中断，腰$_5$骶$_1$碘柱前缘左右两侧均呈1/6弧形充盈缺损，腰$_4$以各节神经根也不显影。由于腰脊柱"三种试验"检查变为阴性，故以上述椎管造影的阳性体征均作为无炎症基础的和不会出现征象的硬膜外手术瘢痕粘连所致。仍根据腰臀部和大腿根部高度敏感的压痛点，诊断椎管外软组织损害性左腰臀痛并发下肢传导痛麻。同月31日在硬麻下，补行定型的左腰臀部软组织松解手术和左大腿根部软组织松解手术后，左腰腿征象显著减轻。因左内外踝痛突出，1979年1月25日在局麻下，补行左内外踝下方软组织松解手术，当手术完毕，病人顿觉原有的左腰臀残余痛也完全消失；2周后拆除左小腿管形石膏，左踝痛也治愈。这就是软组织外科学关于"低位痛可以向高位发展"的新理论，通过本病例治愈原发性踝痛就立即消除同侧腰臀痛的客观事实，之后病人又感左小腿外侧吊紧不适，影响走长路。同年2月28日在腰麻下，补行左髌下脂肪垫—外侧半月板联合手术。征象就完全消失[8]。

  13年后复查： 腰脊柱畸形消失。直腿弯腰指尖触地，直腿伸腰未受限，直腿抬高试验左右各80°，三者均无征象引出。自述术前走路不超过5分钟就疼痛难忍，术后连续步行8小时无任何不适。长期恢复原工作，无征象复发，也无后遗症。病人对治疗满意。远期疗效属治愈。最后诊断：椎管内软组织损害（伴非疼痛因素的椎间盘突出物）合并椎管外软组织损害的双腰臀痛并发下肢传导痛麻。

【病例377】导读

  [1]此病人的疼痛症状比较孤立、比较局限也比较特殊，表现在大腿根后中1/2段的疼痛，并延及小腿后下段，大腿后侧以及小腿后侧的区域性疼痛或者点状、线状的疼痛，存在椎管内软组织损害的可能性比较大。最初是右大腿根后1/2的痛，这个部位的疼痛与阴部神经分布区有关系，损害的部位应该是比较低；很快又出现了左大腿后侧的症状，并且会出现到足底的麻木，麻木的出现提示存在神经受压的情况；因为症状是由大腿后侧延续向下的，病人产生的症状并且没有太多的连续性，所以这个麻木应该考虑椎管内损害。如果症状有连续性，不应该单是小腿后侧还要到小腿外侧。病人出现不连续的跳跃性麻木且多走会消失，不符合行走过程中肌劳损对神经挤压的特点，很可能与椎管内软组织损害有关系，因为椎管内无菌性炎症刺激引起的是痛，但是麻木与神经受到挤压或缺血相关。这种神经受到的挤压有个很奇怪的特点，就是多走之后麻会消失。对于麻消失之后是出现了没有感觉的木，还是恢复了正常的状态，在这个病例描述里应该是麻消失的状态，可能在进行运动过程中和受压神经不是持续性受压，而是出现了与压迫物的相对运动，在运动过程中神经鞘膜的血液供应得到了一定的恢复，才使麻的症状消失。休息后，由于持续挤压同一部位，就出现了

麻的复发，应该和神经根穿出椎间孔的位置有关，在椎间孔内口的位置有神经根挤压的情况。随着疼痛症状和麻症状的不断变换，最终形成了一个比较固定的、无法进行代偿的或者无法进行平衡调节的固定的疼痛，就表现出了大腿后侧的疼痛，这个时候就不再出现活动后麻缓解的情况，还会出现行走时疼痛加剧的状态，也就是说麻的部分已经不是单纯的挤压，而是出现了既有无菌性炎症刺激又有挤压的状态，这种状态与局部炎症突发加重有关系。

〔2〕此病人腰脊柱段出现重侧凸和变直的情况，提示腰部深层或椎管内损害，尤其是椎管内损害容易出现脊柱的变直或后凸的情况。

〔3〕此病人直腿弯腰时，有轻度的活动范围减小并引起下肢征象加重，提示和臀部损害有关，也有可能是椎管内损害引起的，或者腰骶部软组织损害引起的；但只引起大腿后侧的征象加重，这种情况考虑内收肌、臀大肌臀中肌交界处损害，或者坐骨神经穿出梨状肌下孔处的软组织损害都可以引起这一症状。病人直腿伸腰受限，并引出严重的下肢症状，考虑椎管内软组织损害引起或者腰椎深层软组织损害引起的症状，内收肌群对骨盆的后旋转限制以及阔筋膜张肌对骨盆的后旋限制也会影响这一点。

〔4〕病人直腿抬高动作引出足底的麻木，与胫神经的牵拉缺血有关系，椎管内损害挤压硬膜囊或牵拉神经根时，神经缺血或者椎管内损害导致的神经根粘连牵拉时都可以引起足底麻木，所以此处考虑椎管内损害。大腿中段的疼痛，这种局限于某一节段的疼痛也考虑椎管内软组织损害。右侧同样引出大腿后侧的中段疼痛，也考虑椎管内软组织损害的可能。

〔5〕病人的腰臀、大腿根部存在高度敏感压痛，提示椎管外软组织损害的广泛存在。至于与椎管内损害是否有因果关系？只有在椎管内软组织治疗之后才能够得到明确的答案，单纯通过椎管外的压痛点检查和强刺激推拿很难把椎管内损害产生的症状去掉。屈膝屈髋分腿试验引出的大腿根部阳性症状，提示左侧大腿后侧疼痛加重并固定可能与这个位置有关，包括直腿伸腰动作出现大腿后侧症状的明显加重，也与大腿根部软组织损害有关，到底关系有多密切，还需要椎管内软组织松解手术后才能明确。

〔6〕病人的腰脊柱"三种试验"是阳性的，并且结合了肌电图和碘造影检查，基本确定椎管内存在着占位性的椎间盘突出，所以确定椎管内软组织损害有依据。

〔7〕因为病人存在广泛的腰臀、大腿根部高度敏感压痛，应该诊断为椎管内外混合型的软组织损害，所以在诊断椎间盘突出症的基础上就增加了新的内容。宣老对此次手术描述非常细致，包括硬膜的搏动情况。正常情况下，动脉充盈过程中会出现硬膜搏动，但是病人在切开黄韧带的时候没有见到硬膜搏动，提示软组织粘连可影响微循环，也可影响动脉灌注。缺血状态下，可以产生神经功能异常。脂肪组织对重要结

构能够起到缓冲、润滑、保温的作用，脂肪本身应该是柔软的，一旦脂肪产生炎性改变，它的硬度会增加，并挤压周围的组织，炎性脂肪增多空间占位，导致空间相对固定的椎管腔狭小，尤其是黄韧带肥厚之后椎管容积无法再进一步开大，变性的脂肪挤压就会显得更加明显。宣老在此类手术中做了一个非常有意义的试验，松解前轻夹腰$_4$神经根引疼痛放射至大腿后侧的中段，即大腿后侧中1/2，麻木放射到小腿后侧、足底和五趾的分布范围，提示在神经根周围有无菌性炎性脂肪时，进行挤压刺激会增加对神经根的炎症刺激程度，可以引出疼痛或疼痛加重，挤压神经是引出麻木的重要环节。同时提示：第4腰椎的神经根受到影响后，会影响到大腿后侧1/2的痛觉以及小腿足底部的传导触觉，这个感觉是分离的，是有积极意义的。在临床诊断中如果出现了类似的区域性症状，我们就能够反推，这些症状是神经根无菌性炎症刺激或者挤压刺激引起的。宣老将此处神经根周围的无菌性炎症脂肪彻底松解之后，神经根的挤压刺激就不再引出疼痛，而是只引出放射至足底和五趾的麻；也就是说，此神经节段的传导感觉应该在足底和足趾部位，而不是大腿后侧的中段部位，但是痛觉反馈和触觉传导区域是分离的；小腿后侧足底五趾的触觉传递和痛觉传递不是同一神经根完成的，在此试验中得到了充分的验证。病例详细描述了腰$_5$骶$_1$的马尾神经区域受到突出的椎间盘挤压，取出炎性脂肪后疼痛缓解，也就是说此处的挤压加无菌性炎症刺激可以引起臀部和大腿后中部疼痛，与腰$_4$神经根受到刺激引起大腿后侧中部症状产生了重叠。这种现象的产生可能与神经传导和神经干扰有关，如在第4腰椎神经根的刺激产生的大腿后侧中段的疼痛，腰$_5$骶$_1$处炎性脂肪刺激硬膜囊也产生的相应部位疼痛，可能是在腰$_5$骶$_1$处伤害性刺激上传的过程中，受到了L$_4$神经根上传信息的干扰，或这两个节段的痛觉支配区都在大腿后侧中段，这样就出现了感觉区域疼痛重叠的现象。

[8] 由于病人是椎管内外混合型软组织损害，所以在椎管内软组织松解后，经过一段时间，有可能出现腰腿、臀腿症状的复发或者加重。病人3年后症状重现并加剧，提示第1次手术时，以椎管内软组织损害为主要矛盾，椎管外损害导致的疼痛很可能在椎管内手术后逐渐缓解或消失了，但椎管内治疗后，椎管外的无菌性炎症随着劳作会逐渐诱发。此时病人出现的腰臀痛放射部位不是下肢的后侧，而是左下肢的外侧并麻，提示腓总神经的穿过、走行、分布区出现了无菌性炎症刺激和挤压的情况；尤其是髂胫束的张力增加，包括臀大肌和阔筋膜张肌的紧张引起相关部位的挤压刺激有可能会产生皮神经卡压出现麻；当然也有可能是椎管内的粘连挤压造成的麻。宣老在此进行了相应的分析，虽然碘造影显示椎管狭窄，但腰脊柱"三种试验"是阴性的，所以认为椎管外的软组织损害是引起此次症状的原因，而椎管内的无菌性炎症因素是已经去掉，此处也给我们一个提示：在临床工作中遇到影像学诊断为椎间盘突出、椎管狭窄的病人，如果腰脊柱"三种试验"是阴性的，多数考虑椎管外软组织损害引起的

症状，而考虑椎管内损害引起症状的机会很少，尤其是在引起疼痛方面。如果是椎管内的，还要考虑椎管内的突出椎间盘周围无菌性炎症挤压刺激神经造成的症状。宣老虽然对病人进行了椎管内彻底的软组织松解，但是在影像检查中出现的手术广泛粘连也是不容置疑的存在。虽然此病人的粘连没有引起下肢症状，但有些病人的椎管内粘连对下肢的功能影响还是比较明显。临床工作中，有些因腰椎的全开窗加钢板螺钉固定，或者加关节突关节成型手术出现的广泛性神经根粘连，并产生顽固的臀腿痛；在治疗上也是针对瘢痕部分进行银质针治疗，针对腰臀、内收肌群的广泛压痛进行银质针治疗从而得到缓解。但在手术后粘连区域进行银质针治疗存在一定风险的，所以需要有经验的医师或者在超声引导下进行，避免出现刺破硬膜囊产生二次损伤的可能。宣老对此病人进行了定型的腰臀大腿根部软组织松解手术，但手术后腰腿征象只是显著减轻并没有完全消失，不像其他病例进行的回访是症状完全消失，此处的显著减轻说明病人还有很多症状存在。突然出现的内外踝疼痛，是否原来内外踝区域有压痛，在原始的病历里可能有记载，但是在宣老整理的病例里并没有提到内外踝压痛的情况，包括髌下脂肪垫压痛的情况都是没有提及的。但是在症状突发之后，对这些部位进行了检查，并进行相应的软组织松解手术，起到了明显效果。尤其此次对于内外踝的软组织松解使左腰臀的残余痛不治而愈，这种情况让人意想不到。内外踝的治疗为什么可以使腰臀部的残余痛消失？并且是经过腰臀、大腿根部定性的软组织松解手术还没有消失的症状；可能与在脊髓节段，腰臀的感觉神经分布区和内外踝的感觉神经分布区的传导有重叠或者有相互干扰有关。内外踝的软组织损害性疼痛上传引起脊髓节段的感觉神经元的伤害性刺激，这种伤害性刺激反射到内外踝，出现内外踝的感知疼痛，反射到腰臀部就会出现腰臀的疼痛。因为腰臀已经做了定型的软组织松解手术，出现腰臀部软组织损害性疼痛的机会是非常少的，应该属于神经反射性疼痛。这也给我们临床工作以提示，内外踝的软组织损害可以引起腰臀痛，如果经过腰臀部系统的银质针治疗之后还没有痊愈，应该向下继续检查膝、踝的软组织情况。对于髌下脂肪垫，宣老提到的是：病人因小腿外侧吊紧不适感并影响走路而做的髌下脂肪垫和外侧半月板的联合手术，以及外侧半月板的松解，是否单纯治疗就能解决小腿外侧吊紧，或者单纯髌下脂肪垫的松解就能解决小腿外侧吊紧，很难去进行追踪，因为宣老的手术以髌下脂肪垫联合外侧半月板手术居多，所以只能是进一步探讨。不过在临床工作中也能起到良好的提示，如果出现小腿外侧吊紧不适的症状影响走长路的话，可以进行髌下脂肪垫和膝关节外侧间隙及胫骨外侧髁下方的银质针治疗。

【病例385】

陈×康，男，23岁，工人。左腰臀痛2年多，无外伤史。开始时仅左臀痛，之后合并左腰骶痛，近2个月来左臀痛变重，向臀横纹下"放射"，仅痛无麻，夜间痛最剧，不能入眠。躯干前屈侧倾，不易站立，行动不便[1]。丧失工作能力。浙江省普陀县有关医院行多种非手术疗法无效。上海市第六人民医院骨科未明确诊断，建议推拿，病人未接受。

检查：腰脊柱重度左（痛）侧凸，曲度变直[2]。直腿弯腰指尖距地40厘米有僵腰，直腿伸腰受限，两者均引出左腰臀痛，后者重于前者[3]。直腿抬高试验左20°（右90°无征象），引出左腰骶痛"放射"至臀横纹下方[4]。左下肢肌力正常，肌肉无萎缩，膝反射、跟腱反射存在和皮肤感觉正常。左腰5棘突和椎板～骶1中嵴和背面的压痛点高度敏感；左臀和大腿根部各压痛点均高度敏感；右腰、臀和大腿根部的压痛点均不敏感。屈髋屈膝分腿试验引出左大腿根部痛、髋外侧痛和臀内侧痛阳性[5]。左腰脊柱"三种试验"检查阳性。腰痛X线常规片提示：骶1椎腰化的倾向。肌电图检查提示：腰5或骶1神经根受压。椎管Dimer-X造影提示：腰5骶1正位碘柱轻度变窄，左缘呈弧形充盈缺损，双腰5神经根不显影，骶1神经根袖扩张增粗，其盲端呈球形，两者均左大于右；腰5～骶1侧位碘柱前缘呈1/3弧形充盈缺损；腰5～骶1斜位碘柱前缘左侧呈1/3弧形充盈缺损而右侧完整，骶1神经根变形同侧位[6]。诊断：椎管内软组织损害合并椎管外软组织损害的左腰臀痛。1978年10月18日在硬麻下行腰2～骶1全椎板除式椎管内（外）软组织松解手术。见腰3～4和腰4～5黄韧带肥厚约1厘米，腰5～骶1黄韧带肥厚约0.8厘米；三节黄韧带切除后见腰3～骶1间变性脂肪增多，与硬膜及左腰4、腰5两神经根鞘膜粘连甚紧，彻底松解后见腰5～骶1间硬膜呈一般压迹，以及左腰5神经根鞘膜前内侧与所属硬膜前侧之间有一个旁侧突起型椎间盘顶压；分离其间的粘连组织后切开后纵韧带，取出变性组织。因麻醉不全，分离时病人主诉疼痛"放射"至膝部；松解后触压神经根只有麻感传导至小腿后侧。病理检验结果：黄韧带见纤维变性断裂并钙化；硬膜外和神经根鞘膜外脂肪见毛细血管增生及炎细胞浸润[7]。

术后征象全消失持续8年之久：病人对治疗满意，因此不考虑补行定型的左腰臀部和大腿根部的软组织松解手术。远期疗效属显效。谁知术后第9年逐渐出现左腰痛并发"坐骨神经痛"，自左腰骶部"放射"至臀部和小腿外侧。检查：左腰4后关节～骶1背面外侧、髂后上棘内上缘、臀部和大腿根部的压痛点均高度敏感，左腰脊柱"三种试验"检查变为阴性；诊断：椎管外软组织损害性腰腿痛。1987年补行左腰、臀和大腿根部的密集型压痛点银质针针刺疗法10次，完全消除其征象。5年后再复查：腰脊柱无畸形，直腿弯腰指尖触地，直腿伸腰未受限，直腿抬高试验左右各90°，均无征象引出，远期效属显效。又7年（1995年6月）后病人又来找笔者，自述近1个月中左臀痛又突发，"放射"至大腿后侧与腘窝，腰脊柱左（痛）侧凸，但无腰痛，痛度剧烈，昼夜不得安宁。浙江普陀县有关医院诊断"腰椎间盘突出症"，行骨盆牵引、推拿等非手术疗法均无效。笔者根据左臀大肌内上和外下两端附着处的压痛点（以往未治疗处）分别施行5次密集型银质针针刺疗法，又完全解除其征象。通过两次征象复发的惨痛教训，病人深悔第1次椎管内（外）软组织松解手术后，不听从医嘱及时补行椎管外手术的错误决定。4年半后，笔者到舟山市对病人进行复查，近期疗效属治愈。最后诊断：椎管内软组织损害（伴非疼痛因素的椎间盘突出物）合并椎管外软组织损害的左腰臀痛[8]。

【病例385】导读

[1]病人是年轻人，开始只有臀痛且没有外伤史，提示臀痛是劳损累积发作造成的，疼痛两年多已经形成了慢性劳损，然后逐渐发展成腰骶痛；一个大范围腰骶痛并且向臀横纹下放射，这一点很重要，在病人的主诉里如果出现了向臀横纹中点，或者臀横纹下的放射痛，甚至到大腿后侧中段的疼痛，多数存在椎管内软组织损害。病人只是单纯的疼痛，没有麻的表现，也就是说无菌性炎症刺激神经但不产生神经挤压的症状。夜间疼痛重，如果是老年人要考虑肿瘤的可能性，要进行肿瘤的排查，年轻人要考虑是不是椎管内压力大了。椎管内容积缩小导致神经刺激增多出现的问题，在平躺或者侧卧的时候，腰椎管容积会发生不同的变化；平躺的时候，腰椎受重力影响逐渐变直，椎板间隙开大，从而使椎管内容积增加；如果是胸腰段或胸脊柱段，在重力作用下逐渐变直就会使开大的椎板间隙逐渐变小，椎管内容积也就随之变小；如果胸腰段或胸段已经存在软组织损害，就可能引起背痛、腰痛或大腿内侧痛；如果大腿根部存在软组织损害，会在后半夜肌肉放松后表现出独有的骨盆牵拉状态，牵拉骨盆前旋转，造成腰部深层压力增加，也会加重疼痛。夜间的疼痛加剧提示在非重力作用下出现的疼痛，这种痛与椎管内软组织损害或者不可调和的椎管外软组织损害有关。病人的身体表现出前屈侧倾的状态，这是一个避让的动作，也就是说他通过前屈来开大腰椎间隙，通过侧向倾斜使主要矛盾侧的腰椎间隙开大，这样来解决挤压刺激神经的问题，所以此病人的上述主诉高度提示了椎管内软组织损害的可能性。因为最早的症状是从疼痛开始，所以这个椎管内软组织损害可能是由椎管外软组织损害逐渐发展，然后引发椎管内损害加重后形成的症状。

[2]病人的脊柱表现为痛侧凸和曲度变直，痛侧凸是宣老描述病人脊柱的冠状面变化，脊柱产生了侧弯，痛侧开大提示出现了疼痛避让行为，通过避让动作减少痛侧软组织挤压刺激。病人脊柱曲度变直是描述病人脊柱的矢状面改变，说明脊柱在后凸过程中的形态变化，也是为了增加椎管内容积的一种表现。

[3]病人的直腿弯腰和直腿伸腰都受限，直腿弯腰时有僵腰状态，就是说腰部是扁平的，这种情况既然有腰脊柱的侧凸和变直，为什么在继续前屈的过程中还会有僵

腰的保护性变化？很有可能是椎管内的椎间盘突出物在前屈腰椎的时候挤压向后方，刺激后纵韧带或者刺激硬膜囊，同时腰部的肌肉紧张形成矛盾性对抗；另一种情况就是腰部本身的竖脊肌或者胸腰筋膜有损害，这样也会出现僵腰的情况。因为僵腰的时候还出现了左臀腿痛，就是说在直腿弯腰的时候会出现这个刺激症状，有两种能性：一种是椎间盘突出物在前屈腰部的时候进一步挤压向后凸，刺激了相应的神经部分或者硬膜囊部分，出现了疼痛。另一种可能性就是神经的被动牵拉，如果神经根在椎间孔的位置产生了粘连，在直腿弯腰的时候会产生牵拉刺激，但是这种牵拉刺激往往表现的不单纯是腰臀痛，还有腿的症状。如果是椎管外腰骶后部的软组织损害和臀内侧或者臀大肌臀中肌交界处的软组织损害引起的，直腿弯腰时的腰臀痛，一般会表现出以局部疼痛为主的状态，也符合这个症状特点。所以直腿弯腰给我们提示的不能鉴别椎管内外，只能有这几个分析方向。而直腿伸腰动作会出现更严重的左侧腰臀痛，这种情况是腰部深层肌或椎管内软组织损害挤压刺激了神经根，或是椎管外的腰骶部的软组织损害或者臀大臀中界处深层的损害，也会出现直腿伸腰的臀痛，甚至臀痛放射至腰，出现腰臀痛的情况。所以直腿弯腰和直腿伸腰都没有办法去鉴别椎管内外，只能是确定几个诊断方向。

［4］病人患侧的直腿抬高明显受限，并且引出腰骶痛放射至臀横纹下方，这个描述非常重要，这个症状引出后，是不能再继续抬高了，再继续抬高会有可能出现下肢的症状。直腿抬高到这个角度就引出了明显的症状，所以不能再抬。表现出的症状是腰骶痛放射，如果是单纯的腰骶痛，考虑骶髂关节在直腿抬高的时候产生旋转出现的症状，考虑骶髂关节周围的软组织损害。但是如果能放射到臀横纹下方这个部位，就是坐骨神经的投影区域，提示存在椎管内损害的可能性。

［5］宣老描述了病人下肢肌力、肌萎缩的情况、膝腱跟腱反射和皮肤感觉的情况，此病人是没有异常，提示病人运动神经和感觉神经的传导功能及脊髓的神经元反馈功能都是没有问题，应该是以炎症刺激为主，而挤压情况不明显。压痛点的分布表现出腰部深层、腰骶部及臀部、大腿根部的高度敏感，符合椎管外软组织损害特点的。屈膝屈髋分腿试验引出髋周各部位阳性及臀内侧的疼痛，提示髋关节周围、臀内侧或骶髂关节存在软组织损害。屈膝屈髋分腿试验出现臀内侧疼痛与骶髂关节的分离运动，骶髂关节的快速分离运动引发骶髂关节周围的肌肉应激性紧张，如果臀内侧软组织存在损害或臀下神经存在应激兴奋，都有可能产生臀内侧痛。此病人的多部位疼痛提示椎管外软组织损害广泛存在。

［6］此时，宣老对椎管内外软组织损害的鉴别方法，以物理诊断的腰脊柱"三种试验"进行鉴别诊断，提示腰脊柱"三种试验"鉴别椎管内外软组织损害的准确率很高。如果"三种试验"的操作准确，鉴别力很高，如果做不准会出现一部分假阳性，所以需要提高"三种试验"的精准操作。"三种试验"阳性的病人90%以上是椎管内

损害为主的；但也有5%～10%"三种试验"阴性的病人存在椎管内损害的可能性，所以不能绝对判断，最好结合强刺激推拿预示性诊断或其他典型椎管内症状进行鉴别。结合肌电图和碘造影的检查，基本从三个角度判断椎管内外软组织损害。此病人的椎管内软组织损害诊断是基本成立的，碘造影存在着明显的椎管内充盈不良的情况，有缺损，有压迹，存在挤压刺激或占位刺激。一般是硬膜外脂肪增生或者椎间盘突出或者炎性粘连，都可能造成这种现象出现。现阶段已经不再用碘造影剂检查，一般用CT或MRI来进行检查，这种检查手段更安全更方便。对于软性结构MRI的诊断更准确，所以在分析时我们要分析脂肪的变化情况。

［7］宣老在此病人的椎管内软组织松解手术中描述了黄韧带情况以及脂肪增生、神经根粘连。松解后原有的压迹、变性全部得到了放松和恢复。此时因为病人没有全麻，所以在松解分离的时候他会出现相应的症状，这个症状对我们是有意义：就是松解分离时出现的疼痛放射到膝部，病人在主诉诊断查体过程中，从来都没说到放射到膝部的描述，就是说腰$_5$的神经根受到无菌性炎症刺激的时候可以引起放射至膝部的疼痛，需要我们记住这个对应关系。松解之后就会出现放射至小腿的麻，松解之后说明把炎性脂肪都去掉了，然后触压神经产生的麻并不在膝部，而在小腿后侧更加明显，前后的变化连接起来，说明膝部应该有一定麻的感觉，然后小腿后侧有麻。为什么会出现到小腿后侧的症状？而在松解的时候并没有出现放射至小腿后侧的疼痛，这说明触压挤压的刺激和脂肪组织变性增生挤压的刺激，以及没有人为触压产生的只到臀横纹下方的刺激是不一样的，也就是它们产生的是不同情况的刺激。在临床中如果出现不同放射区域的麻或者麻痛或者痛的情况，要分析它病变的程度以及粘连的状态。松解切除组织的病理检查，支持无菌性炎症引起的软组织改变。

［8］病人在手术前查体的时候，已经存在了广泛的左腰臀、大腿根部的高度敏感压痛，为什么在椎管内软组织松解手术之后，没有再进行椎管外软组织的不定型手术治疗？很有可能是在椎管内松解手术之后，椎管外的症状或者压痛都表现不太明显或者病人畏惧手术，或者临床症状不太明显，总之是给了宣老没有进行定型的椎管外软组织松解手术一个支持。并且病人能够征象全消8年之久，提示椎管内软组织损害占绝对的主要矛盾地位。但是因为椎管外软组织损害必定存在过，所以病人在不断运动、不断劳动的过程中，有可能会逐渐累积加重，尤其是在有理化环境的刺激、温度的变化情况下，都可能会诱发逐渐累积加重椎管外软组织损害，出现左腰痛并发坐骨神经痛；此时的疼痛放射是自腰骶部放射至臀部和小腿外侧，这个症状和椎管内松解手术前的症状不太一样。放射至臀部这个症状无法区别椎管内外，因为椎管内软组织损害也可以单纯放射到臀部，但放射到小腿外侧的多数和椎管外软组织损害有关，但也不绝对，一般小腿外侧的症状是与椎管外，尤其是梨状肌下孔坐骨神经穿出处的神

经周围无菌性炎症刺激有关，有时腰$_4$腰$_5$椎间盘突出及相应节段硬膜外无菌性炎症也可引出小腿外侧症状。压痛点检查存在腰部、臀部、大腿根部的高度敏感压痛，宣老在这个病例里提到了髂后上棘内上缘，因为在进行检查的时候，单独提髂后上棘内上缘的情况，提示此处作为重点的诊查治疗部分，宣老在很多病例里边都进行了类似的提示。由于腰脊柱"三种试验"变为阴性了，所以诊断为椎管外的软组织损害，这和前面的病例存在相似的地方。如果要是再做碘油造影的话，估计也会存在椎管的粘连情况，但是腰脊柱"三种试验"阴性就提示了椎管内无菌性炎症刺激是微弱或者没有无菌性炎症。此时椎管外软组织损害的治疗就变得更加微创，更加安全，也就是进行了密集型银质针的治疗。密集型银质针治疗比手术治疗需要的恢复期更短，对病人的创伤会更小。对于一侧的腰臀、大腿根部软组织损害治疗，宣老采用密集型银质针进行了10次治疗，提示我们对于病人的治疗一定要像宣老的布针密度和刺激程度一样，还要进行10次才能消除症状。不是说我们做一个更加松散的或者是做一个不全面的银质针治疗，就能够完全解决问题的。有些病人只是扎了个针灸或者扎了个刃针、针刀，虽然是按软外的操作去做，但是也不能达到银质针治疗的广泛性和稳定性。宣老又描述了病人16年后的症状：左臀痛突发放射至大腿后侧与腘窝，并且存在脊柱的痛侧凸，就是说出现了类似椎管内软组织损害的症状。痛侧凸就会避让椎管内的损害，或是避让腰部深层损害。因为此病人没有进行过腰部深层的软组织松解手术，所以银质针治疗7年后，症状再次发作是有可能的。一般来讲，5年以上就认为是治愈了，7年有复发的是允许的。这里提到但腰不痛，说明什么问题？说明病人的发病部位是从臀部开始的；出现了腰脊柱段侧凸，提示臀部肌肉出现软组织损害问题，可以引起腰椎的变化。在检查的时候，发现是臀大肌内上和外下端附着处的压痛点没治疗过，之后这两个部位的压痛点分别实施五次的银质针治疗。分别施行就是说又进行了10次的银质针治疗。臀大肌的内上是臀大肌与臀中肌叠加部分，是臀部的深窝，是一个需要重点治疗的部位。如果治疗不彻底，有可能引起脊柱侧弯，还有就是外下端的股骨粗隆臀肌附着处，也是臀大肌下束的附着部位，运动臀大肌可以引起骨盆旋转或者股骨旋转，也需要我们考虑，尤其是臀大肌下束可以引起膝关节相对旋转的屈对位不良。上束是可以引起骨盆的水平前旋转和矢状面后旋转，产生脊柱的反向弯曲代偿。我们发现椎管内、椎管外尤其是有椎管内损害的病人，所有经过宣老的手术和后期的银质针针刺的病人，椎管外的软组织损害是不容忽视的，有可能会在若干年后复发。还有就是在进行椎管外的银质针治疗的时候，宣老对于臀大肌内上这个部位，原则上来讲，是治疗到的部位，又出现了没有治疗到的这么一个描述，也就提示当时宣老对于银质针针刺治疗的补针还没有完全成熟，是后期逐渐成熟起来。

6.2.12 第12组：腰臀部或臀部软组织松解手术完全消除，或显著改善征象；因后期复发或残留征象、根据腰脊柱"三种试验"检查阳性和椎管造影，提示硬膜囊变形而补行多节段全椎板切除式腰椎管内（外）软组织松解手术治疗的，椎管内外混合型软组织损害（伴非疼痛因素椎间盘突出物）的腰腿痛的病例介绍和讨论。

【病例396】

祝×宝，女，25岁，农民。右腰腿痛2年多，无外伤史。1971年春先感右腰痛，逐渐发展为极为严重的持续性右小腿外侧痛。半年前分娩后征象更剧。躯干前屈左倾，不能干农活，也无法做家务，终日卧床不起。丧失生活能力[1]。常熟人民医院骨科诊断右"坐骨神经痛"。经针灸、推拿、理疗、局封、中西药物内服外敷等医治，均无疗效[2]。

检查：腰脊柱右（痛）侧凸和后凸变直[3]。直腿弯腰指尖距地45厘米有僵腰，引出右臀痛和小腿外侧"放射痛"加重；直腿伸腰未受限，右腰腿痛稍缓解[4]。直腿抬高试验左90°，无征象；右45°，引出右臀中部痛"放射"至小腿外侧[5]。右下肢无肌萎缩，肌力正常，膝反射、跟腱反射均存在，皮肤感觉无异常。腰$_1$棘突、椎板和后关节～骶$_4$中嵴和背面、腰$_2$～腰$_4$横突尖、髂嵴-髂后上棘内上缘-骶髂关节内侧缘、髂胫束、臀上皮神经、坐骨神经梨状肌下出口处、股骨臀肌粗隆、髂翼外面和大腿根部的压痛点左侧不敏感和右侧高度敏感。屈髋屈膝分腿试验引出右大腿根部和髋外侧痛阳性[6]。胸部腹部垫枕试验阴性。腰痛X线常规片未见异常。肌电图检查提示右腰$_5$神经根受压。诊断椎管外软组织损害性右腰臀痛并发下肢传导痛。1973年10月9日在硬麻下行定型的右腰臀部软组织松解手术和大腿根部软组织松解手术。术后右腰臀腿痛全消失，但右膝前下方痛、腘窝痛和足跟痛明显突出。遂于同月23日腰麻下补行右髌下脂肪垫松解手术后，上述所有征象也全解除[7]。

17年后复查：自诉术后1月参加农业轻劳动，3个月后参加农业强劳动，长期无征象复发，无后遗症。检查：腰脊柱畸形消失。直腿弯腰指尖触地无僵腰，直腿伸腰无妨碍，直腿抬高试验左右各90°，三者均无征象引出。腰脊柱"三种试验"检查阴性。病人对治疗满意。远期疗效属治愈[8]。

1992年12月病人来上海找笔者，自诉术后19年身体一向健康，从无征象复发和后遗症，属农业妇女强劳动力。但近1年渐感右腰骶痛，不断加重，出现右下肢后侧和前足、足趾的麻木（无痛），持续未消，右下肢乏力，不能多站、多走，间歇性跛行明显，失去劳动能力。遂第2次住院[9]。

检查：腰脊柱左（健）侧凸和后凸变直。直腿弯腰指尖距地15厘米，引出右腰骶痛和下肢麻木加重；直腿伸腰受限，引出右腰腿痛麻更剧烈。直腿抬高试验左70°，引出右腰腿征象明显；左90°无征象[10]。右腰、臀和大腿根部的压痛点不敏感，仅右坐骨神经梨状肌下出口处按压时引出右下肢麻木加重。右腰脊柱"三种试验"检查阳性。屈髋屈膝分腿试验阴性。椎管Amipaque造影提示腰$_{4\sim5}$正位碘柱变窄和双腰$_4$神经根不显影；腰$_{4\sim5}$侧位碘柱前缘呈2/5弧形充盈缺损；腰$_{4\sim5}$斜位碘柱前缘左侧呈1/6和右侧呈4/5弧形充盈缺损，双腰$_4$神经根不显影，双腰$_5$和骶$_1$、骶$_2$神经根袖扩张增粗，其盲端均呈球形。诊断单纯椎管内软组织损害（伴非疼痛因素的腰椎间盘突出物）的右腰臀痛并发下肢传导麻[11]。1993年1月6日在硬麻下行腰$_3\sim$骶$_1$全椎板切除式椎管内（外）软组织松解手术。腰$_{4\sim5}$黄韧带肥厚；切除三节黄韧带见腰$_3\sim$骶$_1$间变性脂肪增多，与硬膜及右腰$_3\sim$骶$_1$神经根鞘膜粘连严重；彻底松解后见腰$_{4\sim5}$间硬膜呈一般压迹，以及右腰$_4$神经根鞘膜前侧受一个旁侧突起型椎间盘的顶压甚紧；分离其间的粘连组织后切开后纵韧带，取出变性组织重3克[12]。

3年后复查：自诉1993年手术后，征象立即完全消失。1个月后恢复农业强劳动。无任何不良反应。体检所得与上述"17年后复查"的情况一样满意。全过程的疗效由远期治愈→无效→近期治愈。本病例的临床实践证明：在混合型病例中，当腰椎管外软组织松解手术治愈椎管外软组织损害性腰腿痛18年之后，只要椎管内鞘膜外脂肪潜存着最为轻微和尚未引起征象无菌性炎症的潜性病理因素，日后仍有机会复发腰腿痛。最后诊断应属椎管外软组织损害后期继发椎管内软组织损害（伴非疼痛因素的椎间盘突出物）的右腰痛并发下肢传导痛麻[13]。

5年后再复查：远期疗效属治愈。

【病例396】导读

[1] 病人没有外伤史，年龄比较小，最先的症状是腰痛，逐渐表现为右小腿外侧疼痛。这是一个逐渐由局部发展到整个下肢的过程，有可能是先影响了脊神经后支，然后再通过脊柱的变化影响了整个下肢，或者存在臀部深层反射到腰部的损害，但这种情况不如前一种更加多见，所以考虑腰部的损害或者内收肌损害的可能性比较大。在分娩后出现疼痛加剧的情况，提示了分娩过程中骶髂关节的运动，对诱发疼痛加重有明显作用，所以考虑腰骶后部、腰部深层或者是内收肌的损害比较大，病人出现的避让姿势是躯干前屈左倾的状态，正好是避让了右侧腰部的无菌性炎症刺激。所以考虑此病人存在右侧腰部深层或者椎管内软组织损害的可能性。

[2] 在进行了常规的针灸、理疗、推拿和药物治疗后，病人没有明显的效果，提示了病人的软组织损害可能比较重，或者处于椎管内或者处于常规治疗不能顾及的部

位，如内收肌群。

［3］腰脊柱段产生痛侧凸和后凸变直，提示腰部深层或椎管内存在软组织损害的可能性。因为这种情况在疼痛避让的时候，往往是以避让关节突关节挤压和开大椎间隙来进行无菌性炎症的避让。还有一种可能性是源于内收肌或臀旁侧的损害，也可产生类似的症状。

［4］病人在做直腿弯腰动作时，引出右侧的臀痛和小腿外侧的放射痛加重，提示坐骨神经受到牵拉刺激。坐骨神经牵拉刺激的部位很可能在坐骨神经的梨状肌下出口处产生了粘连，并且有无菌性炎症。病人没有出现小腿后侧的牵拉症状，也有可能是单纯影响小腿外侧的神经根牵拉的感觉，如在腰部的神经根区存在软组织粘连也会产生这种症状。病人直腿伸腰时未受限，并且还能缓解右侧的腰腿痛，这是和前边的分析相矛盾，如果存在腰部深层或者椎管内的软组织损害，必定会刺激关节突关节周围的感觉神经，或者椎管内的神经产生疼痛加重的情况。此时并未受限，并且还有疼痛的相对缓解，提示病人出现腰前屈左倾的动作是持续造成坐骨神经刺激症状的一个原因，进行挺直之后会改变这种坐骨神经的牵拉症状，提示椎管外损害。

［5］直腿抬高试验引出了右侧臀中部向小腿外侧的放射性疼痛，这也和前面分析的坐骨神经在骨盆出口处的牵拉有密切关系。此时应该为骨盆出口处坐骨神经粘连，并出现无菌性炎症刺激的情况。

［6］下肢检查，病人没有肌萎缩，说明病人感觉神经的回传通路正常。肌力正常，提示运动神经的传输功能正常。膝腱反射、跟腱反射都存在，提示神经传入和传出通路是正常的，并且在腰脊柱段没有明显的挤压刺激造成神经功能异常的状态。皮肤感觉正常，提示感觉神经传入功能是正常的。所以这一段描述，宣老给我们呈现的是，病人的神经没有明显受压，只是存在了无菌性炎症的刺激。在进行压痛点检查时，腰部的深层、骶骨背面、横突尖、髂后上棘、髂嵴这些位置都存在明显的压痛，包括坐骨神经穿出部位有压痛高度敏感，大腿根部也敏感，提示了整个腰臀存在压痛敏感。这里边有一个名词"骶髂关节内侧缘"，骶髂关节内侧缘应该是比髂后上棘内上缘要低的位置。为什么要提出这个位置呢？在其他的病例里边很少提及，宣老可能想强调竖脊肌附着处损害的广泛性。

［7］病人的腰脊柱"三种试验"检查中胸腹部垫枕试验阴性，其他的试验没有明确提出阴性或者阳性，但是直腿弯腰和腰脊柱侧弯试验的时候应该有一个阴性。因为在进行直腿弯腰和直腿伸腰动作的时候，并没有提出直腿伸腰动作产生症状，所以侧弯挤压时可能出现症状的机会也比较少，这只是一种猜测，宣老在这里只提到了腰脊柱"三种试验"中的一个。不过在后边诊断了椎管外软组织损害，提示当时进行腰脊柱"三种试验"检查的时候，可能还没有把完全定型的腰脊柱"三种试验"放到椎管内外软组织损害的鉴别诊断中，所以只提到了一个阴性。肌电图提示腰$_5$神经根

受压的情况，为什么腰$_5$神经根受压了还诊断椎管外软组织损害呢？因为在前边的病例，宣老也应用肌电图作为相应的佐证，这也说明在腰脊柱"三种试验"阳性时，再有肌电图的佐证会更加准确。如果腰脊柱"三种试验"阴性，那肌电图的检查可能就是一种参考，不能诊断椎管内组织损害。病人进行右腰臀部和大腿根部的软组织松解手术，术后症状全消失，提示了诊断过程中的准确性。此时宣老又提到了病人有右膝前下方痛、腘窝痛和足跟痛等几个问题，提示病人在就诊时已经存在这几个部位的疼痛，但为什么在进行压痛点检查时没有提出，而是在腰臀、大腿根部软组织松解术后提出来，可能的原因是当时在进行软组织松解手术探索时，照顾的范围还并不十分全面，考虑的问题还是以局部为主。解决远端的问题要观察大的部位松解之后是否能缓解，如果不能缓解，还要进行松解治疗。髌下脂肪垫松解手术后症状缓解，提示髌下脂肪垫损害可引起膝前下方痛、腘窝痛和足跟痛。临床中遇到此类的病例，要考虑髌下脂肪垫损害的可能性，但很多病例在髌下脂肪垫压痛存在时，进行传导痛检查还是可以查到腰臀、大腿根部的上源传导部位的。如果有明确的制约关系，髌下脂肪垫往往不需要治疗。如果没有制约关系，则髌下脂肪垫需要治疗。尤其是临床检查传导痛的时候，如果存在60%～70%的制约关系，髌下脂肪垫多数需要治疗。

［8］17年后，宣老对病人进行了复查，复查的时候病人腰臀部的功能，直腿抬高试验和各种试验都表现出非常卓越的治疗效果，属于治愈状态。

［9］宣老治疗病人19年后，病人发生了右腰骶痛不断加重并向下肢后侧和前足、足趾放射的情况，因为此处表现出来不是小腿外侧，而是下肢后侧的症状，尤其是小腿后侧症状，在排除了髌下脂肪垫损害后，一般考虑有椎管内无菌性炎症刺激。出现了前足和足趾的麻木无痛，提示此处的神经发出、走行、穿过区域有受压的情况。并且右下肢肌肉力量减退，还出现了间歇性跛行，这种情况提示神经根在行走过程中有持续受压的情况；一个是考虑软性受压，就是说骨盆前旋转，腰部重心进行纠正并过度后伸，产生腰部深层的挤压和关节突关节的叠加，以及神经根周围在骨质增生基础上出现的椎间孔变小，共同形成神经根的挤压因素，出现间歇性跛行。另一种情况是腰部本身椎管腔内的容积变小、神经根粘连，在行走过程中，随着神经根的不断牵拉刺激，出现神经根鞘周围的缺血，也容易造成间歇性跛行。病人下肢乏力并且有间歇性跛行，说明他的受压部分可能在神经根穿出椎间孔区域，以及神经根穿出椎间孔前的椎间孔内口处可能存在挤压或者粘连的情况。

［10］病人表现出健侧凸和后凸变直，这与第一次检查时的患侧凸和后凸变直有着明显的区别。一般讲出现腰脊柱段的健侧凸，多数是腰部浅层紧张的牵拉造成脊柱侧弯的状态，但是出现后凸要考虑椎管内的损害。既出现健侧突，又出现后突要考虑臀旁侧、内收肌群损害或者椎管内损害。在后边的检查里边有直腿弯腰的腰骶痛和下肢麻木加重的情况，结合起来说明腰骶部尤其是在腰$_5$骶$_1$腰$_{4\sim5}$范围内出现了神经根

周围的软组织粘连。在直腿弯腰的时候，由于神经的牵拉导致神经鞘膜缺血，出现麻木加重的情况，临床上并非只有挤压神经才出现麻木，而牵拉也能造成神经的缺血出现麻木症状。直腿伸腰时出现腰部受限，并且引出右侧腰腿痛麻加剧，提示腰部深层或者椎管内有明显的无菌性炎症刺激，尤其是椎管内的无菌性炎症刺激加挤压，刺激到神经根后造成腰腿的麻痛。如果是单纯深层肌损害刺激，不会产生腿的激症状，而只出现腰部疼痛加重，并且不会伴有麻的症状。麻的出现提示了神经受压的可能，此处产生的现象高度提示椎管内的容积变小引起神经根挤压症状。直腿抬高试验动作抬高到70°才引出右腰腿的征象，提示坐骨神经穿出梨状肌下孔处没有产生明显的粘连，而是椎间孔神经根穿出区出现了明显粘连，或者伴无菌性炎症的存在，在直腿抬高到一定角度时牵拉到这个部分，产生了神经的滑移，出现了相应的症状。

［11］病人腰臀内收肌压痛点的不敏感以及腰脊柱"三种试验"阳性，都提示椎管内软组织损害的可能性。此处有坐骨神经梨状肌下出口挤压出现下肢麻木加重的情况，提示了此病人的坐骨神经区域在穿出梨状肌下孔处可能还有粘连或者此处的张力增加造成神经受压的可能性。这需要在椎管内的软组织松解之后来看它的变化情况，是否需要进行进一步的松解治疗。根据查体和碘造影检查呈现的椎管内容积变小的情况，要考虑椎管内软组织损害引起的右腰腿痛的可能性比较大，进行了椎管内软组织损害的诊断并进行了相应的手术治疗。

［12］在手术的过程中发现：病人黄韧带肥厚及神经根粘连比较明显，并且看到了腰₄神经根侧前方突出的椎间盘，在进行上述组织的减压、松解、分离之后，硬膜囊有了明显的恢复，对椎管内的软组松解达到了一个比较彻底的状态。

［13］这段文字是宣老对该病人椎管外治疗后椎管内软组织损害的总结。可能和宣老在当年进行椎管内外软组织松解手术的探索有关系。毕竟病人经过18年的过程才出现了椎管内的软组织问题，并且在进行椎管内软组织松解手术时有椎间盘突出的存在，那是否在经历了这18年的慢性退化过程中出现了椎间盘退化？纤维环断裂产生椎间盘突出刺激，诱发椎管内软组织损害的可能性，应该也是存在的。不一定是在椎管外软组织松解手术的同时就存在了椎管内的潜伏症状，很有可能是在病人进行日后的劳作过程中出现了椎间盘的突出，诱发了局部的免疫反应，产生神经周围的粘连。毕竟有1年左右的病史，所以出现神经根鞘的粘连、黄韧带的肥厚或者脂肪的增多都有可能，它与前边的椎管外软组织松解手术的关联并不是特别明显。

【病例406】

贾×辰，男，39岁，锅炉工。双腰痛、左臀痛伴左下肢外侧痛麻9年[1]。郑州市骨科医院诊断腰臀部软组织损害，于1977年3月和5月先后施行左臀筋膜松解手术和双腰$_3$横突尖切开剥离手术。第1次手术的疗效不显；第2次手术后疼痛暂时性减轻，但左下肢直至足背的麻木始终未改善，行走时麻感加重，多走路则背痛和上腰痛明显突出。由该院介绍来我院骨科医治[2]。

检查：腰脊柱外观正常。直腿弯腰指尖距地50厘米，僵腰严重和左臀腿痛麻增剧；直腿伸腰未受限，征象未增加[3]。直腿抬高左右各60°，仅引出左下肢麻木加重和左腘窝吊紧感明显[4]。双腰部压痛点高度敏感；臀部压痛点左侧高度敏感和右侧中度敏感；双大腿根部压痛点轻度敏感。屈髋屈膝分腿试验阴性[5]。左腰脊柱"三种试验"检查除脊柱侧弯试验阴性外，其他两种试验均阳性，仍属腰脊柱"三种试验"检查阳性体征的范围。腰痛X线常规片提示腰$_3$、腰$_4$椎体前角轻度肥大。肌电图检查提示胫骨前肌正尖波。椎管Dimer-X造影见正位腰$_5$～骶$_1$碘柱轻度变窄，左腰$_5$神经根不显影；侧位腰$_5$～骶$_1$碘柱前缘呈1/6弧形充盈缺损。诊断是椎管外软组织损害合并椎管内软组织损害（伴非疼痛因素的椎间盘突出物）的双腰臀痛并发左下肢传导痛麻[6]。1979年5月14日在硬麻下行全椎板切除式腰$_4$～骶$_1$椎管内（外）软组织松解手术。切除两节黄韧带，见后者稍肥厚；腰$_4$～骶$_1$左侧硬膜外变性脂肪增多，与腰$_4$、腰$_5$神经根鞘膜粘连，左重于右，以左腰$_5$神经根鞘膜周围最甚，彻底松解后检得左腰$_5$神经根外前侧有一个旁侧突起型椎间盘；分离神经根鞘膜与突出物之间的粘连组织使神经根完全自由，再切开突出物因已骨化而无内容物取出。最后彻底松解硬膜外和两侧三对神经根鞘膜外变性脂肪结缔组织。病理检验结果：左腰$_{4～5}$黄韧带呈变性、断裂、钙化和软骨增生；硬膜外和左腰$_5$神经根鞘膜外脂肪显血管增生[7]。

第2次住院：自诉术后双腰臀痛消失，左下肢痛麻均解除。但颈项部和背部板紧感突出，似有"数10斤重物压背"样，伴抽搐痛，十分难忍；时有后脑痛和头昏现象。检查：双颈、背、肩部各压痛点均敏感。诊断为继发（或合并）的躯干上部软组织损害。按原计划于同年10月17日全麻下行定型的双颈背肩部和锁骨上窝软组织松解手术；背部手术松解的内容除作胸$_{2～7}$棘突切开剥离外，还结合胸$_{5～6}$间伸肌群的横断手术[8]。

5年后病人出差来上海时复查：自诉术后所有征象全消失。头脑清醒，眼清目亮，呼吸舒畅，背胸轻松，腰活动灵活，行走方便。常规锻炼3个月（每天坚持持续步行20千米），第4个月起恢复工作迄今，长期从事重体力劳动，均无征象复发，也无后遗症出现。病人对治疗满意，特地带来一幅亲笔绘画的猛虎出林图送给笔者。检查：直腿弯腰指尖距地10厘米，直腿伸腰自由，直腿抬高左右各90°，三者均无征象引出。腰脊柱"三种试验"检查变为阴性。11年后通信联系：身体健康，一切正常。病人对治疗满意。远期疗效属治愈。最后诊断应属以椎管外躯干上部软组织损害结合椎管外躯干下部软组织损害为主，后者合并椎管内软组织损害（伴非疼痛因素的椎间盘突出物）的双腰臀痛并发左下肢传导痛麻[9]。

[1]此病人的病史较少，从事体力劳动的中年男性，出现了腰和左臀部疼痛伴有下肢外侧的痛麻，尤其出现下肢外侧的痛麻多提示椎管外软组织损害的机会比较多。因为单纯的椎管外软组织损害导致坐骨神经的腓总神经分支产生刺激症状，而椎管内损害往往容易表现为小腿后侧痛麻。

[2]病人在郑州做的软组织松解手术，做的范围并不大，只是在臀肌筋膜和腰$_3$横突尖上做了相应的剥离治疗。随着宣老对腰$_3$横突的认识不断深入，他认为腰$_3$横突综合征的出现往往是与臀肌损害有关。在临床工作中确实也是这样，很多腰$_3$横突疼痛以及腰$_3$横突综合征引起腰腿痛的病人，在进行臀部的臀大肌臀中肌叠加处针刺时，能够解决腰$_3$横突的疼痛问题以及下肢症状，所以宣老在晚年进行总结的时候认为横突的治疗多数是不需要的，只有少数病人需要做腰$_3$横突的治疗或者腰$_4$横突的治疗。病人在行走时出现下肢的麻感加重的情况，更多的原因来源于臀旁侧的阔筋膜张肌。因为在行走运动过程中阔筋膜张肌不断调整下肢肌肉力量，尤其是大腿的肌肉力量，在调整的过程中如果阔筋膜张肌存在了无菌性炎症损害的情况，有可能直接牵拉小腿前外侧筋膜，造成腓骨小头及下方筋膜张力的增加，导致腓总神经在其穿入小腿前外侧肌群的入口处受到挤压。也有可能因为阔筋膜张肌缩短造成臀深六小肌的紧张，导致坐骨神经梨状肌下孔穿出处的腓总神经受到挤压，这些都可能引起小腿外侧症状。病人多走路会出现明显的背痛和腰痛症状，提示在行走过程中背部和上腰部存在了明显的代偿或者存在无菌性炎症，也为之后软组织损害向躯干上部发展提供了条件。

[3]病人在直腿弯腰时，存在明显的活动受限（即宣老说的僵腰严重），也就是说腰部的肌肉处于高度紧张或者筋膜蠕变缩短造成的严重僵腰。臀腿痛麻增剧，臀腿部位的痛增剧和麻增剧是不同的概念；如果出现臀腿痛增剧，考虑臀部软组织损害直接刺激坐骨神经产生的症状；麻提示坐骨神经穿出梨状肌下孔处存在粘连的可能性。病例中出现臀腿痛麻加重有可能是神经根的粘连，在牵拉刺激过程中造成神经鞘膜缺血出现传导异常，出现麻的症状。

[4]病人直腿抬高试验60°时，出现下肢的麻木加重并且有腘窝后吊紧感；有两种可能：一种是髌下脂肪垫损害造成支配腘窝后的神经出现传导性改变，出现腘窝后紧张产生吊紧感，出现小腿后侧麻的症状。另一种情况是椎管内损害造成神经根粘连，也会表现为相应的症状。可能是神经过度牵拉造成的缺血，也可能是在神经牵拉过程中运动神经的刺激造成了膝关节周围肌肉紧张，尤其是坐骨神经分布区的肌肉应激性紧张会出现腘窝后侧的吊紧感。

[5]压痛点检查，病人腰臀部的压痛点都存在着高度敏感状态，无症状侧是中敏状态，提示病人有椎管外软组织损害。

[6] 病人的腰脊柱"三种试验"，脊柱侧弯试验阴性，其他两种为阳性，提示椎管内损害的可能性比较高。此时宣老通过"三种试验"对很多例椎管内外软组织腰脊柱疼痛进行鉴别，已经掌握了规律，形成了诊断上的趋向，所以对这种腰脊柱"三种试验"里有两种试验阳性进行相应的分析，考虑椎管内损害的可能性比较大。在进行X线检查时，腰$_3$腰$_4$椎体前角的轻度肥大，说明病人的腰脊柱段出现了后凸，腰椎前侧压力增加，椎体边缘存在长期刺激的情况。在进行脊柱段的外观检查时，并没有提示腰脊柱后凸，说明病人早期就出现这种现象，后期腰脊柱产生反向的变化，所以并没有出现腰脊柱段后凸的情况。肌电图显示存在着神经源性损害因素，这种损害并不是出现明显的传导阻滞，而是产生了传导的过度兴奋，提示无菌性炎症刺激增多。病人的碘造影检查显示椎管内容积变小、狭窄，也为椎管内软组织损害的诊断提供了依据。现在的影像技术对了解椎管内的情况会更简单，诊断更明确。但临床上也有一种情况，影像检查显示有椎间盘突出或者椎管狭窄，但病人的腰脊柱"三种试验"是阴性的，那么临床诊断也将病人诊断为椎管外损害；因椎管外或椎管内无菌性炎症刺激造成的症状，在治疗过程中，要把狭窄相关的因素归结为退化因素。实际上，如果病人确实存在椎管腔内狭窄，或者存在神经根周围粘连，那么对相应的脊髓阶段、神经鞘膜的血液供应都会有明显影响，并导致椎管外软组织损害也逐渐增多，即椎管内的狭窄刺激诱发椎管外的炎症。所以有些医生一直苦恼：病人明确是椎管外软组织损害疾病，采用银质针治疗需要很多次才能将病人的症状稳定下来，并且有些病人经常会产生劳累复发的情况，因为椎管内的病变会影响神经根周围血循环及肌肉营养供应，会出现相应的软组织损害易感易患因素。

[7] 宣老详细描述了椎管内软组织松解手术时所见，这对椎管内软组织损害的诊断能起到明显的提示作用。因为病人出现的是下肢外侧症状、腰骶部症状和腰臀痛，这些表现涉及腰$_4$到骶$_1$之间的变性脂肪、腰$_{4\sim5}$及腰$_5$的神经根鞘膜的粘连，尤其是腰$_5$的神经根粘连。椎间盘突出的情况提示这个病人应该有椎间盘突出的早期刺激症状，然后随着慢性炎症的发展产生了软组织粘连，诱发了腰$_5$以及腰$_4$的神经根粘连；虽然椎间盘周的无菌性炎症在粘连制动或者粘连包裹的过程中出现了免疫反应减退、无菌性炎症消退的状态，但也会诱发下肢症状，所以椎间盘突出也是疼痛的因素之一，并不是因为挤压而是因为免疫作用产生周围软组织粘连，粘连也会造成神经的缺血缺氧，出现相应的症状。宣老对椎间盘突出进行了详细描述：一个是软组织的粘连，另一个是突出物已经钙化，没有取出的必要；所以就考虑粘连引起的现有症状，病人在早期应该存在慢性椎间盘突出，并诱发身体产生免疫性炎症。这个过程需要我们去调控，不然免疫反应增强会产生很多症状，免疫反应消退又无法有效清除突出的椎间盘；所以有学者提出椎间盘突出的保炎治疗，即利用可控的炎症反应，慢慢消掉椎间盘突出物。如何去解决椎管内无菌性炎症造成的粘连，使我们在临床工作中尽量以保

守治疗解决后患，使后期不再出现复发加重的情况，就需要我们在急性症状期将椎间孔和关节突周围的软组织进行彻底的放松，改善椎管内的血液循环，静脉回流增强，从而快速消除无菌性炎症，恢复病人的运动功能，避免后期出现椎管内和椎管外无菌性炎症相互影响的现象。

［8］腰椎管内软组织松解手术后，病人的下肢症状就消失了，提示椎管内的粘连、突出、压迫脂肪增生等病理改变是造成病人症状的原因。病人的颈项背部板紧感明显，提示进行腰椎管内软组织的松解不能解决病人的躯干上部症状，并且随着下部的放松造成躯干上部代偿功能的减弱，表现为病人的症状加重；在病人出现症状加重后，进行了颈肩部和锁骨上窝的软组织松解；背部的软组织松解主要是背伸肌群的横断手术，这种手术在操作时容易造成背部背伸功能减弱，如果不进行相应的锻炼就有可能出现局部的软组织粘连，造成严重的背部异常感觉和不舒适的症状。所以在进行松解手术后，一定要进行强度比较大的训练才能解决这一问题。

［9］病人经过躯干上部软组织松解手术治疗后，躯干上部的征象完全解除。宣老反复强调每天步行20千米的锻炼，持续3个月后才能恢复工作，提示锻炼康复的重要性。如果没有进行大强度的步行训练，腰臀部的肌肉功能很难复原，后期会造成身体平衡功能异常，导致结构改变造成相应症状突发加重。宣老详细描述此类病人的躯干上部症状：头晕、头昏、头痛、呼吸不畅、背部紧压感，这些感觉涉及部位比较多，治疗上采取了背部竖脊肌的横断，还有就是胸椎棘突旁的切开，再有就是锁骨上窝肩胛骨的松解；这里要提到的是胸椎棘突旁的切开剥离，这个切开剥离治疗不单纯对胸段有明显的作用，对颈椎、头部症状以及肩部症状也有明显的治疗作用，尤其是我们在进行银质针治疗中，胸脊柱段的治疗尤为重要，可以解决很多头颈肩部的问题以及膝关节的症状。

【病例416】

励×洁，女22岁，兵团知青。1969年6月首次紧急野营训练时突感左腰腿痛，无明显外伤史。当时痛得坐立不安，非常痛苦[1]。在黑龙江某生产建设兵团医院住院1年7个月，诊断"坐骨神经痛"。曾行针灸、穴位封闭等治疗，征象虽稍有缓解，但左腰骶痛和下肢吊紧痛仍存，无法从事轻便劳动。1972年回上海原籍医治，新华医院、瑞金医院以及虹口区中心医院等骨科均诊断"坐骨神经痛"，给予推拿、针灸、理疗、局封、中西药物内服、氢化可的松药液痛点注射等医治，均无疗效。其姨是我院外科医师，委托笔者诊治[2]。

检查：腰脊柱右（健）侧凸和后凸，直腿弯腰指尖距地60厘米有僵腰，左腰腿痛加重；直腿伸腰受，左腰腿痛稍加重[3]。直腿抬高试验左25°引出左腰骶痛"放射"至左臀和大腿后侧；右80°无征象[4]。左小腿外侧皮肤感觉迟钝，左下肢肌萎缩明显，左踝和踇趾的背伸肌力显著减弱[5]。腰$_2$棘突、椎板和后关节～骶$_4$中嵴和背面、第12肋骨下缘、腰$_{2~4}$横突尖。髂胫束、臀上皮神经、髂后上棘、臀下神经、臀上神经、坐骨大切迹后缘、股骨臀肌粗隆、髂翼外面、大腿根部和髌尖粗面的压痛点左侧高度敏感和右侧轻度敏感；髂嵴、髂后上棘内上缘和骶髂关节内侧缘的压痛点左侧中度敏感和右侧不敏感。屈髋屈膝分腿试验引出左大腿根部痛阳性[6]。腰痛X线常规片提示：骶$_1$隐性脊柱裂。诊断：椎管外组织损害性左腰臀痛并发下肢传导痛而不是"坐骨神经痛"。并经上海市骨科读片会中研讨，同意我科的诊疗方案。1975年10月17日在硬麻下行定型的左腰臀部软组织松解手术和左大腿根部软组织松解手术。术后创口感染，换药约2个月后才延期愈合，腰腿痛完全消失[7]。

15年后复查：自诉创口愈合后，通过持续每日20千米步行锻炼3个月，身体恢复健康，分配至工厂做缝纫工。第2年结婚；第3年育1男孩。在紧张工作和繁重家务劳动的考验下，均无征象复发，也无后遗症。虽然创口感染发生部分腰部深层肌坏死，但愈后也无功能影响。如直腿弯腰指尖距地10厘米无僵腰.直腿伸腰未受限和直腿抬高试验左右各90°，三者均无征象引出。病人对治疗满意。远期疗效属治愈[8]。

【病例416】导读

[1]病人为知青，平时活动或锻炼不是特别多，所以在野营拉练后有可能出现腰腿痛。虽然没有外伤史，应该有过劳史，这种情况出现之后一般属于急性损伤。如果治疗恰当，其恢复比较快。知青尤其是上海籍知青，在城市里边很少从事体力工作，没有经历过挫折，所以软组织损伤后的疼痛表现出比较明显痛苦，但也有可能病人软组织确实存在明显损害刺激。

[2]诊断为坐骨神经痛，病人住院1年7个月之久，确实很神奇。但那个年代诊疗条件并不是特别完善，多数都以传统诊断为主或者诊断比较模糊，坐骨神经痛在腰腿痛诊断里占的概率比较高。病人经过传统针灸、封闭治疗后，依然存在腰骶痛和下肢吊紧疼痛，提示骶髂关节周围以及坐骨神经穿出梨状肌下孔处可能存在着软组织损害，即软组织粘连及软组织无菌性炎症对神经鞘的刺激。经过数年的治疗，病人的症状没有明显缓解且一直持续，所以在治疗方面存在治疗部位不准确或者治疗作用有限的问题。宣老将病例描述为治疗无效，是以五年不复发为治愈，五年稳定为有效，所以病人既往的治疗无效是有可能的。病人既然进行了各种各样的治疗，会有短暂的治疗效果，这里没有进行相应的追溯总结，无法给临床提供有效的诊断分析途径。在银质针治疗的过程中应用传统的陆氏银针保守治疗，治疗后病人是否有症状缓解，能缓解多长时间，对银质针治疗部位的准确性提供还是有积极意义的。很多治疗方法可以

缓解症状一两天或者到一周，但不能持久缓解，提示这个部位可能存在着比较顽固的软组织损害，传统针刺、理疗方法起不到太多作用，而用银质针就有可能会达到明显效果，所以在进行治疗史分析时，对于宣老描述的完全没有疗效的这种现象，对未来的治疗有一定意义，可以提供很多重要的信息，比如病人出现的基础病（糖尿病、高血压），比如在保守治疗的过程中是否出现过病情的波动或者缓解，对后期进行慢性病治疗有积极意义。

[3]病人的腰脊柱段出现了健侧凸，健侧凸一般是疼痛侧浅层竖脊肌存在损害，造成保护性紧张引起的症状，但是病人还有后凸，后凸一般来讲是腰部深层或椎管内软组织损害引起的压力释放，形成疼痛避让的形态。直腿弯腰和直腿伸腰的活动范围均受限，即活动范围减少，尤其是直腿伸腰受限，宣老提示"受限"两个字，说明在直腿伸腰的时候症状明显加重，直腿弯腰很可能是在弯到极限时出现腰腿痛加重，当然也有可能开始弯腰疼痛就加重，不过前者可能性更大些；也是有可能是病人会因为疼痛而抑制弯腰动作。这些都提示病人的腰部、臀内侧、臀后侧的软组织存在无菌性炎症的可能性，会在腰部屈伸运动中刺激到神经产生疼痛。

[4]病人直腿抬高的角度并不是特别大，引出了腰骶痛并向臀和大腿后侧放射，多为骶髂关节面相对移动而出现的症状，所以骶髂关节周围存在软组织损害的可能性非常大；另外就是椎管内软组织损害，神经根粘连也可能会产生这种症状。后者的直腿抬高范围应该比前者更高一些，一般到50°以上时出现这放射性疼痛的往往与神经根粘连有关系。出现的疼痛部位是放射到臀和大腿后侧，提示股后皮神经可能受到影响，因为没放射到小腿，提示对支配小腿的神经的穿过、走行区域影响比较小，所以更多考虑股后皮神经的刺激症状。也就是说骶髂关节周围或臀大肌下束的无菌性炎症可以产生这种症状。股后皮神经是在坐骨神经的内侧走行出骨盆的。

[5]病人小腿外侧的皮肤感觉迟钝，就是说小腿外侧的皮神经受到明显挤压刺激，至于是外周挤压还是椎管内挤压？需要进一步分析。病人有明显的肌萎缩，要检查是大腿还是小腿肌萎缩，还是整个下肢都存在肌萎缩的情况，这样有利于分析神经的受压范围。如果整个下肢肌肉都萎缩，提示下肢的交感调控功能存在问题，影响了下肢的血液供应，或者下肢的感觉传入神经受到了影响，导致外周营养缺乏不能形成良好的反馈，多涉及更高部位的脊髓节段。下肢的局部萎缩，如股四头肌萎缩会有多种原因，保护性萎缩或者神经挤压产生的肌营养不良性萎缩都有可能。小腿肌萎缩表现出来是小腿前外侧肌萎缩还是后侧肌萎缩，其神经受压部位完全不一样；如果整个小腿肌肉出现萎缩，提示坐骨神经完全受压，可能会影响到运动神经。宣老描述该病例有踝和跗趾背屈能力的减弱，提示了小腿前群肌的肌力异常，如果伴有小腿外侧肌萎缩，而非小腿后侧萎缩伴小腿外侧肌萎缩，考虑腓总神经受压的可能性比较大，而胫神经受挤压的可能性比较小，因为没有描述蹬踏力量的减弱或者行走力量的减弱。

[6] 进行压痛点检查时，病人腰部深层、第12肋下缘以及臀部的压痛都是比较明显且广泛存在；这种广泛压痛提示椎管外软组织损害的可能性比较大，检查时没有完全否定椎管内损害；在此段描述中宣老给大家提示股骨臀肌粗隆的压痛点是常规检查部位。病人大腿根部、髌尖粗面都有明显压痛点，髌尖粗面压痛点提示我们：软组织损害对下肢感觉神经的挤压刺激并不在椎管内，而在椎管外。在后续的病例会提到椎管内损害时髌尖粗面压痛不敏感，椎管内手术后髌尖压痛变得敏感的变化。在压痛点描述中骶髂关节内侧缘压痛为中度敏感，并非高度敏感。髂后上棘内上缘也是中度敏感压痛，提示不是单纯骶髂关节的问题或者骶髂关节周围肌肉处于紧张状态。以骶髂关节为损害核心时，在筋膜张力明显增加后会产生不太敏感的压痛也是有可能的。在我们临床工作中有些病人存在着明显的腰腿痛症状，但是在进行压痛点检查时，腰骶后部的压痛点有可能中度敏感或不敏感，但我们不能因为这个检查结果而放弃对腰骶后部的治疗。因为有些病人浅层筋膜张力高，按压的时候力量不能作用到损害部位，需要用银质针去探刺，才能知道腰骶后部的骶髂关节后间隙是否存在着明显软组织损害的情况。屈膝屈髋分腿试验引出大腿根部阳性，提示大腿根部存在软组织损害，该部位的治疗应该列入软组织治疗计划。

[7] 宣老在病例里没有描述是否对这些压痛点进行了强刺激推拿，以及产生什么样的预示性效果，而是把压痛点罗列出来就做了诊断，在诊断推理过程中可能有因果关系检查，下肢的传导痛也不是臆断出来的，是通过腰臀、大腿根部的软组织压痛点强刺激推拿后判断。出现诊断上逻辑关系的因果不连续性，可能是宣老整理病历时隐去。因为病人经历多种软组织疼痛治疗方法，尤其是局部治疗会导致局部免疫功能障碍，所以在进行软组织松解手术时容易出现创面感染，且当时的医疗环境和无菌操作条件有限，出现感染的机会比较多，创面感染延期愈合是非常有可能的。很神奇的地方：病人术后创面存在感染并延期愈合，没有产生软组织粘连，但腰腿痛完全消失，并且通过上下文的描述，我们知道有2个月的换药过程，可能也没有进行高强度的训练。手术后是否需要进行高强度训练，或者创口愈合后才进行高强度训练，有待研究。现在的手术条件，病人极少有感染，手术创面愈合之后应该就进行高强度的软组织强化训练，促进松解软组织的爬升恢复。

[8] 宣老在随访中对病人有这样的描述：腰部深层肌坏死没有影响到机体功能，提示手术的感染部分在腰部而不是大腿根部。感染后是否产生粘连，后边进行的检查也给了一定提示，就是直腿弯腰时没有出现僵腰，提示腰骶后部和臀内侧的筋膜部分没有缩短，可能和病人伤口愈合后的运动锻炼有密切关系。有关的病史回顾：病人就诊时22岁，而1969年受伤产生腰腿痛时应该是16岁，16岁还在上学阶段，到兵团之后进行高强度训练。从不运动到强运动，是一个不适应时期产生的明显伤。这个损伤在不断累积，经过各种治疗症状越来越重，提示治疗也有可能是造成软组织损害的促进环节。

第十五节 腰椎管外软组织损害性腹痛病例

> **26.2.14 第14组：** 腰部软组织松解手术治疗"胃下垂痛"（腰椎管外软组织损害性腹痛）。

【病例417】

包×毛，女，45岁，工人。腰痛2年，无外伤史；1年4个月前开始伴上腹痛，胃部胀满不适，非常难忍[1]。经我院内外科检查，钡餐造影显示食管正常，有胃下垂8厘米。按胃下垂痛的非手术疗法医治，征象有增无减，后因腰痛突发加重，转骨科门诊，收住病房[2]。

检查：脊柱无畸形。直腿弯腰指尖触地，直腿伸腰自由，直腿抬高试验左右各80°，三者均无征象引[3]。双腰$_2$横突尖按压引出高度敏感的局限痛，同时就使上腹部的主诉痛和压痛立即消失；但去除腰部的按压后，则上腹部主诉痛和压痛又重演如旧。检查证明：上腹痛与椎管外腰部软组织损害有因果联系[4]。故诊断椎管外软组织损害性双腰痛并发上腹痛（简称椎管外软组织损害性腰腹痛）。根据双腰$_{1\sim4}$横突尖高度敏感的压痛点，于1972年6月27日在硬麻下行双腰$_{1\sim4}$横突尖腰背筋膜前叶附着处切开剥离手术[5]。

2年后复查：自诉术后腰痛消失，上腹痛也随之立即解除，胃部胀满不适感也不再出现。病人对治疗满意。

6年后再复查：远期疗效属治愈。

【病例417】导读

[1] 病人最先出现腰痛，然后出现了腹痛胃胀的现象，看似一个属于肌肉损害，另一个属于内脏问题，但实际上存在着先后发病的关系，这种发病关系有微妙的提示作用。在我们临床工作中也会有这种现象，有些人在治疗腰痛或者颈痛或者肩痛或者腿痛过程中会解决一部分内脏问题。对内脏问题的解决并不单纯依靠脊柱段解决，

有的还要通过耻骨联合上缘、髂骨的腹肌附着处或小腿内侧的治疗来解决一部分内脏问题。

[2]病人表现出来的是一个单纯胃下垂问题，属于功能性疾病，是胃的悬吊功能下降导致胃部重力下移形变，并非胃发生实质性改变。如果胃出现实质性改变，如胃的溃疡或者存在胃的占位，都不能通过软组织的治疗而直接解决，当然有一部分人的慢性萎缩性胃炎或者胃溃疡可以通过软组织治疗而明显改善甚至痊愈，但并不能够起到直接作用，它是通过改善神经反馈和内脏环境来解决问题。还有一种可能性就是胃部下垂之后出现的内脏牵涉痛，因为内脏疾病刺激痛觉神经造成腰痛的突发加重。内脏的痛觉神经与脊神经之间是有对应关系，有可能因为腰部深层软组织损害刺激了脊神经后支，反射性引起内脏痛。

[3]病人的脊柱无畸形，直腿弯腰指尖触地，直腿伸腰自由，直腿抬高试验左右各80°，提示腰臀部的软组织害是轻微的，没有影响腰臀部运动。

[4]病人是以腰痛为主来就诊，所以在进行压痛点检查时只描述了腰$_2$横突尖有压痛，其他部位可能没有压痛，或压痛比较轻，或宣老把不必要的压痛点检查全部略掉了，只提示给我们腰$_2$横突尖的压痛对于腹痛是有明显作用，并且其关系是很明确的一对一关系，所以认为，上腹疼痛与胃下垂的关系不是特别密切，而是与软组织损害关系密切，为后续的治疗有了证据支持。

[5]宣老诊断这个病人为双腰痛并发上腹痛，诊断是没有问题的，但在压痛点检查上没有突出其他部位的压痛点，只单纯提到了横突尖的压痛点，在横突尖压痛点与腹痛因果关系的支持下，进行了横突尖胸腰筋膜前叶附着处的剥离手术；当时没有确定这个手术对腰部是否有明显的作用，但在后期的随访中说明：通过横突尖松解腰痛确实消失了，且腹胀、腹痛症状也消失了；提示我们临床治疗时，是否只需要单纯对横突尖治疗来解决内脏痛问题？是否按压痛的范围去进行系统的针刺，还是直接针刺腰椎横突尖就能解决这个问题？需要进一步的探索。临床中我们发现有很多的内脏痛，尤其是腹痛、胃痛病人在进行了压痛点检查后，进行强刺激推拿确能使症状缓解，尤其对一些没有查出明显器质性病变的内脏痛，经过银质针治疗后取得非常显著的疗效，还对反酸、烧心等症状有非常不错的效果。

第十六节 被诊断为"梨状肌综合征"的椎管外软组织损害病例

26.2.15 第15组： 臀部软组织松解手术治疗外院诊断"梨状肌综合征（症候群）"的椎管外软组织损害性臀腿痛。

【病例418】

朱×明，男，35岁，工人。1958年6月患右臀腿痛[1]。上海市杨浦区中心医院骨科诊断"右梨状肌症候群"施行梨状肌切断手术。术后右腿痛消失，但右臀部仍有隐痛，11年来从未根治。去年12月出现左臀痛，"放射"至大腿后侧和膝外侧并伴"抽筋"现象。7个月后征象加重，不能动弹；卧床休息1个月后稍有缓解，但仍无法工作。广西柳州有关医院行局封医治无效，转上海原手术医院骨科，诊断"梨状肌症候群"；因原手术医师支内，其他骨科医师对此手术无经验，转新华医院骨科，同意杨浦区中心医院骨科的诊断，也因无手术经验转仁济医院骨科，诊断相同。最后介绍来我院骨科医治。住院前病人还到瑞金医院、长海医院、上海市第九人民医院、上海市第六人民医院等骨科就诊，诊疗意见均同杨浦区中心医院[2]。

检查：脊柱外观无畸形。直腿弯腰指尖触地无征象，直腿伸腰引出左臀痛加重[3]；直腿抬高试验左右各60°，左侧引出左臀沿大腿后侧和小腿外侧"放射性胀痛"；右侧仅引出右小腿腹酸胀[4]。髂胫束、臀上皮神经、髂后上棘、臀下神经、坐骨神经梨状肌下出口处压痛点左侧高度敏感和右侧中度敏感，坐骨神经梨状肌下出口处滑动按压时引出左侧局限痛"放射"至左小腿外侧；右侧虽已行梨状肌切断手术，但按压时仍引出相同征象。双屈髋屈膝分腿试验阴性[5]。腰痛X线常规片未见异常。诊断双臀部软组织损害并发下肢传导痛，左重于右。1969年10月14日在硬麻下行接近定型的左臀部软组织松解手术（其中未行臀上神经的游离和坐骨大切迹中缘骨膜的剥离）；右侧因征象极轻不考虑手术[6]。

12年8个月后复查：自诉术后左臀腿痛全消失，2个月后恢复原工作。左侧一切良好。病人对两侧不同手术的比较：梨状肌切断手术的右臀迄今仍有隐痛；而行软组织松解手术的左臀毫无后遗症。对左臀手术深表满意，并要求解决右臀残余痛的治疗

第十六节 被诊断为『梨状肌综合征』的椎管外软组织损害病例

177

问题。左臀腿痛的远期疗效属治愈。建议右臀征象严重时来院再行椎管外软组织松解手术[7]。

【病例418】导读

[1] 此病人的主诉症状描述很短，只在发病时出现了右侧腰腿痛，在腰腿痛过程中进行了各种各样的治疗。

[2] 病人的就诊治疗史比较复杂和漫长，在病人出现腰腿痛后就以梨状肌症候群为诊断，进行了梨状肌的切断手术。当时这种手术时用于治疗各种疼痛，单纯做梨状肌的松解手术现在也比较少见，多数都以保守治疗为主。因为梨状肌的紧张痉挛受臀部肌肉以及受腰骶部无菌性炎症刺激神经反馈造成，内收肌群的损害也可以导致梨状肌的张力增加，所以导致梨状肌症候群的病因比较多。术后病人的腿痛消失，就是说梨状肌对坐骨神经的刺激是产生腰腿痛症状的直接因素；但病人臀部还是有隐痛，这种隐痛具体是臀部哪个位置，案例中没有描述；是否为臀上神经或者臀下神经导致？其分布区的疼痛代表着不同的意义。病人右臀腿痛11年后，出现了左侧臀腿痛的症状，很有可能是一种软组织损害的代偿表现，或者病人存在腰部的软组织损害，逐渐向两侧放射，导致非治疗侧的梨状肌产生了紧张状态，刺激坐骨神经出现相应症状。当然，在病人的诊治过程中经历多个医院的转诊会诊，这些转诊会诊的过程也提示上述医院没有开展梨状肌切断术或者软组织松解手术。

[3] 病人直腿伸腰时引出左臀痛加重，也就是说直腿伸腰动作对腰部的影响并不大，而对臀部的影响比较明显，提示发痛部位应该在臀部而非腰部。

[4] 直腿抬高动作引出左臀到大腿后、小腿外侧的放射性胀痛。病人的直腿抬高角度比较高，说明：坐骨神经在直腿抬高过程中牵拉滑动时诱发出疼痛范围为坐骨神经的腓总神经分布区，提示梨状肌下孔坐骨神经穿出处的挤压和无菌性炎症刺激比较明显；因为做过右侧梨状肌的切断手术，出现小腿外、小腿腹的酸胀可能与手术区局部粘连有关；状肌切断后可能产生局部软组织粘连，牵拉坐骨神经时粘连部分引起坐骨神经鞘膜轻度缺血，会导致酸胀出现，因为没有明显的炎症，所以不会出现疼痛。

[5] 病人的臀部压痛集中在了臀上皮、髂后、臀下，也就是压痛部位主要集中在臀后内侧，坐骨切迹的梨状肌下孔坐骨神经出口处有明显压痛，提示坐骨神经刺激症状来源于此。髂胫束的压痛可能与髂胫束和臀大肌的连接有关系，因为臀旁侧没有描述有压痛，臀上神经的压痛也没有描述出来，所以臀外侧出现问题的机会相对少。宣老在压痛点检查时描述了检查预示性诊断方法，就是在坐骨神经梨状肌下出口处滑动按压时，引出放射至左侧小腿外侧的局限性症状，这个症状经常用于传导痛的提示性诊断；有时用于检查肩背三肌的压痛点向手放射，是诊断手麻的一个软组

织传导。对坐骨神经也这样，可以用这种方法进行检查，只要能诱发出相应症状，就说明有传导关系。包括我们进行银质针治疗时复制出相应的症状是一种治疗到位的表现。宣老在此病人中做了对比，右侧已经进行梨状肌切断术，在坐骨切迹的坐骨神经穿出部位进行按压时仍然引出相同的征象，也就提示此处的梨状肌应该还有无菌性炎症。因为梨状肌被切断后，对于坐骨神经的影响比较小，所以这种征象引出并不一定需要治疗。

［6］宣老对病人进行了定型的臀部组织松解手术，因为臀上神经没有压痛，所以没有进行游离。坐骨大切迹的中缘很有可能无粘连，在手术的过程中如果是有坐骨大切迹与梨状肌粘连的部分，宣老是要进行钝性剥离的，而此处没有剥离，提示梨状肌损害应该是一个继发的代偿性损害，没有产生明显的炎症粘连。

［7］宣老在12年后对病人进行复查时做了两种手术效果的对比，结果是定型的臀部软组织松懈手术可达到持久稳定的治疗效果。而单纯的梨状肌切断术因为松解不彻底，存在着隐痛，很有可能是需要再进行手术"补课"。如果放到现在，可以进行银质针的补针治疗解决相应问题。病人表现出的是一个比较典型的臀部软组织损害，反复银质针治疗即可解决。

【病例419】

纪×超，男，42岁，工人。4年前乘火车时被人挤倒，左臀着地，即感左臀痛和大腿不能活动。自此之后就后遗左臀痛。但不久出现右臀痛，较左臀痛更厉害，并沿右大腿后侧、小腿后侧"放射"至足跟，仅痛不麻。行走时痛度变剧，严重影响工作[1]。7个月前在贵州有关医院诊断右"梨状肌综合征"行梨状肌切断手术，疗效不显。转来上海，由我院骨科诊治[2]。

检查：脊柱无畸形。直腿弯腰指尖距地8厘米无僵腰，有右小腿后侧吊紧感；直腿伸腰未受限，引出双臀痛，右重于左[3]。直腿抬高试验左90°和右80°时均无征象引出[4]。髂胫束、臀上皮神经、臀下神经、臀上神经和髂翼外面的压痛点左侧中度敏感和右侧高度敏感；双髂后上棘、坐骨神经梨状肌下出口处、大腿根部等压痛点均不敏感；双腰部各压痛点也不敏感。屈髋屈膝分腿试验阴性[5]。腰脊柱"三种试验"检查阴性。腰痛X线常规片诸骨均正常。诊断椎管外软组织损害性双臀痛并发右下肢传导痛。1974年11月6日在硬麻下行定型的双臀部软组织松解手术。术中发现右侧手术瘢痕粘连严重，松解比左侧困难得多，细致分离才使坐骨神经、臀下神经和臀上神经完全自由。术后征象全消失住院期间坚持每天持续20千米常规步行锻炼，无不良反应[6]。

6年后笔者到贵阳复查：自诉术后1个月即参加轻工作。第4个月起恢复强体力劳动工作，迄今无征象复发和后遗症。病人对治疗满意。检查：直腿弯腰指尖触地，直腿伸腰自由，直腿抬高试验左右各90°，三者均无征象引出。双臀部各压痛点均变为阴性。远期疗效属治愈。

【病例419】导读

[1] 病人的臀腿痛源于外伤，因乘火车时臀部着地，尤其是左侧臀部，受伤部位是腰和骨盆连接处，腰骶连接处受到明显冲击，出现左臀部持续疼痛。因为是冲击伤，不是直接损伤，出现腰部或者右臀疼痛都有可能。病人疼痛放射的部位是大腿后侧、小腿外侧并到达足跟部，疼痛由无菌性炎症刺激引起，仅痛不麻，说明无挤压，提示为单纯性无菌性炎症刺激。行走时疼痛加剧与承重和下肢摆动有关，一般考虑臀旁侧或者梨状肌下孔坐骨神经穿出处的损害。

[2] 病人的右侧梨状肌手术切断后，症状无明显改善，说明病人的症状不是单纯的梨状肌损害造成，很有可能和骶髂关节周围、臀大肌臀中肌交界处、臀大肌与臀深六小肌叠加处损害有关。

[3] 病人进行直腿弯腰动作时没有明显僵腰，仅有小腿后侧的吊紧感，小腿后侧吊紧感产生的原因，一个是坐骨神经牵拉，也就是和梨状肌粘连，造成小腿后侧出现吊紧感；另一个是髋下脂肪垫损害，引发小腿后侧吊紧感。直腿伸腰动作不受限但引出臀痛，说明臀部深层存在无菌性炎症刺激游离神经末梢的情况。病人的脊柱没有畸形，说明腰部深层或椎管内没有无菌性炎症，所以考虑臀部深层损害刺激的可能性大。

[4] 病人直腿抬高动作没有引出症状，提示直腿抬高时，臀后侧、臀内侧、腘绳肌群以及小腿的肌肉没有被牵拉，同时坐骨神经也没有出现牵拉刺激症状。一般来讲，如果直腿弯腰后出现小腿后侧吊紧，直腿抬高时往往会有相应的症状，此时没有症状提示在非承重状态下的臀部肌肉拉伸不产生症状。臀部浅层肌问题较少，与梨状肌邻近部位可能存在问题，臀部浅层肌在承重牵拉时对深层软组织影响较大，在直腿弯腰动作时会出现下肢症状。

[5] 该病人的压痛点检查中，臀部及髂胫束的压痛右侧高于左侧，在腰部和梨状肌下孔坐骨神经出口处、大腿根部无敏感压痛，提示不存在无菌性炎症或无菌性炎症较轻。臀部的无菌性炎症表现明显，尤其是大的重力对抗肌肉表现更明显。

[6] 该病人腰脊柱"三种试验"检查阴性，压痛点检查仅存在臀部压痛，坐骨神经走行区域以及腰部压痛不敏感，考虑椎管外软组织损害引起。确定椎管外软组织损害引起的双臀痛是有依据的，宣老对双臀部行软组织的定型松解术，观察到梨状肌切断手术的瘢痕粘连严重，提示直腿弯腰时出现小腿后侧吊紧感与此瘢痕有关。

宣老描述此例病人的治疗经过说明：通过切断梨状肌解决臀腿痛，比较局限且容易复发，主要矛盾是整个臀部汇聚出来的臀腿痛。在此病例里，先有外伤跌倒，产生冲击伤，出现左臀冲击伤到右臀转移性疼痛的特点，应该有腰部神经的轻度挫伤，出现运动过程中的肌肉过度紧张，导致疼痛的转移。且双臀疼痛持续存在，提示与腰部神经敏感度有关系，在臀部软组织损害的反馈刺激下持续引起双侧臀部肌肉紧张。因病人工作中没有单纯应用臀部的动作，所以疼痛与此次创伤有密切关系。创伤后遗的损伤要考虑是否激发了低级神经中枢的敏感性，导致疼痛持续存在。

第十七节　坐骨神经损伤性腰腿痛病例

6.2.16第16组：腰臀部结合大腿根部软组织松解手术治疗外院病例，该病例曾诊断为"臀部软组织化脓性病灶因刮匙刮除操作，导致坐骨神经损伤引起腰腹痛和腰腿痛"；本文主要介绍和讨论该病例的腰臀部和大腿根部软组织损害诊治情况。

【病例420】

李×萍，女，32岁，药剂员。1966年4月因左臀注射青霉素后局部感染，在兰化职工医院外科作切开引流。因切口太小，引流不畅而再次扩创，并用刮匙刮除坏死组织。当时在局麻下操作，刮时引出的局限痛"放射"至整个左下肢。术后3天因痛不能起床。创口约1个月延期愈合。但始终不能坐，坐后则左臀痛"放射"至四趾伴蹞趾剧痛伴足底、足趾麻木。左臀痛虽长期未消，而五趾在不走不坐的站立位上却可恢复到无征象出现。臀腿痛剧烈时就卧床不起[1]。兰化职工医院、兰州军区总医院、兰州医学院附属医院等骨科均诊断"坐骨神经痛"。曾用维生素注射、硫酸镁加普鲁卡因注射、强的松内服、针灸、理疗、新针疗法、推拿、理疗、中药等医治，均无疗效而转北京。友谊医院、协和医院、宣武医院等骨科和神经科的诊断同兰州，经用地巴唑、维生素等片剂内服、维生素B_{12}注射、理疗、针灸等医治2个月，也无疗效。回兰州后再做穴位封闭、新针疗法等医治也无效，转来上海。仁济医院神经科和骨科均诊断为"坐骨神经部分损伤"，用地巴唑、安乃近、糜蛋白酶、地塞米松、加兰他敏等医治无效。华山医院神经科和骨科的诊断同仁济医院，但认为是粘连所致，建议神经支粘连分离手术，因近期无病床，需登记3年方能入院。中山医院骨科诊断左"坐骨神经痛"，上海市第六人民医院骨科诊断左"坐骨神经炎性粘连"，均未医治。最后由市六医院进修的骨科医师（同乡）推荐，来我院骨科诊治[2]。

检查：脊柱外观无畸形。直腿弯腰指尖触地无僵腰，直腿伸腿未受限，两者均无臀腿痛引出[3]。直腿抬高试验左30°引出自坐骨神经梨状肌下出口处痛"放射"至左膝外侧、小腿外侧直至五趾，有痛无麻；右100°无征象[4]。左腰横突尖、髂后上棘内上缘和髌尖粗面的压痛点轻度敏感；左髂胫束、臀上皮神经、髂后上棘、臀下神经、坐骨神经梨状肌下出口处和大腿根部的压痛点均高度敏感；右侧上述压痛点均不敏感。屈髋屈膝分腿试验引出左髋外侧痛阳性[5]。腰痛X线常规片未见异常。由于左下肢肌肉、肌力、皮肤感觉和膝反射、跟腱反射均正常，膝、踝和足趾等关节活动均自由，以及足麻木仅在坐位中出现，笔者就排除了"坐骨神经部分损伤"而作出椎管外软组织损害性左腰臀痛并发下肢传导痛麻的诊断[6]。1969年10月10日在硬麻下行左腰臀Ⅱ手术（内中未做髂翼外面三肌附着处的切开剥离）和左大腿根部软组织松解手术。术后左腰腿痛明显缓解，但出现严重的右腰腹痛。检查右腰$_{2\sim3}$横突尖压痛点高度敏感，其上滑动按压后腹痛可暂时性消失。排除内脏疾患之后，诊断椎管外软组织损害性右腰腹痛。同年11月14日全麻下行右腰$_{1\sim5}$横突尖软组织附着处切开剥离手术，术后右腰腹痛也消失[7]。住院期间通过步行锻炼，残留的左下肢痛也消失。但左腰骶和左髋外侧总感不适，且偶有隐痛。检得左腰$_3$棘突、椎板和后关节～骶$_4$中嵴和背面以及髂翼外面的压痛点高度敏感。均为未手术松解处，属后遗症的病因。建议征象严重时手术"补课"[8]。

1年后通信联系：自诉左"坐骨神经痛"和右腰腹痛未复发，左腰骶痛和左臀的后遗症未加重，不影行动和工作，故暂不考虑手术"补课"。近期疗效属有效。

【病例420】导读

[1] 此病人因左臀注射青霉素后局部感染（当年因注射青霉素出现臀部硬结和臀部感染脓肿的病人较多，局部的炎症反应对臀肌形成刺激，出现疼痛），病人在臀部感染清创过程中触及坐骨神经周围组织，产生左下肢的放射症状。考虑清创过程中触及部分坐骨神经鞘膜，症状较明显说明坐骨神经鞘膜产生刮伤。坐位可对坐骨神经产生牵拉动作，出现坐骨神经鞘膜紧张，如果没有肌肉和神经粘连此动作不会有症状，如果出现粘连，在屈髋过程中可能会刺激坐骨神经产生症状，如果不存在无菌性炎症，只表现出麻、木、牵拉感，如果有无菌性炎症，会伴有明显疼痛。病人在站立位时（不走、不坐），坐骨神经不受牵拉，下肢征象减弱或者消失，表现出无征象的状态，说明在行走过程中，坐骨神经在软组织间隙内受到明显限制。

[2] 当时病人在多个医院诊断为"坐骨神经痛"，保守治疗效果不稳定，仅短期缓解症状。激素类药物有一定缓解作用，不能持久，对麻木的效果差。麻木症状因神经鞘膜周围粘连引起血液循环不良导致。在病人就诊过程中多个医院都提出坐骨神经粘连的诊断，治疗上以松解粘连为主，这种认识比较局限，因为不一定是坐骨神经穿出梨状肌下孔处的粘连引起。

[3] 病人的直腿弯腰和伸腰动作没有受限，也未引出臀腿痛，坐位、行走时引出臀腿部症状。直腿弯腰时坐骨神经有牵拉动作，但没有引出臀腿痛，这是前后判断不

一致的地方，提示在神经穿出梨状肌下孔处，存在粘连，坐骨神经在坐位时被挤压并产生症状。

[4]病人进行直腿抬高时，如果坐骨神经下出口有粘连，抬高角度30°～40°会出现症状。如果椎间孔的神经出口处粘连，在50°～60°会出现放射症状。该病人直腿抬高试验的角度提示坐骨神经在梨状肌下出口处存在粘连。产生的症状有疼痛无麻木，有些奇怪；因为病人行走、坐位时有麻，直腿抬高时没有，提示直腿抬高不是挤压刺激坐骨神经的主要动作，而是引起坐骨神经炎症刺激的动作。

[5]病人的压痛点检查，左腰椎横突尖、髂后上棘内上缘、髌下脂肪垫压痛轻度敏感，提示腰骶部的软组织损害不明显。髌尖的压痛不敏感，对膝外侧、小腿外侧至足趾的痛、麻有排除作用。对于髂胫束、臀上皮神经、髂后上棘、臀下神经基本上是围绕着臀内侧、大腿外侧为重点的区域。病人的梨状肌下孔、大腿根部的压痛高度敏感是可以理解的。梨状肌下孔我们可以根据症状判断出来，但是大腿根部的压痛高度敏感，对梨状肌有代偿关系，可能和坐骨神经梨状肌下出口处的无菌性炎症刺激造成的代偿性调节有关。

宣老描述围绕臀部的髂胫束、臀上皮神经、髂后上棘、臀下神经压痛点部位，臀上神经的压痛点无高度敏感，提示臀中肌、臀小肌叠加部分没有明显损害，而其他部分是存在损害的。髂胫束的压痛，提示臀大肌上束和阔筋膜张肌的损害。所以在屈膝屈髋分腿试验中，有可能引出左髋外侧痛阳性，尤其髂胫束高度敏感时，考虑臀大肌上束和臀旁的阔筋膜胀肌的影响。

[6]左下肢的肌肉肌力、皮肤感觉和腱反射正常，提示神经的感觉传入和传出部分的功能正常。膝、踝、足趾的活动范围正常，提示没有无菌性炎症存在或者没有软组织结构的短缩造成关节活动范围的减小。麻木仅在坐位时产生，提示其他姿势不出现麻木。宣老在此病例提示，病人出现间断发生或是体位诱发的麻木症状，神经损伤的机会少。持续存在麻木很有可能会出现神经的持续性挤压，此时要考虑神经损伤或者硬性挤压的可能。

[7]基于上述分析，宣老对病人做出椎管外软组织损害的诊断，治疗上选择腰臀Ⅱ手术。检查中屈膝屈髋分腿试验臀旁侧阳性，手术过程中没有做髂翼外三肌附着处的剥离，宣老没有详细的分析和解释，肯定有原因。可能内收肌的压痛能制约臀旁侧的症状，所以对大腿根部进行了松解。手术松解后出现严重的腰腹痛，压痛点检查时，腰$_2$腰$_3$横突尖的压痛敏感部位按压可以缓解腹痛，提示为腰源性腹痛，当然还要排除内脏疾病。宣老诊断为椎管外软组织损害性腰腹痛。此时做了横突尖的组织松解手术，松解之后病人的腰腹痛消失。为什么会出现横突尖高度敏感？开始做腰臀Ⅱ手术时没有处理横突，宣老没有进行相应的分析，因为手术病历描述简约，并不是病历的全貌。考虑与臀旁侧损害引起的骨盆侧向倾斜增加了腰方肌的应用，诱发出潜在软

组织损害。

[8] 宣老在病例中描述病人锻炼后残留的左下肢疼痛消失，因为手术过程中左下肢痛没消失，而在锻炼过程中逐渐消失。病人有腰骶部和髋外侧的不适感，因为宣老在做腰臀部软组织松解手术时没有松解臀旁侧软组织，所以有臀旁侧的高度敏感。在腰臀Ⅱ手术里腰椎棘突、椎板、关节突到骶中嵴、骶骨背面有松解，左下肢疼痛与臀部的软组织松解不彻底有关。臀旁侧的软组织松解不彻底会产生骨盆侧向倾斜的腰椎反向代偿作用，出现腰部棘突的旋转，软组织损害再次出现是有可能的。至于骶髂关节，如果在腰臀Ⅱ软组织松解手术中腰骶后部的松解不彻底，也会出现这种情况。所以，在进行软组织松解的时候，很多姑息性的松解不一定有好的治疗效果。

第十八节　被诊断为"脉管炎"的软组织损害性腰腿痛病例

> **6.2.17 第17组**：腰臀部软组织松解手术治疗治疗病例，该病例曾被外院诊断为"慢性脉管炎"本文主要介绍和讨论该病例的椎管外软组织损害性腰腿痛诊治情况。

【病例421】

雷×平，男，44岁，干部。双臀腿痛17年，无外伤史。1954年起感左臀痛，不久发展至左小腿外侧痛。当即入住安徽省宣城县医院，进行水杨酸钠静脉注射共30针无效。1955年住安徽医学院附院，诊断"慢性脉管炎"；作动脉造影检查证明初期征象，但按脉管炎医治无疗效。1962年在安徽省立疗养院行温泉、水疗、电疗、针灸等治疗3个月，也无疗效；征象始终未消退[1]。1966年起右臀也痛，发展至右小腿外侧，两者均为持续性痛，时重时轻，痛度严重时难以忍受，影响工作。去年5月突感腰骶痛剧烈，卧床不能翻身半月之久，之后逐渐消失，但双侧臀腿征象不变。去年10月3日清晨起床突感两小腿痛剧烈，不能坐，无法工作，休息迄今。今年5月去杭州求医，浙江医科大学第二医院骨科诊断腰椎骶化，未作处理。之后由老病员推荐，介绍来我院骨科诊治[2]。

检查：脊柱外观无畸形，直立位无征象。直腿弯腰指尖距地25厘米时无僵腰，引出双臀中部至小腿外侧和足背外侧的"放射痛麻"；直腿伸腰部分受限，引出双腰骶痛和小腿外侧的"放射痛麻"[3]。直腿抬高试验左40°和右45°，均引出腰骶痛和小腿外侧、足背、足底的"放射痛麻"以及腓总神经按压试验两侧均阳性[4]。双腰₃棘突、椎板和后关节～骶₄中嵴和背面、第12肋骨下缘、腰₂~₄横突尖、髂后上棘内上缘、臀上皮神经、臀下神经、臀上神经、坐骨神经梨状肌下出口处、大腿根部、髌尖粗面的压痛点均高度敏感；双髂胫束、髂翼外面压痛点中度敏感；双髂后上棘压痛点不敏感。屈髋屈膝分腿试验引出双大腿根部痛阳性[5]。胸部腹部垫枕试验阴性。腰痛X线常规片提示腰椎骶化。鉴于先天性骨骼畸形非疼痛因素，故诊断椎管外软组织损害性双腰臀痛并发下肢传导痛麻。1971年9月27日在硬麻下行左腰臀Ⅳ手术。术后腰腿痛缓解。至同年10月底出现左大腿根部痛（未手术松解处）和左髂前上棘剧痛（手术松解未彻底处），影响走路。于1972年1月21日腰麻下补行左大腿根部软组织松解手术和左髂前上棘软组织附着处切开剥离手术。术后上述两处痛消失，但感两小腿腹酸痛和足跟痛突出，通过较长时间的步行功能锻炼未解除。检得此痛各由高度敏感的髌尖粗面压痛点引出，遂于同年2月25日腰麻下补行双髌下脂肪垫松解手术，术后小腿和足跟痛全解除[6]。

第2次住院：自诉3次手术后左腰臀腿、双小腿腹和足跟等疼痛全消失，但右腰臀腿痛明显突出，并沿右大腿外侧"放射"至膝上为止。1972年11月28日在硬麻下再行定型的右腰臀部软组织松解手术和右大腿根部软组织松解手术[7]。

6年8个月后笔者到安徽宣城复查：自诉腰臀左右两侧手术后，所有征象全消失。术后3个月每天坚持20千米持续步行锻炼，第4个月起恢复原工作，一切正常。前年步行旅游黄山全景并攀登最高的顶峰；平时肩挑50千克重担，完全胜任。体检前当场双手挺举75千克重石担，身手非凡，无不良反应。仅在气候改变时腰臀部手术瘢痕处有胀感。检查：直腿弯腰指尖触地无僵腰，直腿伸腰自由，直腿抬高试验左右各100°，三者均无征象引出。双腰臀部压痛点变为阴性。病人对治疗满意。

15年后病人因公出差到上海时与笔者会面：自诉身体健康，征象未复发，无后遗症。远期疗效属治愈[8]。

【病例421】导读

[1]病人是中年男性干部，比较劳累，虽无外伤史但躯体容易出现劳损。病人臀腿痛时间长，从臀部疼痛发展到小腿外侧痛，但病人大腿后侧及外侧无疼痛，提示坐骨神经的分支腓总神经受到无菌性炎症刺激的可能性较大。病人经过动脉造影诊断为脉管炎，这种诊断存在一定的技术缺陷，可能是检查中血管的形态或者孔径出现异常所致，因为下肢血管的收缩功能受神经调控和软组织压力影响，也会出现缺损或者狭窄的可能。

[2]病人在左臀痛后第12年出现右臀腿痛，这种情况符合软组织损害发展的特点，一侧软组织损害会波及另一侧出现臀腿痛，甚至有些病人原疼痛侧症状消失，另一侧会出现症状突发加重的情况。此病人两侧均有持续性疼痛，没有形成良好的代偿，属于不可缓解的软组织损害状态。臀腿痛时间长了会影响脊柱的形态以及人体的重心稳定，出现腰骶部疼痛，尤其是腰椎关节突关节和骶髂关节周围的无菌性炎症都有可能出现腰骶痛或者腰臀痛。

后期病人出现剧烈腿痛不能坐，导致无法工作的情况。病人可以躺但不能坐与臀肌的损害有关系，没有提到站立受限，可能在臀部挤压刺激时产生症状，提示广泛的臀部软组织损害可能。

　　［3］该病例中提到病人直立位无征象，提示病人可以站立但不能坐，坐位时臀肌受到挤压产生相应症状。直腿弯腰距地25厘米轻度受限，可以引出臀中部至小腿外侧、足背外侧的放射性痛麻，这种情况与坐骨神经梨状肌下出口处腓总神经牵拉刺激有关。如果有软组织粘连，在牵拉的过程中会出现麻，有无菌性炎症刺激会产生痛。直腿伸腰部分受限，引出腰骶和小腿外侧放射痛麻，腰骶部的疼痛可能与骶骨背面、腰骶后部、骶髂关节周围的软组织损害汇聚有关，因为伸腰时产生深层的多裂肌挤压刺激。小腿外侧的放射痛出现与臀旁侧损害有关，因为直腿伸腰时臀后侧的肌肉收缩，臀旁侧进行相应的力量拮抗，通过髂胫束刺激到腓总神经出现相应的症状；也有可能臀大肌和臀中肌叠加处深层损害有关，在臀后侧肌肉收缩时，臀中肌受到挤压，出现臀大肌上束收缩抑制，臀大肌下束代偿收缩，刺激梨状肌产生症状。

　　［4］病人直腿抬高试验在40°和45°的时候，出现腰骶痛和小腿外侧足背、足底的放射性痛麻，与坐骨神经梨状肌下出口处的无菌性炎症刺激有关，腰骶部的问题需要通过压痛点检查才能够进行进一步判断，如果是骶前孔穿出的神经受到刺激，应该在50°～70°产生的疼痛。宣老提到腓总神经按压试验阳性，提示腓总神经在穿出、走行、分布区域可能受到了无菌性炎症刺激，结合之前的症状，考虑梨状肌下出口处产生无菌性炎症刺激。

　　［5］病人的压痛点检查：腰部深层、腰骶部及整个臀部的所有敏感压痛点阳性，大腿根部压痛、髌下脂肪垫的压痛敏感，髂胫束中度敏感，提示髂翼外三肌损害不严重，双髂后上棘压痛不敏感提示浅层筋膜的损害不严重。屈膝屈髋分腿试验引出大腿根部痛提示大腿根部内收肌群软组织损害。

　　［6］病人的X线检查显示腰椎骶化，这种先天性结构可能会造成后期的疼痛。腰椎骶化时，本来5节椎体、关节突关节完成的运动通过4节椎体和关节突关节完成，会造成腰椎的运动范围加大，椎周软组织紧张度增加，可能会造成腰骶部以及臀部的软组织损害，这是引起软组织疼痛的重要因素。腰椎骶化属于先天畸形，没有办法通过后天解决，只能先解决软组织问题。病人先进行了左侧的手术松解，也就是原发侧早期出现腰臀痛的部分进行了腰臀Ⅳ手术松解。松解后腰腿痛得到缓解，没有完全消失。松解手术后1个月就出现了大腿根部痛和左髂前上棘剧痛。这两处宣老提示为未松解部分，髂前上棘是未彻底松解处，切开全部还是切开一部分，对预后有影响。补做了大腿根部的软组织松解手术和髂前上棘软组织拨开手术，此处拨开的应该是缝匠肌部分。大腿根部当时为什么没有和腰臀部松解手术一起做？宣老没有做相应的提示，很可能是病人不愿意接受大腿根部松解手术，或者想对腰臀部松解手术效果进行观察，等出现了疼痛再进行松解手术。这些属于个人猜测，1972年宣老的软组织松解手术已经非常成熟，但病人只做了腰臀部手术没有做大腿根部，这点没法解释。在

左侧的腰臀、大腿根部软组织松解之后出现了两小腿腹的酸痛和足跟痛，随后进行了髌下脂肪垫的松解手术，症状全面解除，提示病人一旦合并出现小腿肚酸痛和足跟痛的症状多与髌下脂肪垫损害有关。

［7］对病人左侧腰臀、大腿根部进行了彻底松解后，出现右侧的继发损害，随后进行右侧定型的腰臀、大腿根部的软组织松解手术，这是两侧对应补偿调节的特点，一侧损害日久会影响另一侧产生损害。

［8］此段描述了宣老对病人的随访情况，病人的腰腿功能恢复非常好，能够进行体育锻炼。腰臀部手术瘢痕导致的胀感，提示皮下筋膜层的张力增加与瘢痕形成有直接关系。这种瘢痕形成多数会导致背、肩、膝的症状，因为很多瘢痕可产生远离瘢痕处的软组织疼痛，而瘢痕本身不产生疼痛。这个瘢痕出现之后，如果瘢痕与皮下结构的粘连不紧密，不出现症状属于正常。如果与皮下结构粘连紧密，容易出现远离瘢痕处的代偿性的症状，如腹壁瘢痕可以出现下肢症状，腰部瘢痕可以出现背部症状，肩背部瘢痕可以出现偏头痛、颈痛等。

第十九节　长期低热的软组织损害病例

> **26.2.18 第18组：** 腰臀部软组织松解手术治疗并发长期低热的椎管外软组织损害性腰腿痛的病例。

【病例422】

全×，女，30岁，工人。双腰臀痛并发大腿后侧痛伴左肩胛痛7年多。无外伤史，腰不能后伸，否则疼痛加重；气候改变、月经来潮或过度劳累时可使征象加剧，常卧床不起，床上翻身困难，需休息1周左右方能缓解疼痛，影响工作至巨[1]。1959年起断续地进行针灸治疗，以及1965年起多次氢化可的松药液痛点注射，均无疗效[2]。

检查：脊柱外观无畸形。直腿弯腰指尖触地无僵腰，也无征象引出；直腿伸腰受碍，引出严重腰骶痛，向双臀和大腿后侧"放射"；直腿抬高试验左右各80°，无征象引出，但腓总神经按压试验均阳性[3]。由于早期笔者对椎管外软组织损害性压痛点未全面认识，故体检中只查得双腰$_3$横突尖、髂后上棘、臀上皮神经、髂胫束、左肩胛骨上角和脊柱缘的压痛点均高度敏感；双大腿根部压痛点轻度敏感[4]。腰痛X线常规片未见骨性病变。诊断为椎管外软组织损害性双腰腿痛伴左肩胛痛。1966年2月1日在腰麻下先行双臀Ⅲ手术。

第2次住院：6年后的复查中自诉术后臀腿痛显著缓解，肩胛痛自行消失；腰痛改善不多，虽可以坚持原工作，但劳累仍会征象加重，不能全勤，要求进一步治疗。

检查：双腰$_{2\sim4}$横突尖、腰$_{2\sim5}$棘突、椎板和后关节、髂后上棘内上缘和双髂翼外面的压痛点均高度敏感，全属第1次手术松解未彻底处和未手术松解处。本拟补行定型的双腰部软组织松解手术和双髂翼外面三肌附着处切开剥离手术，因发现病人合并长期低热，住院2周观察中每日体温均在37~38℃，但病人自觉情况始终良好，血化验中白细胞计数及分类也全正常。为此嘱病人出院，待低热治愈后再考虑手术。出院后经本市许多著名医院内科检查，低热病因不明。病人多次来院要求手术；均因低热未消而拒绝收治。出院1年半后病人又来门诊，兴高采烈地说"在3个多月前找着一位专治低热的老中医，经他用中药调理后低热完全消退已1个月"，故要求住院治疗腰痛[5]。

第3次住院：笔者信任病人的反映，于1974年3月5日在硬麻下先补行定型的双腰部软组织松解手术。术后腰痛解除，臀痛显著缓解，嘱其出院观察。但病人对笔者说："我的长期低热手术前并未治愈。为了尽早进行腰痛的手术治疗而编造出一番谎话。你轻信我言，上当受骗""住院期间的术前体温全是我在测量中自行控制和调节的，以致护士的体温记录中我的体温每次正常；你就信以为真了""实际上手术前我的低热与往常一样没有变化""奇怪的是经过术后40天的住院观察，我久治未愈的长期低热，通过这次腰部手术完全恢复正常，无一天例外，看上去这种长期低热与腰部软组织损害有关联""这次手术的疗效比较突出，不但解除了我的腰痛，还治愈了我的长期低热，这是我要深表感谢的；可是你宣医师因我的低热不敢尽早手术，耽误了1年半的治疗时间，延长病程和病痛，还增添了我许多经济损失，这些都是你的保守思想作祟呀！"病人这番忠言使我深有感触[6]。

5年后复查：自诉第2次手术后腰痛腿痛均全消失；臀痛接近自愈，仅在过度劳累后偶有小发作，征象极轻未影响工作，无须手术"补课"。腰腿痛的疗效属有效。术后低热未曾复发，长期低热的远期疗效属愈。

【病例422】导读

[1] 病人是年轻女性，出现双腰臀和大腿后侧疼痛，合并左侧肩胛骨疼痛，7年时间比较长，说明病人的软组织损害属于黏弹性紧张期或是挛缩早期。腰不能后伸，提示腰部深层或者椎管内存在软组织损害；病人在气候改变、月经来潮、过度劳累的时候都会出现症状加重；其中气候改变、劳累出现症状加重都是软组织损害的特点；慢性软组织损害存在慢性缺氧，在阴雨天来临之前，会出现疼痛加重，过度劳动也会疼痛加重，这两点符合慢性软组织损害特点；病人月经来潮出现疼痛加重，提示月经与疼痛之间存在相关性，就是说骨盆周围存在着软组织损害；病人在床上翻身困难，提示骨盆周围臀大肌或者腹内外斜肌损害，导致腰部深层肌代偿旋转，产生代偿性损害。

[2] 病人在1959～1965年进行针灸治疗，针灸治疗对症状有改善但没有完全缓解，不能达到完治愈，最终表现为无效。但对于我们进行临床诊断过程中，针灸治疗能够短暂缓解症状，提示椎管外软组织损害，不必对于针灸的长久疗效进行评估；如果针灸治疗一点效果都没有，银质针治疗也可能会无效，因为不管针大针小，在治疗上应该会有改善。1965～1966年进行了多次的药物注射，应该有效但缓解时间不长。以往的经验中，如果把糖皮质激素注射到病损部位，会得到较长时间的缓解。所以此处的治疗可能没有到达软组织损害的关键部位，才出现远期无效的特点。

[3] 病人直腿伸腰和主诉症状一致，产生严重的腰骶痛，向臀部和大腿后侧放

射。严重的腰骶痛提示：损害部位在腰骶部的深层或者椎管内，但是脊柱外观无畸形，考虑深层损害的可能性不大，而椎管内损害的可能性也不大。臀部和大腿后侧放射症状提示存在臀上皮神经的刺激症状以及股后侧皮神经的刺激症状。因为直腿弯腰动作没有僵腰征象引出，所以直腿抬高的时候不引出征象也属正常。两个试验都有屈髋动作，直腿弯腰和直腿抬高区别在于：一个是非重力影响，另一个是重力影响；一个涉及了腰部的弯曲，另一个没有涉及腰部弯曲。腓总神经弹拨试验阳性提示椎管外软组织损害，这和腓总神经在穿出骨盆处的走行、分布特点有关。

［4］宣老在此处对病人的诊断进行了总结，基于当时的认识，对于疼痛的分析以及疼痛的全面评价不全面，虽然不全面也提示了腰部深层、腰骶部软组织损害、肩部损害、脊柱段的损害情况，这些都给治疗后出现的变化提供了诊断和推断基础。

［5］宣老对此病人进行了椎管外软组织损害的诊断，但是在进行手术选择时，选择了双臀Ⅲ手术。当时宣老已经对臀部的松懈手术进行了拓展和推广，可能臀Ⅲ手术在当时来讲是宣老比较全面的手术术式了。对于双臀Ⅲ手术的治疗不能理解的是腰椎横突尖也有压痛，为什么没有进行腰椎横突尖的治疗，而只是进行了双臀Ⅲ的松解手术。

病人第1次手术后，他的臀腿痛显著缓解，可见臀部对于臀腿痛的影响较明显。肩胛骨的疼痛消失，说明臀部的软组织损害对肩部的影响非常明显。但是腰部的症状改善不明显，提示臀部的软组织损害并没有传导至腰部，或者对腰部的影响比较小，所以腰部的疼痛改善不明显，会出现劳累加重的情况。

第2次入院，宣老对病人做了详细的诊查，这是时隔六年之后的检查，查到腰部的深层、横突尖有明显压痛，为什么原来在检查时没有注意到这些？可能原来探索松解手术没有认识到此处，为松解不彻底的地方，所以宣老决定对此处进行腰部的软组织松解。病人有一个长期低热的症状，致使手术无法进行。宣老对此段体温的变化以及病人辗转就医的情况进行了细致的描述，说明宣老对这个病人非常重视。

［6］病人在第3次住院时进行了定型的双腰部软组织松解手术，后期病人的疼痛接近消失，提示臀部的软组织压痛与腰部深层的软组织损害有关，在对腰部进行治疗之后症状明显缓解。手术过程中存在低热，手术后低热消失，未再出现，提示腰部的软组织损害是造成病人低热的重要原因。这给我们临床工作一定的提示作用，遇到此类病人，可以进行排查诊断之后的尝试性治疗。我们在临床工作中也遇过类似情况，有时间不长的低热病人，进行治疗后可以得到相应的缓解。也有些病人在针刺之后会出现发热的情况，发热时间不长，可能是软组织损害在针刺后激发了免疫性炎症反应。发热情况的出现并不是破坏了深层附着点出现的吸收热，而是反应性发热。在宣老对此病人的复查中，病人的腰臀腿痛完全消失，并且臀痛处于接近自愈的状态，提示腰部的软组织损害，是后期病人出现低热以及腰腿部症状的重要因素。因为臀旁侧没有做相应的松解治疗，所以出现臀痛复发是有可能的，提示我们软组织损害治疗不

到位时会出现后期的残余症状。

盛×英，女，32岁，工人。左腰臀痛5年，无外伤史。征象逐渐加重，最后发展为左"放射性坐骨神经痛"。气候改变或劳累后更甚，无法坚持工作。近半年来出现前胸痛和左髋关节外弹响[1]。外院诊断"腰椎间盘突出症"，经理疗、推拿、针灸、氢化可的松药液痛点注射、中西药物内服外敷等医治，均无疗效。1964年在华山医院骨科行肌皮神经切断手术，征象缓解半年后又复发如旧。经常性上腹痛，外院按胃病处理，久治未愈。几年来还伴有长期低热，每日体温在37～38℃，从未正常；但病人的自觉情况良好以及血化验中白细胞计数和分类始终正常；外院内科多方检查，诊断不明；中西药物医治，也未收效。因腰腿痛来我院求治[2]。

检查：脊柱无畸形。直腿弯腰指尖距地25厘米有僵腰，直腿伸腰受碍，直腿抬高试验左60°（右75°无征象），三者均引出左腰腿痛加重[3]。左髋伸屈时引出因左髂胫束变性挛缩导致的弹响声。左腰$_3$横突尖、髂后上棘、臀上皮神经、髂胫束、坐骨神经梨状肌下出口处、大腿根部的压痛点均高度敏感[4]。血常规检查正常。腰痛X线常规片无骨性病变。诊断椎管外软组织损害性左腰腿痛伴前胸痛和左关节外弹响髋合并长期低热。1967年9月18日在硬麻下行左腰$_{2～3}$横突尖切开剥离手术、左臀Ⅳ手和左大腿根部软组织松解手术[5]。

5年4个月后复查：自诉术后腰腿痛全消失，腰活动自由，前胸痛和弹响髋解除。恢复原工作与健康时一样。但为时1年出现左腰骶部不适，时有酸痛，征象不重。检查左腰$_{3～5}$棘突、椎板和后关节压痛点中度敏感，属未手术松解处。建议征象严重时手术"补课"。腰腿痛的远期疗效属有效。但术后长期低热立即消失，5年多来未曾复发。病人对治疗满意。长期低热的远期疗效属治愈[6]。

[1]病人是女性，无外伤史，逐渐出现左侧腰臀部疼痛，向下肢放射形成放射性坐骨神经痛，有软组织损害的变天和劳累后加重特点。合并前胸痛、左髋关节外弹响。宣老记录病例有一个特点，会记录所有看似无关的症状，然后进行消除。一般来讲，对某个部分进行手术时消除某些症状有指导意义。

[2]在诊治的过程中，出现了与病人症状关系不密切的治疗，即肌皮神经切断手术，这个记录很有可能存在问题或者有出入，因为肌皮神经是上臂神经，对于腰腿痛做这个神经的切断术可能是记录问题或病人描述方面的问题。病人还有上腹痛，考虑

和胃的反射区有关，并且有长期低热，但是病人的血化验结果是正常的，考虑是代谢性发热或免疫性发热的可能性较大。

[3] 病人直立位时腰脊柱屈伸运动受限，弯腰时僵腰，提示腰骶部软组织紧张，如果没有疼痛就是筋膜张力增加和肌肉结构缩短引起；如果有疼痛提示直腿弯腰或者直腿伸腰刺激了软组织损害部位产生的疼痛。这种情况不单纯考虑腰部软组织损害问题，还要考虑骨盆旋转的情况，以及在腰部前屈、后伸运动过程中的牵拉和挤压的作用。直腿抬高试验在60°的时候会出现腰腿痛的加重，提示椎间孔外口或者坐骨神经穿出骨盆下方的梨状肌下孔处有软组织损害，椎间孔周围的问题更常见。另一个就是内收肌损害，在直腿抬高时可以出现弥漫性的大腿后侧痛，并非线状和点状的疼痛加重。宣老在此没有做详细的疼痛描述，因为当时在探索阶段。

[4] 病人的髋关节屈伸时出现髂胫束变形挛缩导致的弹响，这是关节外弹响征，也是股骨大转子弹跳征；弹响与内收肌紧张有关，因为在运动过程中大腿内收肌群张力增加，会导致大腿屈伸过程中处于相对内收状态；髂胫束产生了继发性的紧张会摩擦股骨大转子产生声音，一般这种声音的出现不会存在明显的疼痛，考虑内收肌损害的可能性比较大。病人的压痛点检查存在腰$_3$横突、髂后上棘、臀上皮神经、髂胫束和坐骨神经的梨状肌下孔、大腿根部的敏感压痛，无腰部深层、臀上神经和臀下神经的压痛，所以它的病变范围应该在腰骶后部、臀部坐骨神经的梨状肌下孔穿出处及大腿根部，这是主要矛盾区域；如果是进行银质针治疗，这3个部位是重点部位。而腰$_3$横突的压痛多数来源于臀部的软组织损害传导。

[5] 基于病人上述的检查以及X线检查表现，诊断病人为椎管外软组织损害合并相关征象，并且进行了针对性的横突尖切开剥离手术、左臀IV手术和左大腿根部软组织松解手术。手术没有处理椎板、关节突关节及腰骶后部，只是在腰部进行横突尖的治疗，这种横突尖痛很可能是臀部软组织损害引起，如果没有做横突尖松解，症状能够完全消失，说明是臀部及大腿根部的软组织损害引起的，损害并没有涉及腰部。

[6] 宣老对病人进行了回访，病人在联合手术之后，解除了弹响髋和前胸痛。弹响髋的解除与髂胫束、内收肌群的松解有直接关系，它能调整大腿内外的张力。前胸痛的消失与内收肌群损害有关，其他位置损害引起前胸痛的可能性不大。临床中功能性前胸痛与内收肌群损害相关，也有一部分与胸段损害相关。病人没有做腰部深层的软组织松解手术，所以腰骶后部、骶髂关节、腰部深层有压痛或者后遗软组织损害的可能，慢性软组织损害累积的部位是广泛的。单纯对主要矛盾进行处理，次要矛盾往往会存留下来，形成一个不重的或者逐渐发展成较重的软组织损害征象。

此病人解除了低热症状，所以考虑软组织损害会造成长期低热。这里没有提上腹痛是否缓解，所以没有办法前后对照，如果是功能性上腹痛，包括胃部的症状在腰$_2$、腰$_3$横突尖的软组松解手术后就会消除。

第二十节　躯干下部奇冷感病例

26.2.19 第 19 组：腰臀部软组织松解手术或"以针代刀"的密集型压痛点银质针针刺治疗，并发严重的躯干下部奇冷感的椎管外软组织损害性腰腿痛。

【病例 424】

祁×叔，男，45 岁，搬运工。13 年前火车上卸煤时在暴雨下坚持工作。第 3 天出现左腰腿痛，不能坐、走或站立。后出现左大小腿肌萎缩，左足麻木，痛觉和触觉消失；左足背和足趾的背伸功能消失，特别是整个左下肢发冷，冷感强烈；向上发展，延及左臀髋、腰腹、背部和胸口至心区下水平，似冰冻感觉，十分难忍；冷区皮温变凉，皮肤的汗毛全部脱落；左下肢经年累月用棉套保暖，夏如此[1]。我院中医伤科用中药内服外敷等非手术疗法医治达 7～8 年，即使应用传统银质针穴位针刺，均无疗效。长期失去劳动能力。最后转骨科诊治[2]。

检查：脊柱无畸形。直腿弯腰指尖触地无僵腰，直腿伸腰无妨碍，两者均无腰腿痛加重。直腿抬高试验左右各 85°，也无征象引出[3]。左下肢肌肉和肌力、右足背痛觉和触觉等情况同上述主诉；左侧躯干和下肢的皮肤冷感远低于右侧，汗毛完全脱落，致皮肤变得光滑[4]。左髂后上棘、臀上皮神经、髂胫束和大腿根部的压痛点均高度敏感。屈髋屈膝分腿试验引出左大腿根部痛阳性[5]。腰痛 X 线常规片阴性。诊断椎管外软组织损害性左腰腿痛麻伴左躯干自心区水平以下直至左下肢严重冷感。1965 年 9 月 11 日在腰麻下行左臀 Ⅰ 手术和左大腿根部软组织松解手术。

12 年 4 个月后复查：自诉术后左腰腿痛麻立即解除，冷感完全消失，皮温恢复正常，两侧对称，汗毛逐渐再生与健肢一样。3 个月中每天坚持 20 千米步行锻炼，无不良反应。第 4 个月从事轻工作，第 7 个月恢复码头搬运工作，经常加班加点地劳动，完全胜任。装卸货物时经常背着 100 千克重的货包往返奔走，迄今无征象复发和后遗症。检查：直腿弯腰指尖触地，直腿伸腰自由，直腿抬高试验左右各 90°，三者均无征象引出。左腰、臀和大腿根部压痛点均不敏感。屈髋屈膝分腿试验变为阴性。病人对治疗满意。远期疗效属治愈[6]。

【病例424】导读

[1] 病人从事搬运工作，存在慢性软组织损害的特点，冒雨工作受凉后出现左侧腰腿痛，不能坐、站、走，可卧位。坐、站、走为下肢承重，考虑骨盆周围软组织损害引起或腰椎关节突关节损害引起。逐渐出现大腿、小腿肌萎缩，肌萎缩有两种可能性：一是挤压感觉神经传入回路，造成大、小腿肌肉的反应不良，营养功能下降；另一种是肌肉进行疼痛避让行为，在疼痛避让的时候出现萎缩。此病人出现的大腿、小腿的肌萎缩，所有肌肉都有萎缩情况，不是代偿表现，不是失用性代偿性萎缩，应该与神经的调控功能不良有关。如交感神经的兴奋性异常，会导致下肢动脉血管收缩，出现肌肉的氧供应能力不良，产生肌萎缩。下肢有足麻木，未提及是足背麻、足底麻还是全足麻，足背麻涉及足背的支配神经在发出、分布、走行区域卡压或者挤压症状，足底麻涉及胫神经的发出、分布、走行分布区域的卡压或者挤压症状。

痛觉和触觉的消失，提示病人的反馈功能减弱，感觉神经的反馈受到抑制，一般是挤压造成。局限区域的痛觉或者触觉的消失，多数与皮神经的卡压症状或椎间盘突出的区域性挤压有关。如果表现出广泛的痛、触觉消失，应该涉及坐骨神经或者整个腰骶丛神经的挤压，也有可能是腰骶部的交感神经链的过度兴奋造成的。

左足的足背、足趾背伸功能消失，提示病人的足麻涉及腓总神经的分布区域；小腿前群肌功能的消失，应该是运动神经受到了挤压。病人感觉神经的凉冷感知比较明显，提示两种可能性：一种是腰交感神经过度兴奋造成下肢的冷感出现；另一种是下肢的肌肉、筋膜张力增加造成血供应不良，也会出现凉冷感加重。凉冷感的区域一直发展到了臀、髋、腰、腹、背和胸部区域，影响交感神经的区域应该是胸$_4$水平以下，脊柱段的曲度可以产生这个现象，还会直接造成交感神经的过度兴奋，或者是脊神经后支的伤害性刺激也可能导致症状扩大化。这里提到一个重要的描述是冷感觉区皮温变凉，属于局部微循环功能不良造成的，和肌肉、筋膜的张力增加影响了动脉血灌注有关，不单纯是交感神经调控的功能紊乱。如果单纯是交感神经过度兴奋或功能异常导致的，多数没有皮温变凉或者皮温变凉的程度不重。局部的肌肉筋膜张力增加造成的动脉灌注不良，才会出现皮温明显的下降和毛发脱落。

[2] 病人的病史较长，接受传统银质针穴位治疗无效。宣老对疗效的评定是5年稳定为有效，所以该病人短暂效果可能会有，只是没有描述而已。我们临床评估需要描述这个治疗短期有效性，比方说病人进行了针灸或者银质针穴位治疗能够短期有效，提示慢性软组织损害来源于椎管外。

[3] 病人的腰部屈伸以及直腿抬高都没有引出相应的症状，提示腰臀部的牵伸运动以及被动挤压运动会出现诱发疼痛的情况，包括直腿抬高对坐骨神经的牵拉也没有引出相应的症状，说明它的活动范围正常。就是说神经穿出、走行或者穿过区域的挤

压、粘连都是不存在的，软组织的延展性好。

［4］病人左下肢的肌肉量、肌力、痛触觉和冷感的变化和前面分析的主诉症状一致，并且存在汗毛脱落、皮肤光滑的情况。有些病人出现的是皮肤毛孔粗大、汗毛变黑、汗毛重生的情况，考虑皮肤的慢性水肿造成。由皮下筋膜的张力增加，皮肤内的静脉回流不良出现的慢性皮内水肿。病人的这种情况是动脉灌注功能不良导致的营养缺陷，所以出现皮肤变薄，毛发脱落。

［5］病人的压痛点检查较简单，髂后上棘、臀上皮神经、髂胫束和大腿根部有高度敏感压痛。大腿根部的高度敏感压痛，提示大腿根部软组织损害。在冒雨工作后或者昼夜温差大的时候，容易出现大腿根部的软组织损害诱发腰臀腿痛。腰部深层、横突尖没有压痛，包括臀上神经、臀下神经、坐骨神经穿出处都没有压痛，所以屈伸过程中没有这些神经的刺激症状，提示神经周围的软组织炎症不明显，所以直腿弯腰、直腿伸腰和直腿抬高没引出疼痛。屈膝屈髋分腿试验引出大腿根部的阳性提示大腿根部存在软组织损害。

［6］因病人无臀部和腰部压痛，宣老选择臀Ⅰ手术和大腿根部的软组织松解手术，对阔筋膜、大腿根进行了松解，大腿的筋膜张力明显下降。病人在术后消除了腰腿痛麻的情况，冷感完全消失，说明病人的下肢微循环功能、下肢的感觉神经、运动神经的受压情况来源于大腿根部和阔筋膜张力增加，使大腿血管神经受到挤压，造成局部微循环不良相关症状，这些症状通过比较局限的软组织松懈手术得到解决。这种效果提示：临床效果与软组织损害的具体情况及压痛点的检查情况相关。并且这种凉冷、感觉减退以及肌萎缩不单纯是神经调控的作用，有可能是筋膜张力增加的结果，筋膜张力增加后，会使动脉营养不良，动脉的灌注下降，静脉回流不良，出现相应的症状。为什么会出现自心区以下的皮肤发凉感？应该和下肢血管的压力性孔径缩小有关。下肢血管的交感神经分布，与心区以下其他区域的交感神经分布互相影响，从而导致下肢的症状出现后会影响到腰以及心区以下，提示我们有些病人出现类似的症状，通过放松下肢肌筋膜张力是可以解决躯干上部的相关症状。

【病例425】

周×善，男，70岁，高级工程师。轻微双腰臀酸痛并发躯干下部直至足趾的严重冷感伴麻痛达23年[1]。到处求医觅药，久治无效。1987年3月，笔者应邀在四川自贡市主持软组织疼痛学习班。病人经重庆市外科医院骨科陈煦主任医师的推荐，就自宜宾到自贡求治。不巧，笔者讲学完毕返回而未遇。于是病人函告上海工作的妹妹，长海医院儿科主任周志家教授设法找寻。恰巧，周教授是笔者大学的同班同学，很快取得联系。1988年7月的大热天，病人上半身穿着薄单衣、下半身仍穿厚棉裤和双足穿着毛皮鞋来找笔者[2]。

　　检查： 脊柱外观无畸形。直腿弯腰指尖距地30厘米时有僵腰，直腿伸腰部分受限，两者均引出双腰骶痛和双臀酸痛。直腿抬高试验左右各40°，引出臀部酸胀和腘窝吊紧感。上述检查中均无下肢冷热麻痛改变[3]。双腰、臀、大腿根部、髂尖粗面和踝关节周围的压痛点均高度敏感。屈髋屈膝分腿试验引出双大腿根部痛阳性。双下肢肌肉和肌力正常，双膝反射、跟腱反射均引出，皮肤感觉正常，皮温明显变凉，汗毛全部脱落致皮肤变得光滑[4]。腰脊柱"三种试验"检查阴性。腰痛X线常规片提示腰脊柱呈肥大性改变。鉴于这种骨骼的生理性退变非疼痛因素，就完全排除了"腰椎骨质增生症"以及"动脉血管硬化症""四肢动脉远端闭塞症""下肢脉管炎早期"等外院的诊断。拟诊双腰臀和下肢组织损害并发躯干下部直至足趾严重冷感，后者伴麻痛。但正确诊断须待治疗效果的检验后方能成立。立即针对双腰部和臀部的压痛点行密集型银质针针刺疗法，起针后病人即感腰臀冷痛明显缓解，下肢冷感也有改进。初步的实践验证，明确冷感可能与椎管外软组织损害有联系[5]。本应考虑椎管外软组织松解手术的正规治疗，但病人年迈体弱，难以承受手术负担。接受周教授的委托继续试行密集型压痛点银质针针刺治疗。根据双腰、骶、臀、髂、大腿根部、髂尖粗面和踝关节周围各个部位分布和特定的高度敏感压痛点，做分次和多部位自上向下的针刺。每隔3天1次，每次70～80针。每次针刺后征象均有不同程度的减轻，且一次比一次见效。至第8次针刺之后，上述部位的征象缓解，仅残留双大腿、小腿、前足和中间三趾周围的冷麻痛感[6]。仔细检查发现双股骨、胫腓骨、第1～5跖骨和第2～4趾骨等两旁骨膜均有高度敏感的压痛点。其上滑动按压后下肢冷感或趾冷麻痛感均分别暂时性缓解。再在其上分别作骨膜下密集型压痛点银质针针刺，使个别的冷感包括足趾冷麻痛感解除[7]。在2个月内共治疗10次，达到基本治愈的满意疗效而终止治疗。

　　不久因气候转凉，双臀又感轻度冷感（无痛），病人要求进一步医治。根据双侧骶椎、尾椎以及臀部残留的压痛点补行2次银质针针刺，治疗后臀部冷感又立即缓解。嘱其在沪逗留3个月观察，躯干以下的冷和足趾冷麻痛基本消失[8]。

　　末次针刺3个月后病人返川前复查： 直腿弯腰指尖距地10厘米时，直腿伸腰自由，直腿抬高试验左右各90°，三者均无征象引出。

　　1年后复查： 其妹告知，征象未复发，针刺的疗效相当巩固。近期疗效属显效。

【病例425】导读

　　[1] 病人年龄较大，高级工程师。应该存在久坐的职业习惯，出现腰臀、大腿根部的软组织损害比较多，病人表现出腰臀部酸痛并发躯干下部直至足趾的严重冷感，足趾同时伴有麻痛，说明病人的感觉神经受到挤压，同时有无菌性炎症刺激。病程

久，说明存在慢性筋膜张力增加引起的软组织损害以及神经刺激。

［2］病人多处求医，久治无效。上半身单薄，下半身穿棉服，提示病人体感下肢寒冷。有些病人虽然下肢冷，但不能穿太厚，穿厚了会烦躁，此病人需要穿厚棉服，提示下肢微循环功能下降，血液供应减少。如果怕冷又不能多穿，提示冷的部位在皮下筋膜层，没在肌肉层。这个病人是怕冷又穿厚衣服说明他冷的部位深。穿厚衣服保暖的方法，不会使病人深部的热量无法散出，也就不会出现烦躁的情况。病人年龄较大，出现微循环功能不良的概率较大。如果病人的手足也发凉，这种情况还要考虑到末梢循环不良引起，也就是存在心脏搏动功能异常的情况，但是此病人上身穿的是单衣。

［3］病人直腿弯腰时明显受限，直腿伸腰也受限，提示病人的腰、臀内侧存在筋膜张力增加或者肌肉紧张痉挛，引出腰骶痛和双臀酸痛。腰骶痛可能是牵拉或挤压引起，提示静脉回流不良导致代谢功能下降。直腿抬高试验检查时范围下降，跟直腿弯腰时出现明显僵腰是契合的，不过直腿抬高时没有涉及腰脊柱段曲度的改变，而是涉及屈髋作用，就是骨盆的旋转运动，以及大腿后侧肌肉拉伸的情况。臀部的酸胀和腘窝的吊紧感，提示臀部的软组织存在代谢异常，腘窝处的吊紧感可以来源于髌下脂肪垫损害，也可以来源于臀部软组织损害以及坐骨神经刺激症状引起。

直腿弯腰、直腿伸腰和直腿抬高都不会引起下肢冷热、痛麻的改变，提示冷热、痛麻的刺激部位应该是相对固定的，冷热麻的症状变化比较少，引起痛的变化较多。直腿抬高无疼痛加重，只是酸胀和吊紧加重，提示软组织的无菌性炎症较少，筋膜张力较高。

［4］病人压痛点检查存在腰臀、大腿根部、髌尖粗面和踝周的压痛高度敏感，广泛的压痛范围没有引出直腿抬高的疼痛变化？可能是受到筋膜张力增加的保护，所以抬高角度不大就不会引出疼痛。如果筋膜张力不高，抬高角度增加时可能会出现疼痛加重。病人病史较长，存在慢性筋膜挛缩。屈膝屈髋分腿时大腿根部有明显阳性表现，说明大腿根部的软组织附着处存在炎症。肌肉肌力的检查正常，提示下肢肌肉的营养功能正常，肌肉的内部感觉神经反馈以及动脉血管的功能正常。运动神经的支配能力常，不会受到明显的影响。膝反射、跟腱反射和感受器反馈有关，反射正常提示感觉神经反馈功能没有受到影响。皮肤的温度明显变凉，毛发脱落变光滑，提示与动脉的痉挛有关，并非静脉回流异常引起的汗毛增多。

［5］病人的腰脊柱"三种试验"阴性，提示椎管外软组织损害。病人的脊柱段呈肥大性改变，提示腰部肌肉处于长期紧张状态，导致椎体应力性肥大，说明腰部的软组织存在着高张力，不是引起疼痛的因素，反映软组织张力的变化，对于诊断软组织损害有积极意义。骨质增生对于交感神经链的挤压刺激会出现下肢冷，表现出单侧下肢症状的比较多，双侧相对少。动脉血管硬化出现下肢血液供应不良会出现缺血性

的疼痛，这种缺血性疼痛一般有间歇性跛行的症状。如果是四肢远端动脉闭塞，一般会出现四肢远端的血液供应严重不良，出现组织的焦化、碳化情况。脉管炎的早期表现，一般会出现运动增多时疼痛，以及微循环功能不良，如下肢的无汗或者干燥和动脉血管炎有关。而静脉血管炎症，一般出现湿性的变化，如下肢的水肿或者产生远端的血管炎症的红肿热痛、溃烂。

此时宣老的银质针治疗体系已经成熟，对病人进行腰臀部的银质针治疗，针刺后下肢的症状明显改善。宣老以前对于下肢的奇冷感都是手术治疗，此类病人进行银质针治疗后能够得到效果，证明此冷感和软组织损害有关。

［6］当时的医疗环境相对纯粹，病人对医生无条件信任，这是医学前进的重要动力。宣老对病人进行了多部位压痛点的银质针治疗，病人的症状逐渐得到减轻，仅残留了大腿、小腿、前足和中间足趾周围的冷感麻痛，这是宣老没有针刺的部分。

［7］这个病例进行了扩展式检查，体现了宣老的探索精神。原有的腰臀、大腿根部的压痛点检查，诊断比较准确，对于股骨、胫骨、腓骨、远端的趾骨周围的软组织压痛点，没有太多关注。如果对压痛点进行滑动按压，即强刺激推拿，能够短暂缓解冷麻痛感，提示软组织损害与主诉症状有因果关系，这些压痛点可以治疗。宣老不拘泥于传统的针刺部位，常见部位针刺之后，存在软组织损害相关征象，考虑扩大范围进行检查，趾骨之间的高度敏感压痛点，宣老进行了银质针的治疗，提示足部可以针刺，只是概率较低，所以在常规针刺里未提及。

［8］病人进行了腰臀腿压痛点银质针治疗之后，症状没有完全消失，在遇冷之后又会出现相应的症状，所以病人要求进一步的补针，针刺"补课"也是查漏补缺的重要环节。全面的治疗之后，臀部的冷感消失，再进行相应的观察，没有再发作，提示银质针治疗的稳定性好。这个病例提示我们银质针治疗不能单纯局限于经典的治疗区域，要在经典治疗区域针刺后，继续仔细查找病人的软组织损害部位。如果存在软组织损害的情况，依然可以进行银质针针刺。开发经典针刺部位以外的安全针刺入路能够有效增加病人的治疗效果。

病人进行了12次银质针治疗，在前10次治疗里，每次扎70～80针，说明病人进行了七八百针才缓解了腰臀及下肢的冷感、酸胀痛，宣老用了这么多针才解决问题，并且后边还有两次补针，提示要消除有些症状，并不是两三百针能解决的。

第二十一节 下肢瘫痪病例

26.2.20 第20组：麻醉下脊柱过屈或脊柱过伸惹起变性腰椎间盘进一步急性突出，压伤马尾神经引起医源性双下肢不完全瘫痪伴大小便失禁的病例介绍和讨论。

【病例426】

张×亚，男，45岁，工人。2年半前下乡农业劳动时出现双腰及双大腿后侧酸痛，左右交替发生，无外伤史[1]。征象不重，休息后好转，多次行针灸医治，未能根治。返厂工作后近3个月，腰腿痛加重，主要是双大腿后侧的深层痛为重，不向小腿"放射"[2]。

检查：脊柱无畸形，腰椎活动度差，局部无叩击痛。直腿抬高试验左右各50°，无"放射痛"加重[3]。双腰$_2$横突尖和大腿根部的压痛点高度敏感，其他腰部和臀部包括坐骨神经区的压痛点均不敏感。下肢皮肤感觉正常，下肢肌力正常和肌肉无萎缩，姆趾背伸肌力也正常，双膝反射、跟腱反射均引出。"4"字征检查阴性[4]。X线片提示腰椎和骶椎骨骼无异常。当时对慢性腰腿痛的病因很不理解，诊断标准和鉴别诊断方法也极简单，鉴于病人的临床表现与"腰椎间盘突出症"不符合，又因我院开展大腿根部软组织松解手术治疗这类病例取得较好效果，所以诊断双大腿根部软组织损害性腰腿痛[5]。1964年1月24日在腰麻下行双大腿根部软组织松解手术，术后出现两下肢瘫痪和大小便失禁。第12天邀请华山医院神经内科会诊，结论是"瘫痪病因不明，但与麻醉无关"。此病例原为另一位主治医师所主管，收治时笔者刚因公外出。回返医院后检查，认为下肢不完全瘫痪的原因离不开马尾神经受压。于第28天立即邀请神经外科会诊，也认为属"腰$_5$以下病变，性质不明，但压迫因素不能排除"[6]。当时对椎管碘油造影的指征很严格，笔者提请会诊医师支持我科作椎管碘油造影的检查。造影结果见腰$_5$平面碘柱呈"杯口"样堵塞。该会诊医师诊断椎管内肿瘤，范围较大。同年3月3日气管内插管乙醚麻醉下行腰$_3$～骶$_1$全椎板切除式椎管内（外）软组织松解手术。暴露硬膜未见搏动；切开硬膜在蛛网膜上穿刺1小孔，无脑积液流出；未发现肿瘤；梗阻乃是中央突起型腰$_{4～5}$椎间盘于后纵韧带下整个脱出，压迫马尾神经导

201

致下肢瘫痪。切开右侧后纵韧带，取出脱出椎间盘组织约拇指头大小。当局部梗塞解除后，蛛网膜搏动立即恢复，但指检受压的马尾神经呈质地较硬的结节。术后诊断是医源性中央突起型腰椎间盘脱出物急性压迫马尾神经，引起的双下肢不完全瘫痪。其并发症原因是腰麻时腰脊柱过度前屈，强迫变性的中央突起型椎间盘巨大脱出急性压伤马尾神经所致。因为椎间盘整个脱出，造成椎管造影的碘柱出现杯口样充盈缺损阴影，由此可知，杯口样缺损阴影绝非脊髓肿瘤的特异性诊断标准[7]。

12年后复查：术后征象改进不显著，虽然下肢知觉恢复和肌力改善，可以缓慢行走，但走一站路就要全身出大汗，冬天也如此；大便无知觉，长期服用泻药；小便仍属自主神经源性膀胱。现在工厂的门房工作。对不完全下肢瘫痪的远期疗效属无效[8]。

【病例426】导读

[1]病人是工人，下乡劳动时出现腰及大腿后侧的酸痛，交替出现，提示损害部分处于不稳定状态。因为双侧腰和大腿后侧的症状，考虑由中间向两侧发展而来，如腰骶部或者腰部深层的软组织损害或者椎管内软组织损害可以出现这种现象。并且左右交替出现，考虑腰椎不稳定因素可能参与其中产生症状。

[2]病人征象不重，休息后能缓解，进行了常规的保守治疗。返厂工作3个月症状加重，大腿后侧深层疼痛考虑与病人的工作有关，因为下乡农业劳动存在多体位的交替工作，回到工厂进行单体位工作，出现软组织的过度应用概率较多，很有可能产生症状诱发，具体工作没法追溯。发病特点是双大腿后侧深层疼痛，不向小腿放射，涉及部位应与腰丛、腰$_3$、腰$_4$的软组织损害关系更密切。

[3]病人的腰脊柱活动度差，提示腰部有疼痛，并且在运动时有软组织的过度张力增加或者因疼痛而受限的情况。没有叩击痛，宣老进行软组损害检查时，压痛点检查比较多，叩击痛检查少。在压痛检查的同时进行叩击痛，可以对深层软组织损害做鉴别检查，没有叩击痛提示深层损害较少。病人的直腿抬高范围明显减小，提示坐骨神经在梨状肌下孔处应该是有粘连或者有软组织损害的无菌性炎症刺激，没有放射痛，所以考虑粘连的机会较多。

[4]查体腰$_2$横突尖和大腿根部的压痛点高度敏感，其他部位包括坐骨神经区域的压痛点不敏感，提示病人存在椎内软组织损害。因为病人的腰腿痛症状与压痛点的分布区域不符合。如果大腿根部的压痛点进行强刺激推拿能缓解症状，可能椎管外损伤，如果不能缓解，考虑椎管内损害。当时的下肢皮肤感觉、肌张力正常，膝反射、跟腱反射正常，提示病人的软组织损害没有影响到感觉神经和运动神经功能。并且"4"字试验阴性，提示我们在进行大腿外展运动时，没有出现因大腿根部高度敏感压

痛而产生的牵拉刺激，考虑跟大腿根部的附着点损害有关，不存在肌腹部损害。

[5]宣老在此处做了检讨，基于当时医学认识条件的局限，诊断上是含糊的，于是经验诊断为大腿根软组织损害。此病人其他部位没有明显压痛，大腿根部的压痛明显，对于腰臀部、大腿后侧的疼痛会存在传导。实际上内收肌损害引起的腰臀腿痛与大腿后侧关系不大，与大腿外侧、小腿外侧关系更密切。

[6]病人大腿根部软组织松解手术后，出现下肢瘫痪，大小便失禁，当时没有进行相关干预。第12天邀请了神经内科会诊，如果是现在，第二天就会有会诊，并且不会出现经验诊断的情况，所以60年前进行腰疼腿痛的诊断、治疗以及探索是有困难的。当时神经内科的会诊含糊，因为没有先进的检查方法，考虑与麻药麻醉的关系不密切，与手术有关。宣老出差回来进行检查，考虑马尾神经损害，请神经外科会诊，认为不除外压迫，才有后续的诊查。

[7]当时比较先进的碘油造影提示椎管内的占位，诊断椎管内的肿瘤占位，当时对椎间盘的脱出认识不太明了，如果是现在做CT或者MRI的检查结果会明确，更容易确诊，不至于产生病人下肢瘫痪延误的治疗情况。病人在第1次手术后的第40天进行了第2次手术，这次手术是椎管内软组织的松解手术，也是对椎管内的占位进行探查。探查的时候没有看到硬膜搏动，没有脑脊液流动，说明此处存在硬膜囊受压，出现了马尾神经血液供应不良，以及脑脊液循环功能不良。发现中央型的椎间盘脱出后，基本确定此病人的下肢瘫痪与椎间盘脱出有密切关系。解除压迫之后，马尾神经处于变性的颗粒状态、质地坚硬的结节，提示此处已经出现纤维化，功能恢复有困难。

进行原因分析时，认为做腰麻过程中，做了腰脊柱段的过度前屈，前屈时会挤压不稳定的椎间盘产生突出或脱出。临床中有些病人在出现椎间盘突出后进行腰部整复，以及传统的推拿按摩，有些病人会加重，甚至髓核脱出，与腰部的旋转力、剪切力有关。

[8]由于压迫时间太长，病人的马尾区域出现不可逆性损害，所以在手术解除之后，并没有完全恢复病人的神经支配功能，此病人考虑医源性下肢瘫痪。

【病例427】

陈×才，男，48岁，粮库工人。7年前腰部外伤后腰痛，卧床1周腰痛消失。半年后某晨睡醒时顿感左小腿外侧痛，卧床不能翻身[1]。我科门诊中诊断左"坐骨神经痛"，经卧硬床休息结合有关科室的推拿、理疗、针灸等医治，下肢征象逐渐减轻乃至完全消失，仅残留左臀部寒冷感。2年后左小腿外侧痛又复发增重，在我院中医伤科行传统银质针穴位针刺治疗，约半年后征象逐渐缓解，但时轻时重，从未根治。近

3个月前始左"坐骨神经痛"复发，行走困难[2]。

检查：腰脊柱左（痛）侧凸和后凸；直立位项颈前屈引出左小腿外侧痛[3]。直腿弯腰指尖距地65厘米僵腰严重，引出自左腰骶部直至小腿外侧的"放射痛"加重；直腿伸腰无征象[4]。直腿抬高试验左30°引出左臀吊紧感和左小腿外侧刺痛加重；右80°，无征象[5]。左髂后上棘、髂翼外面、大腿根部的压痛点高度敏感，其他腰臀部各压痛点轻度敏感到中度敏感；右腰、臀和大腿根部的压痛点不敏感到轻度敏感；双髂尖粗面压痛点轻度敏感。屈髋屈膝分腿试验引出左大腿根部痛和髋外侧痛阳性[6]。胸部腹部垫枕试验阴性。腰痛X线常规片骨骼正常。诊断椎管外软组织损害性左腰腿痛。因征象并非最重，未考虑手术松解。1970年11月18日全麻下行俯卧位脊柱过伸悬吊复位法结合过伸位石膏背心外固定。麻醉清醒后臀腿征象完全消失。嘱咐病人头顶沙袋（或米袋）戴石膏背心徒手行走锻炼。锻炼方法一律按照【病例44】中所介绍的具体操作严格执行[7]。

第2次住院：病人3个月后拆除石膏背心，脊柱恢复正常外形，再无侧凸和后凸；直腿抬高试验左右各90°无征象；通过1个月功能锻炼，腰脊柱恢复正常活动功能，直腿弯腰指尖触地，直腿伸腰无妨碍，两者均无征象引出。近期疗效属治愈。在恢复工作5个月后的一天，工作中在弯腰位上双手拉拔重叠下的米袋用力过猛，惹起左腰痛突发，行动困难，但无下肢征象。谁知伤后第10天又出现左小腿外侧痛剧烈，急诊住院医治[8]。

检查：入院后左腿痛已减轻，左腰骶痛加重，不能平卧，卧床无法翻身。因痛无法作腰脊柱活动的检查。直腿抬高试验左70°引出不重的左小腿外侧"放射痛"；右80°无征象[9]。由于第1次住院针对腰臀部软组织损害的非手术疗法曾取得满意疗效。故仍诊断椎管外软组织损害性左腰腿痛。1971年5月31日，全麻下再行俯卧位脊柱过伸悬吊复位法结合过伸位石膏背心外固定。可是事与愿违，麻醉清醒后却出现大小便失禁和两下肢不完全瘫痪。椎管碘油造影检查提示碘柱于腰$_4$椎体下缘堵塞。同年6月8日在腰麻下行全椎板切除式腰$_{4\sim5}$椎管内（外）软组织松解手术，见腰$_{4\sim5}$椎间盘自左侧裂口整个全脱出，移向中央部挤压硬膜和马尾神经。移除此游离型椎间盘的变性组织，使之减压。再切开硬膜和蛛网膜吸除碘油，检得腰$_{4\sim5}$平面的蛛网膜与马尾神经以及马尾神经束之间均相互粘连，前方的神经束因受压出现少许小血瘢，遂各做松解。术后诊断是医源性游离型腰椎间盘急性压伤马尾神经引起双下肢不完全瘫痪。术后2个月自觉肛门内恢复收缩不适感，两下肢皮肤感觉稍有恢复。双腿已能勉强地蹒跚移行。小便呈自主神经源性膀胱[10]。

10年后复查：术后仅下肢皮肤感觉和下肢功能恢复较好，行走步态接近正常。大便已恢复知觉，小便虽能自行控制，但排尿比较困难，时间较长，缓慢，且排不干净。对不完全下肢瘫痪的远期疗效属有效[11]。

[1]病人是粮库工人，有腰部外伤史。平时进行扛、搬粮食等动作，出现腰部损害的机会较多，卧床休息后减轻，说明当时病人的体质不错，修复能力较好。随着病情的逐渐发展，出现晨起小腿外侧疼痛，卧床不能翻身，提示腰骶部、坐骨神经穿出梨状肌下孔处及腓骨小头下方腓总神经穿入小腿处可能有无菌性炎症存在。不能翻身，提示椎间孔周围可能存在无菌性炎症刺激影响腰部旋转功能。常见的翻身腰痛、翻身困难与腹外斜肌损害有关；完全不能翻身，考虑腰椎旋转轴上软组织严重损害。

[2]当时诊断病人为坐骨神经痛，基于当时的诊断技术所限，不能精细化诊断，病人在经过针灸推拿理疗后逐渐消除症状，说明当时病人的主要矛盾不严重。存留臀部寒冷感，提示臀部的软组织微循环功能欠佳，或者局部软组织损害激发了相应节段交感神经的兴奋性，产生臀部的寒冷感。随着病情的发展，出现小腿外侧的疼痛，然后经过传统的银质针穴位治疗后逐渐缓解，但没有根治。病史存在逐渐加重的特点。

[3]腰脊柱段的曲度存在痛侧凸和后凸，提示椎管内软组织损害的可能性大，这种刺激一般是单侧的。直立位颈项前屈，引出小腿外侧痛，这是脊髓牵拉试验过程中常见的神经上移，尤其是远端的神经上移，如果在神经穿出、走行区域有无菌性炎症刺激或者伴有粘连，容易出现这种症状。直立位颈项前屈，引出小腿外侧疼痛，提示在腰脊柱段腰$_4$、腰$_5$水平存在着神经根粘连，并且有无菌性炎症刺激的可能。

[4]病人直腿弯腰严重受限，腰部僵硬明显，引自腰骶部到小腿外侧的放射痛，提示发痛部位在腰骶部。直腿弯腰受限的范围较大，提示神经根在滑动过程中存在着一触即发的特点，即神经根在椎间孔滑动时或者在坐骨切迹滑动时出现无菌性炎症刺激。坐骨切迹的神经穿出处软组织损害应该是以臀腿痛为主，而腰骶部的症状不明显。直腿伸腰是叠加挤压动作，没有引出症状，给诊断增加了困难，有可能病人在直腿伸腰时，腰脊柱并不是直直的向后过伸，存在侧弯过伸的情况，挤压健侧的关节突关节，产生了患侧的避让，出现阴性结果。诊断中没有提示脊柱侧弯试验的检查，考虑当时宣老还没使用脊柱侧弯试验来鉴别椎管内外的问题。如果检查脊柱侧弯试验，很有可能出现左侧弯时左侧腰臀腿痛加重情况。

[5]病人直腿抬高试验明显受限，并引出左臀的吊紧感和小腿外侧的刺痛加重。臀部的吊紧感与臀肌筋膜的张力增加有关，因为不是臀痛，只是吊紧感，所以不能确定它是有损害的部位。而小腿外侧的刺痛加重，提示腓总神经的刺激症状。此时没有出现腰痛或者坐骨神经的线状痛症状，所以没有办法判断是否存在腰部椎管内损害、椎间孔周围的软组织损害还是坐骨切迹神经穿出处损害。因为坐骨切迹的坐骨神经穿

出处没有疼痛出现，所以此类病人比较特殊。一般来讲，在下肢抬高30°这个位置的症状应该是坐骨神经在梨状肌下孔处牵拉刺激所致，表现为臀、大腿后侧以及小腿外侧的疼痛。此病人直腿高抬低角度时就出现症状，有一个特例，就是椎管内损害对穿出的神经根产生了明显的挤压刺激。

[6] 病人没有广泛的压痛点，仅在髂后上棘、髂翼外面和大腿根部有高度敏感压痛。这些部位的敏感压痛可以解释小腿外侧的放射痛，髂翼外损害以及大腿根部损害都可以导致小腿外侧的症状。引出严重腰脊柱的侧凸、后凸不容易解释，并且在直腿弯腰有僵腰的情况，如果是髂翼外面损害引起的腰脊柱段的侧凸，一般来讲不会伴有后凸，并且直腿弯腰不会有明显的受限。大腿根部损害引起的脊段改变应该是与主诉描述方向相反，并不会形成痛侧凸和后凸。在屈膝屈髋分腿试验时引出大腿根部和髋外侧的疼痛，提示此处是存在软组织损害，这个软组损害可能是导致病人主诉症状的重要原因。

[7] 由于胸腹部垫枕试验阴性，诊断趋向于椎管外软组织损害。此时征象不严重，所以做了腰脊柱段过伸悬吊复位结合过伸位石膏背心外固定。具体方法是牵伸开腰脊柱段椎体间隙，一部分椎间盘膨出病人的椎间盘可以还纳，还纳后再做过伸位固定，这样脊椎体的后缘压力会增加，髓核不至于在此处再突出。但临床实践上这个操作有问题，因为过伸位固定，对于椎体后缘的纤维环是有持续挤压作，导致纤维环缺血，可产生进一步损害。做头顶沙袋（或米袋）带石膏背心徒手行走锻炼，是对现有姿势进行强化的训练方式。随着病人强化运动训练，不会再产生椎间盘向后出现髓核后移的情况，从而增加了病人椎体稳定性。

[8] 在腰脊柱段过伸位悬吊复位石膏背心固定后，髓核的稳定性进一步加强，所以病人的症状逐渐消失。如果过度应用腰脊柱段前屈位，椎体前缘压力快速增加时，髓核会向后突出或者脱出，此病人第2次住院时出现了这个现象。通过拉拔重物导致腰痛的突然发作，提示髓核进一步突出。

[9] 病人第2次入院时，不能平卧，说明腰脊柱段的曲度变化出现腰骶痛加重的情况，椎体后缘的挤压增加，产生疼痛加重，提示髓核突出并且伴急性水肿的情况。卧床不能翻身，因为疼痛不能翻身，还是无力不能翻身？没有做进一步的提示。因为疼痛，不能翻身的情况比较多，考虑腹内外斜肌损害、腰部的关节突关节的损害，或者腰部肌肉紧张造成翻身困难。直腿抬高并没有引出严重的小腿外侧征象，并且直腿抬高的范围较大，高于第一次入院时，给后期诊断增加了困难。直腿抬高在70°左右才引出轻的小腿外侧痛，提示椎间孔周围的无菌性炎症不严重，但是椎间盘的突出挤压或者粘连能造成比较明显的小腿外侧放射痛。

[10] 因为病人在前后治疗过程中出现相似症状，容易被如法炮制进行相应治疗。类似现在一些病人，起初整骨治疗有比较明显的效果；工作一段时间又复发，再整骨

出现严重的腰腿痛，此时的腰腿痛，可能就是因髓核被挤压出来导致并造成不可调和的矛盾。病人在进行整复过程中，出现大小便失禁和下肢不完全性瘫痪，提示马尾神经明显受压。所以病人在7天之后进行了软组织松解手术，进行椎管内的探查，检查椎间盘突出破裂的成分，看脊髓的形态，进行脊髓形态的评价；这个椎间盘是从裂口处完全脱出的，提示在进行过伸位悬吊的过程中，由于髓核突出已经较大，悬吊的时候与纤维环产生了脱离，导致髓核进一步脱出，加重症状。还有一种可能，在过伸位悬吊过程中，腰部肌肉处于相应的拮抗拉伸状态，使肌肉应激紧张，在过伸位悬吊结束后，腰部肌肉快速的痉挛收缩使髓核进一步突出，也会造成髓核完全脱出。在手术过程中，看到了蛛网膜、马尾神经和马尾神经束之间互相有粘连，提示此处的无菌性炎症时间比较长且造成了粘连，并且有受压的血痕、瘀斑，说明微循环功能不良。初步判断这个小血痕的出现，应该是在受挤压后8天之内出现的，当时手术存在一定的延迟，如果是现在，病人出现新的症状会立即进行检查，做急诊手术治疗避免出现类似严重症状，可能病人的功能恢复会更好。病人下肢出现不完全性瘫痪，做完手术之后，他的下肢功能恢复应该会快一些，因为不是完全性瘫痪，有恢复的空间。大小便完全失禁，说明括约肌控制不良或排尿、排便反射消失，并且术后不能完全解除排尿功能障碍，出现不受意识控制的自主源性膀胱，与神经不可逆性损伤有关。

［11］病人术前出现的不完全瘫，在术后应该恢复比较好，但大小便的功能恢复不太好，这在术前进行了相应的判断。术后恢复不良是有可能的，说明神经损伤需要急诊治疗，如果拖延时间太长会导致损害进一步加重，出现不可逆性的损害。

26.2.21 第21组： 腰臀部结合大腿根部软组织松解手术治疗病例，病人并发下肢完全瘫痪而无大小便失禁，经外院诊断"腰$_5$以下神经根损伤""腰椎间盘突出症""癔症"；病人实际为久治无效的腰臀部和大腿根部软组织损害，本文主要介绍和讨论该类病例的诊治情况。

【病例428】

唐×丁，男，33岁，工人。双腰和右腿痛12年[1]。长沙市不少医院均诊断"腰$_{4\sim5}$椎间盘突出症"。1958年5月在湖南医学院附院骨科行"椎间盘切除手术"，征象减轻。但半年后又加重；并于1961年发展到左下肢痛。椎管造影检查证明仍有腰$_{4\sim5}$和腰$_5$骶$_1$椎间盘突出物。再次手术切除后征象未减，转来上海。中山医院骨科诊断"腰椎间盘手术后遗症"，于1965年5月行"前路腰$_{4\sim5}$椎间盘切除手术"加椎体间植骨融合手术，征象如旧。经赴天津、北京等众多一流水平医院的骨科会诊，均诊断"腰椎间盘切除手术后神经根粘连"。病人前后经多种中西医非手术疗法、6次石膏床和石膏背心外固定等医治，征象反而不断加剧，出现左小腿外侧和右下肢整个感觉麻木，右踝和前足麻痹。行动困难，需用双拐支撑移行，失去生活能力。该院邀请上海市骨科大会诊，诊断同上[2]。

最后请我院会诊，笔者根据双腰、臀和大腿根部高度敏感的压痛点分布，仍明确椎管外软组织损害性双腰腿痛的诊断；并接受中山医院骨科教授裘麟院长的委托，转入我院于1968年11月18日行双腰臀Ⅰ手术和双大腿根部软组织松解手术。术后征象完全消失，腰活动功能、直腿抬高程度、下肢功能和步态均恢复到与健康时完全一样。6个月后恢复原工作，完全胜任[3]。

正因为腰臀Ⅰ手术的松解仍不够彻底，术中仅将腰部深层肌向外切开剥离以暴露部分椎板，未暴露后关节突和游离深层肌本身；也未切开剥离髂翼外面三肌附着处，这就埋下了后期征象复发的病根。1970年5月5日自高扶梯跌下，右下肢裤管被墙壁铁钩钩住，身体倒挂，揿伤右腰骶部软组织突感剧痛并发右下肢"放射痛"，立即发展为右下肢完全瘫痪，但大小便均属正常[4]。

湖南医学院附院经肌电图等各项检查，诊断外伤性腰$_5$以下神经根损伤。转至北京、天津，最后来上海医治。经各地一流水平医院的骨科和神经内外科会诊，诊断均同湖医骨科，未提出治疗方案。1970年6月25日住我院检查：右腰骶部的深层肌后关节附着处之压痛点高度敏感（属手术未松解处），经普鲁卡因痛点注射后，发现第1～2趾即可暂时性活动少许，患肢皮肤温度也暂时性改善。这种痛点注射的疗效证明本病非神经根损伤所引起，而是与右腰骶部软组织的手术松解不彻底有因果关系。故诊断右腰臀部软组织损害性下肢完全瘫痪，并建议再行椎管外软组织松解手术[5]。

病人婉言谢绝，扶双拐支撑出院。1971年，在某次"腰腿痛手术老病员扩大座谈会"上，上百位经治病人一致要求医院领导尽快总结经验，推广这类椎管外软组织松解的新技术，为更多的病人解除疾苦。于是医院委托新疆军区来院进修骨科和具有20年党龄的刘培元军医（后任北京市第四医院副院长兼骨科主任医师）负责对上海市区和郊区（包括邻近省市在内）的老病员进行全面大复查。为减少对骨科业务的影响，多利用节假日休息时间进行，由笔者陪往。1972年3月14日大年初三，一组三人乘公交车辆，冒着大雪、顶着冷风和走着泞滑泥路到郊区川沙县病人家中，诚恳地劝说病人来院手术"补课"，病人深受感动，终于1972年3月21日入院[6]。

检查：右下肢腹股沟以下皮肤的痛觉和温觉完全丧失，肌肉轻度萎缩，无自主性活动，被动直腿抬高试验左60°和右50°，右踝阵挛阴性和大小便功能全属正常，右腰部深层肌腰$_3$外侧椎板和后关节背面以及髂后上棘内上缘附着处的压痛点高度敏感；右髂翼外面阔筋膜张肌、臀中肌和臀小肌附着处的压痛点也高度敏感。这些痛区均属第1次住院手术未松解彻底处或未手术松解处。在上述腰臀部两痛区分别作普鲁卡因注射后，则右侧五趾立即恢复伸屈活动片刻，皮温转暖；但麻醉作用消失后下肢瘫痪如旧[7]。

因此仍维持原来诊断不变；并于同年3月27日在硬麻下补行双腰部深层肌游离手术和右髂翼外面三肌附着处切开剥离手术（自髂前上棘-坐骨大切迹后缘-髂后下棘连接线以上骨面完全暴露）当前后两次手术松解的范围完全符合定型的腰臀部软组织松解手术要求，因而疗效显著，术后右下肢立即恢复出汗，皮温由冷变为正常，感觉和功能恢复正常[8]。

病人原先因下肢麻痹致压痛点不敏感的髌下脂肪垫损害，术后由于下肢知觉的恢复使髌尖粗面又呈压痛点高度敏感。1周后起床，就可徒手步行。经过2个月步行锻炼，下肢恢复正常步态和功能，可每日连续走13千米（即自病人家至其岳父家的距离，第1日去第2日回，长期如此），除右膝前下方时有疼痛外，再无其他不良反应。术后6个月补行右髌下脂肪垫松解手术[9]。

7年3个月后复查：自觉术后腰腿痛解除，瘫痪的右下肢恢复正常，跑、跳、蹲、走等活动与健康人完全一样。上述情况于1977年秋经由孔令震主任带队的天津医院骨科访沪代表团的鉴定属实。

21年后再复查：病人长期从事正常劳动，有时兼做重活如木工等，均无不良反应。征象未复发，无后遗症，功能良好。病人对治疗满意，远期疗效属治愈。

【病例428】导读

［1］此病人有腰和右腿疼痛的漫长病史，从21岁开始发病到现在，属于慢性软组织损害。

［2］在病人的治疗史里，一直以椎间盘突出为主要诊断，然后进行突出椎间盘的切除。在1958年椎间盘摘除术是比较先进的手术，当时的操作以半开窗形式进行。治疗后征象是减轻的，没有完全缓解，提示治疗不彻底。未处理椎管外软组织损害的问题，只解决椎间盘的问题不能达到良好的治疗效果。在椎间盘突出切除手术3年后，出现左侧下肢痛，提示不单纯是右侧的问题，出现左下肢疼痛也是有可能的。椎管外软组织损害可出现左下肢的代偿性疼痛，椎管造影提示存在椎间盘突出物，又进行了手术切除，没有达到良好的治疗效果，腰$_{4\sim5}$仍然有突出说明突出物的切除不彻底，有可能当时的术式只切除了其中的一部分突出，其他部分没有做，不是全部的髓核摘除。在腰$_{4\sim5}$椎间盘的切除治疗中，又进行了前路的手术切除，并且做椎体融合，说明此次的切除是完全切除椎间盘，并且进行了植骨融合手术，术后征象并没有缓解，提示椎管外软组织损害可能是此次发病的重要原因。

病人最后一次椎间盘手术通过前路操作，前路对椎管腔的影响比较少，术后征象没有解除，有可能是前路手术过程中没有松解椎管内造成的。病人又进行了多种非手术疗法的治疗，症状反而加剧，出现小腿外侧和右下肢整个下肢的麻木，这种麻木源于神经受压或者神经根的严重粘连。右踝和前足处于麻痹状态，这也是神经受压或者粘连出现的症状，它会影响人的运动功能，导致行走困难。

[3] 病人腰臀、大腿根部的压痛点检查存在敏感压痛，宣老没有展开描述，说明是广泛存在的，然后诊断为椎管外损害引起的双腰腿痛。宣老的诊断存在一定探索性和经验性，并没有形成软外专有的体系，只是根据原有的手术病人反馈逐渐总结，进行了腰臀Ⅰ手术和大腿根部软组织松解手术。因为腰臀Ⅰ的手术松解范围不是特别大，可能是当时腰臀Ⅰ手术的成熟度比较高，所以做了这个手术，但是术后确实反响较好，症状完全消失，功能恢复基本正常；也进一步提示上述行走困难、麻木等症状和腰臀、大腿根部软组织损害有密切关系。我们进行临床诊查和治疗时，如果出现了下肢功能异常，也可以进行相应的探索，进行银质针治疗来解决类似的问题。该腰椎间盘突出术后综合征的病人，给我们临床很多提示。因为现在腰椎融合术后的腰痛病人很多，可以详细查体，找到支持椎管外软组织损害的线索，应用密集型银质针解决问题。

[4] 宣老总结后觉得腰臀Ⅰ手术不彻底，造成病人在两年后复发。有两种原因：一种是原来的软组织损害没有完全去除，外伤诱发和原来的治疗不彻底有关；另一种是原来的软组织损伤去除掉了，外伤后形成新的软组织损伤。病人外伤时出现下肢的勒伤，勒伤腰部后出现下肢的放射痛，立即发展为下肢的完全性瘫痪。说明神经受到了明显挤压或者牵拉伤刺激，出现神经功能的短暂性障碍或者持久性障碍。但病人的大小便正常，提示没有马尾神经受压的情况。

[5] 因为病人有外伤史，肌电图检查有神经根损伤，所以各大医院均诊断为神经根损伤。当时神经损伤处于保守治疗状态，没有好的治疗方法，所以病人一直转诊各大医院。在进行压痛点检查时，右侧骶部深层的后关节附着处有高度敏感的压痛点。宣老采取了预示性诊断的方式，用普鲁卡因痛点注射，注射之后病人的第一、二足趾能进行少许活动，皮肤温度也有改善，说明注射此处软组织是可以改善症状的，进一步提示病人的下肢瘫痪与神经根的损伤没有关系，与软组织损害关系更加密切。因为病人被更多的医院诊断为神经损伤，所以宣老诊断软组织损害引起的肢体功能不良，对于病人来讲不容易接受，病人没有接受软组织松解手术。

[6] 宣老在此段描述了医生是如何用心感动病人，顶风冒雪去做复诊，对于治疗的进展非常有意义，值得我们现代医生学习。现在医生劳动强度太大，可能进行复诊的机会不多，可能是平台复诊或者是电话复诊，直接到家里去复诊的机会很少。

[7] 复诊检查右下肢腹股沟以下的皮肤痛、温觉消失，提示此处的感受器传递受

到抑制。痛觉、温度觉消失，说明感受器游离神经末梢在进行传递时，感觉传入有问题或感觉传入之后在进行上行传递时感知有问题，都可能出现感觉中断的现象。肌肉处于轻度萎缩状态，提示肌肉营养不良，存在失用性萎缩，结合前边痛温觉的丧失，提示病人可能存在自主神经异常；病人无法主动控制下肢，但下肢可以被动抬高，说明肌筋膜的缩短不明显；在检查上运动神经元时，发现病人踝阵挛阴性，大小便功能正常，提示没有马尾神经或者上运动神经元损伤。压痛点检查发现腰₃外侧椎板关节处以及髂后上棘附着处的压痛点高度敏感，臀部未松解处高度敏感，所以确定是第1次松解手术未松解彻底所致，要进行预示性诊断，再进行治疗更稳妥。宣老在此处注射了普鲁卡因，病人的5个足趾恢复了屈伸活动片刻，皮温转暖，麻醉效果消失后下肢依然有瘫痪状态，提示疼痛区域的疼痛反射抑制了下肢感觉和运动功能，即病人的椎管内损害和椎管外损害的信息传递受到抑制。

［8］病人经过预示性诊断后，确诊为椎管外软组织损害。对未松解的腰部深层、臀部的软组织进行彻底的松解，完成定型的腰臀部软组织松解手术，病人下肢的症状得到明显改善，下肢自主神经系统调控功能恢复正常，提示当时腰臀部的软组织损害抑制了下肢的自主神经调控。

［9］由于长期的腰部软组织损害，抑制了下肢的感觉传递，所以造成下肢感觉传递不敏感。在腰臀部软组织松解手术后，下肢的感觉传递功能逐渐恢复，髌下脂肪垫的损害凸显出来，压痛高度敏感，后期做了髌下脂肪垫的松解手术。病人在腰臀部软组织的松解手术后疗效明显，所以髌下脂肪垫松手术是顺理成章的，并且病人恢复了原有的状态，疼痛和感觉异常全部消失，下肢运动和感觉功能正常。

这个病例值得我们深入探索，为什么会出现下肢瘫痪？通过什么样的机理来完成？有可能是强烈的无菌性炎症刺激所致，炎症抑制了脊髓的信息传递，也有可能病人存在疼痛刺激，高度焦虑状态导致下肢运动功能出现癔症性瘫痪。宣老给了我们一个良好的诊断方式，进行局部的痛点麻醉，观察麻醉后的变化。这一预示性诊断，在临床工作中应用广泛，尤其对诊断不明的软组织损害相关征象病人，进行压痛部位的神经阻滞治疗，对观察病人的症状改变有积极意义的。

【病例429】

孙×，女，25岁，林场伐木知青。左腰痛5年，并发左腿痛4年和右下肢瘫痪3年多，但大小便功能始终正常。1968年冬天扛木头扭伤左腰部，剧痛难忍，不能动弹[1]。大兴安岭林场医院行多种非手术疗法医治后征象减轻，但未根治，仍继续坚持原工作。之后左腰部又多次扭伤，每次均因剧痛不能站起，卧床也翻身困难，均需休息1～2个月腰痛方能减轻，之后仍带痛坚持工作。1969年扛木头时左腰部第6次扭伤，疼痛严重，并向左下肢后侧"放射"至足部，呈触电样感觉；站立时下肢"放射痛"更重。1970年8月左腰部第7次扭伤，除左腰腿痛明显加重，还出现左下肢无力，不能自行移动，皮肤感觉迟钝，仅冷、热觉和痛觉存在，需扶双拐支撑下勉强移行；因不能坐起，终日卧床[2]。哈尔滨和大连有关医院均诊断"腰椎间盘突出症"，于1971年由大兴安岭林区转来上海。本市许多一流水平医院的骨科和神经内外科检查（曾在某市级医院神经外科作椎管碘油造影，未得出结论），均诊断"腰椎间盘突出症"并发左下肢瘫痪；其中上海市伤骨科研究所认为这种严重病痛是该所建所以来遇到的第4例，因对手术效果无把握而不肯收住病室。病人只得长期住在杨浦区中医院行多种非手术疗法医治。虽然病人5年中做过上百种不同的非手术疗法和上万帖中药内服治疗，征象仍日益加重，左腰臀痛加剧，发展到左下肢感觉完全丧失，左膝、踝和足趾不能活动，呈完全瘫痪状态。病人因征象严重，极其痛苦和对治疗无望，曾几次自杀未遂。当时上海市卫生局医政处郁翠芳处长春节到该院慰问病员时发现了这一疑难病例，介绍来我院诊治[3]。

检查：病人因痛不能站或坐，卧床中也不能动弹，稍微移动肢体或轻微震动身体，哪怕轻轻碰一下卧床，均会惹起左腰臀剧痛而惊叫呼喊，常需4～5人帮助方能完成翻身或大小便，故脊柱的体检无法完成[4]。被动直腿抬高试验左20°即引出左臀剧痛；右40°除引出右臀痛外还引出剧烈的左臀痛[5]；左下肢轻度肌萎缩；左下肢皮肤感觉迟钝，左大腿外侧和小腿后外侧感觉丧失，左膝、踝和足趾均不能自主性活动，左足下垂；左踝阵挛阴性，大小便始终正常；左腰、臀和大腿根部和耻骨上下支的压痛点高度敏感和右侧较轻。左髂尖粗面压痛点因感觉麻痹以致压痛点不敏感；而右侧反而敏感[6]。在上海市骨科读片会的病例讨论中一致诊断"腰椎间盘突出症"并发左下肢瘫痪，但笔者考虑到，按传统概念除非同侧腰$_1$～骶$_2$，神经根全部受突出椎间盘的急性压迫，才有可能出现上述的下肢瘫痪，但这种可能性是几乎不存在的；下肢完全瘫痪另有病因。因此仍诊断左腰臀部和大腿根部软组织损害性下肢完全瘫痪[7]。1974年1月4日在硬麻下行定型的左腰臀部软组织松解手术和左大腿根部组织松解手术。术后腰臀痛缓解，当天麻醉消失后原先滑动按压左膝髂尖粗面压痛点不敏感立即变为高度敏感，左下肢皮肤感觉恢复正常，左膝、踝和足趾就能完成自主性伸屈动作。1周后起床活动，由于左下肢瘫痪为时较久，肌力恢复较慢，行走时需用手杖支撑保护。通过3个月艰苦锻炼，已能徒步畅游上海市西郊动物园。她把游园照片寄给市卫生局郁处长，引起轰动[8]。

3年2个月后复查：自诉术后腰腿征象消失，左下肢感觉和功能均恢复正常；左直腿抬高试验80°（右90°无征象），但为时稍久会引出左下肢麻木感；可连续步行10多千米，行走时仅感左腿不易提高；还有不能挺腰直坐，否则会引出隐约的左腰骶痛和自该处"放射"至足底的下肢麻木感。病人对治疗非常满意。因为术前原本只要求手术后减轻一些疼痛和做到扶双拐支撑行走，就心满意足[9]。由于腰脊柱"三种试验"检查出现阳性，左下肢的残留征象可能由椎管内病变引出，因而劝说病员再入院。椎管Conray造影提示腰₃～骶₁正位碘柱左缘有中度弧形充盈缺损。肌电图检查提示骶₁神经根受压。再经上海市骨科读片会讨论，诊断"腰椎间盘突出症"。1977年5月18日在硬麻下行全椎板切除式腰₃～骶₁椎管内（外）软组织松解手术。见三节黄韧带肥厚，均超过0.8厘米；切除后见变性的硬外脂肪结缔组织增多，与硬膜和左侧三支神经根鞘膜粘连，以腰₅神经根为甚；彻底松解后见腰₅～骶₁间硬膜左侧呈明显压迹；麻醉不全，松解左腰₅神经根时引出左臀痛和直至左足底的麻木感；松解完毕再轻夹此神经根，仅引出"有麻无痛"的临床表现。椎管内未检得椎间盘突出物的存在。病理结果显示：腰₅～骶₁黄韧带呈纤维玻璃样变及钙化；左腰₅神经根鞘膜外脂肪见出血和少许炎细胞。术后诊断椎管内软组织损害性左腰骶痛伴下肢传导麻。术后5个月再参加市骨科读片会鉴定：左腰腿征象全解除，右腰臀痛不治而自愈；肌肉、肌力、皮肤感觉和膝反射、跟腱反射均恢复正常；行走和劳动与健康一样。与会代表对治疗深感满意[10]。

1983年笔者决定到东北对病人进行复查：刚巧1984年7月黑龙江中医学院骨科黄殿栋教授邀请笔者到他举办的"全国腰痛病学习提高班"讲学。得悉黑河地区水灾不能成行，就电约病人到哈尔滨市进行复查。她从相隔500多千米的黑河镇动身，乘2天3夜火车及时赶到。

正当病人一手抱一男孩和另一手携带行李包走进教室，笔者不作仔细询问和检查，就邀请她登上讲台向全体学员汇报手术前后情况。病人在介绍时作了回忆对比，悲喜交集，情感冲动。悲的是术前饱受病痛折磨的痛苦而号啕大哭；喜的是椎管内外软组织松解手术后身体恢复健康而欢呼幸福。7年2个月来在当地商业部门工作，经常帮做卡车装卸货物的强体力劳动；业余兼做养鸡专业户工作和家务劳动；1978年结婚，婚后育1女1男；在上述工作和生育过程中腰腿征象从未复发，也无后遗症。病人对治疗满意。检查：腰脊柱直立位外形正常，下蹲位髋膝全屈，直腿弯腰指尖触地，直腿伸腰自由，直腿左右腰侧屈正常，直腿抬高试验左右各大于90°，八者均无征象引出。两下肢的肌肉、肌力、皮肤感觉和膝反射、跟腱反射均正常。屈髋屈膝分腿试验阴性。腰脊柱"三种试验"检查变为阴性。与会学员对治疗效果深表赞赏。这种疗效还经黄教授的亲自鉴定、录像并合影，录像片曾多次在有关疼痛的全国学术会议中放映。14年后通信联系，自诉身体健康与1984年复查时相同。腰腿征象的远期疗效属治愈。

【病例429】导读

[1] 病人年轻，有5年的腰痛病史。左腿痛及右下肢瘫痪，瘫痪是运动功能障碍

还是因为疼痛造成？没有具体描述。宣老提示大小便的功能始终正常，提示病人没有产生马尾神经受压的情况。

[2]当时进行了非手术治疗，征象是减轻的，提示病人的软组织损害当时处于椎管外软组织损害为主状态。能够坚持工作，后期多次扭伤，休息后均会减轻，提示损伤以外周软组织为主。第6次扭伤做了重点提示，扭伤时出现左下肢后侧放射至足部的触电样感觉，这种感觉考虑骶神经丛刺激症状，为椎管内的刺激导致。第7次扭伤，出现严重的疼痛，出现左下肢无力不能自主行动，皮肤感觉迟钝提示感觉神经受到挤压，如皮神经受筋膜张力增加影响。在原有的病例里有些病人皮肤感觉迟钝，把皮下的深筋膜层处理放松，有些是可以消除症状。此病人温痛觉存在，提示感受器功能正常，可能是单纯的皮神经张力增加造成的。

[3]病人诊治过程中，多家医院诊断为腰椎间盘突出症，在上海进行了保守治疗，症状逐渐加重，有两种可能：一种是椎管外的各种治疗没法控制病情的发展。另一种是病人从外地来上海做治疗，没有取得效果，产生心理压力，可能是造成问题的原因。病人左膝、踝、足趾不能活动呈瘫痪状态，与神经功能不良有关系，要看是否存在明显的挤压刺激或者脊髓缺血的情况。腰臀部出现剧烈疼痛与下肢感觉异常存在矛盾状态，在神经挤压刺激的时候产生了痛触觉分离现象，要考虑是否挤压位置比较特殊。

[4]病人卧床不能动，否则会产生剧烈疼痛，没有办法进行评估。

[5]直腿抬高不能直接抬起，被动抬起时产生剧烈的臀痛，抬高的角度提示存在着坐骨神经的梨状肌下孔穿出处的粘连及无菌性炎症刺激。右侧的肢体抬高引出右臀痛和左臀痛。引出右臀痛是坐骨神经在牵拉过程中存在坐骨切迹处的粘连造成。引出左臀痛可能与右侧的臀部肌肉紧张使骨盆产生了相对旋转有关，这种旋转会造成左侧的骶髂关节以及腰椎关节突关节的移动，从而产生疼痛刺激症状。

[6]左下肢轻度肌萎缩，伴有皮肤感觉迟钝，提示存在神经传导功能异常以及肌营养不良。大腿外侧、小腿后外侧的感觉丧失，与腓总神经、股外侧皮神经的挤压症状有关，它们来自腰$_3$～腰$_5$脊神经前支。足踝不能自主运动，足下垂，踝阵挛阴性，提示没有上运动神经元损伤或者存在传导中断。如果传导中断，不会有任何感觉及肌肉运动。大小便的功能始终正常，提示马尾神经没有受到压迫，其功能是正常的。压痛点检查腰臀、大腿根部处于高度敏感状态，说明有广泛的无菌性炎症存在。下肢的感觉异常，所以髂尖粗面的压痛点检查不敏感，而右侧敏感，提示我们下肢的感觉功能减退会导致软组织压痛点检查阴性。不出现压痛点，我们要分析其原因，是没有软组织损害，还是感觉传递功能异常造成的。

[7]在病人的诊断上，宣老提出的理念对于我们临床的诊断很有意义，因为病人存在下肢的完全性瘫痪，需要脊髓全部受压或者一侧的神经根全部受压才会出现。如

果脊髓全部受压，产生的症状是双侧的，神经根一侧全部受压，可能性非常小，所以宣老对此诊断抱怀疑态度。

[8]当时宣老对病人的诊断，从疼痛的角度可以进行手术操作，对于完全性瘫痪，这个手术操作是有风险的。当时的探索是一种很朴素的探索，放到现在这种探索风险很高，还要进行伦理讨论，容易让病人对医生不满意。软组织松解手术来之不易，它产生的效果以及对于软组织疼痛的发展具有深远影响。病人在进行定型的椎管外腰臀部和大腿根部软解软组织松解手术之后，腰痛得到缓解，髂下脂肪垫的髂尖粗面压痛点变得高度敏感。就是说腰、臀、大腿根部软组织松解之后，下肢的感觉逐渐恢复，病人的膝、踝、足趾也能屈伸活动，说明病人的运动不良以及感觉功能减退与腰臀、大腿根部的软组织损害有关。它影响了下肢的筋膜张力，造成严重的症状。病人在疼痛缓解之后进行了长时间的训练，逐渐恢复了正常的生活状态。这种状态有两种可能：一种是本身软组织损害占主导地位，把软组织损害消除后病人信心增加；另一种是病人年龄比较轻，主要矛盾解除，恢复起来比其他年龄病人更快。

[9]病人在术后的复查中，下肢的功能恢复良好。症状没有完全消失，活动长时间后出现左下肢的麻木，提示左下肢的神经受压还存在。另外连续行走10多千米，会出现左腿不易抬高，提示存在慢性椎管内挤压的可能。坐直也会出现症状，坐直时腰椎管内部的压力增加，体积变小，提示椎管内存在着慢性挤压，并非单纯椎管外能解决的问题。

[10]宣老检查仔细，其中腰脊柱"三种试验"阳性，提示椎管内软组织损害存在，残留症状与椎管内软组织损害有关，进行了相应的造影检查，发现椎管腔的充盈缺损，并且肌电图显示神经根受压，综合起来提示椎管内产生挤压刺激。在宣老的建议下行椎管内的软组织松解手术，术中发现黄韧带肥厚、硬膜囊外的脂肪增生、神经根粘连。以上部位松解之后做了一个试验，松解后再去触及神经根，引出的是有麻无痛，提示没有无菌性炎症刺激时，神经的传导感知只有挤压产生麻的症状。手术中没有检出椎间盘突出物，所以当时充盈缺损应该与粘连有关，这点很重要，因为现在进行椎内外软组织损害检查时，MRI的应用及CT的应用非常多，这些影像检查给我们的提示往往是椎间盘突出与否，对于硬膜囊的粘连与否及粘连的状态，提示不完善。神经根穿出处的粘连不仔细观察，没有办法做出诊断。

第1次手术后没有提及右侧腰、臀、腿症状消失与否，此次手术后，病人的右腰、臀痛消失，提示椎管内的粘连不只是影响一侧的征象，也会影响另一侧。肌肉肌力、皮肤感觉和膝反射、跟腱反射恢复正常，说明第1次手术后并没有完全恢复正常，不然就不会再提及。没有完全恢复正常，提示椎管内损害对于神经的传递功能已经产生了明显影响。病人后期的恢复良好，能够从事重体力劳动，宣老进行长时间的随访复诊，病人的稳定状态非常好，就是说软组织松解手术后随着大量的锻炼，可使未变性的神经功能恢复正常。

【病例430】

栾×琴，女，16岁，学生。双腰痛并发下肢瘫痪8个月，但大小便功能正常。1980年3月卡车撞伤腰背部，昏迷半月。清醒后发觉头颅、项颈和四肢均不能活动，双下肢痛觉丧失[1]。安徽省有关医院骨科和神经内外科均诊断癔症性瘫痪，但暗示疗法无效；经行推拿、针灸、中药内服等医治后，头颅和上肢等功能恢复。但残留并发的躯干上部征象如头昏、头痛、头紧、眼睁不大似瞌睡半醒样、视力减退、胸闷、胸痛、呼吸不畅、心悸心慌，背部发冷感和吊紧感等椎基底动脉供血紊乱和植物性神经功能紊乱征象以及两下肢瘫痪无改进，转来上海。在火车来途中巧遇一位我科手术后病人的推荐，特来我院医治[2]。

检查：病人卧床不起，不能站立，无法进行脊柱功能常规检查。除腋窝、胸骨前和会阴部的皮肤痛觉存在外，躯干自锁骨水平以下直至双下肢和足趾其他部位的针刺觉丧失以及触觉和温觉明显减退。两下肢各关节失去自主活动能力；并在仰卧位中，双踝关节各做被动背伸或两下肢各作被动直腿抬高（各45°）后，均无法自动下放，仍维持踝背伸或直腿高举的姿势且位置不变，需旁人按下[3]。双颈背肩部以及腰部、臀部和大腿根部各压痛点均高度敏感，两下肢轻度肌萎缩，皮温变凉，排汗功能障碍。两膝反射活跃对称，锥体束征阴性。笔者根据双腰臀部和大腿根部的压痛点高度敏感、大小便功能正常和踝阵挛检查阴性等体征，诊断双腰臀部软组织损害性下肢完全瘫痪伴躯干上部征象[4]。1980年12月3日在硬麻下行定型的左腰臀部软组织松解手术和左大腿根部软组织松解手术。术后左半身所有征象消失，右下肢瘫痪亦改善。2周后可起床缓慢地徒手行走。因左上腰痛和左膝前下方痛明显突出，再补行左腰2水平背伸肌群横断手术和左髌下脂肪垫松解手术，消除了上述两征象。之后右颈肩腰腿痛加重，1981年再住院，于6月6日再行定型的右腰臀部软组织松解手术和右大腿根部软组织松解手术[5]。

1年半后笔者到巢湖市，邀同解放军第105医院骨科陆一农主任医师和安徽省半汤矿泉疗养院骨科孙永德主任医师以及安徽省巢湖地区伤骨科研究所陈三立副所长共同复查并录像（此录像片也多次在疼痛有关的全国性学术会议中放映）：病人自诉术后所有征象全消失，膝活动正常。经过3个月每日持续20千米的步行锻炼，下肢肌肉和肌力均恢复正常。现已分配到当地的知青商店从事售货员工作，经常兼做重体力劳动，完全胜任。征象未复发，无后遗症。

8年后通信联系：病人在复查后第2个月就调往滁县纺织厂从事挡车工工作，一切正常。病人对治疗满意，远期疗效属治愈[6]。

[1]病人是年龄较小的女孩，出现了腰痛伴下肢瘫痪，大小便功能正常，提示马尾神经没有受压。病人是腰部撞伤后引起的下肢瘫痪，可能存在脊髓挫伤。清醒之后头颈四肢不能活动，这种情况可能与颈的挥鞭伤有关，不单纯是腰部的软组织损害或者腰部的神经损伤引起，出现下肢的痛觉消失，提示疼痛感觉传入受到抑制。

[2]诊断时因找不到明确的原因，考虑癔症性瘫痪，治疗没有取得明显效果。经过针灸推拿恢复头颈、上肢的功能，提示颈部的损伤处于轻微状态，下肢的损伤较重；虽然躯干上部损伤轻，也遗留很多征象，提示病人存在广泛的软组织损害。

[3]检查发现病人的感觉功能明显减退，痛觉、针刺痛觉消失，提示病人有软组织损害及神经损害。如果是软组织损害卡压皮神经，产生的症状范围没有这么广泛；如果是脊髓不完全损伤，可能会产生广泛的感觉。在进行膝、踝关节检查时，尤其是直腿抬高试验，病人被动直腿抬起不能自动放下，说明不是软瘫，是一种木僵状态，可能与病人的创伤和恐惧有关。暗示疗法没有疗效，提示单纯的暗示不能解决躯体问题。临床上如果是心理问题出现后逐渐出现躯体症状，则以心理治疗主，辅助躯体治疗；如果先出现躯体损害症状之后出现心理问题，则以躯体损害治疗为主，辅以心理治疗。如果偏离方向就会导致治疗无效。

[4]病人的压痛点分布广泛，并且下肢肌肉轻度萎缩，肌萎缩可源于神经支配功能的异常，也可源于感觉神经传入功能的异常。如果病人出现皮温下降，提示其动脉血管处于收缩状态；这种状态还会影响排汗功能，还会影响肌肉、皮肤的营养，这种状态多与交感神经的兴奋性有关，病人可能存在过度紧张或者焦虑的状态。病人的膝腱反射相对活跃，并且对称，说明病人的脊髓功能正常，这是进行下一步诊治的重要原因。病人锥体束反应阴性，提示上运动神经元损害比较少，宣老根据病人的压痛点分布情况以及大小便功能，评估神经损伤的可能性降低，将软组织损害的诊断作为主要方向。

[5]当时宣老决定为病人进行软组织松解手术，应该出于解除疼痛或者功能障碍的考虑，也有经验的因素，所以进行一侧腰臀、大腿根部的软组织松解手术；此时宣老的手术术式已非常成熟，定型的软组织松解手术对慢性软组织损害引起的疼痛及相关征象的治疗有明确的作用；治疗后征象完全消失，提示病人的征象主要是软组织损害引起。病人的软组织损害集中于腰臀和大腿根部，而躯干上部的征象并不是主要矛盾。做了一侧后另一侧的瘫痪也得到改善，提示左侧是相对重；所以宣老对左侧软组织先进行手术松解。随着治疗效果的出现，再对于上腰部及膝前下方痛进行手术"补课"就顺理成章了。

因为左侧软组织损害被完全解除，右侧的代偿表现明显异常，使次要矛盾上升为主要矛盾。所以在第1次手术半年后，再次住院进行右侧腰、臀、大腿根部软组织松解手术。

　　［6］宣老对这些神奇病例的随访，基本上都有第三人在场进行见证。并不是宣老为此炫耀，而是为了使更多有学术见解的人能够更深入地认识软组织外科手术，有些疾病并不是想当然的神经系统疾病，而是存在软组织损害的可能。软组织损害对于人体的影响广泛而深入，并且有可能会影响到人的思维、意志状态。回顾分析此类病人，病人的瘫痪与癔症性瘫痪有很多相似之处。但为什么单纯的心理治疗无法解决这个问题，各种保守治疗也无法解决，可能与软组织损害伴癔症状态有关。就是说存在躯体化症状，只有完全解除原发软组织损害对脑的持续刺激影响，才能缓解病人的问题。另外，腰臀、大腿根部的筋膜张力放松也是解决下肢感觉功能异常和运动功能异常的主要因素，通过放松肌肉筋膜张力，降低神经穿行处的压力而恢复下肢功能。

第二十二节 股外侧皮神经炎病例

26.2.22第22组：髂翼外面软组织切开剥离手术或"以针代刀"的密集型压痛点银质针针刺治疗臀部软组织损害病例，病人并发大腿上段外前侧皮肤局限性感觉麻痹，经外院诊断"肥大性脊柱炎"和"腰椎间盘突出症"。

【病例433】

董×钧，男，38岁，农民。1957年起，渐感左大腿外前侧位于髂前上棘下方出现一个银圆大小的麻木区；起先多坐则麻木出现，行走则麻木消失，不影响劳动。直至1965年某次抗洪时挖泥伤腰，当时感腰部发出声响，痛得站不起来。经针灸治疗约20天后腰痛缓解。2个月后腰痛复发，不能久坐，否则像腰折断样难忍。该时左大腿外前侧的麻木区扩大，形成一个纵向约21厘米×11厘米大小的椭圆形感觉麻痹区，且转变为持续的局限性感觉消失伴酸痛感。直至1969年12月腰痛增加，不能走路，腰不好震动，轻轻一碰，剧痛难忍，大腿麻痹区虽未再扩大，但出现吊紧感。征象不断加重，严重影响农业生产。1971年全年只出勤40多天，做最轻便的工作，影响经济收入造成生活困难[1]。江苏有关医院诊断：①肥大性脊柱炎；②腰椎间盘突出症；未做治疗，转来上海[2]。

检查：腰脊柱无畸形，直腿弯腰指尖距地10厘米无僵腰，腰痛不明显；直腿伸腰自由，无征象引出。直腿抬高试验左右各90°，无下肢"放射痛"[3]；仅在坐位中出现左骶骨部痛。左髂前上棘下方麻木区的感觉（痛、热、冷）均消失，左骶$_{1\sim5}$中嵴和背面及左髂翼外面的压痛点均高度敏感；其他腰臀部和大腿根部左右侧压痛点均不敏感或仅轻度敏感[4]，腰痛X线常规片提示骶$_1$隐裂。鉴于先天性骨骼变异非麻痹和疼痛的因素，故诊断椎管外软组织损害性左骶痛合并左髋外侧软组织损害并发大腿上段外前侧局限性感觉麻痹区。1972年2月18日在局麻下先行左阔筋膜张肌、臀中肌和臀小肌髂外面附着处切开剥离手术，术后大腿前外侧的感觉麻痹区立即消失，皮肤感觉完全恢复正常，但术中未涉及松解股外侧皮神经支；继之行左腰部深层肌骶骨附着处切开剥离手术，术后坐位中左骶部疼痛也全解除[5]。

9年后笔者至皖南乡间复查：自诉坐位中左骶骨部痛和大腿外前侧感觉麻痹区术后立即消失。1个月后参加农业轻便劳动；3个月后恢复农业重劳动，经常肩挑70~80千克重担，无征象复发和后遗症。病人对治疗满意。检查：左髂前上棘下方的麻痹区消失，皮肤感觉完全恢复正常；左骶骨和髂翼外面的压痛点变为阴性。远期疗效属治愈。

【病例433】导读

[1] 宣老详细描述了病人的发病过程，先有大腿前外侧麻木，然后劳动中扭伤腰部，这些问题反复发作后麻木区也逐渐扩大，并且腰腿痛也逐渐出现。麻木和腰痛并行发展。这种情况很难区分是腰引起的大腿前外侧麻木还是大腿前外侧麻木是局部的问题，需要进一步地去做排除治疗，排除治疗或保守治疗往往选择臀旁侧或者腰骶部的针刺，看哪个部位能改善症状，才能确定损害部位，判断是否主症状与治疗部位存在一对一的关系。

[2] 病人当时的诊断是"肥大性脊柱炎"和"腰椎间盘突出症"，在当时的医疗条件下，腰腿痛诊断往往是经验性诊断，以症状诊断为主，并没有过多的徒手检查以及器械检查佐证。对于肥大性脊柱炎的诊断，可能是根据X线片的表现来诊断。对腰椎间盘突出症的诊断思维未提及。对大腿前外侧的麻木、麻痹症状，现在诊断为股外侧皮神经炎。但实际上股外侧皮神经炎往往继发于某些部位的损害，与股外侧皮神经的发出、穿过、走行区域受到卡压有关，表现出来是麻木、麻痹并非疼痛，所以是以卡压为主，说明无菌性炎症对其刺激不明显。只有在神经卡压部位摩擦水肿后，才会出现疼痛。

[3] 病人的直腿弯腰、直腿伸腰和直腿抬高试验都没有引出明显的疼痛症状，所以腰部的活动并不会诱发症状，提示腰部本身的问题并不特别多，尤其是关节突关节的运动以及臀部的直腿抬高过程，无坐骨神经骨盆出口处或腰部的椎间孔穿出处的无菌性炎症刺激及粘连限制，所以没有出现各种不良或影响活动范围的症状。

[4] 宣老对病人疼痛的描述非常微妙，仅在坐位中出现左骶骨部痛，"坐位中"和"坐位时"是两个概念，"坐位中"是动作，而"坐位时"是相对静止的状态，所以在"坐位中"出现症状一般与骨盆在下沉的过程中竖脊肌的牵拉，以及竖脊肌对躯干上部的重心控制有关。如果竖脊肌有损害会在拉长过程中产生明显的牵拉刺激，容易诱发出疼痛。大腿前外侧的皮肤感觉消失，属于股外侧皮神经的严重卡压，但如果卡压在神经穿出椎间孔的位置，脊柱运动时会诱发症状。该病人的脊柱运动并没有诱发出症状，所以考虑卡压部位应该是股外侧皮神经在出骨盆处穿过阔筋膜的位置。病人在骶骨背面存在着明显压痛点，还有髂翼外面存在压痛点，说明坐位中出现的骶骨

部疼痛应该与此处附着点的无菌性炎症有关。髂翼外面和骶骨部没有查制约关系，也不能明确这种制约关系是否存在。但是在临床工作中，股外侧皮神经炎或股外侧皮神经分布区的麻木症状，一般与阔筋膜张肌的张力增加有关，股外侧皮神经炎和臀旁侧、大腿根部的内收肌群损害有关系，还有一部分与胸腰段或者上腰段的软组织损害有关。

[5]病人的影像检查有骶隐裂，这种情况虽然不是致痛因素，但它是疼痛易患因素，骶隐裂者肌肉附着的范围小，容易造成附着点的牵拉应力增多，产生损伤。当时属于软外探索时期，所以诊断椎管外软组织损害，进行手术治疗也顺理成章。宣老先给病人做的是臀旁侧的软组织松解，臀旁侧软组织松解能够解决麻木区症状，提示臀旁侧损害与麻木区之间是一对一的关系，这种关系的确立是通过手术松解、彻底放松软组织才能体现出来，而银质针治疗可能只是明显减轻，或有些病人症状会立即消失。臀旁侧软组织松解不能解决骶骨背面的疼痛，所以臀旁侧损害并非引起腰骶部症状的原因，但是在临床工作中臀旁侧损害引起腰骶部软组织应力增多，产生损伤出现疼痛的概率非常大。臀旁侧手术后对腰部症状有没有影响，两者之间比较孤立，应该是与运动过程中的损伤有关，但是这种损伤为什么发生在同一侧，提示臀旁侧损害会增加同侧腰部损伤的概率。

第二十三节　腰臀部源性软组织疼痛病例

> **6.2.23 第23组：** 椎管外软组织松解手术治疗腰臀部软组织损害或合并头颈背肩部软组织损害病例，外院曾诊断"肥大性脊椎炎"或"增生性脊柱炎"。

【病例437】

杨×齐，男，38岁，职员。1年前发现腰骶部中间有一局限性痛点，当时未予重视。2个月后此痛点向两旁发展，形成整个腰骶痛，影响活动。每当步行或劳累后酸痛增剧。当地医疗机构用中西药物医治无效。4个月后疼痛向两侧腰臀继续发展，连背部也有吊紧感，呼吸生痛，不能久坐或久站，否则疼痛剧增；坐下不能迅速起立，站立不能很快坐下，严重影响工作，更不适应于当地山区长途跋涉的工作需求。气候改变或劳累时能诱发疼痛加重。还伴有背部酸胀、枕颈部轻度吊紧感，两肩酸痛，双手握力减退和呼吸不畅等征象[1]。四川有关医院未明确诊断。未作处理即转上海诊治。瑞金医院、仁济医院、长征医院、长海医院、华山医院、中山医院、上海市第一人民医院和上海市第六人民医院等骨科均诊断"增生性脊椎炎"，无特殊治疗。最后病人来我院医治。此外，病人还有左睾丸不适和疼痛，四川有关医院诊断"左附睾痛"[2]。

检查：脊柱无畸形。直腿弯腰和直腿伸腰严重受限，稍微屈伸均引出腰骶痛增剧[3]。直腿抬高试验左右主动各15°和被动各50°，均无"放射痛"；但有双腘窝吊紧感引出[4]。双腰$_1$棘突～骶$_3$中嵴、腰$_{2\sim4}$横突尖、髂后上棘内上缘、髂胫束、臀上皮神经、坐骨神经梨状肌下出口处、大腿根部和髌尖粗面的压痛点均高度敏感[5]。屈髋屈膝分腿试验时见双股内收肌群明显短缩，并引出双大腿根部痛阳性[6]。腰痛X线常规片提示腰$_{2\sim5}$椎体前角均有肥大性改变。鉴于骨骼的肥大性改变属生理性退变而不是病变，不应该当作致痛病因，故诊断椎管外软组织损害性双腰臀痛并发躯干上部征象和双髌下脂肪垫损害；而不是"增生性脊椎炎"。1969年5月19日在硬麻下行双腰臀Ⅰ手术[7]。

第2次住院：自诉术前站立最多维持15分钟就要倒下及两腿不能完全伸直而行走困难等征象，术后经2年10个月的工作考验已解除了80%。原先不能侧卧，现在臀痛解除可以侧卧。但腰痛未改善，剧烈时引出两腿乏力，左"附睾痛"如旧[8]。检查：直腿抬高试验左右各80。无征象。双颈$_7$～胸$_{12}$棘突、椎板和后关节～骶$_3$中崎和背面、髂后上棘内上缘和骶髂关节内侧缘的压痛点均高度敏感；双髂翼外面和大腿根部的压痛点均高度敏感（当按压左大腿根部引出疼痛时，可使左睾丸主诉痛和压痛自行消失），双髌尖粗面压痛点中度敏感[9]。1972年3月15日在腰麻下补行双腰$_{1~2}$棘突、椎板和后关节腰部深屈肌附着处切开剥离结合腰$_3$～骶$_4$此肌附着处游离手术。术后残留的20%腰腿征象消失，躯干上部征象和双膝征象不治而愈[10]。术后双大腿根部痛和左"附睾痛"明显突出。同年4月25日在腰麻下补行双大腿根部软组织松解手术，术后上述两处征象均立即解除。出院时检查：两次住院手术后所有征象全消失，腰活动恢复正常，直腿抬高试验左右各90°无征象引出[11]。术后3个月出院，一切正常。病人对治疗满意。

3年后通信联系：自诉恢复原工作，可长期站、坐或走山路均无征象复发，也无后遗症。近期疗效属治愈。从本病例术后"附睾痛"的消失作推论，说明本病例的"附睾痛"并非附睾的器质性病变引起的附睾痛，而是同侧大腿根部软组织损害向前下方传导至附睾部位的"附睾痛"，故而大腿根部软组织松解手术具有立竿见影的治疗效果。这类临床多见的传导性附睾痛，应该与附睾疾患所引出的原发性附睾痛通过大腿根部压痛点检查作出鉴别，是非常必要的。另外，临床上还有许多大腿根部软组织损害影响导致的"睾丸痛"或"阴囊痛"，常被人们误诊为由睾丸或阴囊的器质性病变引起的睾丸痛或阴囊痛，但通过大腿根部软组织松解手术也可取得立竿见影的疗效。这种传导痛应该与真正的睾丸或阴囊疾患引起的原发性疼痛作出鉴别，方法同"附睾痛"；可提供给有关学科作参考[12]。

【病例437】导读

[1] 宣老详细描述了病人的发病经过，先有腰骶部的中间局限性痛点，这个痛点在临床工作中可以理解为双侧汇聚痛，即双侧腰骶部或者双侧臀部的软组织损害向中间汇聚。病人痛点逐渐增加，说明有软组织损害未得到治疗或未得到休息而累积加重。劳累后加重也是软组织损害的特点。随着软组织损害范围的增大，波及部位的增多，影响的神经范围逐渐扩大，在腰部产生了继发性损害或者原发损害向两侧发展导致臀痛、腿痛，但此病人不单纯表现出臀痛和腿痛，还向上发展形成背部疼痛，并影响腰髂肋肌造成呼吸不畅。病人出现坐位不能快速起立和站立位不能快速坐下的表现，提示躯干后部的腰或臀部软组织处于矛盾和紧张状态，不管其是原发损害还是继发损害，在维持人体重心的时候出现了运动不协调性，所以就表现为坐、站位转换功能明显下降的情况；此处再次提到了天气变化和劳累后疼痛加重的特点，这是软组织

损害的重要特点，在临床工作中遇到类似特点的病人，就要向软组织损害方向去靠拢，但有些风湿免疫性节炎或者存在潜在的慢性感染、消耗性疾病病人也会出现这种情况，如椎体结核可能会出现劳累后加重，但气候变化加重不会太明显。病人软组织损害发展是沿着髂肋肌继续向上到颈部，并产生吊紧感和肩部酸痛，影响到了颈椎曲度，因为胸脊柱段的变化导致颈脊柱段的继发性改变。如果是胸脊柱段产生了后凸，那颈脊柱段会向前移动，头颈之间的压力就会增加，出现颈痛及颈肩部、手部症状。双手握力减退应该是与臂丛神经的运动神经纤维受到挤压刺激有关，与锁骨下沉产生的症状相似，锁骨下沉出现的原因与背阔肌张力增加有关，背阔肌又受胸腰筋膜张力影响。所以上半身症状是腰部向上发展的继发软组织损害。

[2]病人经多家医院诊断为增生性脊柱炎，其发展过程看似像脊柱炎的特点，像强直性脊柱炎的表现，活动功能也是逐渐减退的，所以从症状诊断上符合诊断脊柱炎。但是随着影像学发展，我们在进行诊断的时候，不单纯通过B27因子的阳性去诊断，还要通过骶髂关节的影像学变化去诊断，病人当时所处的医疗水平做骶髂关节的损害性诊断是不太容易的，所以这例病人要在这个位置打个问号，是否存在增生性脊柱炎的特点或者就是增生性脊柱炎？最后经宣老治疗，征象完全消失。另外，病人有左侧睾丸痛的症状，诊断附睾炎有些牵强，因为单纯依靠一个症状很难做出附睾炎诊断。睾丸疼痛有很多种，如抽痛、胀痛、跳痛等，还有一种疼痛是与神经反射有关，如髂腹股沟神经和生殖股神经发出、穿过、走行区域存在无菌性炎症就有可能产生睾丸区疼痛。

[3]病人的直腿弯腰、直腿伸腰严重受限，这也为强直性脊柱炎或者肥大性脊柱炎的诊断做了铺垫，但这些症状是肌肉紧张造成的还是确实存在脊柱炎，需要进一步查治。稍运动就会产生腰骶痛加剧，提示骶骨背面的损害比较明显，臀大肌的骶骨附着部分也是引起骶骨痛的重要的部位。

[4]病人不能主动完成直腿抬高，并没说明是因为疼痛还是牵拉限制，后文"均无放射痛"的描述说明应该是因为受限腿抬不起来，或者处于抑制性的无力状态，直腿抬高不能完成。抑制性的无力可能源于臀肌筋膜张力增加或者源于内收肌的收缩能力下降。被动直腿抬高能到50°，所以臀肌筋膜张力增加引起的牵拉限制就不存在了，应该和内收肌的收缩无力有关系。直腿抬高出现腘窝后侧的吊紧感提示髌下脂肪垫损害的可能性比较大，当然有一部分人源于坐骨神经穿出骨盆处软组织粘连所致。

[5]宣老检查的重点是腰椎的棘突、骶中嵴和腰椎的横突。椎板关节突当时没有提及是否有明显压痛。病人腰部的症状非常明显，有可能因为胸腰筋膜的紧张导致关节突关节或者椎板按压不到位，所以疼痛诱发不出来；臀部表现的是臀上皮神经压痛以及坐骨神经梨状肌下出口处的压痛，提示直腿抬高时出现腘窝吊紧感可能受此影响。因为直腿抬高时主动抬高无力，内收肌群严重损害，尤其附着点损害，抑制肌肉

的收缩，出现大腿根部和髌尖粗面的压痛，内收肌的压痛点检查也提示了这一点。髌尖粗面软组织损害可诱发腘窝后吊紧感。这些症状是多种因素造成的，最终还要找到原发损害的部位。

[6]宣老的诸多病例都提到屈膝屈髋分腿试验阳性，而阳性描述最多是双股内收肌群明显短缩。表明内收肌群处于蠕变缩短状态，属于软组织损害的结构改变时期。

[7]上述的检查并没有对强刺激推拿进行描述，但是宣老肯定进行了相应的验证，既往的病例有过麻药阻滞验证方式，所以对这类病例进行强刺激推拿预示性诊断是非常有可能的，并不是单纯经验性诊断。病人出现了椎体前角的肥大性改变，影像学并没有出现椎体的关节突关节模糊或者竹节变的情况，不太像脊柱炎，很可能是因为腰部周围软组织张力增加造成了椎体的承重承压能力增大，椎体周围形成宽厚的承托部分，这样就产生了肥大性改变的特点，但这种肥大性改变并不是产生疼痛的原因，而是软组织损害长期作用的结果。宣老诊断椎管外双腰臀伴躯干上部和髌下脂肪垫损害是较合适的，但是没有提到大腿根部软组织损害的诊断，所以宣老只做了双腰臀Ⅰ的手术。双腰臀Ⅰ手术解决的范围是比较小，并且内收肌存在着明显的缩短以及压痛，为什么没有进行内收肌的大腿根部软组织松解？很有可能是病人不愿意做这个软组织松解手术，而并非宣老没有选择，因为宣老对于软组织松解范围的设定以及对手术顺序的安排应该是非常明了。此处并没有做大腿根部的软组织松解，一定会造成病人后遗症状的存留。

[8]病人经过双腰臀Ⅰ手术后，解决了80%的腰腿痛问题，说明臀部的软组织损害以及脊柱旁的损害占了一定比例，能够解决绝大部分的问题，但后遗症状，如腰痛、附睾痛、双腿乏力的情况都没有得到明显的改善，提示软组织损害并没有完全去除。腰部软组织松解只是做了脊柱旁的松解，没有把腰部彻底放松。疼痛剧烈引出两腿乏力，因为腰部软组织损害，尤其是腰部深层软组织发生损害的时候，可能会导致运动神经功能紊乱产生无力症状，产生兴奋传导的冲动紊乱，另外阔筋膜的张力增加也会导致这一特点，因为做了臀部的手术，所以阔筋膜应该可以排除，还有一种情况就是内收肌损害对于整个大腿以及下肢血液循环的影响。附睾痛可以是孤立的疼痛，也可以是因为神经反射痛造成的，所以我们继续看后面的软组织松解能否解决这些问题。

[9]因为病人进行了双臀部软组织松解，所以在检查时，直腿抬高在正常的范围内。对于颈椎到胸椎的棘突、椎板、关节突、骶骨的骶中嵴背面和髂后上棘的压痛，以及骶髂关节内侧缘压痛的敏感度的描述，提示躯干上部存在着相应损害的可能。因为胸椎以上的棘突、椎板、关节突存在高度敏感的压痛点，这部分高度敏感压痛点源于腰部的损害，还是本身存在继发性的改变，需要医生进行判断。髂翼外的压痛点应该是大腿根部没做松解产生的拮抗关系，容易造成髂翼外的软组织损害压痛敏感。因

为大腿根压痛点检查可以引出附睾痛，所以附睾疼痛很有可能被抑制。强刺激推拿后睾丸的主诉疼痛消失，才能够确定与内收肌损害有关。第1次手术后，髂尖粗面的压痛点消退，由高度敏感变为中度敏感，所以髂尖粗面的髂下脂肪垫附着处的软组织损害应该消退。

[10] 查得病人的压痛点在胸$_{12}$以上，如何理解宣老进行的腰$_{1\sim2}$的棘突、椎板、关节突关节软组织松解手术，由于没有原始病历，只能推测宣老的目的是松解腰部两端，即腰$_{1\sim2}$到骶骨背面，使腰段或者腰骶段的竖脊肌得到良好的放松，尤其是棘肌、回旋肌、多裂肌。两端松解对放松长肌有明显作用，20%的腰腿征象松解后消失，说明腰部深层的压力下降，对下肢影响减小了。我们在临床上也会采取这样的方法，去做胸腰段以及腰骶部深层的针刺，中间会保留一部分有压痛的部分不做针刺，也能使腰腿痛消失，虽然我们的针刺并没有对下胸段到腰骶部进行全部的针刺排布，也能解决一部分问题，提示放松两端可以释放中间的压力，降低关节突关节挤压、摩擦引起的症状。并且两端放松之后躯干上部征象和双膝的征象不治自愈，躯干上部的征象应该和竖脊肌放松有直接关系，腰椎曲度恢复会使胸椎曲度得到纠正。如何理解双膝的不治自愈，在临床工作中我们对膝关节疼痛的病人，进行胸腰段或者上腰段的针刺治疗，往往能取得意想不到的效果，能使膝痛明显缓解，甚至消失。对胸脊柱段软组织损害的压痛点进行银质针治疗，解决膝关节疼痛的病例屡见不鲜的，作用机理很难通过现有的知识去解释，能够解释的就是膝部或者下肢的疼痛汇集传导，在胸腰段位置产生了汇集，并且这个位置的软组织损害可以产生脊神经后支刺激，对腰膨大部分的干扰作用比较明显，所以对下肢或者膝关节疼痛有理论支持。

[11] 病人在腰部松解手术后，没有解决附睾痛问题，所以宣老对病人大腿根部也进行了软组织松解。病人内收肌处于缩短状态，如果不松解肯定会后遗症状，松解大腿根部可以使附睾和大腿根痛消失，大腿根痛消失容易理解，因为它本身就有损害；松解大腿根部后附睾痛消失，提示大腿根部软组织损害是引起附睾痛的原因，因髂腹股沟神经或者生殖股神经受到了刺激，出现局部反射性疼痛。病人直腿抬高动作的进一步提升，提示软组织损害是引起直腿抬高角度改变的重要原因，尤其是内收肌损害对直腿抬高的影响非常明显，但前后对照该病人的直腿抬高动作，大腿根部的软组织损害并没有对直腿抬高产生更大角度的作用，提示单纯的内收肌损害对直腿抬高的影响并不是特别大。

[12] 通过病例回访对附睾痛做了相应的推论，把附睾痛与大腿根部软组织损害联系到一起，这是早期推断软组织损害相关征象的一种方法，宣老在很多病例里都提到了通过治疗解除软组织损害相关征象问题，实际是治疗后神经反射痛以及代偿性疼痛消失的特点，尤其是有些病人还会影响内脏功能，出现内脏痛，这些征象不是单纯通过神经反馈去完成，还通过复杂的自主神经系统完成反馈，尤其是一些病人出现腹

痛、内脏痛，与腰$_{2\sim3}$横突甚至胸腰段的软组织损害有关。还有更复杂的内脏功能性痛应该与软组织损害的复杂代偿相关，是否对内脏筋膜有影响以及对内脏神经有明显的影响，还有待进一步研究。

【病例444】

刘×基，男，47岁，公社书记。1967年3月（4年前）起感背部棘突痛[1]。8月去南通医学院附属医院骨科门诊，X线片后明确诊断为"胸$_9$肥大性脊椎炎"。回靖江遵医嘱行局封、针灸、西药（保泰松、强的松、安乃近）内服等无效。即住当地医院服中药连续2个月，痛度缓解而出院。为时不久，背痛加重，无法坚持工作。1968年2月转上海市黄浦区中心医院骨科，诊断"脊柱骨质增生痛"，无特殊疗法。上海市第一人民医院神经外科诊断"肥大性脊椎炎"，给予内服西药后嘱回乡观察。瑞金医院伤骨科门诊医师说是脊柱毛病，口服活络丹、黑虎丹、药酒等医治无效，转科请该院骨科老专家诊治，其诊断同上海市第一人民医院，认为这种慢性骨骼病痛无法医治。于是病人抱着绝望的情绪回乡休养。当病痛稍有好转就带病工作，但持续性背痛始终未消，1969年2月征象重，除背僵、背痛以外，还合并双腰痛、大腿后侧痛、小腿外侧痛和足跟痛等，均左重于右；左下肢麻木，腰伸屈受限，不能站立和行动，卧床翻身困难，十分痛苦。即住苏州解放军医院骨科，诊断"腰$_{4\sim5}$、骶$_1$肥大性脊椎炎"，多种对症的非手术疗法医治。因疗效不显而自动出院。在家卧床4个月征象又稍缓解，再次带病工作。1970年2月征象大发作，背腰腿痛剧烈，非注射哌替啶无法缓解疼痛，曾连续注射9针。多种非手术疗法医治无效。原本寄治疗希望于长期卧床休息以缓解征象，如今这次卧床达2年多，病痛却有增无减。正当病人肉体痛苦和思想苦闷之际，遇同乡（我院骨科手术治愈的老病人）返乡探亲，介绍来我院诊治[2]。

检查：脊柱无畸形。站立位感腰$_2$以上的背痛和双足跟痛。直腿弯腰指尖距地60厘米，直腿伸腰受限，两者均引出腰痛增剧，但无背痛加重[3]。直腿抬高试验左右各70°无腰痛引出，但均有自腘窝沿腓肠肌直至足跟的吊紧痛；左重于右[4]。双胸$_{11}$到腰$_1$棘突、椎板和后关节压痛点高度敏感；双腰$_{2\sim4}$横突尖压痛点中度敏感；腰部深层肌$_{2\sim4}$棘突、椎板和后关节附着处的压痛点左侧高度敏感和右侧轻度敏感；双髂后上棘内上缘压痛点中度敏感；双臀部各压痛点均轻度敏感；双大腿根部压痛点轻度敏感；双髌尖粗面压痛点高度敏感，其上行强刺激推拿检查后可使腘窝、小腿腹和足跟的吊紧痛立即时性消失。至于背部和肩部的特定部位均无压痛点检出，说明严重的背痛仍属上腰部软组织损害性疼痛向上传导的影响[5]。腰痛X线常规片提示腰$_{4\sim5}$、骶$_1$椎体前角均呈肥大性改变，属非致痛因素。胸部腹部垫枕试验阴性。诊断椎管外软组织损害性双腰痛合并双髌下脂肪垫损害性腘窝、小腿和足跟痛，并非"肥大性脊椎炎"。

1971年4月6日在硬麻下先行双髋下脂肪垫松解手术，术后双膝痛解除，1周后起床可正常站立和行走，原有的腘窝-腓肠肌-足跟痛完全消失；但背痛和腰痛未改善。同月26日腰麻下补行双腰骶部软组织松解手术（双胸$_{10}$到腰$_3$腰部深层肌自棘突沿椎板直至后关节的附着处广泛剥离及腰$_4$到骶$_3$此肌自脊椎和髂脊及骶髂关节内侧缘附着处完全游离结合双腰$_{1~5}$横突尖软组织附着处的切开剥离）[6]。

后8个月复查： 自诉膝部手术后膝痛解除，腘窝、小腿腹和足跟痛不治自愈；腰部手术后背痛也不治自愈。出院后每天坚持20千米步行锻炼3个月，第4个月恢复原工作迄今，征象未复发，无后遗症。仅有腰部手术瘢痕拉紧不适，其他无特殊。病人对治疗满意。检查：直腿弯腰指尖距地10厘米，直腿伸腰自由，直腿抬高试验左右各90°，三者均无征象引出。背部和腰部各压痛点均由高度敏感变为不敏感。

5年后再复查： 身体健康，一切正常。腰部手术瘢痕拉紧不适感已消失。远期疗效属治愈。

【病例444】导读

［1］病人是文职人员，不经意间出现背部棘突痛，这种情况比较常见的，尤其长期伏案工作的人群。棘突痛有几种可能，一种是长期弓背工作导致棘上韧带的持续牵拉，另一种就是腰部的肌肉劳损，造成胸脊柱段过度反向代偿，再有就是胸骨附着软组织的无菌性炎症刺激也可以造成背部的脊突痛或者椎旁痛。

［2］病人对自己的诊治过程非常清晰，提示病人对疾病的关注度非常高，并且治疗后没有解决疼痛问题，所以病人既有精神方面的压力，又有身体疾病的持续进展，这种情况病人容易出现疼痛加重或者病情程度加重。病人是以棘突痛起病，然后向腰、大腿、小腿、足跟进行扩散蔓延。在软组织疼痛的发展病史中，一般认为先发病的部位就是软组织损害原发部位。这种背部棘突病变很有可能早已存在，是软组织损害的基础。病人出现下肢麻木、腰部屈伸受限或不能行走、不能翻身的情况要考虑骨盆周围软组织损害。病人的疼痛非常严重，需要注射哌替啶才可以缓解，其他效果都不理想；说明哌替啶对病人有效，所以病人的疼痛不单纯是软组织的问题，还涉及其他问题。哌替啶能解决的疼痛并非痉挛性疼痛，而是无菌性炎症刺激以及内生内啡肽缺乏引起的疼痛。病人尝试长期卧床，但疼痛并没有得到缓解；这种情况医生经常遇到，很多病人想通过卧床休息减少活动量而解决疼痛问题，但在实际临床工作中，病人因长期卧床导致肌肉失用性萎缩，并且疼痛也没有缓解，甚至有增无减，如果确定了这些问题是椎管外软组织损害导致，在针刺治疗后，往往能够取得很好的效果。这时需要病人配合进行运动训练，不能继续卧床，越运动病人的稳定性越好。

［3］病人站立位表现出胸腰段疼和足跟痛"两头痛"特点，背痛以腰$_2$以上为主，

属于胸腰段疼痛；臀没有表现出疼痛，但是直腿弯腰和直腿伸腰有明显的活动范围变小，并引出腰痛增剧，提示病人存在腰部软组织损害，并且腰部的软组织损害限制了脊柱前屈后伸运动，说明此处的浅层和深层都存在着损害。屈伸运动没有背痛加重，说明原有的背痛是存在的，没有加重更没有减轻，提示腰部的运动对于背痛来讲影响不大，背痛很有可能孤立存在，但是需要进一步去进行压痛点检查以及后续治疗进行验证。

〔4〕病人直腿抬高试验70°不引出腰痛，提示：坐骨神经牵拉的过程中，梨状肌下孔坐骨神经穿出处及骶神经丛椎间孔穿出处没有无菌性炎症。病人有腘窝沿腓肠肌直至足跟的吊紧感，提示：腘窝向下的小腿三头肌与浅层筋膜部分，可能有相应的紧张或者蠕变缩短。髌下脂肪垫损害也可以引起腘窝吊紧感出现。

〔5〕病人站立位表现出胸腰段疼和足跟痛，压痛点检查胸$_{11}$到腰$_1$确实有明显的压痛。腰$_{2\sim4}$横突也有压痛，但是敏感度并不高，提示此处存在软组织损害，但并不特别严重。后期宣老对于横突尖疼痛有新的认识，即大多数横突尖疼痛原发于臀部软组织损害，所以此处问题等到后面的手术来进行验证。腰部浅层棘突压痛、深层的关节突压痛都是腰部前屈运动、后伸运动受限的病因。对于髂后上棘内上缘的压痛中度敏感要一分为二分析：一是考虑此处软组织损害可能并不严重；二是此处胸腰筋膜张力高，按压不能到达骨面，出现疼痛不敏感的情况。宣老对病人的疼痛描述都是以腰痛而并非腰臀或者腰腿痛，双臀部的压痛不敏感也可想而知，大腿根部和臀部之间有平衡协调关系，也有可能不敏感。双髌下脂肪垫压痛点高度敏感，与直腿抬高腘窝、小腿到足跟的吊紧痛有对应关系，所以进行强刺激推拿可以使腘窝、小腿和足跟的吊紧痛短暂消失。胸腰段以上和肩部没有查到压痛点，说明此处并非软组织损害的原发部分，胸腰段存在软组织损害原发的可能性。背痛属上腰部的软组织损害性疼痛的传导，宣老肯定了胸腰段的软组织损害向背部传导的这种现象。

〔6〕病人的X线检查提示：腰$_4$、腰$_5$、骶$_1$前角肥大改变，说明病人的椎体前缘存在过度压力和长时间刺激，但不是疼痛的原因，只是病人形态改变的原因。我们可以通过这一点去分析，腰部深层或者椎管内可能存在着长期慢性损害，因为只有长期慢性损害才会开大腰椎板间隙，从而形成椎体前缘的过度压力。胸腹部垫枕试验阴性（椎管内外软组织损害的鉴别试验之一），宣老当年还并没有把腰脊柱"三种试验"完全整合到一起。所以用腰脊柱"三种试验"中的胸腹垫枕试验阴性来诊断病人椎管外损害。髌下脂肪垫的强刺激推拿，可以使腘窝、腓肠肌和足跟吊紧痛消失，所以宣老最先做了髌下脂肪垫松解手术，手术应该非常有把握且给病人提供信心，术后也确定髌下脂肪垫并非引起背痛和腰痛的原因，因为这些部位并没有得到改善，所以又进行了双腰骶部的软组织损害松解手术。这个手术宣老进行了提醒式的描述，并不是完整的腰臀部的软组织松解手术，只在胸椎、胸腰段以及腰骶部进行了浅层、深层的软组织松解，包括横突尖的软组织切开剥离。松解手术并没有涉及臀部，只是涉及了腰

部深浅层、胸腰段和横突尖的部分。宣老对于手术的范围进行了充分的考量，对于压痛的范围以及需要松解的部位都做了相应的分析。与压痛点检结果相一致的情况下进行的松解治疗，松解之后效果非常好。背痛消失提示背部疼痛源于胸腰段的软组织损害，但是否为胸腰段软组织原发性损害引起的背痛还是要画个问号，因为不能做单纯的胸腰段软组织松解手术，而是做了比较广泛的软组织松解，腰骶到胸腰段。到底是腰骶部还是腰部深层或者胸腰段引起的背痛，没有办法进行一对一的对照研究，所以要考虑这些位置都可能引起背痛。我们在临床工作中对于背痛的治疗也是这样，很多背痛源于腰骶后部、臀内侧、内收肌群，还有一些源于颈椎、冈下三肌，当然也有胸腰段原发的，这些部位都可以引起背部疼痛，需要在临床查体中找到压痛点进行强刺激推拿验证。

> **26.2.24 第24组：** 外院诊断"致密性骶髂关节炎"，后采用腰臀部软组织松解手术治疗椎管外软组织损害性腰腿痛的病例介绍和讨论。

【病例447】

谢×华，女，33岁，医师。病人于1958年间撞伤腰部，休息1周后自愈。1960年大学读书有腰酸史，1964年腰酸加重，1966年实习时由腰酸变为腰痛，不易站立。腰痛先向上发展，出现头昏、头痛、胸闷、气短等躯干上部征象；之后向下发展出现双臀痛。咳嗽时痛加重，不能多走。腰痛剧烈时需卧床休息2～3天，征象方能缓解。新华医院骨科诊断"右骶髂致密性关节炎"，服激素无效。1968年6月分娩，产前产后征象不变。同年10月分配至杭州工作，征象仍不断加重，频发时间增长。曾来上海我科检查，认为骶髂关节的骨质致密非疼痛因素，诊断椎管外软组织损害性双腰臀痛并发躯干上部征象。建议手术治疗，病人未接受[1]。去龙华医院行针灸和中药内服以及私人医师推拿等医治，征象均未减轻。1969年6月腰臀痛大发作，卧床1个月稍有好转；9月又大发作，卧床3周方能起床勉强行走。1970年12月又发作后卧床不起迄今，失去生活能力。其间经针灸、推拿、电疗、紫外线照射、水针、中西药物内服外敷等久治无效。其姐系我院护士长，深悉椎管外软组织松解手术的疗效，说服其妹来院接受手术[2]。

检查：脊柱无畸形。直腿弯腰指尖距地50厘米有僵腰，直腿伸腰受限，两者均引出腰骶痛加剧，右重于左，但均无腿部征象[3]。直腿抬高试验左90°，仅引出左腘窝吊紧感；右60°引出右膝内侧酸痛[4]。胸$_{8～9}$棘突压痛点左侧中度敏感和右侧高度敏感；腰$_3$棘突和椎板到骶$_4$中嵴和背面、腰$_{2\sim4}$横突尖、髂后上棘内上缘、髂胫束、臀下神经、臀上神经、坐骨神经梨状肌下出口处、大腿根部、髌尖粗面的压痛点左侧中度敏感和右侧高度敏感，双髂后上棘压痛点不敏感。屈髋屈膝分腿试验引出双臀内侧痛阳性[5]。腰痛X线常规片见双骶髂关节部骨质致密和硬化，属非致痛因素。胸部腹部垫枕试验和胫神经弹拨试验均阴性。诊断同上。1971年2月10日气管内插管乙醚麻醉下行双腰臀Ⅳ手术[6]。

　　1年后复查：自诉术后腰臀痛和躯干上部征象均消失，每天坚持20千米常规步行锻炼3个月，第4个月恢复原工作迄今，征象无复发，仅在气候改变时常感上腰部酸胀，通过上述步行锻炼1～2天后征象就解除。检查：直腿弯腰指尖触地无僵腰，直腿伸腰自由，直腿抬高试验左右各90°，三者均无征象引出。双腰$_{1\sim2}$后关节及该处腰部深层肌本身的压痛点中度敏感，系未手术松解和横断处，其上滑动按压后感局部轻松，证明属上腰部后遗症的病因。建议征象严重时考虑施行腰$_{1\sim2}$深层肌剥离和横断手术。

　　20年后再复查：腰臀痛未复发，上腰部后遗症显著缓解。病人对治疗满意。远期疗效属显效[7]。

【病例447】导读

　　[1] 病人为医务工作者，有腰部外伤史，因当时外伤不太重，所以休息一周就痊愈了。读大学时曾久坐出现腰肌劳损，加上慢性劳损累积，加重软组织损害出现腰酸痛，并且酸痛变成了疼痛，酸痛缘于静脉回流不良导致代谢功能下降；病人发展成疼痛而不是单纯酸痛，提示静脉回流不良动脉灌注越来越差，导致组织缺氧严重组织损害增加，形成以疼痛为主要的症状；病人不易站立，提示病人在站立位时存在明显的症状；站立位出现疼痛考虑内收肌损害和腰部深层损害的可能性比较大，因为腰部深层损害在站立的时候关节突关节叠加挤压比较明显。此病例宣老开篇就说到了，腰痛向上发展出现了头痛头晕、胸闷气短的症状；然后又向下发展，出现了双臀痛的情况，提示此病人的发病应该是以腰部为核心，向上向下发展的；并且咳嗽的时候疼痛加重，咳嗽时疼痛加重提示腹压增加对神经的刺激；咳嗽时加重的是腰痛还是臀痛？此处并没有说明，如果咳嗽的时候腰痛加重，就提示在快速负压增加或者快速膈肌收缩时，出现了腰脊柱变化的刺激症状，这种刺激症状可能源于腰部或者胸腰段的软组织损害。如果出现臀痛，有可能是因为腹腔压力增加，向下冲击盆腔导致坐骨神经刺激症状，考虑骨盆出口处坐骨神经的炎症刺激症状，所以咳嗽的时候的腰痛、臀痛的诊断思路不一样。病人不能多走，提示臀旁侧可能存在损害。腰痛休息两三天症状就能够缓解，说明重力对此病人的软组织损害有明显影响，提示骶髂关节承重部分的力学变化对于病人影响比较大。病人的致密性骶髂关节炎应该是有影像学支持的，单纯

的经验诊断不恰当，并且存在服用激素无效的情况，提示病人的疼痛并非免疫性炎症，而是确实存在缺血性损害或者软组织的微循环功能异常，导致的无菌性炎症加重。药物治疗无法彻底消除无菌性炎症，解决不了疼痛的问题。病人症状孕产前后没有变化，一般骶髂关节的问题在产程中会诱发疼痛。以上两点提示病人的致密性骶髂关节炎可能诊断有误。病人因为出现征象不断加重，不断向上、向下发展，在不断的治疗过程中，找到了宣老，宣老认为这是腰臀部软组织损害向上、向下发展的结果。宣老为什么这样认为，在此段中没有做查体提示，只能分析到这。病史里应该有一定的指向，病人并非骶髂关节炎引的问题。

［2］病人三次重度发作腰臀痛，使其失去生活能力，在亲属的介绍下到宣老这里接受手术治疗。因为病人是医务人员，对手术治疗腰臀痛有认知缺陷，尤其是传统的西医或者中医对于软组织松解手术并不了解，所以有可能无法接受手术，但是亲人让她尝试软组织松解手术，说明其他方法对于她的治疗效果微乎其微。

［3］病人的直腿弯腰和直腿伸腰都存在明显受限，并且引出腰骶痛加剧，只有腰骶痛，没有腿部征象说明没有影响下肢的神经，考虑腰骶部的软组织损害问题应该比较多。

［4］病人健侧直腿抬高腘窝有吊紧感，抬高角度正常，提示可能存在髌下脂肪垫的损害。患侧的直腿抬高引出右膝内侧酸痛，这种情况一般是内收肌牵拉导致的症状，是内收肌的肌筋膜张力增加引起牵拉过程中的酸痛。

［5］病人的压痛点检查，棘突压痛并非连续的，胸$_{8\sim9}$存在中度和高度敏感的压痛，然后就跳跃到了腰$_3$的棘突、椎板和骶中嵴、骶骨背面压痛，但是并没有提及关节突压痛，横突尖、腰骶后部以及臀部的压痛左侧都是低度敏感，右侧都是高度敏感。臀部的压痛高度敏感却没有直腿抬高、直腿弯腰、直腿伸腰诱发的疼痛，比较难理解的是：病人存在广泛的高度敏感压痛点，应该存在臀部的吊紧感或者臀腿痛。存在如此广泛压痛点，却并没有出现明显臀痛的主诉症状，说明病人运动过程中并没有诱发挤压这些压痛部位，或者这些部位的疼痛是继发表现，并不是原发部位。此段把髂后上棘内上缘和髂后上棘又重新分开，说明胸腰筋膜的附着点没有无菌性炎症存在。屈膝屈髋分腿试验引出的臀内侧疼痛，一方面考虑在骨盆分离的过程中出现的骶髂关节移动诱发出疼痛，另一方面屈膝屈髋腿时在屈髋90°产生的快速的臀大肌释放或者快速平衡牵拉过程出现的症状。

［6］病人的X线可以看到骶髂关节的致密和硬化，提示骶髂关节确实存在过度压力刺激和炎症的情况。骶髂关节炎以及关节内高压力、高摩擦力刺激的因素不会引出新的疼痛，而是被软组织损害发展变化刺激造成的现象，所以是非致痛因素，但能反映出骶髂关节周围存在不一致的张力或者软组织损害的情况。此病人选择的椎管内外鉴别的试验是胸腹部垫枕试验和胫神经弹拨试验，这两个试验阴性就诊断为椎管外软

组织损害。所以要进行的是双腰臀的腰臀Ⅳ的软组织松解手术。对于病人的压痛点的分布情况，有胸段压痛，又有腰部压痛，还有臀部压痛。宣老在选择术式的时候还是集中以主诉疼痛部分以及压痛分布区域为特点进行手术术式的选择。大腿根部虽然有高度敏感压痛，但是此处未做软组织松解治疗。

[7] 术后病人的躯干上部征象和腰臀痛全部消失，提示宣老对手术松解范围的判断非常准确，躯干上部应该是传导痛。没有提及病人内收肌压痛情况，病人还存在上腰部酸痛，有可能是在手术术式中没有完全松解的部分。宣老又进行了相应的检查，发现确实在上腰段深层存在着高度敏感或者中度敏感的压痛。在复诊的过程中，仍未提及内收肌压痛的情况，提示内收肌的压痛应该是缓解或者完全消失。这种提示对软组织损害的诊断有积极意义，说明腰部和臀部的软组织可能会汇聚产生内收肌疼痛。查体只有上腰段的关节突和深层肌有压痛点，宣老的建议是可以实行深层肌的剥离或者横断，但手术暂缓进行。临床中发现一些病人进行腰段、上腰段或者胸段竖脊肌手术出现了一些问题，一是病人不能顺利完成高强度训练，导致肌肉爬升功能不良并出现症状；二是手术前的诊断是否经过详细推拿预示性诊断有待探讨，所以不建议盲目进行软组织松解手术治疗。需要像宣老一样评估修复能力及锻炼的坚持能力后再进行手术。临床工作中对于致密性骶髂关节炎的病人，用银质针治疗确实能取得远期持久的疗效。所以对此类病人临床治疗还是比较容易的，只需要将压痛点全部消灭掉即可。

> **26.2.25 第25组：** 腰臀部软组织松解手术治疗外院诊断"腰椎骶化"的椎管外软组织损害性腰腿痛的病例介绍和讨论。

【病例448】

陈×凤，女，49岁，工人。持续性右腰腿痛1年多，右腰腿痛逐渐发生，无外伤史。疼痛涉及右腰骶、大腿后侧、小腿外侧和足趾，后期伴小腿外侧和足趾的麻感。腰活动失灵，不能徒手行走，需扶拐支撑移行，丧失工作能力，已病休半年多[1]。上海中山医院骨科诊断"腰椎骶化"，经推拿、针灸、氢化可的松药液痛点注射、中西药物内服外敷等医治无效。经老病员推荐来我院骨科诊治[2]。

检查：脊柱外形正常。直腿弯腰指尖距地20厘米时有僵腰，直腿伸腰中度受限，两者动作均未加重腰腿痛[3]。直腿抬高试验左70°无征象；右45°有右下肢"放射痛麻"引出[4]。腰$_5$骶$_1$棘突、髂后上棘内上缘、髂胫束、臀上皮神经、臀下神经和大腿根部的压痛点右侧高度敏感和左侧轻度敏感；髂后上棘压痛点右侧轻度敏感和左侧不敏感。屈髋屈膝分腿试验阴性[5]。胸部腹部垫枕试验阴性。腰痛X线常规片提示右腰$_5$横突与髂骨形成假关节畸形。鉴于这类先天性骨骼畸形非疼痛因素，故诊断椎管外软组织损害性右腰臀痛并发小腿传导痛麻。1967年11月6日硬麻下行右臀Ⅴ手术加双腰部深层腰$_4$棘突～骶$_1$中嵴附着处切开剥离手术加右大腿根部软组织松解手术[6]。

4年2个月后复查：病人自诉术后腰腿痛麻全消失，行动恢复自由，术后3个月中每天坚持20千米常规步行锻炼，第4个月从事原工作迄今无征象复发。仅感久坐后腰骶酸胀（无痛）站起走几步路征象就消失，不影响工作和生活。病人对治疗满意。检查：双腰$_{2～3}$横突尖及右腰$_4$椎板和后关节到骶4背面的压痛点高度敏感，后遗症估计为未手术松解处。建议征象严重时补行定型的腰臀部软组织松解手术[7]，近期疗效属显效。

【病例448】导读

[1]病人为中年女性，没有外伤但出现持续性的腰腿痛，这种腰腿痛在当时的女性群体中比较常见，尤其是在经历闭经、雌激素水平下降和骨密度减低时，都有可能诱发腰腿痛。疼痛涉及腰骶、大腿后侧、小腿外侧、足趾等部位，病人疼痛起始部位往往在腰骶部，发展到坐骨神经分布区及股后皮神经分布区，以至小腿外侧腓总神经分布区。病例中没有说明疼痛部位是足趾背侧还是足趾底部，所以神经分布不好确定，足背侧和小指外侧是腓总神经支配区域，足底部是胫神经分布区域；如果疼痛部位在足底部，那么损害部位还要更多一些，如踝后、小腿后侧等。小腿外侧和足趾的疼痛逐渐发展成麻，说明该部位有炎症刺激的同时还存在神经挤压的情况（骶神经丛穿出椎间孔周围、坐骨神经穿出骨盆处、腓骨头下方）。腰的活动功能下降，说明腰部失稳，需要腰部周围肌肉完全紧张才能进行活动，提示腰部的损害应该更多一些。

[2]病人经过保守治疗无效，所以寻求手术治疗，当时骨科诊断的是腰椎骶化，但是腰椎骶化并不是引起疼痛的直接因素，只是腰骶部软组织易损因素，容易造成腰骶部肌肉的劳损及过度紧张，所以腰椎骶化的诊断对治疗没有意义。

[3]病人的直腿弯腰和直腿伸腰动作受限，提示病人的腰部浅层和深层都有相应的软组织张力增加，但没有引起腰腿痛加重，提示无菌性炎症对腰骶部神经的刺激比较轻。

[4]病人直腿抬高活动受限制，左侧70°，提示臀部肌肉过度紧张，存在臀肌筋膜的蠕变缩短，没有明显的炎症刺激。右侧45°时出现了下肢放射痛麻。病例里没有提放射痛麻的详细部位，应该与坐骨神经的牵拉刺激有关，右侧45°时的牵拉刺激因素主要是坐骨大切迹存在软组织粘连和无菌性炎症。

［5］对病人的压痛点检查主要集中在腰部以下的压痛敏感区域（腰骶部、臀内侧的臀下神经分布区、大腿根部），这些压痛区域对骨盆的前后运动和旋转运动有影响。臀上皮神经压痛有两种可能：一种是肌筋膜本身存在无菌性炎症刺激，另一种是臀上神经的发出部分（上腰段）无菌性炎症刺激形成的反馈。大腿根部出现的明显压痛会导致臀部肌肉过度紧张产生相应的症状。病人髂后上棘的压痛不敏感，提示胸腰筋膜没有无菌性炎症或者软组织损害程度轻微。屈膝屈髋分腿试验阴性，与大腿根部的压痛点高度敏感形成反差。一般大腿根部压痛点高度敏感提示内收肌群在耻骨的附着部分存在无菌性炎症；但屈膝屈髋分腿试验阴性，提示大腿内收肌群在牵拉时不会产生明显炎症刺激或者诱发疼痛，说明内收肌群可以延展，并且可产生不诱发疼痛的延展。说明病人软组织损害的部分只是局限在大腿根部的软组织附着处，而内收肌群肌腹部没有损害。

［6］宣老在此病例中应用了胸腹部垫枕加压试验进行椎管内外软组织损害的鉴别，这是腰脊柱"三种试验"之一。X线片呈现的骨骼形态改变不是导致疼痛的因素，只是软组织损害的易损因素，因为结构不正常会导致周围肌肉的过度应用，产生疼痛的概率就多。宣老根据压痛点的分布情况进行了臀Ⅴ、腰部深层手术松解，并不是完整的腰臀部软组织松解手术，腰部的松解范围比较小，臀部的松解非常彻底，包括大腿根部的软组织也同时进行了松解。可能宣老在这个时期认为所有压痛点的区域都进行切开剥离，快速缓解病人的疼痛。此病人诊断为椎管外软组织损害。

［7］术后随访，病人的腰腿痛症状全部消失，但残留症状是久坐后的腰骶酸胀无痛，行走酸胀即可消失，这种情况和久坐的牵拉刺激有关系。一般考虑坐位时臀肌、胸腰段、冈下肌的软组织损害都可能会导致胸腰筋膜区域的过度牵拉导致。宣老查体发现上腰段以及右腰$_4$的椎板关节突和骶$_4$背面压痛点高度敏感。在随访中，没有办法验证到底能不能解决久坐后腰骶酸胀的问题，只是做了相应的推测。酸胀和疼痛是两回事，疼痛肯定有无菌性炎症刺激，而酸胀一般和筋膜张力增加影响微循环有关，所以涉及的部位比较多，尤其是影响筋膜张力的因素。

【病例449】

陶×钦，男，47岁，会计；双腰臀痛3年多。1967年遭受殴打，腰部重伤，卧床不起。之后征象稍减，但变为持续性痛[1]。上海市卢湾区中心医院骨科诊断"腰椎骶化"，无特殊治疗。但腰痛不断突发加重，气候改变时腰臀痛更剧。针灸、理疗、中西药物内服外敷等久治无效，失去生活能力。去年上半年起感右大腿根部痛，右下肢不能盘踞，无法自剪指甲；2个月后左大腿根部也痛，出现与右侧相同情况；睡觉时不能仰卧，只能侧卧。今年春天开始病人征象加剧，腰骶部最剧烈痛；久坐起立时有髋外侧、小腿腹和足部疼痛，均右重于左侧；坐位超过半小时则腰挺不直[2]。因征象严重，由郊区南汇县转入我院骨科。

检查：腰脊柱无侧凸，有后凸[3]，直立位腰部沉重感难忍。直腿弯腰指尖距地20厘米时有僵腰，腰骶痛不加重；直腿伸腰受限，引出严重腰骶痛"放射"至双臀，无下肢征象[4]。直腿抬高试验左右各70°，无下肢"放射痛"，但双大腿后侧与腘窝均有吊紧感[5]。双腰$_1$棘突、椎板和后关节到骶$_2$中嵴和背面（以腰$_{3\sim5}$最剧）、第$_{12}$肋骨下缘、腰$_{2\sim4}$横突尖、髂嵴、髂后上棘内上缘、骶髂关节内侧缘、髂胫束、髂翼外面、臀上皮神经、臀下神经、臀上神经、坐骨神经梨状肌下出口处、大腿根部、髌尖粗面的压痛点均高度敏感；双髂后上棘压痛点不敏感；屈髋屈膝分腿试验引出双大腿根部和双髂外侧痛阳性[6]；胸部腹部垫枕试验阴性；腰痛X线常规片提示隐性脊柱裂和腰椎骶化。鉴于先天性骨骼变异非疼痛的病因，故诊断椎管外软组织损害性双腰臀痛。1971年9月8日硬麻下行定型的双部软组织松解手术。术中虽见腰$_2$到骶$_4$段完全游离的腰部深层肌深层色泽暗紫，但未引起注意而不加切除。这种严重缺血的变性组织导致了创口感染和肌肉坏死，换药2个月才延期愈合[7]。该时起床活动就感腰臀痛明显缓解，但双足跟痛显著突出，影响行走。X线片提示双跟骨"骨刺"形成。但当按压髌尖粗面的压痛点可使足跟痛立即暂时性完全消失。根据这一阳性体征而诊断双髌下脂肪垫损害性足跟痛。1971年12月18日腰麻下在补行定型的双臀部和大腿根部软组织松解手术的同时，进行双髌下脂肪垫松解手术[8]。

11年后复查：自诉两次手术后所有征象解除。出院后每天坚持20千米连续步行常规锻炼3个月，第4个月恢复原工作迄今，腰骶痛、臀痛、大腿根部痛、膝前下方痛和足跟痛从未复发；仅在上腰部时有酸胀不适感，阴雨天或过度劳累时出现，但征象轻，不影响工作。病人对治疗满意。检查：脊柱外观正常。直腿弯腰指尖距地10厘米时无僵腰，直腿伸腰自由，直腿抬高试验左右各90°，三者均无征象引出。双腰臀部和大腿根部的压痛点变为不敏感；仅双腰$_{1\sim3}$段腰部深层肌本身的压痛点高度敏感，其上滑动按压后上腰部酸胀感立即暂时性消失。证明后遗症由此而来[9]。建议征象严重时补行该处腰部深层肌横断手术。远期疗效属显效。

【病例449】导读

[1]病人外伤后引起腰痛，疼痛强度虽然时有缓解，但最终变为持续性疼痛，提示病人的软组织损害转为慢性，并且位置深、慢性、不可调和的炎症刺激，这种无菌性炎症刺激，应该与重力承托部分的持续挤压刺激或者与维护躯干稳定的软组织过度使用有关。

[2]病人曾诊断为腰椎骶化，腰痛有阴雨天加重的特点，提示与软组织损害关

系密切。病人因大腿根部疼痛不能盘踞，不能盘踞即不能完成屈髋外展、屈髋外旋动作，限制这个动作的因素有很多，内收肌群是其中一个，包括阔筋膜张肌及髂股韧带、耻股韧带都对这个动作有限制作用。所以检查的时候，要排查这些组织病变。当双侧大腿根部都出现了疼痛后，病人平卧时牵拉内收肌群，所以只能侧卧，侧卧是屈髋动作，可以缓解大腿根部疼痛。病人春天开始征象加剧，这是普遍存在软组织损害诱发的特点，春天或者秋天昼夜温差大，软组织损害的组织不适应这种昼夜温差大的变化，一旦保暖差就会导致软组织损害诱发加重出现疼痛。宣老描述病人的疼痛症状出现在久坐起立，髋外侧、小腿腹和足部，这种疼痛与阔筋膜张肌的牵张有关系，也与臀旁侧的软组织损害有关，因为屈髋久坐会使此处的肌肉处于相对短缩状态，当伸髋站立时缩短的软组织被快速拉伸，会导致臀侧拉伸软组织附着部位的疼痛，以及因为拉伸刺激造成梨状肌拮抗代偿，因为臀小肌和梨状肌之间存在着屈伸髋的拮抗关系。这种拮抗代偿会影响坐骨神经穿出梨状肌下孔的软组织张力，如果梨状肌有继发性炎症损害，出现小腿肌腹痛及足部疼痛的概率比较大。病人坐位超过半小时腰不能挺直，这是比较模糊的描述，病人腰不能挺直，是因为无力不能挺直还是因为疼痛不能挺直，都代表着不同的意义，如果是因为无力不能挺直，要考虑是否为臀大肌的张力不足对胸腰筋膜的影响或者背阔肌张力不足对胸腰筋膜的影响；如果是因为疼痛造成的不能挺直，要考虑是否为关节突关节周围软组织无菌性炎症，在挺直腰部时相互挤压造成疼痛，需要抑制挺直腰部的避让动作，后面的检查中也提到了腰后凸的情况，所以这个症状考虑腰部深层损害。

〔3〕病人的腰脊柱段没有侧凸，只有后凸。后凸的情况有三种可能：第一种是椎管内无菌性炎症刺激，需要开大椎管腔来弱化无菌性炎症刺激。第二种是关节突关节的无菌性炎症需要拉开关节突关节的接触面，从而减少疼痛刺激。第三种为椎管外臀大肌和臀中肌叠加处软组织损害，引起骨盆后旋转，脊柱段随之后凸。这都是引起腰脊柱段后凸的原因。

〔4〕病人直立位时腰部沉重难忍，提示腰骶部深层软组织损害，为什么会出现这种情况呢？腰骶部深层软组织损害后，腰与骶骨连接处的角度开大，就会造成腰部以上躯干部分向前移动，这种变化需要通过腰部浅层肌肉和臀部肌肉收缩对抗重力，这种矛盾状态诱发腰骶部压力感受器，产生腰骶部过度牵拉的感觉，出现腰骶部和臀部向下重坠、沉重的感觉，甚至出现疼痛。病人直腿弯腰指尖距地20厘米时有僵腰，但不加重腰骶痛，提示直腿弯腰动作有筋膜张力增加形成的保护，与前面的矛盾状态契合。腰部肌肉弱化、筋膜张力增加表现出直腿弯腰僵腰状态，直腿伸腰是有明显受限的，并且引出腰骶痛，放射至臀，这种情况要考虑腰骶部深层肌或者椎管内软组织损害，直腿伸腰动作产生挤压会诱发疼痛加重。病人的腰骶痛为什么只放射到臀，没有下肢症状呢？提示受到影响的是臀上皮神经，并非骶丛的坐骨神经，如果影响到坐骨

神经，应该放射到下肢，影响到腰丛后侧分支，放射的部位就是臀部。

［5］直腿抬高试验70°，这个角度在常规检查中认为是正常的，但是直腿抬高试验70°提示有臀部的臀肌筋膜张力增加，屈髋的限制增多。没有出现下肢放射痛，提示坐骨神经在坐骨切迹的穿出处没有明显的无菌性炎症刺激或者粘连的情况。能引出大腿后侧和腘窝的吊紧感，提示可能存在髌下脂肪垫损害。

［6］在病人的压痛点检查中，腰脊柱段（第12肋下缘以及横突的部分）、腰骶后部以及臀部浅层深层的压痛点均存在压痛，还有大腿根部和髂尖粗面的压痛点，这些压痛点提示病人的软组织损害部位非常多，因为宣老在软组织外科学探索时期，没有完全细化传导痛检查，所以压痛点的指向作用就非常重要，即在压痛区域做松解手术或应用强刺激推拿，如果进行了传导痛检查，应该还能减少一些治疗部位。压痛检查中体现的是整个腰部深层、臀部、大腿根部、髌下脂肪垫的软组织损害。髂后上棘压痛不敏感提示胸腰筋膜后叶的附着部分没有无菌性炎症刺激。屈髋屈膝分腿试验与大腿根的压痛点检查正好契合，出现了大腿根部和髂外侧的阳性痛点，提示内收肌群和臀旁侧存在软组织损害，治疗上要考虑这些部位。

［7］病人的胸腹部垫枕试验（宣老排查椎管内外软组织损害的重要方法）阴性，和前面检查的阳性表现有出入，如腰椎段后凸，椎板、关节突按压疼痛，行胸部垫枕按压疼痛是否加重；直腿伸腰的腰骶放射痛进行胸部垫枕试验是不是会加重，或者腹部垫枕试验会不会有减轻，如果胸部垫枕不加重，提示直腿伸腰的腰骶放射痛受重力影响或腰脊柱段后伸叠加不是引起腰骶放射痛的原因。如果腹部垫枕依然压痛加重，提示胸腹部垫枕试验阴性。胸腹部垫枕试验检查，我们要观察的是动态的压痛变化，并不是单纯有胸部垫枕加重或者腹部垫枕减轻就做出判断，而需要胸、腹垫枕试验同时出现疼痛变化，才能判断为胸腹部垫枕加压试验阳性。隐性脊柱裂和腰椎骶化都是软组织损害的易患因素，并不是致痛因素。病人有外伤史，外伤后出现软组织损害后遗症，加之又存在腰脊柱骨骼结构的承重异常，会加重软组织损害的发展速度。宣老先选择了双腰部定型软组织松解手术，臀部满布压痛点，为什么没有做臀部？有几种可能，一种此病人的原发部位以腰部为主，而臀部要视腰部软组织松解手术后的变化再决定是否手术。另一种可能是病人的体质较差，先选择主要部位的定型松解手术，然后再选择另一个部位的定型松解手术。术中发现腰部深层有暗紫色软组织但没有剪除，术后出现创面感染肌肉坏死，提示在进行软组织松解的时候，要清除非鲜活肌肉。软组织长期受压后缺血，容易发生变性坏死，这类变性坏死软组织需要清创，如果没有清除缺血严重的软组织，术后可能会坏死，造成伤口不愈合。

［8］宣老明确描述病人软组织松解手术后腰臀痛明显缓解但没有消失。术后足跟痛加重，足跟X线片显示存在骨刺，说明此病人身体重心长期前移导致跖腱膜牵拉跟骨形成骨刺，这是足跟骨刺形成重要原因。腰部软组织损害部位进行松解，不但没

解除足跟痛，并且加重足跟痛，提示臀、腿的软组织损害与足跟痛有关。宣老进行了髂尖粗面的压痛点按压使足跟痛消失，压痛点的按压是传导痛的典型传导制约检查方法，当然有些病人按压检查有制约关系，但是松手后疼痛又立即出现，这种不是制约关系，而是痛性转移。所以宣老在此处说的是暂时性完全消失，需要症状消失或者减轻20分钟以上才算形成制约关系。第1次手术时隔3个月，又进行了臀部、大腿根部以及髂下脂肪垫的松解手术，这样就达到了腰臀部定型的完整软组织松解手术，所以病人的疼痛缓解很顺利。

［9］宣老对病人进行复查随访，原有症状消失，现有的症状是阴雨天或者过度劳动后腰部酸胀不适感，这种不适感也是软组织损害的特点，进行压痛点检查发现腰部深层还是存在高度敏感压痛点，这种情况在手术后还出现，与手术伤口延期愈合有关系，已经形成了软组织粘连，出现软组织的无菌性炎症慢性刺激。宣老在进行预示性诊断中应用了强刺激推拿的方法，对腰部深层压痛部位进行强刺激推拿，证明上腰部的酸胀感和腰$_1$到腰$_3$的深层局部损害有密切联系，这也是伤口延期愈合的后遗症状。对于这种后遗症状，宣老的建议是症状严重时，采取深层肌横断手术。临床观察横断手术后有部分病人出现新的症状，与竖脊肌的爬升功能不良或者爬升位置不正确有关。既然宣老在病例里提到了腰部深层肌横断手术，说明宣老对此类病人进行腰部深层肌的横断是取得了良好效果的。取得效果的关键在于强化训练，没有高强度训练刺激肌肉爬升，很难使肌肉附着到正确的功能部位。

> **26.2.26 第26组**：外院按传统标准诊断"先天性隐性骶$_1$脊柱裂伴腰$_5$棘突肥大并发马尾神经压迫症"，行全椎板切除式腰$_5$椎管减压探查手术无效；按软外诊断椎管外软组织损害性腰腿痛，进行腰部软组织松解手术治疗的病例介绍和讨论。

【病例450】

逄×娟，女，39岁，教师。1958年经常从事弯腰劳动工作，为时过久即感腰痛，休息后可缓解。之后常有腰痛小发作，未加注意。1964年年初分娩后感双腰痛和两侧大腿外侧痛伴蚁爬样感，不能久站或多走，站立或走路稍久便想下蹲；坐位中两下肢不能自由垂下而采取盘腿坐位，才能缓解征象[1]。曾多方求医，行推拿、针灸、理疗、中西药物内服外敷等医治，均无疗效。相反征象越演越剧，严重影响工作。天津医院骨科诊断"先天性骶$_1$隐性脊柱裂伴腰$_5$棘突肥大并发马尾神经压迫症"，1968年7月16日行全椎板切除式腰$_5$椎管减压探查手术，发现马尾神经粘连，给予松解术后征象未改善反而加重，需扶双拐支撑方能勉强移行，丧失生活能力。转来上海。笔者受该院骨科孔令震主任的委托而收住病房。病人还伴有头昏、眩晕、视力减退、背肩酸痛等躯干上部征象[2]。

检查：脊柱外形正常。直腿弯腰指尖距地40厘米时有僵腰，引出双腰骶痛加重，并沿大腿外侧"放射"至小腿外侧和足背外侧；直腿伸腰中度受碍，引出的腰骶痛较前要轻[3]。直腿抬高试验左右各45°，均引出腰臀痛和下肢"放射痛"[4]。双腰$_1$棘突、椎板和后关节到骶$_4$中嵴和背面、第12肋骨下缘、腰$_{2\sim3}$横突尖髂后上棘内上缘、骶髂关节内侧缘、髂胫束、臀上皮神经、髂后上棘、臀下神经、臀上神经、坐骨神经梨状肌下出口处、髂翼外面、髌尖粗面的压痛点均高度敏感；双髂嵴、坐骨大切迹后缘、股骨臀肌粗隆、大腿根部的压痛点均中度敏感。双下肢肌肉、肌力、皮肤感觉、膝反射、跟腱反射均正常。屈髋屈膝分腿试验阴性[5]。腰脊柱"三种试验"检查阴性。自带的外院手术前X线片提示骶$_1$隐性脊柱裂伴腰$_5$棘突肥大畸形。鉴于这类先天性骨骼畸形非疼痛因素，故而仍诊断椎管外软组织损害性双腰臀痛并发"坐骨神经痛"。1975年1月4日硬麻下先行定型的双腰部软组织松解手术术后腰痛显著缓解，两下肢"放射痛"也全消失，可正常地坐、站或行走；躯干上部征象也不治而自愈。术后2周步行出院返天津，嘱3个月后来院补行双臀、大腿根部和髌下脂肪垫等手术。可是病人返家后再无消息[6]。

3年5个月后，笔者赶往天津并邀请解放军第254医院骨科张良渭主任医师同去复查：途中巧遇病人。自诉术后所有征象全消失，一切正常，无须手术补课。返回天津不久即发现乳腺癌而进行手术，耽误了与笔者联系，深感抱歉。目前身体恢复健康，1人可顶2人的工作，无征象复发，也无后症。病人对治疗满意。双臀部和大腿根部压痛点均变为不敏感或轻度敏感；双髌尖粗面压痛点轻度敏感。近期疗效属治愈。笔者离开天津前病人夫妇一起来访并赠照相簿1本，封里题诗1首，以资留念："柱杖倚拐步难行，百计千方治不灵，妙手炼有回天力，大道康庄任驰骋。转瞬离沪三载盈，日思夜念华佗功，不期津今又相遇，共话神州万里程。天津病人逢×娟敬赠1978年6月18日。"从这首诗中可以看出病人治疗前后之病情对比和椎管外软组织松解手术满意的卓越疗效。

【病例450】导读

[1] 病人过久弯腰劳动后引起了腰痛，过久弯腰腰痛考虑的一种因素是臀肌持续拮抗重力造成的损害，另一种是浅层竖脊肌的腰部附着部分长时间过度延展造成损害。疼痛经常有"小发作"并且没有得到休息，逐渐形成了慢性损害。病人因为分娩的过程中骶髂关节的松动，会有耻骨联合短暂的分离，这种情况如果软组织附着处存

在无菌性炎症，就可能加重炎症反应产生腰痛及大腿外侧痛。大腿外侧痛还要考虑股外侧皮神经支配区域的无菌性炎症刺激，腰痛结合大腿外侧痛伴蚁行感的情况，与上腰段的软组织损害关系更加密切。病人站立或走路稍久就想下蹲缓解症状，这种情况应该是椎管狭窄的表现，符合间歇性跛行的特点，但是不是椎管狭窄症，我们还要结合后文去看。坐位下肢能下垂，下垂之后症状加重，需要盘腿，盘腿动作是内收肌群和阔筋膜张肌的牵拉动作，盘腿既然可以缓解征象就提示大腿根部的内收肌群和臀旁侧的软组织没有严重损害。病人下肢下垂后出现腰痛、大腿感觉异常应该和下垂过程中出现的下肢循环速度减慢，产生的筋膜张力增加有关，符合反馈性疼痛的特点，说明下肢的静脉或者筋膜张力增加会加重腰痛，这与腰部的软组织损害或者神经根周围的软组织损害产生反馈性刺激有关，盘腿动作会挤压下肢的肌肉使静脉回流改善。

[2]病人保守治疗无效，天津医院骨科诊断骶$_1$隐性脊柱裂及腰$_5$脊柱肥大并发马尾神经压迫，是基于X线平片以及症状的诊断；该诊断并没有深入了解椎管内是否有相应损害，进行的椎管减压探查手术过程中切除椎板之后看到马尾存在粘连，慢性无菌性炎症刺激，日积月累，提示马尾神经的长期受损。这种粘连是椎管内无菌性炎症引起，还是椎周的软组织张力增加造成椎管内的静脉回流不良导致的无菌性炎症粘连，需要我们分析。病人术后出现了征象加重，需要拄拐行走，考虑手术虽然放松了椎管内的神经，但破坏了腰骶部的肌肉附着结构，从而导致腰骶部的软组织代偿能力下降，也会引起征象加重。并且后续病人还出现了头昏眼晕、视力减退、肩背酸痛的症状，有可能是由腰臀部发展而来的。因为在软组织损害的发展规律就是由局部软组织损害向全身软组织损害发展。

[3]病人脊柱形态正常，提示即使脊柱周围软组织存在无菌性炎症，也没有影响关节突关节的叠加运动，所以脊柱外形正常。病人直腿弯腰明显受限并且引出腰骶痛加重，提示腰骶部软组织附着处存在无菌性炎症刺激。沿大腿外侧至小腿外侧到足背的放射症状，与阔筋膜张肌或者髂胫束的张力增加有关。因为直腿弯腰臀内侧的软组织会控制骨盆的应用，这种控制涉及臀大肌上束对于髂胫束的牵拉，大腿外侧本身就有痛麻的情况，证明股外侧皮神经处于激惹状态，进行髂胫束的牵拉可能会加重这一症状。至于小腿外侧和足背侧的症状与髂胫束牵拉过程中造成小腿外侧的筋膜张力增加或者小腿外侧存在无菌性炎症，在进行腓肠肌牵拉控制的时诱发出小腿外侧症状，还有可能是腓总神经在穿行过程中受到了无菌性炎症刺激引起的症状，因为涉及足背外侧正好是腓总神经的浅支分布区域。跗骨窦损害引起腓骨长肌、腓骨短肌过度紧张也可引起小腿外侧症状和足背外侧症状。病人直腿伸腰虽然重度受限，但引出的腰骶痛并不是特别严重，这和脊柱外形正常能够产生呼应。因为脊柱外形正常，关节突关节没有明显的无菌性炎症存在，所以直腿伸腰只是关节突叠加以及浅层肌收缩对深层肌的挤压，单纯肌肉的软性挤压不会产生特别严重、尖锐的疼痛。

［4］直腿抬高试验45°阳性，多是坐骨神经梨状肌下出口处牵拉粘连或者无菌性炎症刺激引起的症状。这个角度引出的腰臀和下肢的放射痛也提示坐骨神经的梨状肌下出口处存在着无菌性炎症刺激，因为只痛无麻，所以粘连较少而无菌性炎症刺激会更多一些。

［5］检查病人的压痛点，全腰段、12肋下缘、腰骶部、臀部以及髂下脂肪垫的软组织压痛点均高度敏感，考虑既有腰部深层和浅层软组织损害，又有臀部、髂嵴腹内外斜肌附着部分的软组织损害。坐骨大切迹后缘涉及臀小肌的横束，说明宣老对坐骨大切迹进行检查包括坐骨大切迹的后缘、中缘和深压进去的前缘，肥胖病人没有办法压到前缘，但是可以压到中缘。三个位置代表着不同的意义，坐骨大切迹后缘是臀小肌的横束附着；中缘是梨状肌穿出部分的粘连，并不是附着部位。宣老进行压痛点检查比较细致，这也是我们临床学习的部分，一定要对疼痛的部位进行细化分析。病人大腿根部的压痛点也是中度敏感，没有明显的软组织损害，可以进行盘腿动作。双下肢的肌肉量、肌力、皮肤感觉、膝反射和跟腱反射正常，提示肌肉的自主神经系统调控以及感觉反馈和运动反馈正常，说明下肢肌肉的支配神经没有受到明显的挤压刺激或者粘连的影响，微循环正常，对下肢的反馈灵敏度正常。屈髋屈膝分腿试验阴性提示内收肌群没有缩短，因为屈膝屈髋分腿试验需要有内收肌群的缩短和附着处的无菌性炎症刺激，才可以在屈髋屈膝分腿时产生大腿根部疼痛，不能同时满足上述两个条件则为阴性。

［6］宣老应用了腰脊柱"三种试验"检查，说明宣老应用腰脊柱"三种试验"检查鉴别椎管内外软组织损害，应该在1974～1975年整合，而之前还是选择单一试验进行椎管内外鉴别。对病人骨骼形态的变化，此处病人自带外院手术前X线片，手术后的影像好像没有呈现。宣老对病人诊断的是椎管外软组织损害并发坐骨神经痛，考虑大腿、小腿及足的症状与反射性坐骨神经痛症状有相似之处，所以诊断是并发坐骨神经痛，然后先进行了定型的腰部软组织松解手术。这能够解释病人进行手术的顺序，宣老对此类腰臀部广泛压痛点的病人，先进行腰部的定型软组织松解手术，之后根据具体情况，再进行臀部和大腿根部软组织松解手术，这是既定治疗顺序。腰部软组织松解术后，病人的下肢症状消失，能够正常站、坐、走，提示腰部软组织损害是引起大部分软组织疼痛的主要原因，因为术后要间隔3个月再进行臀部、大腿根部及髂下脂肪垫手术，这些部位都有敏感压痛，但病人并没有复诊，也没有再进行后续手术。这也给我们提供了很重要的信息，在随访中了解到病人症状消失，提示病人的软组织损害主要集中在腰部。对于这种集中在腰部的软组织损害，反复进行银质针治疗，效果也不错。在临床工作中，曾经有一些符合腰椎管狭窄症或者马尾受压的病人，检查时有腰臀、大腿根部以及膝踝的明显压痛。治疗其他部位的效果都不如腰部的治疗效果更明显，所以要反复对腰部进行银质针治疗，治疗后病人的症状会一步一步缓解，

最终达到消除症状的效果，这就提示腰部的软组织治疗可以改善腰部的微循环，创造软组织修复环境，并且能够使椎管腔的容积变大，从而改善椎管内微循环功能，减少对神经的压力刺激，这样为神经周围的软组织水肿提供良好的修复条件，所以腰部软组织的银质针治疗也可以解决一部分病人的顽固症状。

26.2.27 第27组： 腰臀部软组织松解手术治疗外院误诊"腰椎管内游离骨片引起腰腿痛"的腰臀部软组织损害的病例介绍和讨论。

【病例451】

严×如，男，47岁，县委书记。既往无腰痛病史。早期某次插秧后曾感腰骶部酸胀，几天后自行消失。1968年5月18日背腰部被拳击伤，当即昏迷。苏醒后感全身剧烈疼痛，以腰骶痛最甚。不能坐和卧，只能用双手扶桌勉强移步。卧床2周后稍能起床活动，但不能做端洗脸水盆等动作，否则腰骶痛增剧[1]。同年7月8日到武汉市第二医院检查，对腰骶痛未诊断；之后在湖北医学院二附院骨科诊断"腰$_{4\sim5}$椎间盘突出症"；解放军190医院骨科诊断腰$_{4\sim5}$椎管内游离骨片；两院均建议手术治疗。1969年1月起腰骶痛更加重，沿右臀、大腿外侧、小腿外侧、足跟、前足和足趾"放射"，伴后三处皮肤的麻木和后两处感觉丧失；右下肢肌萎缩明显，右踝及五趾的背伸动作消失；需用单拐支撑结合左手紧拉右大腿裤管提起大腿勉强移行，方可避免下垂的前足和足趾擦触地面，长期失去生活能力。1969年先转天津市第一人民医院骨科，诊断同第190医院，因无病床而来上海。在火车中结识了两位常州医师，遂到镇江市江滨医院骨科就诊，先诊断右"坐骨神经痛""股神经痛"或"腰椎间盘突出症（？）"，最后诊断为椎管内游离骨片侵入腰$_{4\sim5}$椎间孔引起的右腰腿痛。行骨盆牵引结合理疗和药物注射2周无效，于7月15日行腰$_4$全椎板切除式减压探查手术。见腰$_{4\sim5}$椎间盘正常，腰$_4$椎体下缘处高起不平，切开取出骨碎片。术后右下肢知觉恢复，踝、趾关节均恢复背伸功能，但疼痛依旧，仍"放射"至足趾。再经理疗、针灸、局封、氢化可的松药液痛点注射和中西药物内服，征象有增无减，无法起床。同年12月和1970年3月该院两次送病人到南京医学院附院骨科会诊，建议石膏背心外固定。但3个月后，拆除石膏感腰腿痛反而更剧。湖北医学院一附院骨科拟椎管内探查手术，因酷暑暂缓，改作钢背心外固定，也无疗效。最后镇江的手术医师介绍来我院医治。此时病人已伴有头昏、头胀、右手发麻和握力减退等躯干上部征象[2]。

检查：脊柱无畸形；勉强站立，腰骶痛加重[3]。直腿弯腰指尖距地65厘米时出现严重僵腰，引自腰₁沿右臀、下肢外侧、足跟、前足和五趾的"放射痛"加剧；直腿伸腰引出的"放射痛"到右膝为止，较前者要轻[4]。直腿抬高试验左60°有左腘窝痛；右30°引出右腰臀痛沿右下肢"放射"至足趾，伴麻木感加重[5]。胸_{3~4}、胸_{6~9}棘突和椎板、肩胛骨上角、肩胛骨脊柱缘、冈下窝、肩胛骨背面下段以及腰₁棘突和椎板～骶₄中嵴和背面的压痛点，左侧中度敏感和右侧高度敏感；髂后上棘内上缘、髂胫束、髂翼外面、臀上皮神经、臀下神经、臀上神经、坐骨神经梨状肌下出口处、大腿根部、髌尖粗面的压痛点，左侧轻度敏感和右侧高度敏感；双髂后上棘压痛点不敏感。屈髋屈膝分腿试验引出右大腿根部痛（阳性）。右外侧半月板压痛和右膝外翻检查均明显引出外侧挤压痛，右膝外侧McMurray试验阳性[6]。腰痛X线常规片提示腰₄椎体后下角的所谓骨片侵入椎间孔的阴影，经双侧斜位片对照，证明为外界阴影所重叠；与镇江医院手术前的X线对比，虽经该院手术切除该些骨片而术后仍有完全相同的阴影。诊断椎管外软组织损害性右腰臀痛并发"坐骨神经痛"和躯干上部征象，合并右髌下脂垫损害和右外侧半月板病损。1971年1月11日在硬麻下行右腰臀Ⅳ手术。本拟同时加行右大腿根部软组织松解手术，但当腰臀手术完毕，病人自感未被麻醉的右下肢征象即可完全消失，病人要求暂停右大腿根部软组织松解手术，笔者同意病人的要求。术后第6天起床，腰腿痛全消失，右下肢轻松舒适。但步行锻炼半个月后，又感右大腿根部和大腿内侧痛突出；同年2月8日腰麻下补行右大腿根部软组织松解手术，疼痛解除，原来不能主动直腿抬高的右下肢可自行高举；不久头痛、背痛和肩痛加重，伴胸痛、胸闷和呼吸不畅以及右骶骨下端痛（未手术松解处），影响行走锻炼。同年3月26日在局麻下补行右腰部深层肌骶髂关节内侧缘附着处切开剥离手术（直至触痛消失为止），术后骶痛消失；同年4月20日气管内插管乙醚麻醉下，行双肩胛提肌肩胛骨上角附着处切开剥离手术和背伸肌群胸₁～腰₁棘突和椎板附着处切开剥离手术，术后上述躯干上部征象完全消失[7]。

第2次住院：出院后的1年中腰骶痛消失，仅在阴雨天或过度劳累时感酸痛，平时无征象。目前右臀腿痛又逐渐加重，要求医治。检查：直腿抬高试验左80°和右30°；右腰_{1~5}后关节与右腰₁棘突、椎板和后关节的压痛点以及右髂翼外面下1/2段和右坐骨大切迹后缘的压痛点高度敏感，均为未手术松解处或手术松解未彻底处。1972年4月20日全麻下再行双腰部深层肌腰_{1~3}棘突、椎板和后关节附着处切开剥离结合该肌腰₃～骶₄附着处游离手术，以及右阔筋膜张肌、臀中肌和臀小肌在髂前上棘——坐骨大切迹（包括其后缘和中缘在内）——髂后下棘联接线以上附着处切开剥离手术。当手术松解的总和符合定型的腰臀部软组织松解手术的要求，术后残余的腰臀腿痛全部消失[8]。

第3次住院：1973年5月14日按治疗计划在腰麻下再行右髌下脂肪垫——外侧半月板联合手术后，膝痛也解除[9]。

15年后复查：自诉术后全身征象完全消失，3个月后恢复原工作，离休后从事一般工作，躯干上下部象均未复发，也无后遗症。病人对治疗满意。检查：脊柱无畸形。直腿弯腰指尖触地时无僵腰，直腿伸腰无妨碍，直腿抬高试验左右各90°，三者均无征象引出。远期疗效属治愈。

【病例451】导读

［1］病人为文职人员，存在久坐的情况，插秧时又有腰部的肌肉劳损，逐渐累积叠加，再加上外伤刺激，造成疼痛明显加重，出现严重软组织损害。疼痛的时候，不能坐和卧，提示坐、卧这两个动作是引起疼痛的原因，排查时病人可以站，是一种扶着桌子站的状态，或者不能完全站直的状态。病人移步比较困难，提示其重心控制出现问题。另外就是不能在躯干前方增加重量。如果增加重量腰骶部的竖脊肌就会出现疼痛加重。

［2］病人腰骶痛发作时，所进行的检查符合腰椎间盘突出症诊断，并且有椎管内游离骨片的诊断，当时的诊断应该是比较简单的X线检查，或者是碘油造影检查。病人的软组织疼痛会不断蔓延，从大腿、小腿外到足跟、前足趾的部位产生疼痛以及麻木。前足和足趾感觉丧失，提示感觉神经明显受压。病人出现肌肉的萎缩，与肌肉的自主神经系统调控功能不良有关，这就可能与下肢的感觉传入功能异常及腰交感神经的过度紧张或者腰交感神经的失控有关，考虑腰部软组织损害会更多一些。踝和足趾的背伸功能消失，提示背伸肌群（指长伸肌、蹞长伸肌、胫骨前肌、趾短伸肌）的支配功能异常，神经受到了明显的挤压刺激，或者存在神经损伤。病人在行走时需要用左手拉右腿来勉强行走，提示右腿抬腿功能异常。病人在镇江进行腰椎的椎板切除减压探查手术，术后右下肢的知觉功能改善，以及踝指关节功能得到了恢复，提示椎管内可能存在着游离骨，或者在潜移默化中使椎管内减压造成椎管内的挤压症状减弱或消失，从而消除了一部分下肢功能异常的症状。但疼痛没有缓解，说明感觉神经受到刺激的因素没有解除。石膏背心固定减少肌肉的过度应用没有效果，提示软组织无菌性炎症的蓄积达到了不可调和的状态。并且向上也发展出现了头昏、头胀、手麻、握力减退的征象，说明不单纯是躯干下部的软组织损害，还包括了一部分躯干上部软组织继发性损害形成。

［3］病人的腰脊柱形态没有畸形，提示没有深层的或者椎管内无菌性炎症刺激造成的脊柱避让性改变。不能坐、卧，也不能直立，需要扶着东西站着慢慢晃腰才能改善症状，说明腰脊柱段的软组织深层损害达到了不可调和的矛盾，放松浅层，深层受到影响；放松深层，浅层受到影响，都会引起疼痛。

［4］病人直腿弯腰严重受限，不止僵腰，还有放射性的痛麻，但是放射性痛麻的

位置比较高。常见的放射性痛麻，一般都是从腰骶部开始向下，此病人是从腰$_1$开始向下，沿着下肢外侧向外下的痛麻，这种情况提示我们在直腿弯腰的过程中，胸腰段或者上腰段的深层受到浅层肌收缩的压力刺激，可以产生相应的症状。而直腿伸腰的时候放射痛并不能到达小腿及足，只到膝关节，说明后伸的时候，影响的是腰丛后支的皮神经部分。而前屈动作不单纯是影响腰丛后支的皮神经部分，还会通过牵拉刺影响到坐骨神经，出现相应的症状。

[5] 病人左腿直腿抬高诱发腘窝痛，直腿抬高单纯腘窝痛与髌下脂肪垫损害关系密切，如果腘窝痛的同时还有伴随着臀痛或者牵拉感，往往与臀肌损害关系更加密切，但是60°时引出腘窝痛，有一部分病人与椎间孔周围的软组织损害有关，因为60°可以使坐骨神经的牵拉波及椎间孔周围的软组织损害部分。而右侧直腿抬高试验30°就引出下肢放射性痛至足趾，并且麻木加重，提示坐骨神经的梨状肌下孔穿出处存在无菌性炎症，并且有软组织粘连的情况。

[6] 病人的压痛点检查，胸脊柱段、肩胛骨、腰$_1$～骶骨背面、臀肌浅层深层及髌下脂肪垫的压痛点敏感。强调双髂后上棘压痛点不敏感，说明胸腰筋膜后叶的附着部分没有明显的无菌性炎症蓄积。屈膝屈髋分腿试验阳性，提示右侧大腿内收肌群存在肌腹和附着点损害。宣老进行膝关节检查时往往对膝关节外侧半月板的重视度非常高，但是临床中遇到内侧半月板疼痛的机会更多一些，而外侧相对会少一些。外侧的半月板的压痛以及外翻挤压试验的阳性表现，提示外侧半月板关节囊存在无菌性炎症，会影响大腿外侧和小腿外侧的功能。

[7] 腰椎X线检查，提示椎管内骨片是椎管外伪影重叠引起的。但是椎管内软组织松解及骨片的去除，确实解决了下肢的反射功能异常和运动功能异常的情况，提示椎管内当时可能是存在粘连，也可能有骨片的存在。这里无法判定椎管内是否确实存在骨片，可能在探查中无意识地松解，使下肢的功能得到了良好的恢复。压痛点以及X线检查诊断为椎管外软组织损害，然后对病人进行有序的软组织松解手术，腰臀Ⅳ松解手术，术后病人述下肢症状完全消失。有两种可能性，一种确实行腰臀Ⅳ手术之后，症状明显的缓解或者消失，另一种情况是病人惧怕手术的创面，术后给宣老比较模糊或者不实的反馈。但在腰臀Ⅳ手术后病人的下肢症状虽然消失，大腿根的疼痛却凸显出来，所以又进行了大腿根部的软组织松解手术，术后不能自主直腿抬高的下肢可以自行高举，直腿抬高虽然涉及腰大肌、股直肌和阔筋膜张肌的运动，但是内收肌群也是进行协调运动的重要部分。为什么大腿根部的软组织放松之后就能完成直腿抬高，是因为大腿根部的软组织附着处存在敏感的无菌性炎症，抑制了内收肌群的收缩作用，同时反馈性地使其周围的屈髋肌肉受到了抑制。躯干下部的征象得到了解除，躯干上部的继发软组织损害又逐渐加重，所以又进行了骶髂关节内侧缘和躯干上部的肩胛骨及胸$_1$～腰$_1$椎板关节突的松解手术。术后病人的躯干上部征象消失，说明松解

范围足够大，效果非常好。为什么腰臀Ⅳ手术之后骶髂关节内侧缘的疼痛还是没有消失，应该是与手术松解没有穿过此处有关系，所以附着点没有完全被松解开。在临床银质针治疗的时候，需要对这个位置的捣刺以及对骶髂关节后间隙的骨面进行彻底的提插剥离治疗。通过小型针具没有办法达到如此治疗效果，所以宣老也提出针不到，痛不消的理念。

[8] 第1次住院之后，病人原有征象得到了明显的缓解，但是臀腿痛没有完全消失，又逐渐地加重，提示软组织松解的范围不彻底。宣老重新进行了检查，发现病人腰椎的棘突、关节突、髂翼外侧、坐骨大切迹后缘的痛点高度敏感，可能因为手术松解之后局部肌肉的爬升又出现问题，产生了粘连。而臀部、坐骨切迹的后缘、髂翼外侧下半部分没有得到松解，髂外三肌针刺时，重点地强调了髋臼上缘的针刺解对于下肢症状的影响，进行手术"补课"把这些没有松解的位置松解开，腰臀痛就得到了完全的缓解。

[9] 病人的症状，因一次次手术而逐步减轻；其痛苦，因一步步治疗而日渐消退，所以对治疗的信任度逐渐增加，后续进行髌下脂肪垫联合外侧半月板的松解手术很顺利。膝部手术后消除了临床症状，提示病人的膝痛是原发。反复出现的髌下脂肪垫联合外侧半月板的松解手术也提示给我们，膝痛在外侧半月板的治疗上也要提起重视，并非单纯内侧损害引起，也有外侧的原因，病人的术后随访效果非常不错，提示宣老在治疗探索中的正确性。

第二十四节 先天性髋关节脱位畸形病例

26.2.28第28组：臀部软组织松解手术治疗椎管外软组织损害性臀痛合并成人先天性髋关节脱位畸形的病例介绍和讨论。

【病例452】

张×芬，女，45岁，职员。左大腿及腹股沟酸胀不适半年。幼年即有双下肢跛行步态。父母误认为小儿麻痹症后遗，未予治疗。以往的44年左下肢无酸痛等任何征象发生，与正常人一样工作或劳动。去年10月起感左大腿及腹股沟部酸胀不适，影响走路[1]。仁济医院骨科诊断风湿，服抗风湿药物医治无效。近1个月征象更重，酸得坐立不安和行走困难。再去该院骨科经X线片，诊断左髋关节先天性脱位，建议行髋关节固定手术。病人对术后关节不能活动有顾虑，不愿接受此治疗方案[2]。

检查：腰脊柱右侧凸和明显过度前凸。直腿弯腰指尖距地5厘米时无僵腰，直腿伸腰无妨碍，直腿抬高试验左右各90°，三者均无征象引出，仅右脊柱侧弯试验时引出左臀吊紧感和轻度酸痛，左腓总神经按压试验阳性。双下肢呈轻度前屈和内收畸形，两臀外侧均触得股骨大粗隆突起[3]。Trendelen-burg试验均阳性。臀部和大腿根部的压痛点左侧高度敏感和右侧中度敏感。X线片提示左先天性髋关节脱位的程度较右侧为甚。诊断：椎管外软组织损害性左臀痛，合并双先天性髋关节脱位畸形。本拟先行左右两侧股骨粗隆间成角截骨手术，然后视情况再考虑左臀部软组织松解手术。但病人的意见是目前仅有左侧酸胀而无右侧征象；何况年已45岁，连续接受左右两次截骨手术对身体来讲是值得？因此坚决要求先行左臀部软组织损害的治疗。1978年4月11日在硬麻下行定型的左臀部软组织松解手术和左大腿根部软组织松解手术[4]。

3年后复查：术后左大腿和腹股沟酸胀均消失，未复发，可坐可立，行走方便，但两下肢跛行步态未改变。疼痛解除后，病人不再考虑骨骼畸形的治疗。椎管外软组织松解手术的近期疗效属治愈。

[1]病人自幼下肢跛行，限于当时的医疗条件以及人们对健康状态的认知影响，所以一直没有进行确诊治疗。随着年龄增长，疲劳的肌肉表现出明显酸痛、酸胀。此症随时间推移，愈发严重，步履维艰。

[2]彼时的医疗水平，多以经验诊断居多，所以考虑抗风湿药物治疗，后来通过影像检查才确诊先天性髋关节脱位。因为病人的病史太长，先天性髋关节脱位没有办法纠正。现在的医疗条件先天性髋关节脱位早期可以做矫正手术，或者成年之后做股骨截骨治疗甚至股骨头置换治疗。但在当时的医疗环境没有办法完成这些治疗。

[3]左侧髋关节脱位明显，骨盆承重高度下降并产生向左倾斜，腰$_4$、腰$_5$连接的位置向右反转，出现腰椎左侧凸，但此病人腰椎出现右侧凸，提示骨盆侧向倾斜过多，腰椎反向弯曲无法纠正重心，需要有更大活动度的胸腰段发挥旋转及反向弯曲作用进行重心纠正，同时形成过度前凸的改变。脊柱段屈伸都没有明显的妨碍，并且直腿抬高也不受影响，说明病人的软组织损害程度并不是特别的广泛或者严重，筋膜张力也是趋于正常状态。右侧弯脊柱的时候，因为长期的躯干向左侧的重力倾斜，导致这一侧的肌肉紧张或者筋膜缩短，所以出现臀部的吊紧和酸痛的感觉。腓总神经按压检查阳性，说明椎管外软组织存在损害的情况，尤其是坐骨神经穿出梨状肌下孔处的无菌性炎症或者臀旁侧的损害，都可能造成腓总神经按压试验阳性。因为先天性髋关节脱位后，其承重为非正常力学传递，需要通过软组织来完成，病人要尽量下肢内旋，增加股骨头与骨盆侧面的顶压摩擦力来降低骨盆的不稳定状态，所以会出现股骨向前旋转。股骨大粗隆就会凸显出来，表现出下肢内收和内收之后出现的屈髋屈膝代偿的状态。

[4]病人单腿站立征阳性，提示患肢无法单独承重。臀部、大腿根部的压痛高度敏感，提示影响下肢运动的肌肉都出现劳损的情况。X线检查提示先天性髋关节脱位，左侧比右侧重，左侧承托应用增多出现劳损，这种双侧髋承重平衡时不容易出现问题，因为臀肌会形成明显的代偿。但是一侧重另一侧轻，重力压到一侧下肢，会使维持骨盆稳定的肌肉处于紧张状态，失代偿后产生症状。因为病人不愿意做截骨手术，所以先进行了软组织松解手术，这也为宣老认识先天性髋关节脱位的疼痛打下基础。因为在软组织松解手术之后，病人的症状消失，提示先天性改变除非出生时就有酸胀、疼痛症状，不然疼痛或者酸胀的表现应该和后天累积劳损有关，解除劳损的部位就能解决症状。

【病例453】

梁×富，男，56岁，工人。自幼有左下肢跛行步态，宁波有关医院诊断左先天性髋关节脱位。未曾接受任何治疗，直至1979年之前左髋从未出现过不适征象。久站、久走、工作、劳动等与正常人完全一样；且经常肩挑60千克重担，不受影响。近5年来感左髋部和左膝部发酸，行走时加剧，卧床休息可缓解。之后征象不断加重，至1982年1月起需扶单拐支撑行走，最多能坚持2.5千米，但弃拐行走仅能坚持10步左右，失去工作能力。酸感日趋剧烈，不堪忍受，多种非手术疗法久治无效[1]。近年来宁波地区医院骨科建议行左闭孔神经切断手术，病人对此手术的疗效有顾虑而来我院求治[2]。

检查：腰脊柱轻度右侧凸和过度前凸，骨盆向左倾斜[3]。左股骨大粗隆向臀后外侧隆凸明显，左下肢呈轻度前屈和内收畸形。左下肢总长度（自髂前上棘至内踝）为78厘米较右下肢的总长度缩短6厘米。左股四头肌萎缩（髌上10厘米处测量，则左大腿周经为38厘米，较右侧缩小3厘米）。屈髋屈膝分腿试验引出左大腿根部痛阳性，因左股内收肌群明显挛缩，致大腿与床面形成较大的角度（40°）；右侧试验阴性，其大腿与床面形成20°角，属正常范围[4]。左Thomas征（髋关节屈曲挛缩试验）和Trendelenburg（特伦德伦堡）试验均阳性。左臀部、大腿根部和髂尖粗面的压痛点均高度敏感；右侧均轻度敏感。X线片提示左髋关节先天性脱位，股骨头及股骨颈变形、萎缩和上移，股骨干变细，Shenton线中断。诊断：椎管外软组织损害性左臀部酸感，合并左先天性髋关节脱位畸形。在治疗方面因年龄关系只考虑椎管外致痛因素的解除，故于1983年5月25日在硬麻下行定型的左臀部软组织松解手术和左大腿根部软组织松解手术[5]。

2年后复查：自诉术后酸感立即全部消失。5天起床行走，越走越感左臀髋部舒适。1个月后恢复原工作。征象未复发，无后遗症。病人对治疗满意。检查：腰脊柱和左下肢畸形如旧。左臀部、大腿根部和髂尖粗面的压痛点均变为不敏感。左臀部和大腿根部软组织损害的近期疗效属治愈。

【病例453】导读

[1]病人呈先天性畸形步态，自幼跛行，但没有明显疼痛症状，能和正常人一样干活。随着年龄增长，这种异常的步态导致软组织损害的累积加重，产生疼痛，并且一旦出现疼痛，其软组织修复功能急剧下降，越来越加重，只能很短距离行走，失去工作能力。

[2]闭孔神经切断术对于内收肌群的放松是有积极意义的，也可以降低髋关节周围的疼痛感觉以及反射性刺激造成的膝关节或髋关节症状。但这属于姑息疗法，因找不到原发病灶，故才会做神经切断治疗。

[3]病人左侧先天性髋关节脱位，骨盆的支撑高度会向左侧倾斜，腰椎反向弯曲

无法纠正重心，需要有更大活动度的胸腰段旋转及反向弯曲进行重心纠正，出现脊柱下段右凸，同时形成过度前凸的改变，产生脊柱段的上端左侧偏斜，这样才能让病人的躯干上部更加正直。所以不管是先髋还是臀旁侧软组织损害造成的骨盆侧向倾斜，都可能会产生脊柱形态改变。但臀旁侧软组织损害产生的骨盆侧倾角度不大，腰脊柱段发生同侧凸的反向弯曲概率较大。

[4]先天性髋关节脱位，导致承重能力下降，股骨内旋转增加，股骨头与骨盆侧方形成明显的压力传递，体态就表现出下肢的前屈内收。宣老描述了形态改变影响，骨盆左右侧大约有6厘米落差，所以骨盆的位置非常倾斜。对磨损几十年的骨盆进行影像学检查，骨盆两侧的高度、形态都会发生异常，不会均匀对称，即使做股骨头修复，骨盆结构改变也不会太明显。因为下肢长期的内收、内旋、屈曲，大腿内收肌群处于紧张性收缩及被动拉长的状态，即等张拉长，内收肌群长期受到损害，出现挛缩机会大，所以病人检查时，大腿的外展角度明显下降，和床面形成40°夹角，正常情况屈髋屈膝分腿试验形成的夹角是30°之内。

[5]病人左侧髋关节与股骨颈之间的曲线关系消失，单腿站立试验阳性，提示存在髋关节脱位。髋关节屈曲挛缩试验是腰大肌牵拉试验，确定腰大肌是否有挛缩。此病人的腰大肌牵拉试验阳性，说明腰大肌处于紧张状态或者缩短状态。病人的疾病和腰大肌的损害有没有关系，要看有没有针对腰大肌的治疗。X线检查明确先天性髋关节脱位及股骨头、股骨颈的变化，对于股骨颈的改变以及股骨干变细的这种情况，提示病人长期处于异常承重状态。对于这种病人，宣老已经有了前述的经验，所以先进行了软组织松解手术治疗，术后病人快速恢复了原有的正常舒适状态，虽然形态改变没有恢复，但症状消失了，进一步提示病人的主诉症状与软组织损害有关，而与骨骼形态改变关系甚微。

26.2.29 第29组：臀部软组织松解手术治疗粗隆部成角截骨手术矫正成人先天性髋关节脱位畸形后仍未解除的椎管外软组织损害性腰臀痛的病例介绍和讨论。

【病例454】

陈×萍，女，27岁，教师。自诉1962年（16岁）前无腰臀痛病史。1962～1963年曾偶感腰臀酸痛，征象极轻，休息后即缓解。下肢活动方面无论爬山、涉水、运动或旅游等步态均完全正常。1964年去农村锻炼，劳动时出现左腰臀酸痛加重，并在劳动过久或行走过多时出现左下肢跛行步态明显。1965年返回上海，在我院骨科做X线片明确了左先天性髋关节脱位畸形。之后左腰臀痛由时好时发变为时轻时重，痛度不断加剧，严重影响工作[1]。

检查：腰脊柱右侧凸和轻度后凸。直腿弯腰指尖距地25厘米有僵腰，直腿伸腰未受限，直腿抬高试验左60°（右80°无征象），三者均引出左腰臀痛加重[2]。左下肢呈轻度前屈和内收畸形，左下肢显短，左臀后外侧可摸得大粗隆隆凸，左髋外展受限。屈髋屈膝分腿试验引出左大腿根部痛阳性及其腿与床面形成45°角；右侧试验阴性，其大腿与床面可分成20°角，属正常范围[3]。左Trendelenburg试验阳性。左髂后上棘内上缘、臀部、大腿根部和髌尖粗面的压痛点均高度敏感。诊断：椎管外软组织损害性左腰臀痛，合并左先天性髋关节脱位畸形。1971年12月15日腰麻下先行左股骨粗隆下成角截骨手术结合髋人字形石膏外固定3个月[4]。

第2次住院：拆除石膏后左下肢的前屈和内收畸形消失，缩短的左下肢因外展而增长，行走方便，跛行步态变为正常。但左腰臀痛和大腿根部痛有增无减。1974年1月5日根据压痛点分布在硬麻下行定的左臀部软组织松解手术和左大腿根部软组织松解手术[5]。

术后2年复查：自诉第1次手术后下肢畸形纠正，带来行动方便。第2次手术后腰臀痛和大腿根部痛全解除。3个月恢复原工作，经常带学生下乡，带头参加农业劳动无不良反应。检查：腰脊柱外形变为正常。直腿弯腰指尖距地10厘米无僵腰，直腿伸腰未受限，直腿抬高试验左右各90°，左髋关节可全屈下蹲，患肢单独负重时Trendelenburg试验变为阴性，五者均无征象引出[6]。左屈髋屈膝分腿试验变为阴性，其大腿与床面的角度变为30°。

21年后再复查：疼痛未复发，无后遗症，跛行步态消失，下肢活动与正常人难以区分。病人对治疗满意。远期疗效属治愈。

【病例454】导读

[1] 病人先天性髋关节脱位，16岁之前没有症状，提示16岁以前身体的均衡性以及运动时下肢肌肉的劳损及发育程度差异不大，所以并没有出现明显的症状，但16岁之后，由于进行各种各样的体力劳作，导致部分肌肉劳损，出现不均衡的承重，从而引起腰臀酸痛的情况。病人劳动时间长会出现下肢跛行，和肌肉的过度应用后劳损有关系，所以在久走或者过劳的时候会出现症状。X线检查确定是先天性髋关节脱位，当时症状时轻时重、时好时发，疼痛加剧才会影响到工作，16岁的时候是1962年，做相应治疗是在9年后。

[2] 因患者左侧髋关节先天性脱位，脊柱段先呈右侧凸，特别是在腰₅水平以上显现，随后向左侧反转形成前凸。然而，该患者表现出后凸，表明可能存在腰臀部软

组织损害的代偿状态，与前述病例有所不同。此状况提示在脊柱调节过程中，无法在腰段进行反向纠正，可能存在关节突关节的软组织损害。前凸叠加关节突关节，疼痛会抑制腰椎前凸的出现。病人直腿弯腰有僵腰，提示存在腰部或者臀部肌肉、筋膜的张力增加。直腿伸腰没有明显的受限，说明关节突关节叠加过程中没有引发疼痛性避让。也就是关节突关节叠加时的刺激处于可控范围。但是引出左腰疼痛加重，提示腰部深层或臀部肌肉应该是存在损害的，所以会引出疼痛。直腿抬高试验左侧60°腰臀痛加重，这种情况如果是与坐骨神经走行投影相重叠，一般考虑椎间孔周围的软组织损害或者侧隐窝区域的软组织粘连。但病人表现出来的是弥散性腰腿痛，就要考虑软组织问题。一般是臀部的肌肉痉挛、无菌性炎症刺激或筋膜张力增加造成。

［3］病人的下肢前屈内收和先天性髋关节脱位有关系。因为内收肌的过度紧张会造成股骨外展功能不足，股骨大粗隆也可以明显摸到。屈髋屈膝分腿试验引出大腿根部的阳性表现也合乎逻辑。因为大腿根部的肌肉附着处存在无菌性炎症，同时也存在整条肌肉的结构缩短，所以屈髋屈膝分腿试验引出疼痛和与床面成角。

［4］病人的单腿站立试验阳性，并且存在腰骶后部、臀部、大腿根部、髌下脂肪垫的高度敏感压痛。病人既有软组织损害，又有骨骼畸形。宣老对病人进行了左股骨粗隆下成角截骨手术的纠正性治疗。因为病人比较年轻，手术能够纠正他的下肢力学承重形态，术后如果病人疼痛消失说明畸形矫正是有意义的，能够使软组织损害得到逆转。

［5］纠正病人下肢骨骼承重力学结构异常之后，并没有解决腰痛和大腿根疼痛问题，并且这种疼痛还在不断发展，提示骨骼畸形和承重力学改变不是造成现有疼痛的原因。疼痛与无菌性炎症刺激游离神经末梢有关，所以要解决软组织问题，使无菌性炎症消退。宣老为病人又进行了定型的臀部和大腿根部软组织的松解手术，此时未做腰部手术，腰骶后部虽压痛，但未做治疗。

［6］病人做了臀部和大腿根部的软组织松紧手术后，疼痛完全消失，并且能恢复正常的活动，单腿站立试验转为阴性，提示软组织对髋部承重稳定性有明显作用。解决臀部软组织损害问题，能明显增加下肢稳定性。

【病例456】

诸×仪，女，21岁，学生。幼时两下肢步态正常。15岁时感左髋部疼痛，休息后好转。之后左髋痛逐渐加重，扩展到整个臀部和大腿根部，伴左大腿内侧"放射痛"[1]。外院X线片证明左先天性髋关节脱位，在外院于1971年行左股骨粗隆下叉状截骨矫形手术。3个月后拆除人字石膏，X线复片提示两截骨端在理想位置上骨性愈合。术后跛行步态消失，但走路感痛，左大腿根部痛重于左臀部。急性发作时不能行走，常卧床不起，且逐年加重，严重影响工作。最后由该手术医师介绍由笔者收治[2]。

检查：腰脊柱外形正常。直腿弯腰和直腿伸腰轻度受限，直腿抬高试验左80°（右90°），三者均引出中度的左臀痛加重[3]。髂后上棘内上缘、臀部和大腿根部各压痛点左侧均高度敏感和右侧不敏感。屈髋屈膝分腿试验引出左大腿根部痛阳性。左Trendelenburg试验因已行粗隆下截骨手术呈阴性[4]。鉴于这类先天性骨骼畸形和截骨手术矫正负重力线后的畸形均非疼痛病因，故诊断椎管外软组织损害性左臀腿痛。1976年12月27日硬麻下行定型的左臀部软组织松解手术和左大腿根部软组织松解手术[5]。

9年后复查：自诉术后臀腿痛全解除，腰活动完全恢复正常，能走长路，步态正常，跛行消失。3个月后恢复原工作，有时兼做重体力劳动，无征象复发，也无后遗症。病人对治疗满意。远期疗效属治愈。

【病例456】导读

［1］病人为年轻学生，幼时两下肢步态无异，至15岁症状初现。此提示先髋病人，若是十五六岁开始显现相应症状，多因过往步态如常，遂未被察觉。如今随着医疗条件的进步，先天性髋关节脱位病人很早就被发现。病人自15岁开始臀髋疼痛、大腿根部疼痛加重，这种情况是随着劳损增多而逐渐加重。宣老描述病例是伴有左侧大腿内侧的放射痛，放射痛不作为孤立的疼痛来解释，而是放射性症状，可能病人描述成放射性的症状，或者在某个区域内出现的不是持续存在的疼痛，并且找不到触痛或压痛，这些都被归纳为放射痛或者解释为放射痛。

［2］X线检查确诊先天性髋关节脱位，并且做了截骨矫正手术。做截骨矫正手术后病人骨骼的形态得到了纠正，但走路时疼痛并没有消失，提示软组织损害并没有得到缓解，需要进一步治疗。病人疼痛发作有缓解期，急性发作时不能行走、卧床不起，但是缓解之后应该还可以工作，和我们临床中看到的或者听到的病人的主诉存在相似的可提供参考的部分，病人在某个动作、某个姿势或某个时段会存在症状缓解，提示病人的避让动作或环境条件好都可能缓解疼痛，给诊断软组织损害部位提供线索，使我们在治疗上才会有更好的突破。如果病人的症状是持续的，尤其像麻木或者功能障碍出现持续状态，在治疗上考虑可能需要解决的问题就比较多，甚至有些病人是无法治愈的。

［3］病人做过股骨的截骨手术，骨盆承重高度基本正常，所以脊柱的形态没有太多的改变。直腿弯腰、直腿伸腰有受限，并且引出臀部的疼痛加重，提示臀部存在明显的软组织损害。

［4］压痛点检查病人腰骶部、臀部、大腿根部存在高度敏感压痛，左侧的大腿根部在屈膝屈髋分腿试验时出现了阳性表现，这是内收肌损害造成的症状，但没有分腿

角度异常，提示在股骨截骨成型的手术之后，内收肌过度应用只是得到相应改善，疼痛没有完全消失。单腿站立试验转为阴性与粗隆下截骨手术有关。因为在临床中遇到先髋的病人不是特别多，单纯银质针治疗能不能使单腿站立试验转阴很难确定。

[5]宣老针对病人的压痛点的分布情况，进行椎管外软组织损害性右臀腿痛的判断，选择了定型的臀部软组织松解手术和大腿根部软组织松解手术。腰骶后部即髂后上棘内上缘是有压痛的，此处并没有做相应的治疗。但治疗后病人的功能恢复正常，疼痛消失，提示腰骶后部的软组织压痛是臀部的软组织损害传导过来的，这种情况不需要做腰骶后部治疗。在临床应用银质针治疗的时候，也存在这种情况，有些病人经过臀部治疗之后，腰部的症状消失，并且恢复正常功能，这种病人并不多，容易被我们忽视，需要注意。

第二十五节　脊柱各种形变病例

> **26.2.30 第30组**：腰臀部软组织松解手术或"以针代刀"的密集型压痛点银质针针刺治疗椎管外软组织损害性腰腿痛合并特发性脊柱侧凸畸形的病例介绍和讨论。

【病例458】

　　郭×，女，35岁，技术员。自幼患特发性脊柱侧凸畸形。1949年（15岁）在上海中美医院骨科（后改名同济医院）作过矫正石膏背心包扎。成长后畸形更明显，但无任何不适征象。1964年（30岁）起，因从事弯腰工作较多较久，常感腰痛和左下肢不能完全伸直[1]。1965年痛度加重，由原治疗医院的骨科专家诊治，经用腰围固定和推拿治疗后征象有所减轻。1966年起一直行针灸和推拿医治。1969年起腰痛加重，发展到左大腿后侧和小腿外侧麻木，左下肢乏力，不能久坐或多走，并伴有轻度肌萎缩，兰州医学院二附院骨科诊断脊柱侧凸合并外伤性腰腿痛，未行处理。兰州中医院内服中药，久治无效。兰州石油化工厂职工医院骨科诊断特发性脊柱侧凸压迫神经根，转来上海。到上海市推拿门诊部行推拿、针灸、火罐等医治，征象略有改善，但劳累后症状突发加剧，腰不能后伸，也不能前屈，影响工作。经其亲戚（我院泌尿外科医师）推荐来我科求医。笔者指出疼痛由椎管外软组织损害所引起，与脊柱侧凸畸形关系不大；病人对此新概念颇为赏识，愿意接受腰臀部软组织松解手术治疗[2]。

　　检查：整个脊柱呈"S"形，以腰部为甚。腰脊柱下段左（重）侧凸和后凸变直。直腿弯腰指尖距地60厘米时引出左髂后上棘内上缘痛"放射"至左臀部；直腿伸腰仅有左髂后上棘内上缘痛，但较直腿弯腰时轻得多[3]。直腿抬高试验左35°引出左腰骶痛"放射"至左臀下方；右90°无征象引出[4]。腰$_2$棘突、椎板和后关节～骶$_4$中嵴和背面、腰$_{2\sim4}$横突尖、髂后上棘内上缘、髂胫束、臀上皮神经、臀下神经、臀上神经、坐骨神经梨状肌下出口处、大腿根部的压痛点左侧高度敏感和右侧不敏感。屈髋屈膝分腿试验引出左大腿根部痛阳性[5]。腰痛X线常规片结合胸脊柱正侧位片提示"S"形脊柱侧凸畸形。诊断椎管外软组织损害性左腰臀痛并发

"下肢传导痛"合并特发性脊柱侧凸畸形。鉴于此特发性骨骼形非疼痛原因，遂于1970年10月30日硬麻下行左腰臀Ⅲ手术和左大腿根部软组织松解手术。术后征象显著缓解[6]。

　　1年4个月后复查：X线复查片提示脊柱侧凸畸形依旧。其中所述的"原有征象消失，仅后遗左骶髂关节内缘痛"乃是腰臀Ⅲ手术未松解处。嘱其来上海手术补课，有可能完全治愈。5年后笔者在上海龙华公园巧遇病人自兰州来沪出差顺便到此游览。当时病人告知，随着时间的推移，左骶痛发作次数明显减少，痛度也显著减轻；因不影响工作，暂不考虑手术补课[7]。检查：脊柱侧凸畸形如旧。直腿弯腰指尖距地5厘米，直腿伸腰无妨碍，直腿抬高试验左右各90°，三者均无征象引出。病人对治疗满意。远期疗效属有效。

【病例458】导读

　　[1] 病人脊柱侧弯，并在幼年时就做过相应的治疗，但当时治疗比较传统。即使是现在，特发性脊柱侧弯的治疗也没有完全突破原有的认识，从原有的固定脊柱侧弯支具变成现在的可变脊柱侧弯支具来进行脊柱侧弯的矫正，实际上这些矫正的积极意义并不大，只是延缓侧弯的发展速度。因为脊柱侧弯会导致人的躯干承重系统在重力传递过程异常，从而导致脊柱一侧软组织应用增多，产生相应的症状。该病人出现了腰痛和左下肢不能完全伸直，多数病人下肢不能完全伸直是为了使腰部的疼痛减轻，或者维持身体重力传递基本正常而进行的下肢屈曲纠正。

　　[2] 病人由于经常腰痛发作而去做各种各样的治疗。如局部固定的办法（腰围固定）以及推拿，只是固定的时候改善了其承重负担，或者是在推拿的时候放松了肌肉，使其症状有所缓解，但这些方法治疗后不能够达到痊愈或者病情长期稳定的状态。病人在腰痛加重的时候还会向下出现大腿、小腿的症状，说明疾病在不断发展。出现下肢乏力的症状有两个原因：①神经支配功能的减退，如神经在脊柱侧弯的时候受到挤压导致下肢无力；②阔筋膜张肌出现了过度紧张或者松弛，也会产生乏力的情况。如果阔筋膜张肌无法调控大腿肌肉的张力时，行走会非常费力。病人有下肢肌肉的萎缩，在各医院做了相应的检查和保守治疗，都没有得到很明显的改善，所以才寻求手术治疗。

　　[3] 病人的脊柱段存在明显"S"形侧弯，这是脊柱侧弯的特发表现，并且随着年龄增长还会出现弯腰时候的剃刀背。在腰脊柱的下段出现了左侧凸与后凸变直的情况，这和脊柱侧弯的表现存在着相悖的地方。因为脊柱侧弯不会出现明显腰脊柱段后凸变直的状态，而后凸变直则表明有可能存在腰臀部软组织损害。如左侧的腰部深层或者椎管内的软组织损害，会出现这种侧凸、后凸变直的情况。病人直腿弯腰指尖

距地比较远，有明显的直腿弯腰时的限制，说明胸腰筋膜或者臀部存在筋膜张力增加的情况。并且直腿弯腰能引出髂后上棘内上缘到臀部的放射性疼痛，提示臀上皮神经在臀部受到的牵拉刺激，其原因是胸腰筋膜张力增加对臀上皮神经产生卡压，或者腰丛的软组织损害刺激了臀上皮神经。直腿伸腰仅表现出髂后上棘内上缘的疼痛，这种情况提示软组织损害部位局限在髂后上棘内上缘的上下，因为其没有在直腿伸腰叠加挤压关节突关节时出现臀痛，所以该疼痛并不是腰部深层或椎管内的软组织损害所引起，而是腰骶部或者臀部的软组织损害引起。并且直腿伸腰病人的症状比较轻，所以腰部深层或者椎管内损害的概率非常小。

［4］病人直腿抬高试验35°引出腰骶部的疼痛向左臀下方放射，并没有到达腿部，多考虑为臀上皮神经受到牵拉刺激而引起的症状。坐骨神经牵拉刺激引起的症状概率较小。

［5］病人的压痛点分布广泛，自腰$_2$以下至骶骨背面、腰椎横突，以及腰骶部、臀部各处及大腿根部均显敏感。这种情况虑腰臀部的软组织松解手术一般是选择定型的松解手术比较好。屈膝屈髋分腿试验阳性，说明内收肌群耻骨附着处及大腿根部附着处有无菌性炎症。然患者无分腿角度异常，表明内收肌群于屈膝屈髋分腿时可延展，肌腹部未见黏弹性紧张现象。

［6］在结合了影像学检查和压痛点检查的情况下，诊断为椎管外软组织损害性疼痛，对病人进行了腰臀Ⅲ和大腿根部的软组织松解手术。我们并不知道宣老当时选择腰臀Ⅲ手术的原因。以病人的情况，应该选择定型的腰臀松解手术会更好一些，选择腰臀Ⅲ有可能是考虑到病人的下肢传导征象并不明确，而软组织损害的征象主要集中在腰臀、大腿根部，所以选择腰臀Ⅲ和大腿根部软组织松懈手术。

［7］病人在术后还是留有骶髂关节的内侧缘的疼痛，也是宣老未松解到的部分。但随着时间的推移，病人症状逐渐缓解，发作的次数越来越少。可能有几种情况：一是骶髂关节内侧缘是继发性损害，随着原发损害的去除和应用减少，症状会逐渐消退。二是工作的更换，原有的工作劳动强度大，后期劳动强度逐渐变小。病人随着年龄增长，职务也在变化，也有可能使症状消退。虽然症状已经消退，但病人如果还继续从事原有的工作仍可能会导致疼痛再发。

【病例459】

蒋×花，女，52岁，农民。年轻时就觉得站立时身体有倾屈，不能完全立直，但无任何不适。18岁出嫁，生育2男2女，长期从事农业生产和家务劳动直至49岁均无腰部不适或酸痛。但近2年感左腰腿酸痛，起始征象不重，尚能坚持工作，近半年征象不断增剧，逐渐发展为左腰痛并发典型的"坐骨神经放射痛"伴小腿外侧麻木。

近2个月来疼痛剧烈，发展到卧床不起，失去生活能力[1]。病人家居浙东山区，离市镇较远，交通不便，无法外出求医；1993年清明节，笔者的助手沈伯贤医师返乡扫墓，巧遇病人。因亲属关系就设法护送病人到绍兴地区人民医院，X线片提示整个脊柱呈"S"形侧凸伴严重的骨质增生。检查所得：直立正位整个脊柱呈"S"形侧凸和直立侧位腰脊柱过度前凸[2]。前屈、后伸、左右侧屈和左右旋转等活动均因痛受限，未作检查[3]。直腿抬高试验左30°引出腰腿痛增剧，自左髂后上棘"放射"至小腿外侧，后者伴麻木；右60°也引出左腰腿痛加重而右侧无征象[4]。左腰臀部和大腿根部的压痛点均高度敏感；右腰骶部压痛点中度敏感，其余右腰部、臀部和大腿根部的压痛点均轻度敏感。屈髋屈膝分腿试验引出左大腿根部痛[5]。因腰脊柱"三种试验"检查阴性，就排除了腰椎管内病变致痛的可能性，诊断：椎管外软组织损害性左腰腿痛麻，合并特发性脊柱侧凸畸形。遂于1993年4月2日先进行左腰部密集型压痛点银质针针刺治疗，一次进针数共50针；后沈医师即趁车返沪，谁知病人一次针刺后疗效突出，痛麻明显缓解，能起床站立和步行；为了解除残留征象，遂于第7天遵医嘱来沪到笔者处诊治。检查后诊断同上。嘱沈医师在左右腰臀部和大腿根部的压痛点上补行银质针针刺。除大腿根部进针4支一次性治疗外，其余每一部位针刺2～5次，每次进针40～60针不等。每次针刺后均有征象明显改善。连续治疗12次后（两次针刺间隔时间为5～7天），征象完全消失。返乡后经2个多月的每日10千米步行锻炼，恢复了轻便工作[6]。

2年半后复查：从事原工作，兼做轻农活和家务劳动，征象未复发，除脊柱畸形外，无后遗症出现。检查：直腿弯腰指尖触地，直腿伸腰恢复到与病前一样，直腿抬高试验左右各90°，三者均无征象引出。腰痛X线常规摄片提示，脊柱侧凸畸形和脊椎骨质增生与前面相同。病人对治疗满意。

5年后再复查：远期疗效属治愈。

【病例459】导读

[1] 由于彼时医疗条件有限加上对健康关注不足，病人身体出现诸如侧倾或无法完全站直等异常情况并未引起家人重视。由于没有明显症状，这些身体异常并未对她的日常生活造成影响，能够正常结婚、生育，并且长时间未出现任何不适。然而随着年龄的增长，身体力学传递不协调的状态逐渐加重，加剧软组织损害，并引发了相应的症状。病人的症状逐渐加重，正如病史描述所提到的，近两年来，尤其是近2个月症状明显加重，说明病情正在不断恶化。

[2] 病人居处山区，医疗条件有限，长期未就医，符合国人忍痛的常态。直至便利的就医机会来临，方才询问医治之可能。在宣老的指导下，宣老的助手能够进行

更多的诊断和治疗。对病人检查结果显示：病人的脊柱有侧弯，腰脊柱侧位有过度的前凸，这种情况与之前病人的后凸和变直情况不同，说明腰部深层和椎管内没有问题。

［3］由于病人长时间处于疼痛刺激下，脊柱段各个方向的活动功能出现异常，腰部前后左右的运动都会引起明显的疼痛受限，提示病人的软组织损害处于较广泛的阶段，并且脊柱的稳定性相对较差。

［4］病人直腿抬高30°时，出现腰腿疼痛加剧，并伴有自髂后上棘放射至小腿外侧的疼痛和麻木症状，30°的牵拉作用引起了症状，提示可能存在坐骨神经梨状肌下出口处的软组织粘连和炎症刺激。这种症状可能是由腓总神经受牵拉和神经鞘膜缺血引起。当右侧直腿抬高时，也会出现类似的疼痛症状，这与骶髂关节的旋转有关。在一侧直腿抬高时引起另一侧腰骶、臀、腿疼痛，通常是因为直腿抬高牵拉了同侧的骨盆，导致髂骨旋转，形成骶髂关节的旋转刺激，对侧骶髂关节存在无菌性炎症时既可诱发疼痛。一般来讲，骶髂关节的旋转刺激是由臀内、腰骶后部、腰部深层存在软组织损害所致。

［5］病人腰臀、大腿根部都存在高度敏感的压痛点，压痛分布非常广泛，符合软组织损害的特点。但病例中没有具体描述压痛点位于腰部哪个位置。病人的屈膝屈髋分腿试验引出大腿根部的疼痛阳性，与大腿根部内收肌群附着部分有高度敏感压痛相呼应，但没有明显的肌肉结构缩短，所以分腿动作仍然可以完成，只是会引发疼痛。

［6］通过腰脊柱"三种试验"阴性，确定为椎管外软组织损害，因此沈医生对病人进行了腰部密集型银质针治疗共50针。这种治疗密度较大，大约能覆盖一侧的腰骶后部和腰部深层。病人第一次治疗后的效果明显，因此按照医嘱来到上海进一步治疗。彼时的条件，这种治疗方案尚可，现在如果进行此类治疗，需要先进行下肢超声检查，排除静脉血栓形成的风险，尤其是对于有卧床史和年龄较大的病人。病人当时应该没有下肢静脉血栓，后续到上海，找宣老进行了软组织压痛点检查，然后沈医师根据宣老的指导进行相应的治疗。从银质针治疗的排布次数和布针数量可以看出，银质针治疗需要多次治疗才能达到效果。病人的大腿根部内收肌附着处进行了4针治疗，提示没有针对坐骨结节、坐骨支的银质针针刺，只是针对耻骨结节和耻骨上下端的治疗。其他部位的进针数量较多，进行了2～5次的针刺。病人共进行了12次治疗，每次治疗针数在50针左右，除了其中一次4针治疗，其他治疗的针数较多。病人的总进针数在500～600针，对于腰臀腿疼痛的病人来说，这是必要的治疗量。病人在治疗后进行了每天10千米的大强度步行训练，并能够恢复正常工作，说明病人已经治愈。随访时病人没有复发，表明如果银质针治疗彻底，其效果与软组织松解手术相当。

腰臀部软组织松解手术治疗椎管外软组织损害性腰腿痛合并脊柱峡部裂畸形的病例介绍和讨论。

【病例460】

苏×鹤，男，40岁，工人。15年前无意中发觉双腰骶酸痛伴阵发性下腹痛。多方检查，均未发现腹器质性病变。在杭州疗养院行多种非手术疗法医治6个月，均无疗效。发病5年后X线片，提示"腰$_5$椎弓根骨折"，但病人从无腰部外伤史。征象不断加重，逐渐向右臀和大腿后侧"放射"至腘窝，腰部活动受碍，失去劳动能力[1]。3年半前上海市第一人民医院骨科诊断同上，并行腰骶椎后路植骨融合手术。术后征象完全消失整1年之久，之后又不断间歇性发作，出现更重的双腰骶痛，右侧自髂后上棘"放射"至臀部沿大腿后侧直至小腿外侧痛[2]。多方医治，征象有增无减。而来我院诊治。

检查：腰脊柱外形正常。直腿弯腰指尖距地35厘米时有僵腰，腰腿痛加重；直腿伸腰未受碍，无疼痛引出[3]。直腿抬高左80°无征象；右60°引出右髋外侧至小腿外侧痛[4]。下肢肌力正常，皮肤感觉正常，膝反射、跟腱反射均存在。双髂后上棘内上缘和骶髂关节内侧缘的压痛点左侧中度敏感和右侧高度敏感，臀部各压痛点左侧中度敏感和右侧高度敏感；双大腿根部压痛点均高度敏感。屈髋屈膝分腿试验引出双大腿根部痛阳性[5]。腰痛X线常规片提示腰$_5$脊柱峡部裂。鉴于此类峡部缺损的骨性改变非腰腿的病因，故诊断椎管外软组织损害性双腰臀右腿痛合并脊柱峡部裂畸形。1973年11月24日硬麻下行定型的双臀部软组织松解手术和双大腿根部软组织松解手术[6]。

8年后复查：自诉术后征象全消失。3个月后恢复原工作，无征象复发，也无后遗症。检查：直腿弯腰指尖距地10厘米时无僵腰，直腿伸腰未受限，直腿抬高试验左右各90°，三者均无征象引出。病人对治疗满意。远期疗效属治愈。

【病例460】导读

[1]病人出现非外伤性的腰骶酸痛伴下腹疼痛，通常下腹疼痛会得到更多的重视，而腰骶酸痛可能被认为是下腹疼痛的反射。因此在诊断过程中，对腹部的检查会更为细致。这也是临床接诊病人时常见处理方式，即需要先排查内脏引起的疼痛，再进行软组织损害的诊断。如果在内脏检查中未发现异常，病人的腰痛逐渐由伴随症状转变为主要症状，形成不断加重的由右臀到大腿后侧的放射性疼痛。这通常是软组织损害的问题，因为内脏引起的腰骶部症状一般不会出现向下肢放射的现象，而腰骶部

的软组织损害往往会产生向下肢放射的趋势。

〔2〕病人被诊断为椎弓根断裂后，进行了腰骶部的植骨融合术，手术使腰骶椎之间连接起来，从而增加该部位的稳定性。术后病人疼痛消失了1年又再次发作。这种情况可能是在进行椎骨融合手术需要切开腰部的软组织，切开的过程中，可能无意间对软组织的损害部位进行了不全面的松解处理。由于这种处理的软组织松解不全面，后期可能会再次出现新的腰骶部疼痛向下肢放射到大腿后侧和小腿外侧。临床上分析这种大腿后侧、小腿外侧的放射痛有几种原因：一种原因是坐骨神经的腓总神经分支受到无菌性炎症刺激后产生的放射痛；另一种是因为大腿后侧坐骨神经的主干受到无菌性炎症刺激而引起的症状；还有一部分病例疼痛源于股后皮神经的刺激。因为股后皮神经的穿出与坐骨神经是伴行关系，所以在坐骨神经穿出梨状肌下孔的位置如果存在无菌性炎症也会出现这种现象。在详细询问病史时，可以区分大腿后侧的疼痛是表皮痛还是深部痛。如果是表皮痛或者疼痛发生在皮下较为模糊的区域，一般是股后皮神经的刺激症状。如果疼痛很深，贴近骨面，或者呈现线状，那么就需要考虑是坐骨神经的刺激引起的症状。

〔3〕病人在直腿弯腰时，腰部活动明显受限并且腰腿痛加重，这表明腰骶部或腰臀部存在软组织的张力增加及无菌性炎症的情况。而病人直腿伸腰时没有受限，也没有疼痛引出，排除了腰部深层或椎管内软组织损害引起的症状。因此其疼痛根源并不完全来源于腰而是更多的来源于腰骶部和臀部。

〔4〕病人直腿抬高60°引出髋外侧至小腿外侧的疼痛，不符合坐骨神经牵拉刺激的特点。因为在直腿抬高到60°时，主动直腿抬高涉及阔筋膜张肌的主动应用，及内收肌群、髂腰肌和股直肌的共同参与，如果出现髋外侧疼痛、小腿外侧痛的症状，可能是阔筋膜张肌的损害向下影响到了髂胫束，从而导致腿筋膜张力增加而出现的症状。

〔5〕病人的下肢肌力正常，皮肤感觉和膝反射、跟腱反射都存在，表明病人的感觉传入和运动传出神经都没有受到挤压刺激，就是说其反射通路正常。在压痛点检查时，发现髂后上棘内上缘、骶髂关节、臀部和大腿根部存在高度敏感压痛点，这也符合前面的症状诊断。大腿根部的高度敏感压痛点一般会影响直腿抬高的高度，但在此病人直腿抬高的影响并不是特别明显，提示大腿内收肌群是附着点损害，而肌腹部的舒缩功能正常；在直腿抬高过程中没有产生过多的附着点的刺激，因此直腿抬高过程中内收肌群处于被代偿状态，也就是在直腿抬高过程中内收肌群没有做过多应用，而是髂腰肌、股直肌、臀小肌、阔筋膜张肌进行主动应用，这样内收肌群的牵拉刺激就会减少，直腿抬高功能会得到一定的改善。屈膝屈髋分腿试验是牵拉内收肌的大腿根部附着部分，出现大腿根痛阳性提示附着点存在无菌性炎症，内收肌群被动牵拉程度增加时，诱发附着点牵拉刺激，产生疼痛。

〔6〕腰$_5$椎体的峡部裂属于骨性因素，并非引起疼痛的直接因素，因此诊断为椎管外软组织损害。实际上，腰$_5$椎体的峡部裂不管是先天存在还是后天外伤引起，都

会影响腰₅骶₁之间的力学传递。腰骶部的力学传递异常会导致腰骶部软组织损害的概率明显增加、疼痛发生率增高，因此峡部裂出现软组织损害性疼痛可能性很高。宣老对病人进行了双臀的软组织松解手术和大腿根部软组织松解手术，是基于腰部在直腿伸腰过程中没有受限这种情况而选择的手术术式，因为腰部深层的压痛也不是非常明显，只有髂后上棘内上缘、骶髂关节内侧缘有压痛，所以对于臀部的松解术应该是更有方向性。而腰部深层没做松解，这也是在分步手术中的技巧性应用，避免大面积的松解手术之后影响更多的健康组织导致创面增加的情况，这是宣老对手术的严谨选择。病人在臀部和大腿根部软组织松解手术后取得了远期的有效治愈，这种有效治愈提示没有在腰部进行治疗，只在臀部和大腿根部进行治疗也能取得良好的效果。在银质针治疗病例里也有类似的现象，就是对臀部和大腿根部的反复针刺来解决腰痛的问题。但通常情况下，因为经典的针刺顺序里边腰骶后部为重中之重，所以腰骶后部往往是要进行针刺治疗。在临床上不像松解手术对比这么明显。

26.2.32 第32组： 腰臀部软组织松解手术或"以针代刀"的密集型压痛点银质针针刺治疗椎管外软组织损害性腰腿痛合并崩裂性脊柱滑脱畸形的病例介绍和讨论。

【病例462】

游×贞，女，40岁，医师。腰痛7年多。1972年有腰部撞伤史。之后反复发作加重，变为持续性双腰臀痛并发双下肢后外侧"放射痛"，左重于右[1]。多种非手术疗法医治无效，失去生活能力。由桂林转来上海。外院均诊断崩裂性腰椎滑脱症，建议椎体间植骨融合手术医治。病人未接受。当时其夫正在上海第一医学院进修，得悉我院采用椎管外软组织松解手术治疗此症有较好效果，嘱病人来我科医治[2]。

检查：腰脊柱外形正常。直腿弯腰和直腿伸腰以及脊柱侧弯等活动均因疼痛增剧而严重受限[3]。直腿抬高左25°和右30°也引出腰腿痛加重[4]。双腰、臀和大腿根部的压痛点高度敏感，均左重于右。双下肢无肌萎缩，皮肤知觉正常，膝反射、跟腱反射均存在，仅𧿹趾背伸肌力减弱。屈髋屈膝分腿试验引出左髋侧和双大腿根部痛阳性[5]。X线复片提示腰₄脊柱峡部缺损伴椎体Ⅰ°向前滑脱。因腰脊柱"三种试验"检查阴性。故诊断椎管外软组织损害性双腰腿痛合并崩裂性腰₄椎滑脱畸形。1979年9月25日在硬麻下行定型的左腰臀部软组织松解手术和左大腿根部软组织松解手术[6]。

6年后笔者到桂林讲学时复查：自诉术后左腰腿痛全消失；右腰腿痛随着不治而自愈，无须手术"补课"。3个月后恢复原工作，迄今无征象复发和后遗症。曾参加桂林医专运动会，在障碍赛跑比赛中荣获冠军。检查：直立位外观正常，直腿弯腰指尖距地15厘米时无僵腰，直腿伸腰无妨碍，左右侧弯腰均自由，下蹲正常。直腿抬高试验各90°，均无腰腿征象引出。病人对治疗满意。远期疗效属治愈。本病例邀请桂林医学专科学校骨科辛桂桐教授等3位医师共同复查，对治疗效果深表满意，并作合影留念。可是在X线复片对比中，却揭示腰$_4$椎体的滑脱度由术前的Ⅰ°增加为术后Ⅱ°，尽管滑脱部椎管和椎间孔的内径进一步缩小变窄，按传统概念必然加重骨性卡压进一步刺激椎管内神经组织，但临床上竟无半点征象引出，岂非"怪事"！其机制值得机械性压迫致痛论信奉者进一步深思！[7]

【病例462】导读

[1]病人有外伤史，长期腰痛，属慢性软组织损害。主要症状是腰臀痛并发下肢后外侧的射痛。

[2]病人尝试保守治疗未见成效，接受了进一步的检查，诊断为外伤引起的脊柱崩裂性椎体滑脱。这种情况的首选方案是融骨治疗，以增强脊柱的稳定性。但病人并未选择这种治疗方案，这为后续的软组织探索提供了有力的依据。

[3]由于病人腰痛非常严重，腰脊柱的运动检查无法完成，表明病人的腰脊柱周围软组织处于急性水肿期。在审视患者运动障碍时，需细致辨析其受限的根源。部分患者因强直性脊柱炎致关节突关节融合，活动受限，疼痛虽不显明，却表现出肌肉僵硬与皮肤营养匮乏现象；另有患者因运动诱发剧痛，故运动受限；亦有患者因腰部无力，行动不便，此须深究神经损伤之隐患。

[4]病人直腿抬高动作受限，稍微抬高就会出现腰腿痛加重，提示臀肌的牵拉损害较为严重。文中没有详细描述疼痛特点，所以无法判定是否存在坐骨神经梨状肌下孔穿出处的粘连和无菌性炎症刺激，如果有无菌性炎症刺激或粘连，表现出的腰腿痛应该是放射性的，并伴随小腿外侧的明显症状。这个抬高角度应该符合坐骨神经出骨盆处牵拉的角度。

[5]在进行压痛点检查时，宣老描述相对笼统，指出腰臀和大腿根部存在高度敏感的压痛点。同时强调了下肢肌力、感觉和腱反射的检查对于鉴别神经是否受压非常有帮助。如果神经传导通路未受阻，病人的肌肉含量、皮肤感觉功能和腱反射都不会受到影响。有些病人可能会出现踇趾背伸肌力的减弱，这可能是由于下肢肌肉张力增加导致的腓总神经分支受压，或者因为第5腰椎崩裂挤压支配踇背伸肌群的神经。屈膝屈髋分腿试验引出大腿根部的疼痛及左髋外侧的疼痛，提示大腿根部、左髋外侧存在明显的无菌性炎症。髋外侧软组织无菌性炎症刺激感受器，引起臀深六小肌代偿紧张，挤压腓总神经梨状肌下孔穿出处，也可能影响踇趾背伸肌力。

［6］病人的脊柱峡部缺损伴椎体滑脱，属于长期持续的骨性因素，不是引起疼痛的直接原因，但会因此处力学传递功能异常导致其周围的软组织损害。腰脊柱"三种试验"确定了椎管内软组织损害较少。由于存在踇趾背伸肌力减退，进行"三种试验"的检查是非常必要的。在椎管外软组织损害的诊断前提下，进行了左侧腰臀部的软组织松解手术和左大腿根部的软组织松解手术。宣老选择先做一侧，观察另一侧的变化，在观察过程中病人腰腿痛消失，因此没有再进行下一次手术治疗。

［7］通过对左侧腰臀和大腿根部软组织进行定型软组织松解手术，病人的腰腿痛消失。右侧的腰腿痛也得到改善，这表明右侧的腰臀、大腿根部软组织损害较轻，主要矛盾解决后，次要矛盾没有上升为主要矛盾，右侧属于代偿状态。病人恢复工作后，能够参加竞技运动，状态良好。宣老详细描述了病人复查时的状态，椎体滑脱有所加重提示腰部周围肌肉放松对椎体稳定性有一定的影响，但不会引起疼痛，反驳了机械性压迫的致痛理论。

【病例465】

刘×妹，女，46岁，农民。病人原是位农业生产能手，属妇女强劳动力。6年前骑自车跌倒，腰痛严重。当地医疗机构用伤膏外敷和卧床休息1周，疼痛消失，仅残留右腰酸胀，多在过度劳累时出现。征象时发时好，均不影响劳动。直至1994年1月出现右腰痛。当地医疗机构用针灸医治，征象未减，之后并发右大腿外侧发冷和小腿外侧酸麻（无痛），但仍可骑自行车往返和坚持农业劳动。该医机构作X线片，揭示腰$_5$椎弓峡部断裂和腰$_5$椎体Ⅰ°滑脱[1]。同年5月19日上海市南汇县中心医院骨科建议手术治疗，说"如果不开刀将会发生瘫痪"。病员受此影响而考虑早日手术。打听到邻县奉贤吴桥医院有上海市公用事业局医院骨科主任的特约门诊和定期手术而前去求治。该院的诊疗意见同南汇县人民医院。1994年5月29日行腰$_2$～骶$_1$椎管内手术和腰$_{4\sim5}$棘突间钢丝结扎处理以及术后做石膏外固定。但2个月后拆除石膏即感右腰臀痛和右下肢外侧"放射痛麻"更剧烈，腰呈前倾和侧弯，挺不直；不能站或坐，勉强坐时只能用左臀外侧作支点，使身体与右下肢成直线，也只能坚持2分钟左右，否则腰痛突出难忍；卧床不动腰痛稍缓解，但一转动身体立即引出剧烈的腰腿痛。失去生活能力。术后7个月经其亲戚南汇县光明中医院姚裕德医师陪同来笔者处诊治[2]。

检查：腰脊柱左（健）侧凸，整个脊柱正位呈明显的"S"形，侧位腰脊柱过度前凸[3]。直腿弯腰指尖距地60厘米有僵腰，直腿伸腰明显受限，两者均引出剧烈的右腰骶痛而不能站住[4]。直腿抬高左70°无征象；右20°引出右腰臀痛和右下肢外侧"放射痛麻"增剧[5]。腰、臀和大腿根部以及髂尖粗面和内外踝后下方的压痛点左侧轻度敏感和右侧高度敏感。屈髋屈膝分腿试验引出右大腿根部痛和臀内侧痛，其大腿与床面形成的角度为左（健）侧20°和右（痛）侧45°[6]。腰脊柱"三种试验"检查阴性。自带的X线片和CT扫描片等检查阳性结果同前述。但按照软组织外科新学说分析，这些均非椎内致痛因素。故仍诊断椎管外软组织损害性右腰臀痛并发下肢外侧传导痛合并崩裂性腰$_5$椎滑脱畸形。1994年12月26日—1995年3月12日笔者针对右腰、臀、大腿根部、髌尖粗面和内外踝后下方特定部位的压痛点分布，自上而下地分次、分部位进行密集型银质针针刺疗法医治，每周1次，每次1～3个部位，视压痛点多寡在每个部位的每次进针数4～50支，每个部位的疗程为2～4次。首次治疗后即有显著疗效，腰腿痛立即好转。之后每次针刺一次比一次有效。14次治疗后征象完全消失。腰痛X线常规片复查，见腰4棘突有钢丝结扎及腰$_5$椎体Ⅰ°向前滑脱如旧[7]。

1年后复查： 自诉针刺治疗后身体恢复健康，能从事一般农活及家务劳动，如理发、割菜或吊井水等；还经常骑自行车外出长途跋涉，无征象复发和后遗症。病人对治疗满意。检查：脊柱无畸形。直腿弯腰指尖距地12厘米时无僵腰，直腿伸腰自由，直腿抬高试验左右各90°，三者均无征象引出。4年半后再复查：征象未复发，无后遗症，病人对治疗满意。

5年后再复查： 远期疗效属治愈。

【病例465】导读

[1]病人有过度劳动史和外伤史，因此腰部损伤的机会较多。急性损伤后遗和慢性劳损的叠加，表现为慢性软组织损害的不断发展。早期病人采用简单的保守治疗或休息来缓解疼痛。如果症状未能完全消失或软组织损害未能修复，疼痛会反复发作并逐渐加重。病人在疾病的发展过程中出现了大腿外侧发冷和小腿外侧酸麻的症状。大腿外侧发冷通常与腰部的软组织，特别是腰浅层软组织损害有关，腰椎曲度的增加会增加交感神经的牵拉，导致下肢的冷感出现。小腿外侧的酸麻可能是因为其支配神经（腓总神经）的发出穿过部位受到挤压、水肿或代谢产物堆积刺激，导致酸麻而没有疼痛。这表明致痛因子刺激量小，未出现可意识感知的疼痛；也可能是小腿外侧的微循环缓慢，软组织代谢不良，出现酸麻症状。这些症状需要进行详细的查体分析。

[2]病人被诊断为腰椎椎弓峡部裂和腰椎滑脱后，进行了相应的手术治疗。无论是在当时还是现在，腰椎椎弓峡部裂和腰椎滑脱出现明显症状时，骨科通常建议手术治疗。然而手术后病人的症状并未缓解反而加重。当时手术包括椎管内探查和棘突钢丝结扎固定术。尽管手术范围广泛，从腰$_2$到骶$_1$的椎管内手术，但未描述是否进行了腰$_5$骶$_1$的融合术。手术可能导致了腰椎稳定性的降低，出现了脊柱侧弯。手术后的石膏固定解除后，腰部处于软组织弱化的状态，但损害的软组织并未得到修复，软组织损伤没有修复，再出现代偿性刺激或重力刺激时，病人出现了右腰臀到下肢外侧的放

射性痛麻，以及脊柱的侧弯和前倾。病人的下肢无法进行明显的屈曲动作，也无法承重，尤其是右侧，这表明右侧的软组织损害处于急性期且较为严重。病人翻转身体也可能引起剧烈的腰腿痛，提示腰椎关节稳定性下降，腰部周围的软组织损害或腹内外斜肌损害导致了腰部的代偿运动。

［3］病人的腰椎向健侧突出，即弯向患侧，脊柱侧位呈现明显的"S"形改变，提示右侧腰部软组织存在过度紧张状态，导致腰椎弯向右侧。矢状位可以看到腰脊柱过度前凸，可能是竖脊肌过度牵拉造成。然而上述检查结果与病人腰前倾侧弯挺不直的状态存在描述上的出入。

［4］病人直腿弯腰明显受限，提示腰臀部的软组织存在紧张状态。直腿伸腰也受限，并能够引发腰骶痛，提示椎管内、腰部深层或腰骶后部存在软组织损害。病人不能站立，说明在承重过程中，右侧肢体承重存在明显问题，右侧腰骶关节周围或骶髂关节的软组织无菌性炎症明显存在。

［5］病人直腿抬高20°引发右侧的腰臀痛和右下肢外侧的放射性痛麻加剧，提示腰臀部的软组织处于紧张状态，尤其是臀部的软组织，处于既有炎症又有痉挛的状态。下肢外侧的"放射性痛麻"可能与腓总神经受到刺激有关。刺激的具体部位大部分在坐骨神经的梨状肌下出口处，该部位可能存在粘连或无菌性炎症刺激的情况，也有一小部分是椎间孔周围粘连引起的症状。

［6］进行压痛点检查时，发现腰臀、大腿根部及髂尖粗面、内外踝下方都有敏感的压痛点。屈膝屈髋分腿试验可以引发大腿根部的疼痛和臀内侧痛。引发臀内侧痛一般考虑骶髂关节周围的软组织损害，因为在屈膝屈髋分腿试验中，骶髂关节产生移动时，骶髂关节周围的软组织会出现激惹的情况。此外在屈膝屈髋分腿试验的下压动作时，可能会因为直接的压力刺激造成臀痛。这些情况都提示骶髂关节的外侧及臀大肌附着处有无菌性炎症存在。内收肌的压痛及大腿外展功能不良，说明大腿内收肌群的附着及肌腹部分均有损害，出现了内收肌长度的缩短及附着点的炎症，导致股骨外展角度缩小。另外屈膝屈髋外展角度变小还要考虑髋关节前囊，即髂股韧带或耻股韧带的缩短，以及股骨头坏死的可能性，当时宣老应该是做了相应的鉴别。

［7］病人的腰脊柱"三种试验"结果为阴性，且原有的影像学检查结果已确定。因骨科干预未能解决的问题，更多考虑软组织损害问题。宣老用了约3个月的时间，每周1次进行治疗。每次治疗覆盖多个部位，包括腰臀、大腿根部、肩部、内外踝等。每次治疗进针数量在100针以上，这种治疗强度对于现代人来说可能难以接受。病人右侧肢体进行的治疗，包括腰臀、大腿根部、髂尖、内外踝，共14次，每次覆盖面积较大。14次治疗大概28次进针，对于病人来说，这是一个全面的治疗过程，所以病人治疗后的远期效果良好，所有症状消除，能够进行正常工作。

但对于现在的医生来说，进行银质针治疗应考虑宣老当时使用的治疗强度和针刺数量，并进行灵活变通。

26.2.33 第33组： 多节段全椎板切除式腰椎管内（外）软组织松解手术，或结合腰臀部密集型压痛点银质针针刺治疗2例合并下节段崩裂性腰脊柱滑脱畸形，和上节段腰椎管内软组织损害性狭窄（其中1例伴椎间盘突出物）畸形（即"腰狭症"和"腰狭突症"）的椎管内外软组织损害性腰腿痛的病例介绍和讨论。

【病例466】

徐×娟，女，49岁，职员。腰腿痛1年多，无外伤史。起初感右臀针刺样痛。之后出现左臀针刺样痛。1年后出现双腰骶痛，腰挺不直，呈半屈位并向右侧倾斜。最后出现自腰骶部沿双臀、大腿后侧直至小腿外侧的间歇性抽搐痛。每隔半小时抽搐1次，剧痛难忍，但抽过就好，连续如此；偶有整天不发作，为数极少。抽搐无诱发因素，卧、坐或站立均会发生。病人不能弯腰，需攀扶他人肩膀作短暂跛行[1]。多种非手术疗法医治无效，失去生活能力。外院根据X线片提示而诊断崩裂性腰椎滑脱症，建议行脊柱植骨融合手术。病人未接受，来我院医治。

检查：腰脊柱左（轻）侧凸和后凸变直。直腿弯腰指尖距地60厘米时有僵腰，直腿伸腰受限，直腿抬高试验左80°和右70°，三者均引出腰臀痛加重，不向下"放射"[2]。两侧腓总神经按压试验均阳性，右重于左。双腰臀部各压痛点存在，但腰$_{3～5}$深层部位的压痛高度敏感；双大腿根部压痛点轻度敏感。双下肢肌肉、肌力和皮肤感觉均正常，仅双跟反射消失[3]。X线片提示腰$_4$脊柱峡部缺损伴椎体Ⅰ°向前滑脱。椎管Dimer-X造影发现正位碘柱于腰$_{3～4}$和腰$_{4～5}$平面呈2处中断；侧位碘柱前缘于腰$_{3～4}$和腰$_{4～5}$平面均呈较大的弧形充盈缺损，后者碘柱呈前后折曲，骨赘形成的腰$_5$椎体后上角刚顶压其前缘；双斜位碘柱于腰$_{3～4}$处呈中断和腰$_{4～5}$碘柱前缘各呈2/3弧形充盈缺损。因左右两侧腰脊柱"三种试验"检查均阳性，故诊断双椎管内腰$_{3～4}$软组织损害性和双椎管外软组织损害性腰腿痛合并崩裂性腰$_4$椎滑脱畸形[4]。1977年3月26日硬麻下行腰$_{3～5}$全椎板切除式椎管内（外）软组织松解手术。见腰$_{3～4}$黄韧带肥厚和硬膜外变性脂肪结缔组织增多，与硬膜及两侧腰$_3$神经根鞘膜粘连严重增宽；腰$_{4～5}$黄韧带和鞘膜外脂肪结缔组织均基本正常，未因椎体前滑的压迫而变性，故未予松解；检得腰$_{2～4}$椎间隙后缘轻度骨性肥大，腰$_5$椎体后上缘较重的骨性肥大，腰$_5$～骶$_1$椎间隙后缘略有骨质隆起，未发现椎间盘突出物。术后腰腿痛消失，下肢抽搐解除，腰活动恢复自由。步态正常[5]。残留右髂后上棘内上缘痛和右臀吊紧感，经密集型压痛点银质针针刺4次后，征象也消失[6]。由于椎管内手术未涉及因脊柱滑脱而缩小变窄的腰$_{4～5}$椎间孔，不可能解除该处神经根的卡压。由此可知，这种骨性畸形并非本病的致痛病因，属客观存在的事实。

1年后复查：自诉针刺治疗后原有征象全消失，3个月中坚持每天步行20千米锻炼无不良反应。3个月后恢复原工作，情况良好。检查：脊柱外形正常，直腿弯腰指尖距地5厘米时无僵腰，直腿伸腰未受限，直腿抬高试验被动各90°和主动各70°，三者均无征象引出。腰臀部压痛点均不敏感。腰脊柱"三种试验"检查变为阴性。

18年后再复查：病人已退休多年，征象未复发，无后遗症。身体健康，经常外出游山玩水，与健康人完全一样[7]。病人对治疗满意。远期疗效属治愈。

【病例466】导读

[1] 病人最初出现臀部的针刺样疼痛，先出现在右侧然后转移到左侧。这种针刺样疼痛通常考虑是神经受到锐利刺激或血管痉挛引起的。随着症状的逐渐发展，病人出现了腰骶部疼痛并且腰部无法挺直提示腰部深层肌肉或椎管内可能存在相应的软组织损害。腰部出现半屈向右倾斜的体位，这种体位开大了左侧椎间隙。腰部向右倾斜可能由于左侧腰部深层的急性炎症引起腰椎疼痛性避让，或者是内收肌紧张牵拉骨盆导致的。在症状进一步发展后，病人表现为腰骶部到臀腿的抽搐痛，主要在大腿后侧和小腿外侧。这种抽搐痛通常在某个动作刺激时产生，但病人每隔半小时抽搐1次，这种规律性不符合典型的动作刺激引起的抽搐特点。因此在解释这种抽搐痛时，也需要考虑其他因素，例如，局部血管痉挛或特殊体位因素。病人可能因为长时间侧卧，翻身受到刺激导致疼痛出现。这只是根据临床症状的一种猜测，具体原因需要进一步看宣老怎么治疗这例抽搐痛。病人不能弯腰，需要依靠他人肩膀短暂跛行，这种情况可能是发生椎管内软组织损害，也可能是臀旁侧损害导致。椎管内软组织损害的病人通常无法完全伸直腰部，不能进行腰后伸的动作，或者不能挺直腰部承重，需要向前弯腰。因为腰部的肌肉收缩会挤压突出的椎间盘，或在牵拉过程中诱发浅层软组织的炎症刺激，从而导致无法弯腰或无法直立的状态。这种症状的进一步处理和治疗需要根据宣老的诊断和治疗计划来确定。

[2] 病人脊柱右侧弯曲并变直，关节突关节承重能力尚可，但存在浅层和深层损害的矛盾状态。浅层损害可以引起脊柱向同侧弯曲，但会增加关节突的压力和同侧椎管内的压力。该病人的症状更多考虑椎管内损害的可能性。直腿弯腰和直腿伸腰都受到明显限制，并引发腰臀部疼痛加重。直腿抬高的角度正常，但也会引发腰臀痛加重，不向下肢放射，提示并非神经根粘连造成的刺激状。但是腰臀痛加重的出现，说明腰臀部的软组织存在着过度紧张或者筋膜张力增加的情况，并且伴随炎症的存在。

［3］病人腓总神经按压试验阳性，提示椎管外软组织损害的可能性比较大，但不能排除椎管内软组织损害的情况。例如腰脊柱"三种试验"阳性可以与腓总神经按压试验阳性并存。腰臀部的软组织广泛压痛，并且腰部深层的压痛处于高度敏感状态。双下肢的肌力、皮肤感觉正常，提示感觉神经和运动神经的功能不受影响。双跟腱反射消失提示神经反馈的区域内可能存在着受压的情况。跟腱反射与皮肤感觉的传导通路并不完全一样，是通过牵张反射进行反馈。腱反射为肌腱受到快速牵拉，兴奋肌梭，脊髓后角接收刺激信息，通过后角神经元与脊髓前角运动神经元的突触连接，使脊髓前角兴奋，产生神经冲动，引起肌肉快速收缩，这个过程的每个环节都可能受到干扰出现腱反射减弱或消失。

［4］病人的影像学检查显示存在腰$_4$脊柱峡部缺损和椎体前滑脱的情况，同时进行了碘造影，对椎管内的占位性改变或粘连具有一定的提示作用。影像上发现的腰$_{3\sim4}$、腰$_{4\sim5}$出现较大的弧形充盈缺损提示该位置的椎管腔内是狭小且不均匀的。由于腰$_4$前滑脱这种情况可以引起充盈缺损的改变，但这种充盈缺损通常表现为折曲改变，而不是弧形或锐利的缺损。斜位观察到腰$_{3\sim4}$节段碘柱出现中断，提示该区域内部可能存在明显的损伤粘连或突出挤压。结合腰脊柱"三种试验"的阳性结果，基本可以判断椎内存在软组织损害。由于腰臀部存在压痛，因此也需要考虑椎管外可能存在的软组织损害情况。

［5］宣老选择了椎管内软组织松解手术。在手术过程中，他观察到了腰$_{3\sim4}$节段的黄韧带肥厚、硬膜外脂肪变性和严重的粘连。尽管在诊治过程中由于影像学的表现，人们可能会认为滑脱可以引起相应的症状；然而对于腰$_{4\sim5}$节段的滑脱部分，宣老的评价是结缔组织形态基本正常，提示腰椎滑脱并不是引起硬膜外粘连或神经根粘连的因素。在临床银质针治疗工作中，由于进行的是保守治疗，当出现腰脊柱段滑脱的表现时，往往需要考虑对滑脱部分稳定性的控制，尽量使骨盆向后旋转，减少滑脱的剪切力来解决滑脱的趋势问题，从而增强腰椎及周围肌肉的稳定性。手术治疗提供了一个直观的观察机会，并对椎管内软组织松解产生了治疗效果。宣老给出的提示：术后腰腿痛消失，下肢抽搐解除，但腰部活动自由度不太正常，并没有描述跟腱反射是否恢复。描述了下肢抽搐的恢复情况，说明腰$_{3\sim5}$的水平产生的炎性粘连对腰腿痛和抽搐有明显的影响。具体的疾病原理如何引起这种定时的抽搐疼痛并不容易解释。但在临床工作中，如果出现下肢抽搐疼痛的情况，我们仍需要考虑是否存在椎管内软组织粘连的因素。如果腰脊柱"三种试验"阳性，我们不能仅在椎管外进行保守治疗，而且需要考虑椎管内的问题，并建议病人进行手术治疗。

［6］病人在进行了椎管内软组织松解手术后，残留的椎管外症状通过银质针治疗迅速解除。这表明当椎管内占比因素较大时，去掉椎管内软组织损害因素，椎管外的残存致痛因素在治疗上相对容易解决。只要解除了椎管内的主要矛盾，椎管外的症状

也会迅速得到缓解。

［7］宣老通过手术和直观观察到的现象，向我们证明了腰椎滑脱引起的椎间孔变小对神经根有一定的影响，但不会产生明显的疼痛症状。在慢性神经受压的过程中也存在相应的现象，即神经在慢性压缩过程中，即使直径缩小到原来的几分之一也不会出现明显症状，只有在运动过程中，神经在摩擦穿出狭窄间隙的位置时，才会产生摩擦后神经水肿或缺血的症状。也就是说，不太严重的慢性神经卡压，不会影响日常生活，但在长距离行走时可能会出现症状。由于腰椎神经根穿出的位置与椎间孔之间的比例为1∶3，即椎间孔大小可以容纳3个神经根穿过，即使出现狭窄也不会马上产生症状。I°滑脱不会引起明显卡压，但椎间孔穿过结构有横韧带固定，长期的远距离运动可能会出现症状。病人在进行了椎管内软组织松解手术和椎管外银质针治疗后，症状完全解除，说明病人的腰$_4$神经根在腰$_{4\sim5}$椎间孔穿出的受挤压容忍度较好，没有后遗症状，可能与椎管内软组织松懈手术改善了局部微循环有关。否则长时间椎管内的粘连刺激可能会波及腰$_4$神经根及腰$_{4\sim5}$椎间孔周围，产生更严重的症状。

【病例467】

舒×贵，男，63岁，退休工人。慢性腰痛30多年。时重时轻，从未消除。近5个月来征象增剧，疼痛向右大腿后侧"放射"，麻木向足跟"放射"。不能行动，卧床不起。失去生活能力[1]。上海市闸北区中心医院骨科诊断腰肌劳损，多种非手术疗法医治无效，介绍病人来我院医治。

检查：腰脊柱外形正常，但站立位上仍引出右腰骶部和下肢的"放射"征象加重[2]。直腿弯腰指尖距地35厘米时有僵腰；直腿伸腰中度受限；两者均引出右腰腿征象增剧[3]。直腿抬高试验左右各90°，左侧无征象和腓总神经按压试验阴性；右侧引出右腰骶痛加重和腓总神经按压试验阳性[4]。右腰、臀和大腿根部各压痛点均高度敏感。屈髋屈膝分腿试验阴性。两下肢的肌肉、肌力、皮肤感觉和膝反射、跟腱反射均正常[5]。腰脊柱"三种试验"检查阳性。腰痛X线常规片提示腰$_{1\sim4}$椎呈肥大性改变以及腰$_4$脊柱峡部缺损伴椎体I°向前滑脱。肌电图检查示右腰$_5$神经根受压。椎管Amipaque造影检查见正位碘柱于腰$_{3\sim4}$和腰$_{4\sim5}$水平各呈两处变窄，前者的右缘充盈缺损较左缘大，后者两侧相等；侧位碘柱前于腰$_{3\sim4}$平面呈1/2弧形充盈缺损，而腰$_{4\sim5}$平面因椎体的骨性滑脱形成碘柱的曲折变窄。诊断为椎管内外软组织损害性右腰腿痛合并崩裂性腰$_4$椎滑脱畸形[6]。1980年3月28日硬麻下行腰$_3$～骶$_1$全椎板切除式椎管内（外）软组织松解手术。见腰$_{3\sim4}$黄韧带明显增厚；腰$_{4\sim5}$中度肥厚；切除后见前者的硬膜外变性脂肪结缔组织与硬膜及右腰$_3$神经根鞘膜粘连甚紧，而后者的硬膜外脂肪结缔组织基本正常，与两侧神经根鞘膜未粘连；彻底松解后见腰$_{3\sim4}$硬膜呈葫芦形压迹，而腰$_{4\sim5}$硬膜虽有压迹但未见炎性粘连；右突起型腰$_{3\sim4}$椎间盘顶压腰$_3$神经根鞘膜前侧甚紧，彻底分离后切开后纵韧带，取出小指头大小的变性组织，就使硬膜和神经根鞘膜均减压而松弛；对腰$_{4\sim5}$硬膜和神经根鞘膜以及滑脱的脊柱均不作处理，致骨性压迫如旧。鉴于腰$_{4\sim5}$椎管内未发现变性脂肪结缔组织，故术后诊断是腰$_{3\sim4}$椎管内软组织损害（伴非疼痛因素的椎间盘突出物）性和椎管外软组织损害性右腰腿痛合并崩裂性腰$_4$椎滑脱畸形。术后腰腿征象全消失，10天起床步行锻炼[7]。

3个月后复查： 自诉出院时已一切正常，但2个月后逐渐出现右臀酸胀不适，偶有隐痛，不影响行走。检查：右髂后上棘内上缘、臀部和大腿根部各压痛点中度敏感到高度敏感。直腿弯腰指尖距地20厘米无僵腰，直腿伸腰未受限，直腿抬高试验左右各90°，三者仅引出右臀酸痛。原有大腿痛和足跟麻均解除。腰脊柱"三种试验"检查变为阴性。因病人年事较高和后遗症轻，故不考虑椎管外软组织松解手术或密集型压痛点银质针针刺的"补课"。仅在门诊中行压痛点强刺激推拿每周2次，2个月后，后遗症就显著缓解。

2年后再复查： 后遗症未加重。病人对治疗满意。近期疗效属有效[8]。

【病例467】导读

［1］病人有长期腰痛史，提示存在慢性软组织损害。随着年龄的增长，软组织损害逐渐累积，影响运动力学平衡，失代偿时出现相应的症状。疼痛从大腿后侧向下放射，腰痛、大腿后侧放射痛、麻木到足跟的位置，提示坐骨神经受到明显的挤压刺激和炎症刺激。

［2］病人在直立位承重时出现明显的腰骶痛并向下肢放射征象，直立承重过程中腰部神经受到明显刺激，产生神经反射症状，提示病人的腰骶部、腰部深层、椎管内或全臀部可能存在广泛的无菌性炎症，这些都是引起承重不良的因素。

［3］病人直腿弯腰和直腿伸腰都有明显的受限，提示腰臀部存在广泛的软组织张力增加与无菌性炎症的情况，且坐骨神经在直腿弯腰和直腿伸腰时受到了明显的刺激。

［4］病人直腿抬高角度正常，但会诱发疼痛，说明神经根在牵拉过程中没有受到明显的粘连刺激，而是出现了无菌性炎症的直接刺激而造成的症状。腓总神经弹拨试验阳性提示椎管外软组织损害，但是不排除椎管内软组织损害的可能。疼痛主要表现在腰骶部，且在直腿抬高动作中加剧。此现象可能源于旋转骶髂关节，进而刺激其周围的受损软组织所致。因此，单凭此点无法确切判断是否为椎管内的软组织受损。

［5］病人右腰臀、大腿根部的压痛点均高度敏感，但屈膝屈髋分腿试验阴性，因此屈膝屈髋分腿试验与大腿根部是否有敏感的压痛点或者臀旁侧是否有敏感压痛点没有必然的联系。只有肌腹部紧张并且附着点存在无菌性炎症时，才会产生屈膝屈髋分

腿试验阳性的表现。如果只有单纯的附着点的无菌性炎症，但肌肉的张力没有增加，或者只有肌肉张力增加，没有附着点的炎症，都不会产生阳性的表现。病人下肢的肌力、感觉和反射都正常，提示传入传出的神经功能及腱反射的功能是正常的。这种正常状态提示下肢的神经并非受到挤压，而是受到无菌性炎症刺激，所以才会出现压痛敏感的表现。

[6] 病人腰脊柱"三种试验"阳性，基本可以判断椎管内软组织损害。结合影像学、肌电图以及碘造影检查，基本确定了椎管内存在粘连或椎间盘突出顶压硬膜囊的情况。因此结合腰臀、大腿根部的广泛压痛，诊断为椎管内外软组织损害引起的腰腿痛。由于椎管内有明显表现，而椎管外腰臀大腿根部存在高度敏感压痛，宣老并没有进行强刺激推拿的预示性诊断，也就是说没有对臀部及大腿根部进行推拿以观察病人的变化，或者宣老已经进行了推拿，但没有减轻症状，这一点没有在文中描述。强刺激推拿是宣老对软组织疼痛诊断的进一步精确性的认识，使病人能够更精准地得到治疗。

[7] 宣老详细描述了椎管内软组织松解手术的所见及碘油造影的位置判断，显示腰$_{3~4}$韧带明显肥厚，腰$_{4~5}$中度肥厚，说明在探查时可以知道是否存在椎管内的狭窄或无菌性炎症刺激的情况。在探查时发现腰$_3$神经根有明显的粘连，并有硬膜外变性的脂肪组织，提示病人受无菌性炎症刺激的部分在腰$_3$神经分布区。我们知道腰$_3$神经并不分布到小腿，为什么会出现下肢的放射性疼痛呢？可能是影响了臀肌或内收肌，导致坐骨神经在此处产生挤压和过度摩擦的持续刺激，出现神经鞘外的无菌性炎症。因此病人在主诉症状描述中表现出大腿后侧放射痛和足跟麻木，提示疼痛和麻木并非由单一神经传导，而是影响到了臀部肌肉，造成坐骨神经的挤压刺激。在手术探查过程中发现腰$_{3~4}$椎间盘顶压腰$_3$神经根鞘膜，顶压得很紧，可能同时对腰$_4$、腰$_5$或骶丛下行的神经产生了挤压刺激。病人在手术后腰腿痛症状全消，提示主要是由腰$_3$水平的椎间盘顶压神经根及硬膜囊引起的症状。对于腰$_4$腰$_5$滑脱部位没有做处理，因此腰腿痛消失也再次证明了滑脱与症状无关，即这种骨性改变不会引起疼痛，而是在有炎症时才会出现疼痛症状。

[8] 因为病人只接受了椎管内的软组织松解手术，而没有对椎管外的软组织进行相应的治疗，所以病人出现了臀部和腿部的酸胀症状的残余。在检查时发现腰骶部、臀部和大腿根部的敏感度仍然存在，需要进一步观察。观察一段时间后，如果症状逐渐消退，提示椎管内软组织损害对椎管外的疼痛产生了影响。如果再过3个月症状仍未消失，提示椎管外软组织损害是确实存在的。大腿的疼痛和足跟的木得到了解除，表明引起该部分症状的原因是椎管内软组织损害，与椎间盘顶压有关，因为麻木是与神经挤压相关的，椎间盘突出对症状有主要责任关系。在病人的检查过程中发现腰臀部的软组织损害仍然存在，但并不特别严重。因此宣老没有对病人进行进一步的有创治疗，而是进行了强刺激推拿治疗。这可能是为了实践和判断强刺激推拿方法，另一

个原因是病人年龄较大，接受继续治疗存在风险。对于长时间出现腰腿痛的慢性劳损病人，强刺激推拿的效果只能是有效，不能达到治愈，因此最终表现出来的是一种近期有效的治疗效果，并没有出现远期的持续稳定的治愈效果。

> **26.2.34 第34组：**臀部和大腿根部软组织松解手术治愈椎管外软组织损害性右腰腿痛，合并崩裂性脊柱滑脱畸形，以及左（健）侧"髋关节骨关节病"性畸形和右（痛）侧先天性髋关节半脱位畸形的椎管外软组织损害性右腰腿痛的病例介绍和讨论。

【病例468】

王×娥，女，55岁，退休工人。右腰腿痛20多年。自幼就感右髋外展不适。20多年前生育第1胎后感右臀酸痛。时发时好，逐渐加重。近3年来发展为持续性右腰臀痛并发小腿外侧痛。右髋迈不开步仅能勉强跛行。多种非手术疗法医治无效。失去生活能力[1]。上海市第六人民医院骨科诊断"崩裂性腰椎滑脱症"，建议行脊柱植骨融合手术。病人未接受，来我院医治。

检查：腰脊柱轻度左（健）侧凸和轻度后凸[2]。直腿弯腰指尖距地35厘米时有僵腰，直腿伸腰未受限，左右脊柱侧弯无妨碍，但三者均引出右臀痛加重[3]。直腿抬高试验左70°无征象；右50°引出右臀腿痛加剧[4]。双髋外展动作部分受限，右重于左。屈髋屈膝分腿试验均引出双大腿根部痛（左轻右重），其大腿与床面形成左35°角和右45°[5]。右腰部仅髂后上棘内上缘压痛点中度敏感，右臀部各压痛点和右大腿根部压痛点均高度敏感；左侧上述压痛点仅轻度敏感。右大腿肌萎缩，肌力减弱，但胫骨前肌和伸蹈趾肌的肌力以及膝反射、跟腱反射均正常[6]。腰痛X线常规片提示：正位片见腰$_5$椎间隙组合关系紊乱；左髋臼外缘见骨质增生、股骨头中1/3处出现13mm×13mm和髋臼出现5mm×5mm的圆形囊变等"髋关节骨关节病"性畸形以及右髋关节呈先天性半脱位畸形；侧位片见腰$_5$脊柱峡部缺损伴椎体向前Ⅰ°滑脱畸形。鉴于腰脊柱"三种试验"检查阴性以及上述的三种骨性畸形均非致痛因素（这方面单从本病例左髋关节所出现的"骨关节病"性畸形在临床上未出现疼痛的客观事实，就可证实），故诊断右椎管外软组织损害性腰腿痛合并崩裂性腰$_5$椎滑脱畸形以及左（健）侧"髋关节骨关节病"性畸形和右（痛）侧先天性髋关节半脱位畸形。1979年6月19日硬麻下行定型的右臀部软组织松解手术和右大腿根部软组织松解手术[7]。

10年后复查：自诉术后右腰臀腿痛全消失，步态恢复正常，长期从事家务劳动，无征象复发和后遗症。检查：腰脊柱活动恢复正常，动作时再无疼痛引出；双髋因关节内骨性畸形的障碍只能屈成90°角，也无疼痛惹起。右腰、臀和大腿根部的压痛点均变为不敏感。病人对治疗满意。右腰腿痛的远期疗效属治愈。谁知复查后第4个月某日因感冒惹起左臀腿痛，卧床不起，而右（手术）侧无丝毫影响。笔者根据左臀和大腿根部分布的敏感压痛点进行密集型银质针针刺疗法，4次治疗后征象全消失，恢复其劳动能力与发病前完全一样。12年后再复查的下肢功能情况如所示。手术后第14年再复查：病人于1个月前因脑血管意外发生偏瘫而卧床不起，自诉发病前的14年中无右臀腿痛复发；针刺后的4年中也无左臀痛发作。左腰腿痛的近期疗效属治愈[8]。

【病例468】导读

[1]病人有20多年的腰腿痛史，并且从小就有髋外展功能不良的情况，说明病人在小时候就存在双髋支撑或单髋支撑功能异常的状态。由于当时的综合条件无法进行进一步的确认，病人只能忍受疼痛，这符合中国人对待疼痛的心理特点。在生完第1胎后，病人出现明显的臀酸痛，症状绵延多年，并伴有小腿外侧痛，提示可能影响到了腓总神经。右髋迈不开步可能是因为活动功能受限，也可能是疼痛引起。病人呈跛行状态，即双下肢长度不一致。由于疼痛导致了病人生活能力下降。

[2]病人的腰脊柱段呈现轻度左侧凸和轻度后凸的状态。左侧凸可能是由于右侧腰部浅层肌肉产生明显的牵拉，即存在无菌性炎症刺激的一种保护性痉挛。后凸可能是因为病人髋关节活动功能不良，出现了明显的屈髋状态，导致腰脊柱段产生旋转的姿势，并出现相应症状。如果是屈髋增多，一般会导致脊柱前凸增加，而后凸可能是与腰部深层或椎管内损害有关。因此病人的症状处于相对矛盾的状态，提示软组织损害的复杂性。

[3]病人的直腿弯腰受限，说明腰臀部的软组织存在紧张状态。直腿伸腰不受限，与腰脊柱段的轻度后凸结合起来说明病人的腰部深层没有损害并且椎管内也没有损害。不过直腿弯腰伸腰会引起右臀痛，脊柱侧弯试验时也引起右臀痛，提示右臀部的臀肌软组织损害较为明显，而腰部的损害可能不太明显。

[4]病人直腿抬高50°引出臀腿痛加重的情况，一般考虑是坐骨神经梨状肌下出口处的无菌性炎症刺激和粘连引起。如果抬高到60°以上，则需要考虑有椎间孔神经根穿出处粘连。

[5]病人双髋的外展功能不良，屈膝屈髋分腿试验不仅引出大腿根部的疼痛，还显示出大腿与床面的成角明显。明显的成角提示髋关节在运动时存在运动范围减小的状态，就是说大腿根部的内收肌群的整体结构变短，影响了屈髋外展的功能。

[6]病人的高度敏感压痛点集中在臀部和大腿根部，伴有轻度肌肉萎缩和肌力减

退，提示大腿肌肉可能存在肌筋膜张力增加、失用性萎缩或神经功能异常。跟腱反射正常，以及小腿的胫骨前肌、蹞长伸肌的肌力正常，表明腓总神经分布区及骶丛部分的传导路径良好，神经传导功能正常。影响大腿肌肉萎缩的因素可能是闭孔神经、股神经的问题，或是由于大腿筋膜张力增加造成的。

［7］病人的影像学检查显示髋关节功能不良及右侧的先天性髋关节半脱位，这种半脱位影响了关节的运动。由于从小就有这种状态，当时没有进行进一步检查，所以一直维持到现在。随着半脱位状态的持续，关节周围的肌肉会出现明显的劳损，劳损后会影响运动状态并容易引起相应症状。此外病人还存在第五腰椎脊椎峡部断裂和腰椎滑脱，这种情况可能先天存在，因为小时候就有髋部症状，但也可能是因为髋部问题后逐渐形成了腰椎椎体的峡部断裂和滑脱。然而在进行检查时，腰脊柱"三种试验"结果为阴性，因此这些骨性改变的因素不被视为疼痛的直接致痛因素，而是考虑了软组织因素引起的疼痛。根据当时双侧的大腿根部都有明显压痛和屈膝屈髋分腿试验的阳性结果以及活动受限的情况，而选择进行了臀部和大腿根部的软组织松解手术。为什么宣老只做了右侧臀部、大腿根部而没做左侧？可能与右侧先天性髋关节脱位有关，宣老认为右侧是发病的原始因素。病人的左侧也存在髋关节功能不良的情况，如果将左侧大腿根部软组织松解，很可能对已经囊变的部分产生明显的挤压刺激，或出现股骨头坏死的情况，所以宣老的这一决定应该非常慎重。

［8］术后再次证明病人的手术选择是正确的，因为手术后症状完全消失。同时宣老也对左侧的压痛部分没有引起新的症状进行了评价，因为左侧的腰臀部没有得到治疗，之后也有可能会蓄积一些无菌性炎症并出现相应症状，随着感冒的免疫反应的发生，无菌性炎症诱发加重，出现了相应的腰腿痛。宣老根据臀部和大腿根部的压痛情况，进行了密集型银质针治疗。没有详细说银质针的针刺治疗的布针针数，但提示了4次治疗后征象消失。说明这4次把整个腰臀、大腿根部全部都针刺完，这也符合宣老以往所定的针刺步骤和针刺的次数，没有涉及腰、腿，所以4次基本可以完成，并且可能每一次针刺不是一个部位。所以有可能存在一个部位重复扎两次的情况。因为是单纯的椎管外软组织损害，银质针治疗之后效果是非常稳定的，并没有出现疼痛的复发。

第二十六节　髋关节畸形病例

6.2.35 第35组：1例臀部软组织松解手术治愈经股骨头切除式粗隆部成角截骨手术纠正"髋关节骨关节病"性重度骨骼畸形后未能解除合并的椎管外软组织损害性腰腿痛，以及另1例经臀部软组织松解手术解除腰腿痛后遗留合并的上述骨性畸形仍导致下肢功能障碍补行股骨头切除式粗隆部成角截骨手术恢复下肢功能的病例介绍和讨论。

【病例469】

孙×鹏，男，45岁，工人。右臀痛10年，无外伤史。起始感右髋隐痛，征象轻，不影响工作。近3年来疼痛加重，不能久站或久坐，行走时更痛，跛行步态，不能多走[1]。安徽有关医院骨科均诊断"右髋关节骨关节病"，建议行髋关节固定手术。病人对手术有顾虑，来上海医治。

检查：右大腿内收、前屈和外旋畸形较重。右髋关节伸屈度局限于30°之间、内收20°和外展10°左右。站立时显右下肢短缩，足跟不能着地负重。X线片提示有髋关节骨质增生和变形严重[2]。当时对软组织损害致痛的新概念还未建立，于是笔者仍按照传统概念根据上述的X线表现孤立地诊断为"右髋关节骨关节病"。1964年6月26日在硬麻下行右股骨头切除式Lorenz叉状截骨手术。3个月后拆除髋人字形石膏外固定。通过1年5个月的观察，右臀痛未减轻，仍无法工作[3]。

第2次住院：立正位脊柱畸形不明显。右大腿的内收和外展度增多，直腿抬高试验左80°无征象；右60°有右臀痛加重。Trendelenbury试验阴性。右髂后上棘、臀上皮神经、髂胫束、坐骨神经梨状肌下出口处的压痛点高度敏感；右大腿根部的压痛点也高度敏感。诊断右臀部和右大腿根部软组织损害。1965年11月5日腰麻下行右臀Ⅱ手术和大腿根部软组织松解手术[4]。

1年后复查：自诉第2次住院手术后右臀痛消失，右腰部吊紧感解除，行走时右下肢轻松。右直腿抬高由术前60°提高到90°。下蹲时患髋可以完全屈曲，这是因为切除增生的股骨头后，髋关节内不存在骨性障碍所致。恢复原工作完全胜任。平时无征象，仅在劳累时感右髋外侧酸胀感，休息后即自行解除。征象轻，不影响工作。病人对治疗满意。检查：右髂翼外面三肌附着处的压痛点高度敏感，为未手术松解处，属上述后遗症的病因。建议征象严重时再手术补课。

6年后通信联系： 征象未复发，后遗症明显改善。最后诊断是椎管外软组织损害性右臀痛合并"右髋关节骨关节病"重度畸形。病人对治疗满意，远期疗效属显效[5]。

【病例469】导读

［1］病人无外伤史，但髋痛多年并逐渐加重，影响承重功能，呈跛行步态。对于这种情况，现代医学诊断与髋关节结构有关。当时医院诊断为骨关节病，并未诊断股骨头坏死。髋关节骨关节病的诊断属于比较古老的诊断。

［2］宣老描述了病人大腿的内收、前屈、外旋严重畸形，在股骨头坏死的病人中，尤其是后期严重的股骨头坏死病人中会有这种典型的形态。有的人因为拐杖支撑，会使腿内收肌挛缩特别明显，甚至导致腿的长度明显缩短，影响支撑功能。病人髋关节的活动范围明显下降，宣老在进行髋关节功能检查时，进行了各个运动角度检查，而非单纯观察形态变化。这需要我们进一步认真学习，因为在运动康复医学中，对下肢运动角度的评估非常重要。X线片提示髋关节骨质增生和变形严重，是股骨头变形严重还是髋臼变形严重，没有做细致描述。考虑这种情况与股骨头变形有关，现有诊断提示股骨头坏死处于后期（稳定的）状态。

［3］宣老谦虚地承认，当时对于这种骨结构改变并没有更深入的认识，因此做了比较熟悉的股骨头矫正手术——股骨头切除式Lorenz叉状截骨手术，使髋关节恢复正常功能，能够进行各个角度的运动。这对病人的生活质量有积极意义，至少使下肢运动不再受限。但疼痛并没有减轻，提示畸形的变化不是疼痛的直接因素，反之是软组织损害引起的骨变化和疼痛。宣老提示骨的结构变化并没影响疼痛，而疼痛可能是影响骨结构变化的重要因素。

［4］病人的第1次手术术后检查发现下肢的外展、内收、屈伸等活动度有明显增加，但在直腿抬高时，右侧臀痛会加重，表明臀部的软组织在受到牵拉时会产生无菌性炎症刺激，臀内侧、臀后侧存在明显的软组织无菌性炎症。根据压痛分布情况，选择了臀Ⅱ和大腿根部软组织松解手术。当时宣老在进行手术治疗时，并没有设计出太多的手术术式，臀Ⅱ手术是当时比较成熟的手术术式。术后病人可能会出现一系列症状的反复、消失或出现新症状的情况。

［5］第2次手术后，病人的右臀痛消失，症状解除，并且可以进行髋部的各方向运动，比手术前恢复了更多的活动空间。在这种情况下，宣老还对病人可能存在的软组织损害进行了复查。这种复查对医生提高疾病的认识非常有意义。因为还有酸痛，

根据压痛点的分布情况，而去做强刺激推拿进行鉴别。若推拿完压痛部位，症状便随之消失，表明了一对一的因果关系。宣老所给予我们的启示是，右髋外侧的酸胀感与右髂翼外三肌之附着点软组织损害息息相关。

【病例470】

张×兰，女，42岁，干部。20多年前左臀部慢性隐痛。逐渐加重，发展为左臀髋腿痛，但当时髋关节功能正常。不影响行走。近4年来疼痛加剧，大腿内收，不能外展，下肢显短，左足跟不能着地负重，出现跛行步态，需扶拐慢行。外院根据X线片提示，诊断"左髋关节骨关节病"，建议行关节固定手术。病人希望重建关节的活动度而未接受治疗，特来我院诊治[1]。

检查：左大腿的内收、前屈和外旋畸形明显。髋关节的外展和伸展活动严重受限，股骨的前屈活动局限于20°，检查时引出左臀腿痛增剧，惊叫呼痛。在主诉疼痛的臀部、髋部和大腿根部包括髌尖粗面的特定部位均有高度敏感的压痛点。X线复片提示左髋关节的骨质增生严重和变形。诊断椎管外软组织损害性左臀腿痛合并"左髋关节骨关节病"重度畸形[2]。1972年4月29日在硬麻下行定型的左部软组织松解手术和左大腿根部软组织松解手术，术后臀髋腿痛消失。残留左膝前下方痛，半个月后在腰麻下补行左髌下脂肪垫松解手术，膝部征象也解除。5个月后复查时发现，髋关节的骨性障碍形成的髋内翻等畸形，没有因肌性因素的解除而对患髋功能有改善；尽管无疼痛引出，但仍影响行走。要求进一步治疗骨骼畸形[3]。

第2次住院：1972年11月8日按原治疗计划在硬麻下再行左股骨头切除式Lorenz叉状截骨手术和髋人字形石膏外固定，3个月后拆除。由于患肢负重的力线纠正，就重建了满意的下肢功能。

术后10年9个月后复查：疼痛全消失，跛行步态显著改善接近完全消失，能自行下蹲和站起。直腿抬高可达90°，无征象引出。由于切除了增生的股骨头，去除了髋关节内在的骨性障碍，故可完全下蹲使大腿前屈与腹壁接触。行走方便，每天持续步行10～15千米，无不良反应。术后半年即恢复工作，未曾因患髋不适而请假休息，也无后遗症出现。检查"躯干下部功能良好"。病人对治疗满意。

26年后再复查：病人已退休，仍从事繁重的家务劳动，一切正常。远期疗效属治愈[4]。

【病例470】导读

[1]病人有20多年的臀部慢性疼痛，并逐渐影响下肢的形态和功能。这种状态

要考虑髋关节的结构改变。现有的临床治疗中，遇到这种情况，一般会考虑是否存在股骨头坏死或其他骨关节增生性疾病。骨关节疾病对髋关节的运动功能有一定的影响，尤其是大腿外展功能出现障碍时要考虑股骨头是否出现问题。患者的形态，深受内收肌群与髂腰肌的影响。特别是髂腰肌，其外旋股骨、屈髋及内收功能，皆对髋关节运动产生显著影响。髋关节前囊的无菌性炎症持续刺激也是髂腰肌紧张的重要因素。

[2]病人的髋部形态是由于髂腰肌、内收肌群痉挛或挛缩形成的。下肢的外展和伸展功能都会受到影响。臀部、大腿根部以及髌下脂肪垫都有高度敏感的压痛点，这直接指向了软组织的损害影响髋关节功能。但在病人进行治疗时出现了与预期不符的情况。

[3]宣老为病人实施了骨盆外侧，包括臀部、髋部及大腿根部的软组织松解手术。松解手术非常彻底，理论上应该对由骨盆周围软组织损害引起的疼痛有明显的缓解。从后续的情况来看，病人的症状确实得到了缓解。主诉症状缓解后，病人出现了膝前下方痛，继而进行了髌下脂肪垫的松解手术，膝痛也得到了缓解，提示髌下脂肪垫的无菌性炎症会引起膝前下方痛这一症状。然而，并非所有的髌下脂肪垫损害都是膝前下方痛，有些病人的膝前下方痛与屈髋增多有关，如髋关节功能不良导致不能明显伸展的状态，就会引起膝前下方痛的出现。此外，髋关节前囊分布的闭孔神经受到刺激后，同样会引起闭孔神经的膝关节支产生反射性疼痛。在实践中，宣老发现对疼痛因素的治疗，如肌肉治疗，并没有改善髋关节的功能。说明髋关节的功能应该与髋关节周围的韧带和骨骼的形态结构有关。髋关节的运动功能受限如果没有解决形态结构问题或者没有放松关节囊周围的韧带是无法改善其功能的，在进行针刺治疗后，疼痛虽然消除，但关节功能没有改善，应该是与关节囊或骨性结构有关，需要我们对关节囊或骨性结构改变的影响进行关注，这样也为病人进行治疗后的评估做准备。

[4]病人第2次手术主要是下肢力学承重结构的纠正，术后病人的功能恢复非常好，既能下蹲、行走，也能进行日常的正常工作。对于软组织损害的探索，上述病例先行股骨头力学纠正与髋关节力学传递纠正，继而实施软组织松解手术。这样的考虑可能是软组织影响了骨的结构，产生了疼痛，但这个病例又反过来证实，髋关节问题是独立存在的，疼痛问题也是独立存在的。两者一旦各自形成了固定的损害模式，就不会再受另一方影响。也就是说，早期的疼痛伴有功能障碍时，解决其中一方会有作用，但慢性功能障碍伴有疼痛的情况下，在解决其中一方无法使另一方得到改善。我们临床工作中也会遇到类似的情况，即病人存在长期的慢性损害性疼痛和关节活动受限。在解决了疼痛后，对于功能受限，解决肌肉无法解决功能受限的问题，就需要关注关节囊或骨质增生的因素。

【病例474】

何×娣，女，39岁，医师。左髋痛8年，无外伤史。1965年起渐感左髋隐痛，时发时好，逐渐发展为持续性左臀疼痛，经常突发加重；近9个月来疼痛更重，行走困难。外院诊断"左髋关节骨关节病"，曾行针灸、推拿、水针、理疗、氢化可的松药液痛点注射、中西药物内服外敷等久治无效，严重影响工作[1]。

检查：左髋活动度明显受限，大腿前屈30°，内收20°和外展20°。直腿抬高试验左20°和右70°，均无"放射痛"。左髂后上棘内上缘、髂胫束、臀上皮神经、臀下神经、臀上神经、坐骨神经梨状肌下出口处、股骨臀肌粗隆、髂翼外面、大腿根部的压痛点均高度敏感。屈髋屈膝分腿试验左侧受限（大腿与床面形成45°角），并引出左大腿根部痛阳性；右侧正常（大腿与床面形成15°角）[2]。X线片提示左髋关节骨质增生性改变，变形不重。鉴于"髋关节骨关节病"性骨骼畸形非疼痛因素，故诊断左椎管外软组织损害性腰臀痛合并"左髋关节骨关节病"性中度骨骼畸形。1973年9月14日硬麻下行定型的左臀部软组织松解手术和左大腿根部软组织松解手术[3]。

5年后复查：自诉术后左臀痛全消，行走时跛行步态变为正常。3个月中每日坚持20千米持续步行锻炼，无不良反应。3个月后从事原工作迄今无征象复发和后遗症。病人对治疗满意。检查：左直腿抬高由术前20°增至60°，左大腿内收和外展各由术前20°增至30°，屈髋屈膝分腿试验左侧由术前45°角变小为30°角，按压时不再引出大腿根部痛阳性。X线复片提示左髋关节肥大性改变未加重，说明术后左髋的活动度增多属解除肌性因素的挛缩所致。

11年后再复查：远期疗效属治愈[4]。

【病例474】导读

[1] 这例病人表现为缓慢发生的左髋持续性疼痛，并逐渐加重，疼痛长达8年。由于病人是医师，她对疼痛的认识以及就医的便利度更高，因此在诊治上可能处于相对早期的阶段。

[2] 宣老在病例描述中提到病人左髋活动度明显受限，但没有提到畸形（如屈髋、内收、外旋畸形）而是描述了受限的活动角度，这表明髋关节的运动范围明显变

小，但没有严重的缩短畸形。站立时下肢活动范围下降，在卧位直腿抬高时也存在基本相似的活动角度。直腿弯腰30°，但直腿抬高只有20°，这意味着有10°的角度来源于骨盆或脊柱的空间位置变化。检查时没有产生放射痛，提示软组织损害处于炎症较少的挛缩状态。臀部、内收肌群大腿根部附着处存在高度敏感的压痛情况。屈膝屈髋分腿试验患侧受限，这种受限可能由内收肌群的紧张缩短导致，也可能与髋关节前囊的韧带部分有关，如髂股韧带或耻股韧带的张力增加、缩短，都可能造成屈膝屈髋分腿试验的阳性表现。大腿根部疼痛如果集中在腹股沟中点提示髋关节前囊牵拉刺激引起；如果是内收肌群附着点损害引起的疼痛区域会更接近耻骨的位置。

［3］由于病人的髋关节骨性改变不严重，因此这例病人首先进行了定型的臀部和大腿根部软组织松解手术。这例松解手术有助于评估病人的髋关节骨性病变到了什么时期，是适合进行定型的软组织松解手术，还是需要同时进行软组织松解手术和髋关节骨结构纠正的手术，在这个病例里进行了相应的探索。

［4］在临床工作中发现，髋关节有明显形态改变的病人，进行银质针针刺治疗都会比较困难，不会快速改变髋关节的功能。虽然对于疼痛的消除可能会快一些，但对于髋关节功能的影响相对较慢，与软组织松解手术的大刀阔斧形式有所不同。病人术后的直腿抬高角度明显增加，这提示直腿抬高的动作受到了臀肌的牵拉限制。臀部软组织松解之后直腿抬高的角度更大。大腿的内收和外展状态改变并不是特别大，表明限制髋关节运动的部分是耻股韧带、髂股韧带等韧带限制结构。如果要改变髋部运动活动度，需要进一步放松这些韧带结构，才能够解除限制。

【病例480】

李×芬，女，37岁，商店营业员。9岁时右髋跌伤史，在上海市第一人民医院急诊，X线片结果阴性。之后一切正常，无后遗症。12年前（25岁时）渐感右髋酸胀，活动不便，时有隐痛。征象时轻时，逐渐发展为持续性臀痛和大腿根部痛，不能多立或多坐，步态跛行，不能多走。近1个月来，右臀痛和大腿根部痛增剧，小便使劲时感右会阴痛难忍[1]。

检查：右臀和下肢的肌萎缩明显。右下肢呈轻度的前屈、内收和外旋畸形。因痛右髋外展限于15°，其关节伸屈度在40°。直腿弯腰和直腿伸腰部分受限[2]，直腿抬高左90°无征象；右50°引出右臀痛加重[3]。直立位上右前足踮起着力，足跟无法触地[4]。右臀部和大腿根部各压痛点均高度敏感，屈髋屈膝分腿试验引出右大腿根部痛阳性，其大腿与床面形成一个45°角；左侧阴性，大腿与床面形成角度仅20°，属正常范围[5]。X线片提示右髋关节间隙变窄，髋臼与股骨头的软骨下骨质硬化，关节面不整齐，髋臼外缘骨质增生，股骨头轻度变形。鉴于"髋关节骨关节病"性骨骼畸形非疼痛因素，故诊断椎管外软组织损害性右臀腿痛合并"右髋关节骨关节病"性中度骨骼畸形。1983年11月20日行定型的右臀部软组织松解手术和右大腿根部软组织松解手术[6]。

5年后复查：自诉术后臀腿痛消失，会阴痛也解除。右髋活动度增加，可以久站、久坐和走长程，步态变为正常。3个月后恢复原工作，无征象复发和后遗症。病人对治疗满意。故不按照原治疗计划再行粗隆部成角截骨矫形手术。检查：直腿弯腰指尖距地10厘米，直腿伸腰无妨碍，直腿抬高试验左90°和右70°，三者均无征象引出。直立位右足跟恢复着地负重，无须前足跖起行走。屈髋屈膝分腿试验右侧变为阴性，其大腿与床面形成的角度由45°减小为30°。下蹲时右髋只能屈成90°角，但伸屈灵活。右臀和大腿根部各压痛点全变为不敏感。远期疗效属治愈[7]。

【病例480】导读

[1]患者有髋部外伤史，当时受伤后未出现明显的骨性结构异常。鉴于患者年仅9岁，如此幼小的年纪出现髋关节的骨性结构变化可能是隐匿性的，或者是青枝骨折损伤。因当时影像学检查可能不够清晰，未能查出阳性结果。然而随着年龄的增长，病人出现了髋部症状，逐渐影响活动并出现疼痛。提醒我们青少年出现髋部外伤，需要及时告知家属，因为数年后可能出现相应症状，并需要及时处理。因为早期髋关节问题包括股骨头坏死，通过治疗后往往可以逆转，而随着病程加重，逆转的机会越来越小。病人表现出臀痛、大腿根痛，并影响小便，提示盆底肌和膀胱逼尿肌的功能受到影响。膀胱括约肌可能存在高度敏感状态，出现炎症刺激的痉挛。会阴痛是否与其他损害部分有关，或是孤立的疾病，值得我们进一步分析。

[2]对于病人来说，出现臀和下肢的肌肉萎缩，提示这部分肌肉存在应用减少或营养不良的状态。下肢运动表现为承重时有前屈、内收、外旋畸形，但不是特别严重。与前述病例有明显的前屈、内收畸形不同，病人的髋活动范围明显受限，影响直腿弯腰和直腿伸腰的范围，提示直腿弯腰和直腿伸腰的运动与髋关节运动有明显的联系。

[3]病人患侧的直腿抬高50°时引发臀痛，但没有下肢放射痛，提示臀肌牵拉刺激产生的疼痛，并非坐骨神经牵拉刺激产生。直腿抬高50°时臀大肌和臀中肌的叠加处出现被动拉伸运动，产生疼痛可能与臀大肌、臀中肌交界处的损害有关。

[4]病人的承重体位主要是以左下肢为主，右下肢承重主要靠垫足着力，足跟无法落地。这种无法落地可能是由于足部产生形变，也可能是由于患肢缩短的代偿性改变。后续的手术没有对足部进行治疗，但解决了足部问题，提示足跟无法落地是下肢承重结构缩短导致的，为了维持双下肢支撑的相对等长状态，出现跖足尖走路的情况。

[5]患侧臀、大腿根部存在高度敏感压痛，屈膝屈髋分腿试验明显受限，并有大腿根部疼痛，提示大腿内收肌群存在明显缩短，或髋关节前囊存在明显的缩短，需要

看后续松解手术能否改善症状。大腿根部的阳性疼痛应该是由于软组织损害引起。

[6] 对病人的髋关节X线进行评估后，影像学描述基本符合股骨头坏死的影像学特征。X线片显示的股骨头形态改变，提示存在持续的髋关节撞击和股骨头不圆的情况。宣老认为这些情况不是导致疼痛的因素，因此在诊断上进行了合并诊断，即椎管外软组织损害是引起疼痛的原因。在这种分析下，进行了软组织松解手术的观察。宣老在给病人交代病情时，应该是先进行软组织松解手术，解除疼痛，如果功能得到改善，就不需要进行下面的手术。如果髋关节的运动功能不佳，就需要进行进一步的手术治疗。这也是前述病例中总结出的治疗顺序特点，因此先进行了软组织松懈手术。

[7] 在进行软组织松解手术后，病人的原有症状消失，会阴痛同时消失，提示很可能是大腿根部软组织松解手术导致会阴痛消失。临床治疗上大腿根部或臀部软组织损害可能对会阴痛有影响，为我们提供了治疗思路。此外，在软组织松解后，病人的髋关节活动功能得到了明显改善，说明在股骨头形变不太明显时，软组织松解手术可以使髋关节活动能力恢复到接近正常的状态，软组织松解手术后病人没有再进行髋关节的骨性结构纠正手术。事实证明仅进行软组织松解手术，病人的髋关节活动功能就基本得到恢复，只有髋关节下蹲功能未达到正常状态，但也很灵活。5年后的复查，如果股骨头坏死处于进展期，应该早已塌陷，明显影响下肢承重和关节活动灵活度。虽然没有影像学的支持，但也间接提示髋关节功能得到了稳定。临床提示，如果病人存在三期股骨头坏死，在进行软组织治疗后，彻底的软组织松解可以使这种坏死的股骨头趋于稳定，从而恢复病人的正常生活能力，尽量减少手术。

26.2.38 第38组： 臀部结合大腿根部软组织松解手术治疗合并成人股骨头缺血性坏死，但外观仍保持圆球形不变或后遗轻度或中度股骨头变形的椎管外软组织损害性腰腿痛的病例介绍和讨论。

【病例485】

方×法，男，49岁，工人。2年多前跌倒发生左股骨颈骨折。在上海市徐汇区中心医院骨科行三刃钉内固定手术。骨折愈合后发生钉子滑脱，于今年在该院取出三刃钉。术后总感左腰臀痛，征象不重。近1年征象增加，发展为并发左大腿外侧和小腿外侧的"放射痛"，步态跛行，需用拐支撑缓慢移动，失去劳动能力。原治疗医院诊断左股骨头缺血性坏死，建议行人工股骨头置换手术。病人对此有虑。特来我院医治[1]。

检查：腰脊柱左侧凸和后凸变直[2]。直腿弯腰和直腿伸腰的检查因左髋痛无法完成[3]。直腿抬高左50°有左腰臀痛和下肢外侧"放射痛"；右80°无征象[4]。腰₁棘突、椎板和后关节～骶₄中嵴和背面、第12肋骨下缘、腰₂～₄横突尖、骶髂关节内侧缘的压痛点左侧轻度敏感和右侧不敏感；髂嵴、髂后上棘内上缘、髂胫束、臀上皮神经、髂后上棘、臀下神经、髂翼外面、坐骨大切迹后缘、大腿根部的压痛点左侧高度敏感和右侧轻度敏感；双坐骨神经梨状肌下出口处压痛点不敏感；髌尖粗面压痛点左侧轻度敏感和右侧不敏感。屈髋屈膝分腿试验引出左大腿根部痛阳性，其大腿与床面形成75°角；右侧试验阴性，其大腿与床面形成的角度为20°，属正常范围[5]。腰脊柱"三种试验"检查阴性。腰痛X线常规片提示左股骨头的上部和内部的骨质坏死，但外形仍保持圆球形。鉴于当时对关节软骨内无感觉神经末梢存在，即使股骨头出现缺血性坏死有可能产生化学性致痛因素，也不应该引起疼痛的新概念已经成立，于是对股骨头坏死畸形较轻者，试用椎管外软组织松解手术以解除疼痛。1976年11月3日在硬麻下行定型的左臀部和大腿根部软组织松解手术[6]。

第2次住院：自诉术后腰臀腿痛全消，10天起床下地功能锻炼，左髋关节活动恢复正常，行走良好，能走长程。但入院前2天不慎滑倒，臀部着地，发生腰₂椎体压缩骨折。1977年1月10日做俯卧位脊柱过伸悬吊整复法结合石膏背心外固定。3个月中带石膏每日步行20千米常规锻炼，以及每日头顶沙袋（或米袋）下行走锻炼，拆除石膏后再无腰腿痛出现。左髋关节正侧位X线复片，见坏死的球形股骨头因解除局限痛，以致血运改善而修复良好[7]。

6年后复查：自诉拆除石膏后腰痛消失。3个月后恢复原工作，一切正常。检查：直腿弯腰指尖触地，直腿伸腰无妨碍，直腿抬高左右各90°，三者均无征象引出。左下肢前屈、内收和外旋畸形全消失，屈髋屈膝分腿试验左侧变为阴性，其大腿与床面形成的角度也变为正常（20°）。患髋能完全下蹲。说明术前的下肢畸形纯属髋关节周围损害性软组织的变性挛缩之肌性因素所引起。

15年后再复查：征象未复发，无后遗症。病人对治疗满意。远期疗效属治愈。最后诊断是椎管外软组织损害性左臀腿痛，合并股骨头缺血性坏死后遗轻度骨性畸形[8]。

■【病例485】导读

[1] 病人外伤后出现股骨颈骨折，这种情况要考虑病人出现股骨头坏死的可能性，因为股骨颈骨折之后会影响关节囊动脉的供血。临床上很多病人虽然骨折已经愈合，但是后期发生股骨头坏死的机会还是比较大，这很有可能与关节囊内的创伤造成关节囊张力异常、关节囊动脉穿入部分的挤压，或者韧带的过度紧张粘连引起相应的问题有关，动脉不会受到太多影响，但静脉回流会受到明显的影响。病人骨折愈合后，取出三刃钉之前并没有疼痛等其他症状，但是取出三刃钉之后，出现左腰臀疼痛

逐渐加重与大腿外侧和小腿外侧的放射痛，这病情发展不符合股骨头坏死的致痛特点，应该与臀部或者腰部的软组织损害有关，尤其是臀部。因为三刃钉固定术（安装与摘除三刃钉），有可能会造成臀部软组织的粘连。病人术后出现了大腿外侧和小腿外侧的放射痛，考虑臀旁侧软组织损害，尤其是阔筋膜张肌损害对髂胫束的张力的影响，造成小腿外侧的筋膜张力增高，影响腓总神经的小腿穿入部分或者直接影响小腿外侧的筋膜张力部分，都有可能出现相应的症状。另外臀旁侧的软组织损害，同时合并了臀后侧与臀内侧软组织损害，也会出现相应的症状，诱发跛行步态，失去劳动能力。最终医生还是诊断股骨头缺血性坏死，但病人症状表现与股骨头坏死产生的症状并不一致。典型的股骨头坏死是髋关节囊受到刺激，出现髋外侧深层、腹股沟中点、髋关节前囊投影区域的疼痛，另外闭孔神经的反馈引起膝内上方疼痛或者膝关节内膝眼区域疼痛都有可能，引起小腿外侧和大腿外侧放射性疼痛的情况很少出现。

［2］病人左侧的股骨头、股骨颈发生损害之后，如果屈髋增多或者股骨头塌陷，都有可能会出现骨盆的支撑高度下降。支撑高度下降会引起骨盆向左侧的倾斜，而腰脊柱段随着骨盆左侧倾斜，要纠正重心就会向右弯曲，出现腰脊柱向左侧凸，并且骨盆如果出现向前方或向后方的旋转，会引起脊柱段的变化，后凸变直很可能是骨盆产生向后的旋转同时又有侧向的倾斜。

［3］病人的直腿弯腰、直腿伸腰动作因为髋部疼痛无法完成，提示髋关节周围的软组织损害非常严重，直接限制了骨盆的运动，所以腰与骨盆无法完成连贯性的旋转运动。这种情况要考虑骨盆在控制躯干的过程中，髋关节周围的软组织炎症对髋关节运动的影响。

［4］病人的患侧直腿抬高50°时出现了左腰臀疼痛和下肢外侧放射痛，直腿抬高30°～50°与坐骨神经梨状肌下出口处的粘连及无菌性炎症刺激有关，出现相应的症状要考虑坐骨神经在穿出骨盆处有无菌性炎症刺激，并且有软组织粘连的情况出现，造成了腓总神经的刺激症状以及腰臀的反射性症状。或者病人臀上皮神经穿出骨盆处有无菌性炎症，直腿抬高过程中筋膜受牵拉导致张力增加也会诱发疼痛。

［5］病人腰部深层、腰椎横突及腰骶后部压痛点均不敏感，而髂嵴、髂后上棘内上缘及臀部则表现出高度敏感的压痛。髂后上棘内上缘、髂嵴的压痛可能源于腰骶部深层或臀部损害。压痛点检查时，腰部无明显压痛点，臀部压痛点高度敏感，提示髂后上棘内上缘的压痛可能是继发传导痛。双坐骨神经梨状肌下出口处压痛不敏感，与前文所述直腿抬高时小腿外侧放射痛表现不符。前文提及坐骨大切迹后缘高度敏感，而梨状肌下孔穿出处不特别敏感，说明影响坐骨神经的位置并非在梨状肌下孔穿出处，而可能在坐骨大切迹的后缘。因此，在进行银质针针刺治疗时，应作相应区分。坐骨大切迹后缘为臀小肌横束附着部分，对髋外侧影响显著。患者进行臀旁侧、髋关节手术后出现臀深部臀小肌损害，导致相关部位敏感压痛，但无法解释下肢外侧放射

痛。下肢外侧放射痛或许来源于臀深部，如臀大肌与臀深六小肌之间的叠加部分，或臀旁侧损害造成的下肢放射痛。患者在直腿抬高时无大腿外侧放射痛，直腿弯腰时有大腿外侧疼痛。因当时检查直腿弯腰无法完成，主诉平时有大腿外侧放射痛。因此，直腿抬高产生的下肢外侧放射痛，是否涉及大腿、小腿外侧？考虑两者均有。若非腓总神经刺激，而是综合性的臀旁侧髂胫束刺激，产生大腿外侧痛的机会较多，并可引起小腿外侧放射痛。若是梨状肌下出口问题，一般引起小腿外侧放射痛，而不引起大腿外侧放射痛。故考虑臀旁侧损害引起的问题较多。屈膝屈髋分腿试验中，左侧大腿根部痛阳性。因臀旁侧曾手术，大腿根部产生对应拮抗关系，出现大腿内侧疼痛可能。大腿根部疼痛，尤其是骨折固定后，对髋关节囊的刺激可造成周围软组织过度张力增加，保护髋部稳定性，可能导致大腿根部疼痛，并明显缩短。大腿与床面形成75°夹角，提示大腿外展能力基本消失。

［6］病人的影像学检查支持股骨头坏死的诊断，鉴于股骨头坏死不会引起这样复杂的疼痛，所以宣老考虑病人现有的症状并非股骨头坏死引起，临床中股骨头坏死确实可以释放出一些炎症物质，也可以造成髋关节的力学传递异常，对髋关节周围软组织的张力有一定影响，尤其是跨髋关节附着的肌肉，都可能会出现相应紧张，产生代偿性的损害而出现广泛性的疼痛。宣老对病人进行了左臀和大腿根部的软组织定型松解手术，手术过程对髋外侧的臀小肌、坐骨大切迹及臀内侧都有明显的松解，使髋关节周围肌肉得到了完全放松。

［7］病人第2次住院并非软组织松解手术的遗留问题，而是因为病人再次摔倒造成腰椎压缩性骨折，与第1次手术间隔约2个月，对腰脊柱的压缩性骨折进行了石膏固定，并且进行3个月的康复锻炼，两次治疗历时5个月。复查髋关节的正位X线片观察到股骨头坏死的情况得到了明显缓解，血运改善，股骨头修复后并没有产生明显的塌陷。在临床医疗实践中，面对股骨头尚未塌陷的坏死患者，采用银质针技术对骨盆附近软组织进行治疗，能够达到传统手术所追求的臀部与大腿根部软组织松解效果。这种"以针代刀"的银质针疗法，有效应对了股骨头坏死所带来的问题。在银质针疗法的临床应用中，针对Ⅲ期及Ⅲ期内的股骨头坏死患者，通过减重并接受系统性的银质针治疗，可以显著改善股骨头的缺血状况，乃至恢复到正常状态。

［8］宣老在对该病人的长期复查过程中，对病人的各项功能描述比较多，在15年后复查，病人没有留下任何的后遗症，非常让人兴奋；并且髋关节功能保持比较完好，能完全下蹲。在我们临床工作中，对于非创伤性的股骨头坏死也进行了相应的探索，在银质针治疗之后，绝大部分病人可以恢复到正常的状态；除非病人存在不良的饮食习惯，如大量的嗜酒或者出现长期高负重；对股骨头坏死的恢复期没有进行重视，都有可能会造成一定的后遗症；但是如果经过减重和系统的银质针治疗，观察半年左右，股骨头血运恢复情况基本令人满意。

【病例488】

赵×信，男，52岁，乐队指挥。11年前右股骨颈骨折。在北京医学院第一医院（北医一院）骨科行三刃钉内固定手术。术后恢复良好，行走无痛，恢复正常工作。但4年后出现右臀髋痛，右下肢呈前屈、内收和外旋畸形，需扶拐勉强跛行。由于右下肢的内收和前屈形成短缩，站立时出现前足蹠起负重，和足跟不能着地吃力。北医一院X线复片提示右股骨头外1/2部呈缺血性坏死变化，建议人工股骨头置换手术。病人对手术有顾虑，来上海求治。本市许多有关医院骨科的诊疗意见同北医一院。故来我院诊治[1]。

检查：脊柱外形正常。直腿弯腰指尖距地35厘米时无僵腰，直腿伸腰未受限，直腿抬高试验右45°（左90°无征象），三者均引出右臀髋痛加重[2]。右下肢畸形如上述。右臀部、大腿根部和髋尖粗面的压痛点均高度敏感。屈髋屈膝分腿试验引出右大腿根部痛阳性，其大腿与床面形成45°角；左侧试验阴性，其大腿与床面形成20°角（正常范围）[3]。X线正侧位复查片均提示右股骨头外1/2部缺血性坏死，死骨稍下陷形成股骨头局部平坦，死骨分界不清楚；股骨头的未坏死部分骨质浓密。也因股骨头缺血性坏死非疼痛原因，故诊断椎管外软组织损害性右臀痛和髋下脂肪垫损害合并右股骨头缺血性坏死后遗中度骨性畸形。1979年4月28日在硬麻下行定型的右臀部和大腿根部软组织松解手术[4]。

第2次住院：自诉术后臀髋痛消失，下肢畸形改善，能徒手行走，步态正常，不再需拐支撑。因感右膝前下方痛，应约来院手术补课。同年12月15日腰麻下再行右髋下脂肪垫松解手术。出院时复查：自诉两次住院手术后臀髋痛和膝痛全消失。直腿弯腰指尖距地8厘米时无僵腰，直腿伸腰无妨碍，直腿高试验左右各90°，三者均无疼痛引出。右下肢前屈、内收和外旋畸形接近完全消失。屈髋屈膝分腿试验右侧变为阴性，但大腿与床面成角由45°变为35°不能达到正常范围，应属骨性障碍所致；所以下蹲时右髋关节也只能屈成90°角。

1983年10月29日笔者赴北京复查：病人去青海演出未遇。其妻告知"术后长期恢复原工作，行走时有跛行步态，不能走长程，劳累时出现髋部不适"。嘱病人来院按原治疗计划行粗隆间截骨截钉内固定手术。近期疗效属显效[5]。

【病例488】导读

[1] 病人股骨颈骨折，三刃钉内固定术后恢复良好，可以正常工作生活。4年后出现右臀髋痛，无腰痛。臀髋痛说明股骨颈骨折后发生股骨头坏死的概率还是很高。不管是保守治疗还是手术治疗，都有可能造成股骨头坏死。病人出现的右下肢前屈、

内收和外旋畸形，这种畸形状态和内收肌群及髂腰肌的缩短有直接关系，尤其是髂腰肌对下肢的影响。髋关节囊如果受到无菌性炎症的刺激，会影响髋关节囊韧带及周围的肌肉产生肌肉紧张，出现下肢内收、外旋、前屈的变化。这种变化出现后，病人下肢支撑高度就会明显变短，形成两侧下肢支撑高度不一致的情况。病人为了尽量保持双下肢支撑高度的一致性，就要把患侧足踮起来，从而弥补高度不足，这种状态也会影响到足踝、膝关节的功能，长期下去会出现相应的症状。

［2］病人下肢呈屈膝、屈髋、内收、外旋形态，但脊柱形态正常，提示站立位患侧的下肢处于非承重状态，而是应用健侧下肢承重，患足踮起，产生的双下肢的高度相同，这样脊柱的形态基本可以保持正直。病人直腿弯腰，指尖距地35厘米时无僵腰，腰部的开展角度正常，无僵腰提示臀部软组织限制了直腿弯腰的角度。病人直腿伸腰承重功能正常，骨盆后旋患侧下肢并没有增加承重。直腿抬高试验30°～45°，说明臀部软组织损害比较多。后文提到了三者（直腿伸腰、直腿弯腰、直腿抬高）均引出臀髋痛加重，并没有腰痛的描述，说明病人的软组织损害应该源于臀髋部。直腿抬高的时候没有下肢放射征象，提示坐骨神经刺激症状比较少。臀髋痛与臀肌或者髋部的肌肉、筋膜张力异常及无菌性炎症刺激游离神经末梢有关系。

［3］宣老对此病人的臀髋部没有详细描述，而是一带而过，提示此类病人与上一例病人存在着接续关系。臀部、大腿根部、髂尖粗面全部都有高度敏感压痛，坐骨神经梨状肌下出口处没有压痛出现，这也和后面的治疗相呼应。患侧下肢屈膝屈髋分腿试验引出大腿根部阳性疼痛，并且有明显的大腿内收肌群的缩短，与床面形成了45°的夹角，这种情况说明内收肌群既有附着处损害又有肌腹部的长度变短。

［4］宣老对病人股骨头的影像学做了详细的描述，股骨头外1/2部缺血性坏死，坏死部分为非承重部分，出现凹陷变平并不是明显塌陷，而是产生了整体股骨头形态变扁。鉴于股骨头坏死并不是引起上述主诉症状的原因，所以进行了定型的右臀部和大腿根部软组织松解手术。因为病人没有明显的椎管内腰部症状，所以也未提及腰脊柱"三种试验"的检查，只是提到了臀部、大腿根部、髌下脂肪垫压痛点情况。

［5］病人做了臀部和大腿根部的软组织松解手术后进行了运动锻炼。髂尖粗面高度敏感压痛没有解除，继续进行了髌下脂肪垫的软组织松解手术。两次手术间隔了8个月。在两次治疗之后，病人的疼痛全部消失，并且直腿弯腰活动范围明显增加，无僵腰，提示腰部的软组织并未产生明显的紧张。直腿伸腰也没有影响，并且直腿伸腰是主动收缩臀肌以及腰后伸的过程，没有疼痛引出。直腿抬高也恢复了完全正常的范围，并不会引出疼痛，提示臀部的肌肉处于完全松解后的可延展状态，并且没有无菌性炎症的存在。病人原来畸形的下肢恢复到接近正常。在术前股骨头的形态已经处于变扁的畸形状态，所以在病人手术之后，并没有完全恢复髋关节的活动范围和活动功能。就是说病人虽然原有的疼痛消失了，但是他的骨骼结构没有明显改变，不能恢

复到原有功能，提示如果病人出现股骨头坏死之后的股骨头形态改变，在银质针治疗时，病人的股骨头复原的机会非常小，对于病人的下肢活动功能有明显影响。在接诊此类病人的时候，我们就要给病人交代清楚，我们能解决什么，不能解决什么，因为髋关节的结构异常有可能造成力学传递不正常的情况。病人在银质针治疗的过程中，可能会出现这样或者那样的疼痛，要给病人尽量交代清楚，然后进行有序的治疗。这时才能达到相对稳定的状态，才能使病人尽量恢复正常的生活。

> **26.2.39 第39组：** 股骨粗隆部成角截骨手术加髋人字形石膏外固定或截骨弯钉内固定手术后，补行臀部和大腿根部密集型压痛点银质针针刺治疗合并成人股骨头缺血性坏死后遗（轻度或重度股骨头变形）的椎管外软组织损害性臀腿痛的病例介绍和讨论。

【病例489】

王×兰，女，25岁，工人。1970年12月（14岁）跌跤发生左股骨颈骨折，华山医院骨科行三刃钉内固定手术。3个月后起床下地即感左臀髋痛，下肢呈前屈、内收和外旋畸形。1年半后X线复片提示钉子滑脱在该院拔钉。之后跛行更明显，患肢显著缩短，需着高跟鞋方能行走。但3年前始，左臀腿痛加重，不能行走，忍痛坚持5～6分钟，就感疼痛剧烈，下肢软弱无力，必须卧床休息。外院行多种非手术疗法医治无效。来我院求治[1]。

检查：左下肢的前屈、内收和外旋畸形特别明显，站立时左股骨粗隆部向后外侧隆凸，以致立正位脊柱形成明显的"S"形侧凸和腰脊柱过度前凸；短缩的左下肢需用前足踮起负重，足跟无法着地；使用高跟鞋垫高，也只能减轻部分的脊柱侧凸畸形。因下肢内收严重，致屈髋屈膝分腿试验无法完成检查。X线正侧位提示左股骨颈内滑脱三刃钉拔除后颈部两骨折端在严重的内翻位上骨性畸形愈合，头部呈完全缺血性坏死，但仍基本上保持其圆球形。诊断椎管外软组织损害性左臀腿痛，合并左股骨颈骨折严重畸形愈合伴股骨头缺血性坏死后遗轻度骨性畸形。1980年3月11日在硬麻下行左股骨粗隆下成角截骨手术和髋人字形石膏外固定3个月[2]。

第2次住院：拆除石膏后左下肢畸形均纠正，立正位时腰脊柱侧凸和前凸畸形显著改善。足跟和前足一起踩地负重，臀腿痛全消。X线复片提示左股骨头坏死如旧，截骨端在理想的矫正位置上骨性愈合。但感左大腿根部痛明显突出，影响行走。同年7月4日腰麻下补行左大腿根部软组织松解手术[3]。

2年半后复查： 自诉两次手术后左臀腿痛全消失，身体站正，不再需高跟鞋弥补下肢的短缩。长期从事原工作，无征象复发和后遗症。X线正侧位复查片提示截骨端骨性愈合坚硬，股骨头缺血性坏死完全静止，股骨头呈圆球形与髋臼完全对称吻合，且无骨质增生。检查：由于患髋关节的接触面保持正常的解剖关系，故能完全无妨碍屈髋下蹲和自由站起，直腿弯腰指尖触地，患腿单独负重时检得Trenelenburg试验阴性，四者均无征象引出；但左臀部各压痛点仍高度敏感。建议征象突发时再来院进行治疗。病人对治疗满意。近期疗效属治愈。

8年后病人来院自诉： 术后身体一向健康，正常上班工作。3年前结婚，育1孩。生育之后就渐感左臀痛，征象时轻时重。轻症时能坚持工作，重症时需卧床休息几天可缓解。因影响工作故要求进一步治疗。检查左臀部各压痛点均高度敏感，其上施行强刺激推拿后疼痛可暂时性完全解除。故改用密集型压痛点银质针针刺疗法3次，完全消除征象，暂不考虑补行定型的臀部软组织松解手术。针刺2年后复查：臀痛未复发，但时有酸胀感，劳累时易发生，征象不重，未影响工作，疗效由远期治愈→无效→近期显效[4]。

【病例489】导读

[1] 病人为年轻女性，外伤引起股骨颈骨折，三刃钉固定后没有下床活动，骨折之后，股骨头处于相对静止状态，即使股骨头的动脉灌注正常，但是没有骨压力的维持，静脉回流功能也会下降；或者股骨颈处出现了明显的血肿以及周围软组织水肿的压力增加，都有可能引起股骨头血液循环不良。在三刃钉固定之后，并没有使股骨头完全对位愈合。骨折未愈合，仅凭三刃钉不能承托病人体重，所以站立就出现了左臀髋疼痛，出现骨头的相对位置异常。1年后复查，确定了三刃钉已滑脱，当时没有做进一步的修补，只是把钉子取出，这样对于已经骨折或者有残端、断端畸形愈合的情况不利。如今医疗条件应该很少发生这种情况，基本上都采取更积极治疗。对于当时病人的情况，还是选择了更保守的观察。病人在观察的阶段疼痛逐渐加重，且影响工作与日常的生活。腿出现了畸形，与内收肌群或髂腰肌缩短是有关系的。髂腰肌或内收肌群的长收肌、短收肌损害引起骨盆的前旋、下肢的内收及股骨的外旋畸形。下肢的力学承托位置异常，会导致在下肢进行重力承托的时候，没有办法通过骨的结构把支持力传递上去，所以下肢很有可能出现无力或者痿软的情况。

[2] 病人站立时股骨粗隆向后外隆凸，股骨头与股骨干之间的成角非常明显，因为病人下肢内收、外旋又有畸形的愈合，骨骼结构与承托结构异常，会导致脊柱形态的改变。因为出现了一侧骨盆的倾斜以及前旋会导致脊柱段产生对侧反向弯曲的纠正，所以出现脊柱段的"S"形侧凸以及腰脊柱段的前凸。因为要把骨盆前旋导致的

躯干上部重心前移纠正回来，需要进行更多的腰脊柱段的前凸来完成纠正。因为下肢的屈曲不能伸直，会导致下肢支撑高度的变短，所以需要用足尖或者穿高跟鞋垫高来解决下肢长度不一致的支撑问题，从而进一步对脊柱段的异常承重的畸形形态进行纠正。纠正时间长会导致足踝或脊柱段出现症状。长期的脊柱段"S"形侧凸及过度前凸会导致脊椎骨骼形态的异常，或者出现关节突关节周围的炎症，造成相应损害的问题。对于这种下肢长期畸形的情况，因为还要维持承重的状态，内收肌群会处于相对的持续紧张状态，出现严重的缩短，所以屈膝屈髋分腿试验没有办法进行。X线检查对于当时病人的股骨头、股骨颈之间的形态是可以详细描述，CT三维重建来看股骨头与股骨颈之间的关系会更好。当时X线是比较常用的检查手段，可以看到股骨头的缺血坏死，说明病人已经经历了比较漫长的股骨头坏死的时期，如果是现在的医疗条件，可以在早期发现股骨头坏死的情况。尤其是有股骨颈骨折的病人出现股骨头坏死的概率非常高，但此病人的股骨头仍保持圆球形，还是比较奇怪。因为股骨头的圆球形态，有可能是因为畸形愈合之后原有承重部分的改变，导致股骨头承重减少，出现的股骨头并没有完全塌陷的情况。诊断为椎管外软组织损害性左臀腿痛合并左股骨颈骨折，严重畸形愈合伴股骨头缺血性坏死后遗轻度骨性畸形。宣老采取的治疗措施是纠正股骨粗隆下成角畸形，进行人字石膏的固定，来保证畸形的部分能够达到相对接近解剖功能的形态。这是当时针对股骨头缺血性坏死非常好的保守治疗，无须进行股骨头置换术后，与置换手术截然不同，病人年轻，如果轻易更换股骨头，日后恐怕需要多次翻修，是很麻烦的问题。

[3] 对病人下肢的骨骼畸形部分进行纠正之后，脊柱形态得到明显改善，足部的承重基本对称，腰腿痛消失。但是因长期的慢性软组织损害，尤其是内收肌缩短导致屈膝屈髋分腿无法完成，在未进行内收肌松解的时候，肯定会有明显的疼痛，所以宣老对病人施行了大腿根部的软组织松解手术。

[4] 病人术后复查，腰腿痛消失，下肢长度基本得到了纠正，股骨头坏死没有再进展，这种状态应该是股骨头内的血供得到了重建，处于相对不缺血的状态。活动功能基本接近正常，但是病人的臀部存在高度敏感压痛点，这也为后来出现臀腿部症状埋下了隐患。8年后出现了明显症状的时候进行了复诊。对于如今的医疗水平，8年是比较持久的状态，但是依然没有达到宣老的高标准严要求，宣老希望病人不再有任何问题，不管是8年、10年或者更长时间。病人出现了疼痛之后进行相应的压痛点检查，发现原有臀部的压痛点，依然是高度敏感，对其进行了3次银质针治疗，按理说应该没有把软组损害完全去除掉，因为病人的高度敏感压痛持续了8年，属于慢性损害病史比较长的，应该对病人进行更多次的银质针治疗，以达到放松肌肉的目的。但此病人可能是因为疼痛或者其他原因，并没有再进行进一步的银质针治疗，也有可能是完全消除了征象后被宣老忽视，所以病人在针刺2年之后又有酸胀痛的情况，说明臀部

软组织损害并没有完全去除，这也为复发埋下了隐患，因为病人比较年轻，虽然说复诊的时候症状明显减轻，但毕竟她初诊才25岁，8年后是33岁，这样到50岁或者60岁的时候，出现激素异常后更容易出现下肢症状，这是后期复发的一个重要的因素。

【病例490】

励×棣，女，53岁，幼儿教师。右股骨颈内收型骨折，1980年5月6日我院骨科行三刃钉内固定手术。术后4个月起床行走锻炼。步行5个月后渐感右臀腿痛。X线正侧位片提示右股骨颈骨折骨性愈合，但股骨头完全缺血性坏死。拔钉后征象更剧，出现严重的下肢前屈、内收和外旋畸形，需扶拐勉强跛行。失去生活能力，要求进一步治疗[1]。

检查：右下肢明显肌萎缩。由于前屈、内收和外旋畸形严重，导致右下肢缩短。双膝伸直站立时需右足踮起负重，致足跟不能着地；当左（健）膝微屈后，则右足跟触地可与左前足共同负重。腰脊柱轻度侧凸[2]。直腿弯腰指尖距地30厘米时有僵腰，直腿伸腰未受限，直腿抬高试验右30°（左80°无征象），三者均引出右臀腿痛加重[3]。屈髋屈膝分腿试验引出右大腿根部痛阳性，其大腿与床面形成45°角；左侧试验阴性，其大腿与床面只形成20°角，属正常范围[4]。X线正侧位复查片提示坏死的右股骨头骨质浓密和硬化，头顶部出现大块死骨形成，分界线清楚，头部变形成平坦，骨质增生不明显[5]。右臀部、大腿根部、髌尖粗面和内外踝后下方的压痛点高度敏感，之后两者更剧[6]。鉴于关节软骨内不存有感觉神经末梢，即使股骨头出现缺血性坏死，也不可能惹起疼痛，故诊断椎管外软组织损害性右臀腿痛合并右股骨头完全缺血性坏死后遗严重股骨头变形。1983年1月4日在腰麻下先行右髌下脂肪垫松解手术和右内外踝后下方软组织松解手术。术后膝前下方痛、腘窝痛及踝周围痛全解除[7]。同年3月22日硬麻下再行右股骨粗隆间截骨弯钉内固定手术。术后臀腿痛也消失。X线正侧位复查片证明两截骨端在理想的矫正位置上通过弯钉正确内固定。同年9月再入院局麻下拔除弯钉，手术顺利。术后征象全消失，行走方便[8]。但右臀部和大腿根部的压痛点仍高度敏感。嘱其征象突发时立即来院手术补课。4个月后右臀痛突发来院门诊，检查后在右臀部和大腿根部的压痛点上行强刺激推拿，征象可暂时性消失。遂试用密集型压痛点银质针针刺治疗（前后共5次）[9]。

1年4个月后复查：自诉针刺治疗后臀腿痛完全解除。长期从事原工作，无不良反应。X线复片提示，除弯钉1年4个月的右股骨头缺血性坏死变化已静止，死骨分界线消失，死骨组织似向正常骨组织转化，股骨头变平，两截骨端牢固地骨性愈合[10]。

检查：腰脊柱畸形显著改善，右下肢三种畸形纠正。站立位上右足跟能用力踩地与左足一起负重。行动方便，步态正常。直腿弯腰指尖距地15厘米时无僵腰，直腿伸腰未受限，直腿抬高试验右70°（左90°），下蹲位右髋因关节内骨性障碍只能屈成90°角，患腿能单独负重见Trendelenburg试验阴性，五者均无征象引出，屈髋屈膝分腿试验右侧变为阴性，其大腿与床面形成角度减至35°。右臀和大腿根部的压痛点变为不敏感。病人对治疗满意。6年后再复查：征象未复发，无后遗症。远期疗效属治愈[11]。

【病例490】导读

［1］病人股骨颈内收型骨折，可能是外伤引起，如果是自发骨折多为病理性骨折。外伤所致的内收型骨折，易导致股骨颈与股骨干之间形态异常。当年这种骨折多采用三刃钉固定手术，辅助病人的股骨颈形成骨性愈合。病人臀腿痛，进行相关影像学检查，示股骨头出现缺血性坏死。因股骨颈骨折后，容易造成股骨头的血液循环异常尤其是血液回流功能的异常。如果未出现股骨颈骨折，股骨头内的血液在回流会向下产生向股骨干流动的重力性回流，骨折之后这种回流作用减弱，并且股骨颈骨折之后会导致股骨头动脉、关节囊动脉的血液供应以及静脉回流功能受到影响，易造成股骨头内的血液淤滞，股骨头坏死的机会明显增多。股骨头坏死会导致髋关节囊的无菌性炎症刺激，关节囊周围肌肉的紧张；髋关节囊上闭孔神经的分布，受到刺激会导致内收肌群的持续性紧张；髋关节前囊是髂腰肌越过部分，如果髋前囊的直接性刺激，也可以导致髂腰肌的痉挛或者缩短，出现下肢的畸形，所以髂腰肌和内收肌群的长、短收肌缩短都可以出现下肢的前屈、内收和外旋畸形，导致下肢承重高度的异常。

［2］病人下肢肌肉萎缩，提示病人下肢承重受到明显的限制或下肢的动脉营养供应及神经反馈功能异常。宣老未描述病人肌肉萎缩的下肢存在感觉功能异常，所以考虑是失用性萎缩。髋关节有三个角度异常的畸形（前屈、内收、外旋），导致下肢缩短，双下肢的承重高度异常。双下肢承重高度异常的代偿方式是健侧的屈膝或患侧的足跟离地。此病人是股骨头坏死，并非股骨颈和股骨干之间的畸形愈合，所以下肢相差高度不是特别多。在进行自身调整的过程中，可以得到相应的纠正，所以腰脊柱段的侧凸畸形不太明显。

［3］病人直腿弯腰出现僵腰说明腰骶部存在软组织损害。直腿抬高受限，说明臀部肌肉高度紧张，直腿弯腰时出现腰部的代偿动作。直腿抬高角度是30°，并且出现臀腿痛加重而不是放射性疼痛，所以不涉及坐骨神经的单独刺激，而是整个臀部肌肉的过度紧张。直腿弯腰、直腿伸腰和直腿抬高都引出右臀腿痛加重，表明涉及骨盆的前旋转、后旋转和臀肌牵拉都可能会导致疼痛加重，臀部的软组织损害比较明显。

［4］病人的屈膝屈髋分腿试验存在右侧阳性，并且有45°角，超过30°都不正常。

［5］X线检查提示病人股骨头坏死，并且是坏死的活动期，存在明显坏死骨与未坏死骨之间的分界线断层。股骨头扁平提示股骨头坏死已进入Ⅳ期。

［6］病人的臀部、大腿根部、髌尖粗面、内外踝都有高度敏感压痛点，并且宣老强调后两者更加敏感，说明髌尖粗面和内外踝后下方与病人的疼痛有关，提示这两个位置可以引起臀腿痛。压痛点高度敏感的情况决定是否要进行该位置手术。

［7］宣老对此病人进行了手术探索，因为确定病人股骨头缺血性坏死，并且有臀部和大腿根的高度敏感压痛。对病人进行髌下脂肪垫和内外踝后下方的软组织松解，就是为了探索病人的臀腿疼痛是否是因为髌下脂肪垫或者内外踝软组织损害所引起，松解后进一步验证，病人的膝前下方痛、腘窝痛和踝周疼痛，是由于上述两个部位的软组织损害引起，而臀腿痛独立存在。

［8］宣老对病人进行了股骨粗隆间截骨弯钉内固定手术，手术确实对股骨头坏死病人的力学承重异常起到了一定的纠正作用，并且可以使股骨头的承重部分发生改变、产生移动，对于股骨头的修复有一定作用。手术后复片看到骨折端、截骨端的愈合良好，取出弯钉后病人的疼痛消失并且行走方便。为什么要进行弯钉截骨手术？应该是为了改变力线，毕竟病人的股骨头、股骨颈出现了骨折，骨性愈合又重新截骨，很可能是为了使股骨头的承重功能得到进一步恢复。

［9］病人无论是做弯钉截骨手术，还是做膝、踝的软组织松解手术，都没有对臀和大腿根部进行彻底的松解，所以后期出现了大腿根部、臀部的高度敏感的压痛，或者软组织损害引起的症状很有可能。不出所料，在很短的时间内病人疼痛发作，这时宣老应用的是强刺激推拿预示性诊断，且能够完全缓解症状。随后对其进行了银质针治疗。宣老在大腿根部软组织的银质针治疗是一次，臀部进行了四次银质针治疗，并且病人的病史时间并不是特别长，所以愈后很有可能更积极更良好。

［10］病人经过银质针治疗后的1年4个月复查，治疗效果显著，股骨头坏死已经静止，进入修复期，股骨头变平部分没有复原。宣老对股骨头坏死的病人进行弯钉截骨的纠正手术，对于病人术后的修复比较好。我们对髋关节对位异常的股骨头坏死病人进行银质针治疗，单纯的银质针治疗而没有进行股骨颈、股骨粗隆截骨的弯钉固定手术，是否可以完全解决股骨头坏死引起的疼痛？临床实践证明可以解决。但是不能纠正病人的走路步态。并且治疗时间会更长，并非仅需5次治疗即可痊愈。或许需经过10次，甚至15次的治疗才能彻底根除疼痛，使患者恢复正常工作生活。

［11］病人复查时的负重状态以及腰脊柱运动状态正常。直腿抬高角度基本正常，病人的股骨头呈扁平状，股骨头在髋臼内的移动受限。病人下蹲位只能屈髋90°。临床检查病人运动功能提示，有些病人的下蹲功能不良与髋关节的运动模式以及髋周软组织损害或者股骨头的骨性结构改变有关系。单腿直立实验阴性，宣老用了两个字叫"重建"，说明病人在未做手术或者银质针治疗之前，单腿直立试验是阳性，病人没有办法进行患侧单足支撑，这种状态和臀部肌肉损害有关系。Trendelenburg试验用于检测髋关节脱位，同时评估臀旁侧软组织及臀后外侧软组织的损害。由于臀外侧软组织

受损后，躯干重力控制明显异常，故该试验可呈现阳性表现。

> **26.2.40第40组：** 1例臀部软组织松解手术治疗经粗隆下叉状截骨手术纠正成人股骨头缺血性坏死后重度股骨头变形所合并的椎管外软组织损害性臀腿痛，以及另1例粗隆间截骨弯钉内固定手术治疗经臀部软组织松解手术解除疼痛所合并上述股骨头变形导致的下肢功能障碍的病例介绍和讨论。

【病例491】

叶×茂，男，28岁，工人。左臀部疼痛10年，无外伤史。起始征象不重，仅左髋深部酸痛，时发时好。之后逐渐加重，步态跛行，走路稍多就出现左大腿外侧剧烈"放射痛"。站立时身体向左倾屈，左下肢显短。疼痛持续不消，严重影响工作[1]。

检查：左臀和大腿的肌萎缩明显，左下肢呈前屈、内收和外旋畸形，致患肢明显缩短、股骨大粗隆向外隆凸和身体站立时倾向左侧屈，站不稳。左髋外展受限，伸屈度和内旋度极小，且引出剧痛。行走左前足踮起用力，足跟不能着地负重[2]。X线片提示左股骨头全部缺血性坏死，顶端平塌，边缘不齐、模糊和骨质致密，头部内外缘均有骨质增生[3]。由于当时笔者对椎管外软组织损害是本病疼痛的原发因素还未认识，仍按传统概念错误地把它归咎于股骨头骨质病变致痛而诊断左股骨头缺血性坏死。故于1962年3月23日在醚麻下行左股骨粗隆下叉状截骨手术结合髋人字形石膏外固定3个月[4]。

第2次住院：拆除石膏后，左下肢的三种畸形已纠正，不再缩短，但自觉左臀痛未消，左股骨中1/3交界处有钻刺样痛，不能多站和多走。坐位中左臀痛加重，故需用右臀着力。平仰卧位臀腿痛可缓解。秋、冬两季和阴雨天征象加重。近1年来久站后有左腰痛，腰活动受限[5]。检查：脊柱外形正常。直腿弯腰指尖距地25厘米有僵腰，直腿伸腰中度受限，直腿抬高试验左30°（右60°无征象），三者均引出左臀痛加重[6]。左髂后上棘、臀上皮神经、髂胫束、臀大肌深层筋膜面上的压痛点均高度敏感，诊断椎管外软组织损害性左臀腿痛。1965年12月7日腰麻下补行左臀Ⅲ手术[7]。

1年后复查：自诉末次手术后征象全消失。可站、可坐、可走，无不良反应。3个月后恢复原工作迄今，未曾因痛而请病假。仅在过度劳累或气候转变时常感左髋外侧酸胀不适。检查：直腿弯腰指尖距地10厘米无僵腰，直腿伸腰未受限，直腿抬高试验各80°，三者均无征象引出。下蹲时左髋只能屈成90°角，这与髋关节内变形股骨头的骨性障碍有关。左腰臀部和大腿根部压痛点不敏感，仅左髂翼外面三肌附着处压痛点高度敏感，系未手术松解处，属上述后遗症的病因。建议征象严重时补行三肌着处切开剥离手术。病人对治疗满意。近期疗效属显效。

20年后再复查：病人未按约来院，去向不明[8]。

【病例491】导读

〔1〕病人臀部疼痛10年，没有不良嗜好及明显的外伤史。18岁出现髋深部的酸痛，逐渐发展成步态跛行，并伴随有大腿外侧剧烈的放射痛，这种放射痛是否来自臀上皮神经的刺激和髂胫束的过度紧张，或者其他原因引起，无从追溯，也有可能是因为过度承重出现的异常。病人躯干向左前方倾斜，左下肢明显缩短，导致承重持续增加。如果病人的腰脊柱段产生了反向运动，如向右侧反转以及过度的前凸，对下肢承重会减轻一些负担。

〔2〕病人臀部、大腿部肌肉明显的失用性萎缩，只要疼痛消失，恢复原有的运动、生活，肌肉的肌量会重新恢复。下肢呈现前屈、内收、外旋畸形，这种形态高度提示病人存在股骨头坏死的可能性，因为是髂腰肌和内收肌群过度紧张引起相应的症状。股骨粗隆向外隆凸，使髂胫束受到明显的牵张，并且站立位没有产生疼痛避让（疼痛避让会让身体重心向右移动，减少疼痛刺激）的体态，所以疼痛增加呈放射状。手术过程，病人臀大肌无法进行拮抗动作，表现出压力向支撑高度短的一侧倾斜，既有髋承重疼痛又有重心移动增加的压力，导致髋关节周围的肌肉出现过度的紧张，所以髋外展、屈伸、旋转都会受到影响，并且引出剧痛，提示髋关节周围的软组织处于过度紧张状态，存在着明显炎症。行走的时候左足需要前足垫起来用力，提示左侧下肢支撑高度缩短。

〔3〕宣老结合病人的X线显示诊为股骨头全部缺血性坏死，说明整个股骨头都存在明显的血液供应不良。股骨头的血供源于股骨头动脉和关节囊动脉，全部坏死说明这两条血管的血供都受到了影响，顶端平塌，边缘不齐，说明既有承重部分的塌陷，又有股骨头下端部分挤压出现压缩性骨折之后的畸形愈合表现。边缘表现模糊不规整，形成周边组织与髋臼边缘撞击产生的增生或是因为撞击产生的塑形。

〔4〕宣老当时对这种疾病的认知还是局限在股骨头坏死致痛方面，所以对病人进行了粗隆下叉形截骨的力学纠正，这样同时也放松了髂胫束，使下肢的承重力线得到了恢复。

〔5〕下肢力线纠正之后并没有解决病人疼痛问题，并且出现了股骨中1/3交界处的钻刺样疼痛，股骨中1/3段受长收肌或臀大肌下束的附着臀肌粗隆部分影响，不能多站，不能多走，提示臀大肌损害或者臀大肌过度应用造成症状的机会比较多。坐位时臀痛加重，多提示臀大肌臀中肌交界处出现软组织损害。非承重的时候能够得到缓

解，说明责任部分应该不在腰而是在臀部。出现季节变化加重，提示存在软组织损害。久站之后出现左侧腰痛并且腰部活动受限，提示在臀部长期受力的时候，臀部的发力不太正常，导致腰部代偿性应用增多出现腰部活动受限。

［6］病人直腿弯腰、直腿伸腰和直腿抬高都会引出臀痛加重，但没有腿痛和腰痛加重的描述，主要矛盾指向了臀部。直腿弯腰时有僵腰，提示腰部的筋膜层或竖脊肌紧张。直腿抬高30°引出了臀痛，提示臀大肌损害。

［7］病人压痛点检，查髂后上棘胸腰筋膜附着部分高度敏感压痛，并没有提到臀上神经，说明臀后侧没有明显压痛。主要压痛部位为浅层的臀大肌臀中肌交界处的髂骨边缘部分或者臀大肌臀中肌叠加部分、髂胫束及臀大肌的深面。这里提到了臀大肌深层筋膜压痛，结合病人症状分析应该是属于臀大肌的上、下束交界的位置出现了明显的压痛。宣老对病人进行了臀Ⅲ手术，因为臀Ⅲ手术可以把髂胫束切开放松，把臀大肌筋膜放松，直至臀大肌深面的臀下神经得到相应的放松，达到上述对应压痛部位的松解。

［8］病人手术后短期复查症状完全消失，直腿弯腰、直腿伸腰、直腿抬高角度明显改善，并且没有引出疼痛，说明臀部的牵拉以及腰部牵拉都得到了缓解，但是因为病人的股骨头是扁平状的，所以屈髋只能达到90°的范围，不能恢复到原有的正常活动范围。病人在做臀Ⅲ手术的时候并没有把臀旁的臀中肌和臀小肌附着部分松开，所以还会出现臀部、臀旁侧症状的机会。病人在进行运动的时候，并没有出现明显的症状，所以没有再做相应的手术治疗。只是劳累后或者气候变化的时候出现不适感，这种不适感实际上在股骨头坏死的时期就已经出现。臀旁侧的无菌性炎症刺激以及臀旁侧在股骨内收过程中的过度牵拉承重，都是导致臀旁侧损害的原因。当时没做松解，宣老应该是有自己的考虑，因为当时没有明显压痛，如果远期出现疼痛就说明次要矛盾上升，当时不如直接对此处进行彻底的软组织松解手术以减少后患。由于宣老还在软组织松解的探索阶段，每一步操作的结果都是未知的，故很难做到全面彻底。

【病例492】

邵×珍，女，45岁，工人。左髋痛3年多。1976年10月跌伤，发生左股骨颈骨折。在第二军医大学长征医院骨科行左三刃钉内固定手术。3个月后起床行走感左臀髋痛"放射"至膝部。逐渐发展为左下肢前屈、内收、外旋和缩短畸形。站立时需前足蹬起着力，足跟无法着地负重，需双拐支撑勉强跛行。该院建议人工股骨头置换手术，病人未接受[1]。

检查：站立位上脊柱呈"S"形，由于左下肢明显的内收和前屈，勉强站立时导致骨盆显著倾斜和左股骨大粗隆向后外侧隆凸，无法站直[2]。直腿弯腰指尖距地15

厘米时无僵腰，直腿伸腰受限，直腿抬高试验左90°，三者均引出左臀痛加重[3]。左腓总神经按压试验阳性。左下肢肌萎缩。左下肢畸形同上述。左臀部、大腿根部和髂尖粗面各压痛点均高度敏感。屈髋屈膝分腿试验引出左大腿根部痛阳性以及其大腿与床面形成40°角；右侧试验阴性，其大腿与床面仅形成20°角（属正常范围）[4]。X线片提示左股骨颈内三刃钉存留，股骨头完全缺血性坏死和变形严重。鉴于股骨头缺血性坏死非致痛病因，故诊椎管外软组织损害性左臀痛合并股骨头缺血性坏死后遗重度股骨头变形。1979年4月30日在硬麻下拔除三刃钉后，试行定型的左臀部软组织松解手术和左大腿根部软组织松解手术[5]。

第2次住院：术后疼痛消失，10天起床行走，能徒手上下楼梯进行功能锻炼。行走时虽再无疼痛，但下肢的前屈、内收和外旋畸形改善不多，导致腰挺不直，跛行步态明显，无法坚持稍长路程，仍不能恢复工作。要求进一步治疗以改善患肢功能。1980年5月31日在硬麻下再行左粗隆间截骨弯钉内固定手术[6]。

3年3个月后复查：自诉术后下肢畸形完全纠正，左足跟能着地负重，行走步态与正常人完全一样。脊柱变直，"S"形侧凸畸形明显改善。3个月后恢复正常工作，未曾病休。退休后负责6口之家的家务，能跑可跳，经常外出旅游，无不良反应。病人对治疗满意。检查：直腿弯腰指尖距地5厘米时无僵腰，直腿伸腰无妨碍，直腿抬高试验左右各90°，下蹲时患髋屈成90°角（属关节内股骨头缺血性坏死和变形的骨性障碍所引起），患腿单独负重时Trendelenburg试验变为阴性，五者均无征象引出。左髋关节X线复查，正侧位片均提示股骨粗隆间内移成角的上下两截骨面在理想的矫正位置上并骨性愈合，弯钉的固定正确以及股骨头的缺血性坏死病变明显改善[7]。

由于外露钉尾未超过2厘米，临床上不会产生疼痛，无须拔钉处理。6年后病人突发左膝前下方痛和腘窝痛，影响行走。诊断左髌下脂肪垫损害急性发作。门诊中行密集型压痛点银质针针刺（2次）征象立即消除和恢复正常功能。

12年后再复查：疼痛未复发，无后遗症。远期疗效属治愈[8]。

▌【病例492】导读

［1］病人因外伤引起的骨折，三刃钉固定手术后下床走路出现了左臀髋放射至膝部的疼痛，说明臀髋部有软组织损害。出现了下肢的前屈、内收、外旋缩短的畸形，提示股骨头坏死。因为内收肌群或髂腰肌受到刺激之后，就会出现这种畸形的状态。畸形后患肢的支撑高度缩短，所以需要踮起足跟或者挂拐行走才能解决问题。

［2］病人下肢支撑高度不一致会造成骨盆侧向倾斜，下肢前屈、内收、外旋体态时也会出现骨盆前倾以及一侧倾斜的纠正动作，所以脊柱段会产生反向弯曲纠正，形成"S"形的弯曲，表现出下肢勉强支撑的状态。这种状态如果不挂拐，身体重心会

直接挤压损伤侧的股骨头，导致股骨头损害增多。在临床工作中我们对这类比较严重的病人进行治疗时，因内收肌群短缩严重，银质针难以针刺到位，并且痉挛或者挛缩的软组织也不是一次银质针治疗能够打开，所以在银质针治疗前要和病人进行良好的沟通才可以进行。病人出现的股骨大粗隆的后外侧隆凸的情况，提示颈干角的形态发生异常，骨折愈合不良。

[3] 病人直腿伸腰和直腿抬高的活动范围基本正常，直腿弯腰时稍有活动范围减小，三者都能引出臀痛，并没有下肢放射，提示了臀肌损害比较明显，因为臀肌损害之后出现臀肌的缩短，有可能会造成活动范围的进一步减小。如果臀肌是属于应激的痉挛状态，活动时一般不会有明显活动范围减小的情况。但是在做直腿弯腰时，像这种有股骨头坏死并且有明显臀髋痛的病人，会出现患侧肢体的非承重状态的弯曲动作。

[4] 病人腓总神经按压试验阳性，提示椎管外软组织损害的概率比较大，尤其是在坐骨神经穿出梨状肌下孔处出现无菌性炎症的时候，多数会刺激腓总神经产生阳性的表现。下肢处于承重减少的状态，所以很有可能出现肌肉的失用性萎缩。宣老对此处的压痛点未做详细描述，整个的臀部、大腿根部和髌尖粗面存在着高度敏感的压痛情况，因为有股骨前屈、内收、外旋畸形，所以内收肌群基本上处于一种严重紧张状态。大腿与床面成40°角也提示了内收肌群处于缩短的状态。

[5] 髋关节X线检查显示术后改变，股骨头出现缺血坏死并伴有显著变形。然而，关于变形的具体情况，宣老并未详细阐述。究竟是股骨头变平，还是已经严重磨损至仅剩股骨颈？若股骨头已被磨至极度平坦，则可能属于股骨头坏死Ⅴ期的表现。一般而言，股骨头尚存且明显塌陷为Ⅳ期表现。尽管未作进一步描述，但可以确定的是，股骨头已发生坏死。宣老在病例中，并未直接对股骨头坏死问题施以股骨粗隆间截骨弯钉固定术。此举暗示宣老正进行相应探索：是否仅解决软组织问题即可缓解疼痛，甚至解决更多问题？因此，先行软组织松解手术，再作观察。

[6] 病人在接受软组织松解手术之后，疼痛症状得以消除，且能够自主行走，无明显疼痛出现。然而，由于股骨颈与股骨干之间的角度异常，前屈、内收外旋的畸形并未显著改善。这表明，软组织损害引起的下肢畸形仅占部分原因，另一部分则源于股骨颈与股骨干之间的异常关系。因此，在面对此类股骨头坏死病例时，我们需明确，虽能解决疼痛问题，却无法完全纠正股骨前屈、内收和外旋的畸形。接诊此类病人时，治疗过程往往漫长。治疗效果对于病人而言，仅能控制疼痛，因畸形下肢承重，后期疼痛复发的可能性依然存在。故建议此类病人先进行手术治疗，以解决后续疼痛问题，而非直接采用银质针治疗再进行手术。此顺序若颠倒，可能引发病人不满情绪。在纠正畸形过程中，选择股骨粗隆间截骨弯钉内固定手术，对于改善下肢承重结构具有显著意义。

[7] 病人在经历了下肢力线纠正手术之后，复查显示其症状已然消失，基本恢复

至正常人水平。在操持家务与工作之余还能旅游，足见病人的修复状态与生存质量之佳。这也区别于现有的股骨头置换手术。置换手术虽能使病人恢复到良好状态，但毕竟置入了异物股骨头。对于现年45岁的病人而言，若行置换手术，至65岁时还需再次置换，这无疑增加了置换风险。病人单足站立试验结果为阴性，意味着此前病人单足站立试验呈阳性，前后呼应，昭示病情之转变。宣老在查体时虽未描述单足站立试验阳性等词汇，实则已做前后对照，说明宣老在病例的内容选取上做了一定的取舍，把不太重要的对于股骨头坏死诊断的试验放到最后复查，作为复查纠正的对照，这也是宣老的用意所在。弯钉固定的位置准确，这里宣老进行了描述，提示宣老对弯钉的下一步处理，有可能是不做弯钉的取出，因为固定得比较好。骨骼长得也比较好，股骨头坏死恢复明显，提示此病人的血供并没有受到弯钉的影响，骨骼的成长也没有受到影响，所以弯钉取出与否要看后期的评估，到底它对人体是否产生了负面影响。

[8]因为弯钉的位置非常好，取不取对于病人的影响并不是很大，所以就没有取出弯钉。6年后病人因为原有髌下脂肪垫最初有过高度敏感的压痛，后期并没有做相应的处理，所以又出现了膝前下方痛和腘窝痛，这种情况应该是慢性的髌下脂肪垫损害的急性发作，所以进行了两次密集型银质针的治疗。这里我们看到宣老对于髌下脂肪垫的密集型针刺并非一次完成，是要看病人的恢复状态再进行相应的治疗。有些病例提到的是一次治疗，此病人提到的是两次，应该在没写的病例里还可能会有补针或者3次治疗的情况，所以在治疗上不能拘泥于扎了一次银质针，就不再考虑这个部位，还要看软组织疼痛消散的程度，软组织损害的恢复程度。如果恢复的好就不再进行针刺，恢复的不好也有可能会再进行3次或4次的治疗。

第二十七节　陈旧骨折后遗痛病例

26.2.41第41组：腰臀部软组织松解手术治疗按传统标准诊断"胸腰椎、腰椎或骨盆等陈旧骨折后遗痛"的椎管外软组织损害性腰腿痛的病例介绍和讨论。

【病例497】

邱×贵，男，36岁，工人。1970年7月10日下矿井抢修钢炉时绳索断掉，从9米多高处跌下，发生腰$_2$椎体压缩骨折和右踝关节脱位骨折。前者卧硬床治疗，后者作小腿管形石膏外固定。两骨折均未作正确复位，呈畸形愈合。起床后腰痛严重，冬季及天气改变时征象加剧；右踝痛剧烈，足跟不能着地，只能用双拐支撑勉强移行。1971年在本科先行右胫距关节固定手术以矫正踝部畸形，结合小腿管形石膏外固定，3个月后骨性愈合，拆除石膏就解除了病人右踝痛，行走方便。但腰痛始终未减，仍无法参劳动，要求进一步诊治[1]。

检查：腰脊柱外形正常。直腿弯腰指尖距地15厘米时有僵腰，直腿伸腰中度受限，两者均引出腰痛加重。直腿抬高试验左右各90°无征象[2]。双第12肋骨下缘、腰$_{2~3}$横突尖、腰$_1$棘突、椎板和后关节～骶$_1$中嵴和背面、髂后上棘内上缘的压痛点高度敏感，双臀和大腿根部的压痛点轻度敏感，髌尖粗面压痛点左侧不敏感和右侧中度敏感。屈髋屈膝分腿试验阴性，踝阵挛检查阴性[3]。X线复片提示腰$_2$椎体楔状畸形属骨折后遗。鉴于骨折畸形愈合不是疼痛因素，故诊断椎管外软组织损害性双腰痛合并腰$_2$椎骨折畸形愈合。1972年11月15日在硬麻下行定型的双腰部软组织松解手术[4]。

5年后复查：自诉术后腰痛完全消失，脊柱前屈后伸均无疼痛引出。3个月后恢复原工作无征象复发，也无后遗症。病人对治疗满意。远期疗效属治愈。

【病例497】导读

[1]病人外伤骨折，因畸形愈合后出现疼痛且续性性加重，所以病人就有了进一步诊治的需求，体现了当时医疗条件的简陋与当时病人对于医疗救治的需求不是特别

高。畸形愈合也无所谓，只要是能工作、能干活就可以，是非常淳朴的状态。畸形愈合导致骨折周围软组织出现了明显的损害累积，所以疼痛持续存在。宣老对病人进行了踝部的手术治疗，可能不是距下关节融合手术，因为宣老在描述手术时说胫距关节固定手术，并没有提到距跟舟关节的固定。有可能是通过螺钉或者钢丝进行局部的稳定，稳定之后再进行小腿石膏固定，这样踝的功能就能恢复到原有的支撑位置，减少了之后出现代偿性劳损疼痛，所以在针刺治疗之后病人的踝痛得到了解除。

［2］病人的脊柱外形正常和前述的腰椎压缩性骨折畸形愈合相矛盾，如果腰椎出现压缩性骨折，一般会有脊柱形态的变化，考虑此病人可能是均匀压缩骨折。多数压缩性骨折都是椎体前缘压缩形成楔形变，一定会有脊柱段的矢状面形态变化，此病人没有楔形变，可能是垂直压缩造成的症状。病人直腿弯腰时有僵腰，提示存在腰部软组织损害，胸腰筋膜或者竖脊肌位置明显紧张。直腿伸腰中度受限，提示关节突关节周围软组织损害或者椎管内的软组织损害在直腿伸腰关节突关节叠加时都可能出现后伸受限。也有可能是腰椎损伤后软组织损害。直腿抬高试验正常，提示臀部软组织损害应该是比较少的，尤其是臀内、臀后的软组织损害的机会非常少，并且坐骨神经穿出梨状肌下孔处应该是没有粘连或者炎症刺激。

［3］病人的腰部深层以及髂后上棘内上缘都存在高度敏感压痛点，臀部和大腿根部的压痛点并不是特别明显，提示了臀部、大腿根部软组织损害的机会比较少，而腰部的软组织损害应该比较广泛。髌尖粗面有中敏表现，可能是因为踝关节周围和腰部两侧的损害造成膝关节代偿过度，需要后期观察髌下脂肪垫的压痛是否能在腰臀或足踝部治疗后消失。因为没有臀部、大腿根部的软组织损害，所以出现屈膝屈髋分腿试验阳性的机会不多。踝阵挛试验阴性提示没有上运动神经元的损害，不会影响下肢的功能。因为病人做过踝固定手术，踝阵挛试验是否能够引出并未做描述。因为做了踝阵挛试验，提示踝关节的活动功能应该相对自由。

［4］影像学检查显示腰$_2$椎体骨折是楔形畸形愈合，病人的腰脊柱段外形正常，没有侧弯，但矢状面有变化，因为楔形变会导致腰脊椎段损伤部分后凸以及躯干上部的前移，所以很有可能出现脊柱曲度改变，只是当时在做评估的时候，没有进行更详细的角度分析。因为骨折已经畸形愈合，所以对于承重而言不会有骨折面损伤造成疼痛，所以疼痛的产生应该与软组织损害有关。宣老在做了腰部定型的软组织松解手术后，病人的症状和预想的一样，疼痛完全消失，并且没有出现明显后遗症，远期属治愈。说明直腿伸腰受限是腰部深软组织损害叠加刺激造成的，并非椎管内软组织损害引起的。腰脊柱"三种试验"并没有进行描述，说明此病人进行手术的时候有几种可能：一种是宣老还没有把腰脊柱"三种试验"整合到一起，或者没有做过多的深入研究；另一种可能是病人的腰脊柱"三种试验"阴性，所以就没有写到病例里。这样就没有体现如何去鉴别椎管内外软组织损害。

【病例506】

吴×刚，男，38岁，工人。2年前抬重物时"闪腰"，即感腰痛严重，并向下"放射"并发会阴痛（左重于右），不能站立。当地医院行牵引、针刺、中西药物内服等治疗无效。绝对卧床休息2个月余，征象缓解。残留自尾骨至左下肢外侧的"放射痛"和腰腿活动受限，无法坚持工作。当地医院的X线片提示腰$_2$椎压缩性骨折。由苏北转来我院骨科诊治[1]。

检查：脊柱外形正常。直腿弯腰指尖距地40厘米时有僵腰，直腿伸腰中度受限，直腿抬高试验左30°和右45°，三者均引出腰痛加重和自尾骨至左下肢外侧明显的"放射痛"[2]。下肢肌力正常，肌肉未萎缩，膝反射、跟腱反射均正常[3]。腰部各压痛点左侧高度敏感和右侧中度敏感；臀部各压痛点左侧高度敏和右侧轻度到中度敏感；双大腿根部压痛点高度敏感。屈髋屈膝分腿试验引出双大腿根部痛阳性。踝阵挛检查阴性[4]。X线复片提示腰$_2$椎体楔状畸形属骨折后遗。鉴于骨折畸形愈合不是疼痛因素，故诊断椎管外软组织损害性双腰痛并发左臀腿痛合并腰$_2$椎骨折畸形愈合。1976年3月17日硬麻下行定型的双腰部软组织松解手术。术后腰痛和左下肢外侧"放射痛"解除，但会阴痛、双大腿内侧痛和双臀痛（左重于右）如旧。同年6月29日在腰麻下补行定型的左臀部结合双大腿根部的软组织松解手术[5]。

1年后复查：自诉术后所有征象全消失，腰部恢复正常活动，行走良好。3个月后恢复原工作，无征象发和后遗症。检查：直腿弯腰指尖距地8厘米时无僵腰，直腿伸腰未受限，直腿抬高试验左90°和右80°，三者均无征象引出。

11年后再复查：情况与第1次复查相同。病人对治疗满意。远期疗效属治愈[6]。

【病例506】导读

［1］病人为年轻工人，抬重物时闪腰产生腰痛。闪腰产生的腰痛有两种可能性：一种是确实存在骨性损伤；另一种是有腰椎关节的扭伤，两者都可能造成腰痛。疼痛向下放射并且出现了会阴痛。这是宣老描述的伴有会阴痛的病人，此病例对临床会阴痛的治疗具有参考价值。病人做常规的牵引、针刺、中药、中西药治疗效果不理想，绝对卧硬板床休息能缓解征象，提示病人有可能存在着压缩性骨折。压缩性骨折卧床休息6周基本上可以得到缓解，或者恢复健康状态，所以病人的症状可能是因为压缩性骨折造成。没有办法解释其残留的尾骨到左下肢外侧的"放射痛"，还有腰腿的活动受限，因为腰部的损害造成会阴区和尾骨的症状，一般要考虑腰椎间盘突出对于椎管内马尾区域的影响。椎间盘突出之后，对马尾神经挤压不太明显，但对马尾神经的炎症刺激明显的时候，就会出现会阴区的症状，所以此病人有可能是椎间盘突出造成

的结果。限于病人当时的检查手段是X线，对椎间盘突出的诊断并不能做出早期的预判，并且宣老提出椎间盘突出也不是引起疼痛的因素，只是产生挤压的因素，所以考虑椎间盘突出引起症状的机会是比较少的。X线提示存在腰$_2$椎体压缩性骨折，这个情况和38岁的中青年状态不太相符，因为病人年龄不是非常大，出现骨质疏松的概率比较低，提示病人可能体质相对薄弱。

［2］病人脊柱外形正常，说明在进行判断的时候宣老对于脊柱冠状面的变化描述比较多，而对矢状面没有异常状态描述，除非存在着明显的形变。直腿弯腰有明显僵腰，弯腰活动范围减小，说明腰部的胸腰筋膜或者竖脊肌存在着明显的紧张。能够引出腰痛、尾骨向下肢的放射痛，提示臀肌尤其是臀内侧的软组织损害，对于下肢症状有明显的影响。病人直腿伸腰时活动中度受限，并且也能引出腰痛和尾骨到下肢外侧的放射痛，提示腰脊柱深层软组织在叠加的时候会出现炎症刺激造成腰痛或者尾骨至下肢的放射痛，考虑和关节突关节叠加处炎症刺激或者椎管内损害有一定关系，所以不能排除椎管内损害的可能性。只有在后期做了椎管外的治疗之后，才能进行椎管内损害的鉴别。直腿抬高的活动范围涉及臀内侧和臀后损害的情况，另外内收肌损害也可以出现直腿抬高受限但是内收肌损害引起的直腿抬高受限一般是在50°以上开始出现大腿后侧吊紧疼痛，此病人出现了45°的症状考虑与臀肌损害有关，内收肌损害也起到一定的间接影响。能够引出自尾骨至下肢外侧的疼痛，还能引出腰痛，说明腰部的神经根在受到牵拉的时候会产生相应的反射性疼痛，或者因为臀肌受到牵拉，导致臀上皮神经的刺激症状，汇聚到腰部也会出现腰痛。臀大肌下束的位置影响与病人描述的自尾骨至左下肢外侧的放射痛有明显重叠，说明病人的左臀大肌下束应该存在着无菌性炎症。

［3］病人下肢的肌力正常，肌肉没有萎缩，膝反射、跟腱反射正常，宣老给我们的提示是病人的神经并没有受到影响，传入、传出神经都是正常的功能状态。

［4］病人的左侧腰部压痛点高度敏感，右侧中度敏感，臀部、大腿根部两侧的压痛高度敏感。大腿根部的软组织损害也提示了在内收肌牵拉的时候，会产生牵拉刺激性疼痛。屈膝屈髋分腿试验阳性提示左侧的腰臀部的软组织损害非常明显。如果按照常规的推理，应该先做左侧腰臀部定型的软组织松解手术会对病人的恢复更加有利。踝阵挛检查阴性提示病人没有上运动神经元的损害。

［5］宣老在此处并没有描述腰脊柱"三种试验"的情况，因为在1976年，已经完全形成了腰脊柱"三种试验"诊断软组织损害的诊断流程，所以这里应该是忽略了，在原始病例里应该是存在的。对病人的情况，先采取了定型的腰部软组松解手术，术后腰痛消失。左下肢外侧放射痛的解除提示疼痛来源于脊神经后支到无菌性炎症刺激而引起，并非单纯来源于臀部。在分析放射痛时考虑臀下皮神经受到刺激而引起的症状，但臀部和大腿根部并没有进行软组织松解手术，所以排除了臀部和大腿

根部的影响。臀和大腿根部的疼痛包括会阴痛还存在，尤其是会阴痛的存在，并没有因为腰部的软组织松解手术而解除，说明此病人的会阴痛与腰部的软组织损害没有太多的关系。当进行了定型的左臀和双大腿根部软组松解手术之后，应该能够解决大腿内侧痛和臀痛，至于会阴痛能不能解除，需要看复查的结果。

［6］病人在复查的时候并没有描述会阴痛的情况，说明会阴痛解除了，宣老描述的是所有征象全部消失。病人可以恢复到原有的工作状态，并且直腿弯腰、直腿伸腰都是正常的，但是直腿抬高存在异常，右侧的直腿抬高试验是80°并没有达到90°，因为做了双大腿根部的软组松解手术，提示右侧的臀部还是存在肌肉张力增加的情况，也就是右侧臀部没有做软软组织松解手术，可能还是存在问题。直腿抬高没有引出相关征象，提示此处的无菌性炎症是不存在的，并且宣老没有描述右侧臀部的压痛点检查情况。病人在更长的时间（11年后）复查并没有出现右侧臀痛或右侧腰痛加重的情况，说明这部分软组织损害消除，但是软组织的延展性应该是下降的。

26.2.42 第42组： 椎管内（外）软组织松解手术治疗按传统标准诊断"下胸椎或腰椎陈旧性骨折后遗腰腿痛"，合并脊柱骨折畸形愈合形成椎管狭窄，并发椎管内神经组织极为轻度的机械性压迫征象的椎管内外混合型软组织损害性腰腿痛的病例介绍和讨论。

【病例511】

刘×祥，男，47岁，干部。1969年7月煤矿塌方，压伤腰背部，立即出现两下肢不完全瘫痪和大小便失禁。哈尔滨医科大学附属二院骨科诊断胸$_{12}$椎压缩骨折。转住河南洛阳医院，几个月内大小便功能和双下肢活动功能逐渐恢复，半年之内较明显。但排尿缓慢，仍不方便；小腿知觉恢复，变为麻木；腰痛严重，不能多走。转来上海，在瑞金医院骨科行2年之久的理疗等综合疗法，无明显疗效。最后来我院骨科求治[1]。

检查：脊柱无侧凸，胸$_{12}$～腰$_1$处轻度"驼峰"。直腿弯腰指尖距地25厘米时有僵腰，直腿伸腰受碍，两者均引出腰痛加重[2]。直腿抬高试验左70°和右80°，前者引出左臀横纹处和大腿后侧麻木以及小腿外侧麻木加重[3]。两下肢外侧的皮肤感觉减退，双膝反射存在，踝反射左侧未引出。踝阵挛检查阴性。屈髋屈膝分腿试验引出双大腿根部痛阳性[4]。双腰$_1$棘突、椎板和后关节～骶$_4$中嵴和背面、第12肋骨下缘、腰$_{1～3}$横突尖、髂后上棘内上缘和骶髂关节内侧缘以及双大腿根部的压痛点均高度敏感；其他如臀部和髂尖粗面的压痛点均轻度敏感[5]。X线复片提示胸$_{12}$椎体楔状畸形属骨折后遗。鉴于骨折畸形愈合非疼痛因素，故诊断椎管外软组织损害性双腰骶痛并发下肢麻木合并胸$_{12}$椎骨折畸形愈合。1975年10月14日在硬麻下行定型的双腰部软组织松解手术。术后创口感染，约换药5个月才二期愈合[6]。

第2次住院：术后腰痛显著缓解。但近2个月来右颈肩痛加重和右第2指麻木，非手术疗法医治无效。检查：右颈肩部和右第1肋骨斜角肌结节压痛点高度敏感。于1976年12月11日在全麻下行定型的右颈肩部软组织松解手术和右锁骨上窝软组织松解手术[7]。

第3次住院：术后腰痛和颈肩痛消失，因大小便排出不畅和双下肢麻木未消，要求进一步治疗。检查：直腿弯腰指尖距地20厘米时无僵腰，直腿伸腰无妨碍，直腿抬高试验左右各90°，三者均无疼痛引出。双腰、臀和大腿根部各压痛点不敏感。因而怀疑两下肢外侧皮肤感觉减退和麻木由椎管内病变所引起。椎管碘油造影检查；俯卧位见碘柱于胸$_{12}$～腰$_1$处堵塞；但仰卧位碘柱可以通过堵塞处，此时胸$_{12}$～腰$_1$处碘柱见有明显的充盈缺损。诊断脊柱胸腰椎段椎管内软组织损害。1977年6月22日在局麻下行全椎板切除式胸$_{12}$～腰$_1$椎管内（外）软组织松解手术。见胸$_{11}$～腰$_1$的三节椎板全骨性融合（外伤后遗），凿开后见胸$_{12}$水平椎管有较重的骨性狭窄（由该节椎体楔状畸形引起），胸$_{12}$处见明显的带状瘢痕组织与硬膜紧密粘连；胸$_{11}$及腰$_1$硬膜外有较多的变性脂肪结缔组织覆盖。移除两者再触压硬膜或松解神经根鞘膜外脂肪结缔组织时引出仅麻不痛的临床表现，说明该处的软组织无炎性病变，故临床上无腰痛的主诉。病理检验结果：胸$_{12}$硬膜外瘢痕属纤维组织，显透明变性；胸$_1$硬膜外脂肪属纤维组织，显出血和较丰富的毛细血管。最后诊断是椎管外软组织损害性腰骶痛和右躯干上部软组织损害合并胸$_{12}$椎骨折畸形愈合后遗椎管狭窄引起脊髓神经轻度的压迫征象[8]。

1年3个月后复查：自述第1次手术后腰痛消失；第2次手术后右颈肩痛解除；第3次手术后解除大小便排出不畅的征象和两下肢麻木消失，直腿弯腰明显改进，指尖可达地面。行走方便，每日持续20千米步行锻炼无不良反应。1年来经常到外地出差，无征象复发和后遗症。病人对治疗满意。3年后函约病人复查，失去联系。近期疗效属治愈[9]。

【病例511】导读

[1] 病人因腰部外伤，造成下肢的不完全性瘫痪和大小便失禁，提示存在椎管内的高压状态，说明外伤引起了椎管内的脊髓结构受到挤压，检查时有腰椎的压缩性骨折，但并没有其他描述，压缩性骨折引起下肢完全性瘫痪的概率比较少，除非是明显压缩成角，但病例只描述了胸$_{12}$椎体骨折的情况。随着时间的延长，病人的大小便功

能和下肢功能逐渐恢复，说明病人脊椎受压并不是特别严重，应该是能够得到神经代偿。排尿缓慢的症状说明脊髓阶段的挤压并没有完全解除，应该是处于缺血或者传导神经受压的状态。小腿的知觉恢复变为麻木，麻和木病人都可感知，只是程度不同而已。腰痛的程度比较严重，不能行走，各处求医治疗效果都不太明显，提示腰痛可能是更深在的组织损害，或者广泛严重的软组织损害，通过常规的治疗没有办法解除。

［2］宣老对腰脊柱段的描述很详细，没有脊柱侧弯，胸$_{12}$到腰$_1$有轻度的驼峰，说明这个位置形成了反折角，提示病人的腰椎骨折压缩的程度比较重。不同于上一病例，没有表现出脊柱形态异常。直腿弯腰时出现僵腰，提示腰部软组织存在损害，腰部的胸腰筋膜或者竖脊肌紧张，可以引出腰痛提示存在无菌性炎症。直腿伸腰受限并引出疼痛提示腰部深层或者椎管内存在软组织损害。如果是椎管内损害，一般会存在直腿伸腰向下肢放射的情况，没有描述提示椎管外损害的概率很大。

［3］病人直腿抬高角度基本正常，但左侧抬高70°能引出臀横纹和大腿后侧的麻木以及小腿外侧麻木加重，这个角度出现的症状应该与神经根穿出椎间孔处的软组织粘连有关。此处并没有描述诱发疼痛，所以病人应该是椎间孔或者椎管内受压造成的麻木。

［4］病人双侧下肢（大腿、小腿）外侧皮肤感觉的减退，如果是单侧一般考虑局部的阔筋膜张肌股外侧皮神经穿出部分受到挤压出现的症状，多与臀旁侧损害和内收肌损害有关系，但双侧出现感觉减退，提示受压部分应该是在脊髓阶段，才能产生对称性的症状，多提示存在脊髓受压，尤其在腰$_1$到腰$_4$脊髓阶段。小腿外侧的感觉减退，也符合这一特点，说明受压部分有可能还会延伸到骶丛神经、胸$_{10}$到腰$_2$的阶段，都有可能造成下肢外侧皮肤感觉减退的出现。膝反射存在，提示膝反射的传导通路没有受到影响，而踝反射消失，说明存在传导通路受压或者损害的情况。踝阵挛试验阴性提示上运动神经元未受到影响，没有病理征的出现。踝反射消失与受压有关，并非神经元的损害。屈膝屈髋分腿试验和大腿根部是阳性痛的表现，提示内收肌群紧张以及附着部分软组织存在无菌性炎症。

［5］查体发现病人腰部浅层、深层以及腰骶后部、大腿根部均存在高度敏感压痛点。大腿根部压痛点与屈膝屈髋分腿试验阳性检查结果相吻合，所以病人软组织损害应该是集中在腰部、腰骶部以及大腿根部，其他部位的压痛点并不是特别敏感。这样的检查结果给后期提供了臀部不需要做治疗而腰部、腰骶部的软组织需要做软组织松解的临床依据。

［6］病人的腰椎X线检查提示，胸$_{12}$椎体压缩性骨折后畸形愈合。愈合之后椎体不会再对软组织产生过多的影响，软组织损害是引起疼痛的主要原因，畸形愈合只是引起承重结构改变，不会直接影响局部的软组织疼痛或者出现主诉症状。宣老在对病人的压痛点分布情况进行分析后选择了双侧的腰部软组织松解手术。因为病人腰部的

软组织病变时间比较长，并且经过各种各样的保守治疗，局部的微循环功能以及肌肉的健康状态都受到影响，所以手术后出现了伤口感染，造成了换药5个月，延期愈合是否会再形成瘢痕，是否会导致病人新的症状出现？在后面我们看到，病人术后伤口的延期愈合并没有影响手术治疗效果。

[7] 病人第2次住院的时候，提示术后的腰痛得到显著缓解，说明腰痛并没有完全消失，此次住院是有了新的症状，原来的主诉症状没有提到颈肩痛和手指麻，但是在这次描述里提示右颈肩痛加重、右第二指麻木。病人想解决颈肩痛、手麻加重的情况，说明原来有轻度的症状，但是在第1次住院主诉没做太多的描述。经检查，病人的颈肩部和第一肋斜角肌结节的位置存在高度敏感压痛，提示宣老在进行颈肩痛的诊断以及第二手指麻木的诊断上有着一对一的关系，就是说对颈肩部的软组织以及前斜角肌位置的检查分别针对颈肩痛和第二手指麻木。出现这两种情况，需要进行相应的软组织松解手术来解除臂丛神经的刺激症状，消除颈部软组织附着部分无菌性炎症，达到使病人颈肩痛的症状失的目的。为什么病人只出现第二指的麻木，而其他手指并没有出现麻木，就对锁骨上窝进行软组织松解手术，应该是宣老在松解手术中相应的探索。在临床接诊病例的过程中，如果出现了类似的症状，我们也要对颈肩部以及锁骨上窝进行压痛点检查和强刺激推拿预示性诊断。锁骨上窝银质针治疗是有风险的，所以对于颈肩部的针刺治疗是更重要的环节，并且宣老在做手术的时候并没有分开做，而是一次完成的，也就没有办法去分辨到底是颈肩部的软组织松解手术解除了手麻，还是锁骨上窝的软组织松解解除了手麻。

[8] 病人第3次住院，宣老描述病人腰痛和颈肩痛消失，因为第2次手术和第1次手术的间隔时间是14个月，当时的腰痛并没有完全缓解，然后到第3次住院的时候与第2次住院间隔半年，前后共20个月左右的时间，病人的腰痛才解除，是不是和颈部的软组织松解手术有关或者需要较长的恢复周期，这里没有办法进行判断。病人小便排出不畅和下肢麻木的情况并没有解除，膀胱的逼尿肌及下肢感觉是受到盆腔神经丛以及骶神经丛的影响，要解除这个问题还需要解除压迫机制。经检查病人腰部的活动接近正常，直腿弯腰轻度受限无僵腰和明显的吊紧感，说明腰臀部的软组织没有无菌性炎症的刺激，状态基本正常，并且这一点也能证明感觉功能障碍和疼痛的情况可以分开。疼痛是无菌性炎症刺激游离神经末梢，感觉功能障碍是神经受压引起的。未查到明显的高敏感压痛点，提示大腿根部的软组织未做松解手术，但是大腿根部的压痛却不敏感了，说明此病人的大腿根部的高敏感压痛，应该是支配内收肌群的神经受到刺激造成，解除了腰段无菌性炎症刺激，大腿根部的紧张状态得到了缓解，所以疼痛变得不敏感。在椎管外找不到引起麻木、排便功能障碍的因素，考虑椎管内损害的机会更多一些，所以对病人进行了椎管的碘造影检查，显示椎管内存在阻塞的情况，对于这种阻塞的情况选取的是胸$_1$到腰$_1$的全椎板切除。手术过程中发现胸$_{11}$、胸$_{12}$、

腰₁的椎板全骨性融合，提示病人产生外伤的时候并不是单纯胸$_{12}$的压缩性骨折，而是存在椎板的骨折情况。当时的椎板骨折可能并没有被重视，修复的过程中，椎板形成了融合。宣老对手术过程的描述是"凿开"，就是说此处骨融合比较厚，并且比较结实。是为了维护胸腰结合处的力学传递更稳定而产生的变化。观察到椎管内有严重骨性狭窄，必然会导致腰、腰骶、骶丛神经受到影响，出现相应的下肢症状以及排尿不畅的症状。在解除了骨性狭窄的因素以及放松了椎管内粘连的结缔组织及周围的脂肪组织填充之后，病人的下肢症状得到了明显改善，这也进一步证明了直腿抬高70°产生下肢的麻木症状，应该是与此处的软组织对于神经根或者硬脊膜部分粘连有关。宣老在手术过程中，再次用触压的方法证实挤压只产生麻不产生痛的情况，提示此处没有无菌性炎症存在，只是单纯的狭窄造成的症状。

[9] 病人在复查的时候描述是第1次手术后腰痛消失，和第2次住院的时候描述的腰痛显著缓解有矛盾，病人的复查描述可能是对原来的记忆不是特别清晰，就是说对原来腰痛解除的描述处于一种相对模糊的状态。第2次手术后颈肩痛解除是有明确描述的，因为第3次住院的时候描述了第二次的症状。在第3次手术后又解除了下肢的症状和排小便不畅的征象，提示椎管内的挤压是造成大小便功能异常以及下肢麻木的重要原因，是挤压因素造成。直腿弯腰在治疗后得到明显改善，手能直达地面并且无僵腰，提示病人的腰部软组织完全放松开，腰臀部的筋膜、肌肉的延展性恢复到正常状态，对于病人在随访过程中没有其他的症状出现，没有更多的描述。

【病例514】

李珍，女，36岁，会计。1年3个月前自3米高装载木头的汽车上摔下，当时昏迷约40分钟，醒后腰痛剧烈，X线片提示胸$_{12}$椎体压缩骨折。卧硬床绝对静卧3个半月后起床活动，仍有腰痛，并感左下肢外侧"放射性痛麻"；坐位时间稍长，痛度加剧，失去劳动能力。当地医院行多种非手术疗法医治无效。自江苏转来上海[1]。

检查：脊柱轻度左侧凸，胸腰段过度后凸[2]。直腿弯腰指尖距地35厘米无僵腰，腰痛不加重；直腿伸腰有腰痛加重，并引出左大腿前侧吊紧感[3]。直腿抬高试验左90°，当抬至60°时就感大腿前侧吊紧感，左腓总神经按压试验阳性；右90°无征象，右腓总神经按压试验阴性[4]。双胸$_{11}$～腰$_2$棘突、椎板和后关节的压痛点高度敏感；双腰$_{4～5}$棘突、椎板和后关节的压痛点中度敏感；左大腿根部压痛点中度敏感；其他腰臀部各压痛点均不敏感。屈髋屈膝分腿试验引出左大腿根部痛阳性。踝阵挛检查阴性。胸部腹部垫枕试验阳性[5]。X线复片提示胸$_{12}$椎体楔状畸形属骨折后遗。肌电图检查提示腰$_5$神经根受压可能。椎管碘油造影提示正位碘柱在胸$_{12}$水平处变窄，侧位碘柱前缘受胸$_{12}$椎体后上角的顶压而变窄。诊断椎管内外混合型软组织损害性双背腰痛和腰痛伴左下肢传导痛麻。1978年7月15日在硬麻下先行全椎板切除式胸$_{12}$～腰$_1$椎管内（外）软组织松解手术。见胸$_{12}$椎管骨性狭窄，硬膜外变性脂肪结缔组织粘连严重，两侧神经根鞘膜外脂肪结缔组织粘连不重，进行彻底松解。估计这种椎管狭窄属椎体压缩骨折所后遗[6]。

第2次住院：术后腰痛和下肢征象消失，久坐无痛，行走正常。但半月后出现腰臀部抽搐样痛，按摩治疗后征象消失。2个月后出现背痛，久坐10分钟征象加重，平卧、坐或立均不舒服；卧床后需侧转身体方能起身；行走时背部有"骨擦感"；久走后双下肢发麻，不能站立，以右侧为甚，需休息10～20分钟方能缓解；术后食欲减退，胃纳极差；全身疲惫感[7]。检查：直腿弯腰指尖距地35厘米，有腘窝吊紧感；直腿伸腰和脊柱左右侧弯均无征象引出。直腿抬高试验左75°无征象；右70°有腘窝不适感，双腓总神经按压试验阴性。跗趾背伸肌力左＞右；胸$_{7\sim8}$棘突、椎板和后关节背伸肌群附着处压痛点高度敏感；左髂尖粗面压痛点中度敏感，双大腿根部压痛点轻度敏感。诊断双胸$_{7\sim8}$背伸肌群损害。1978年11月28日局麻下行双胸$_{7\sim8}$椎旁背伸肌群切开剥离结合横断手术[8]。

术后半年复查：自诉术前不能多走路；术后可持续走3千米。术前双下肢麻木；术后麻木消失。术前上腰痛严重；术后疼痛消失，仅在久坐超过半小时会引出不重的肩痛和较轻的腰骶痛。此外近2个月来还出现后脑痛，发作时征象严重。检查：直腿抬高试验左右各90°无征象，膝反射、跟腱反射均存在，跗趾背伸肌力好，胸部腹部垫枕试验变为阴性；双颈、肩、腰、大腿根部和髂尖粗面各压痛点变为高度敏感，其上行强刺激推拿使残留征象暂时性消失的验证，明确为未手术松解处。建议病员按原治疗计划补行椎管外软组织松解手术，病人因征象轻仍能坚持工作而未予接受，并对治疗深表满意。最后诊断是椎管内外混合型软组织损害性双腰痛，并发颈背肩部软组织损害合并胸$_{12}$椎骨折畸形愈合。

2年后通信联系：病情无变化。

10年后再通信：未获回音。近期疗效属有效[9]。

【病例514】导读

[1] 病人存在高处坠落伤，坠落之后出现第$_{12}$胸椎椎体压缩性骨折，其胸段就存在了典型的冲击伤，后期形成软组织损害的概率比较大。病人在绝对卧床休息的过程中腰痛一直存在，提示腰部存在软组织损害，非重力位腰痛可能与卧位中胸$_{12}$的疼痛避让有关，出现竖脊肌的过度紧张，形成腰椎曲度增大的仰卧位表现。病人会感觉到左下肢外侧的放射性痛麻，痛是无菌性炎症刺激，麻是神经受到挤压，下肢外侧的症状与股外侧皮神经以及腓总神经的刺激有关。综合产生这种症状的原因与胸脊椎

段或者胸腰结合段的软组织损害刺激以及对神经的挤压有关系。坐位时间长就会出现疼痛加剧，提示坐位过程中会有胸腰结合段的过度应用，会诱发损害部位软组织的无菌性炎症，出现疼痛加重的情况，但是没有提及走路或者其他动作会不会加剧症状，只提到坐位会加重，因为坐位的时候躯干后部会形成浅层的过度延展，所以出现疼痛的机会多。

〔2〕病人的脊柱轻度左侧凸，胸腰段过度后凸。脊柱段轻度左侧凸应该在腰段或者胸腰段的部分，而不是全脊柱段，因为全脊柱段如果出现左侧凸，侧凸的角度会非常明显。胸腰段出现左侧凸或后凸的情况与单侧胸腰段的深层损害或者椎管内损害有一定关系，也有可能与椎体压缩之后出现的畸形愈合有关。

〔3〕病人直腿弯腰时没有僵腰，但指尖距离地面比较远，没有明显腰痛加重的情况，提示直腿弯腰的时候在浅层牵拉的过程中不会激惹无菌性炎症刺激引起腰痛。没出现臀腿痛，说明在直腿弯腰的过程中，臀部筋膜张力增加，整体延展性不足，但没有无菌性炎症刺激游离神经末梢。直腿伸腰出现腰痛加重并且会引出大腿前侧的吊紧感。引起腰痛加重与脊柱段深层或者椎管内的损害有关，直腿伸腰出现关节突关节叠加以及深层肌的挤压刺激，会出现腰痛加重。引出左大腿前侧吊紧感与股神经或者股外侧皮神经的刺激有关。腰后伸过程中牵拉到了大腿前侧支配的神经区域，与胸腰段穿出椎间孔的神经粘连有一定关系。有些病人出现大腿前侧紧的感觉，来源于腰大肌的紧张，但是腰大肌紧张的时候是不能伸直腰部的。Thomas试验会出现阳性状态，这里没有提示Thomas试验的检查，很有可能宣老当年没有应用这个试验。此处的吊紧感还要看它的区域范围，如果是整个大腿前侧就要考虑神经牵拉的因素；如果单纯出现大腿根前侧偏上的位置，考虑腰大肌紧张引起的症状也是有可能的。

〔4〕病人直腿抬高60°时大腿前侧出现吊紧感与主动直腿抬高时需要牵拉的肌肉有关。主要涉及阔筋膜张肌、髂腰肌还有股直肌屈髋应用，如果股直肌过度屈髋应用，可以出现大腿前侧的吊紧感。髂腰肌的过度应用引起的大腿前侧紧张应该是偏大腿上部。还要进行腰大肌的相关试验排除腰大肌引起的问题。腓总神经按压试验是需要在直腿抬高时做的（被动抬高至最大角度）。腓总神经按压试验阳性提示腓总神经在穿出梨状肌下孔的时候存在无菌性炎症刺激，提示存在椎管外的软组织损害。

〔5〕病人压痛点分布情况，存在胸$_{11}$到腰$_2$节段椎周的软组织损害。向下存在腰骶部软组织损害，这种损害表现不是特别明显，属中度敏感，大腿根部也是中度敏感，这些中度敏感和上方的高度敏感形成了反差，所以在决定治疗部位的时候，有可能会先考虑高度敏感区域的治疗。臀部压痛并不太敏感，这也对腓总神经神经按压试验的结果提出了新的分析。因为腓总神经按压往往代表椎管外的软组织损害，尤其是臀部软组织损害的情况可以出现腓总神经按压试验阳性。还有一种可能是在椎管内有无菌性炎症刺激，在牵拉腓总神经过程中出现按压试验阳性，但是比较少见。病人的

屈膝屈髋分腿试验左大腿根是阳性表现和大腿根部的中度敏感压痛有点不对称，说明大腿根部并不是高度敏感压痛也能引出屈膝屈髋分腿试验阳性，有时候即使有高度敏感压痛，也不会引出明显的屈膝屈髋分腿试验的阳性表现。胸腹部垫枕试验阳性提示椎管内软组织损害，所以在诊断上考虑椎管内软组织损害的机会存在。

[6] 影像学检查提示的胸$_{12}$椎体楔形骨折畸形愈合与病人的胸脊柱段、胸腰段过度后凸表现一致。肌电图提示腰$_5$神经根受压，说明受压节段应该是比较高的，不是在神经穿出椎间孔部分，而是神经在脊髓发出下行的节段产生了受压的情况。碘造影检查也提示了这一点，所以诊断为椎管内外混合型的软组织损害。结合病人的压痛点高度敏感的部位，对胸$_{12}$到腰$_1$的椎管内以及椎管外做软组织松解手术治疗非常有必要。先解除病人的压迫情况从而使神经的功能得到恢复。在发现椎管狭窄的情况下，打开椎管使脊髓的压力得到一定的释放，然后把粘连的硬膜囊放松使神经的活动功能得到改善，提示硬膜外粘连与直腿抬高腓总神经按压试验阳性有一定连带关系。

[7] 病人第一次手术后腰痛和下肢痛消失，提示病人的腰痛和左下肢疼痛直接来源于胸$_{12}$到腰$_1$节段的椎管内压迫以及椎管外软组织的无菌性炎症刺激。病人在第二次住院的时候提示久坐出现背痛，久坐后征象加重，平卧、坐、立都不能完全缓解症状。腰臀部的抽搐样疼痛很有可能因为在进行压痛点检查的时候，腰部深层到骶骨背面是有压痛的，当时没有做手术治疗。出现背部疼痛的情况说明在胸腰段软组织及骨结构进行彻底放松的时候，会导致两侧的腰段或者背部的软组织过度代偿，这种过度代偿的状态有可能会导致躯干上部或者躯干下部的软组织损害诱发加重。背部的骨摩擦感应该是和筋膜张力增加有关系。久走后下肢麻、不能站立和臀、腿的筋膜张力增加有关。为什么是双下肢的出现症状，有可能是椎管内的压力异常造成的刺激所引起，具体原因还要看后期的治疗是不是能解决问题，才能提示到底什么位置引起的症状。由原来主诉的左侧症状重，现在变为以右侧症状明显的表现，需要休息才能缓解，并且出现食欲减退。食欲不振与腹壁筋膜张力异常有关，有可能与内收肌群耻骨联合附着处过度牵拉有关系，也有可能是因为胸腰段做软组织松解手术以及骨结构的开窗之后，使原有的胸腰段支撑力异常，造成其前侧的交感神经链异常以及内脏神经兴奋性异常，出现相应的食欲功能下降。由于脊柱中段的软组织松解及椎管内的松解，造成骨结构的变化，可以导致脊柱两端软组织的过度代偿应用，出现全身疲惫感也很有可能。

[8] 病人在第二次住院检查的时候，直腿弯腰出现了腘窝吊紧感，在其他运动时并没有出现相应的症状。直腿抬高的时候会有右侧腘窝不适感，但是双侧腓总神经按压试验都是阴性的，这种不适症状可能与髌下脂肪垫损害有关，也有可能是源于神经牵拉的过程中出现的症状。腓总神经按压试验阴性提示在胸$_{12}$～腰$_1$这段进行椎管内外软组织松解手术，使腓总神经的挤压刺激及无菌性炎症刺激得到解除，说明腓总神

经按压试验不单纯是椎管外软组织损害的表现，也有椎管内软组织损害的可能，尤其是在胸腰段出现椎管内的容积变小以及无菌性炎症刺激的时候，有可能造成腓总神经按压试验阳性。蹞趾背伸肌力左大于右，提示右侧腓总神经支配区域存在运动神经受压或者损伤情况。在胸腰段椎管内外软组织松解手术后，它的承重能力以及力学传递能力下降，导致躯干上部出现过度代偿。出现胸$_7$到胸$_8$位置竖脊肌群过度代偿压痛高度敏感，这种高度敏感状态是一种不可调和的代偿状态，胸腰段如果不做手术，下肢症状没有办法解除。手术后承重功能下降，导致代偿部分向两侧分开。上胸段的压痛高度敏感，应该是向上代偿的结果。左侧髂尖粗面的压痛是中度敏感，直腿抬高是右侧腘窝不适并不重叠，而右侧髂尖粗面没有提示有压痛，说明腘窝的吊紧感应该是来源于椎管内或者椎管外的软组织损害对于椎管容积以及神经根穿出部位的影响造成的结果。双侧大腿根部压痛点从中度敏感变为轻度敏感，提示大腿根部的中度敏感来源于胸腰段的髂腹下、髂腹股沟神经的刺激症状或者闭孔神经的过度应激造成的紧张状态，所以大腿根部的软组织损害应该是继发性的软组织损害。宣老对胸$_7$到胸$_8$的背伸肌群做了剥离横断手术，此处为已经存在继发损害的部位。

[9] 宣老对病人术前术后的症状做了对比，病人走路增多，下肢麻木消失，说明软组织松解手术可以使此病人下肢麻木得到完全改善，尤其是第一次打开椎管腔降低椎管压力的时候改善最明显。第二次是椎管外松解手术，腘窝吊紧感等症状消失，因为腰部、臀部以及躯干更高的位置并没有做软组织松解手术，久坐有可能出现肩痛或者腰骶痛。还会出现后脑痛的情况，这种后脑痛是源于血压变化还是神经痛或者软组织损害引起的症状，没有办法进行追溯。宣老在进行检查的时候，病人蹞趾背伸肌力正常，提示胸段背伸肌群的横断对于蹞趾背伸肌力有一定影响，可能是竖脊肌横断降低了胸脊柱段后侧控制力，增加胸椎管向后开大，使椎管腔压力下降有关。胸腹部垫枕试验变为阴性与椎管内软组松解有关。颈、肩、腰、大腿根部和髂尖粗面压痛点高度敏感与第二次手术时候检查的不太敏感是有变化的，压痛在不断减轻，说明这种高度敏感应该是代偿性的敏感状态，提示软组织损害并没有得到完全的解除，最好能做进一步的"补课"治疗。病人可能还存在对手术的紧张焦虑，所以没有再进行手术治疗。没有做治疗的部分压痛点也会发生变化，如第二次治疗的时候病人的大腿根部的压痛点不太敏感，但到后期复查的时候就出现了高度敏感的状态，腰部的压痛点也是一样，提示病人的软组织损害只要没有完全解除，压痛点情况就会不断发生变化，需要我们密切关注。

第二十八节 髋部术后疼痛病例

262.44 第44组：腰臀部软组织松解手术治疗人工股骨头或人工髋关节等置换手术后遗严重的椎管外软组织损害性腰腿痛的病例介绍和讨论。

【病例526】

石×兰，女，45岁，建筑工人。1980年9月自3米高梯跌下，发生左髋关节脱位。甘肃省中医院骨科行手法整复未成，并发股骨颈骨折，变成左髋关节脱位骨折；遂改做左人工股骨头置换手术，但术中又并发了左股骨大粗隆骨折。术后臀髋腿痛严重，影响行动，需单拐支撑下勉强移行。多种非手术疗法医治无效，长期失去生活能力[1]。1982年9月初笔者自宁夏讲学归来，路过兰州，被邀会诊。发现病人的左下肢前屈、内收、外旋和缩短等畸形轻度，以及左臀部、大腿根部和髌尖粗面的压痛点均高度敏感，所以对疼痛仍考虑左臀部和大腿根部（包括髌下脂肪垫在内）软组织损害所引起，并建议行椎管外软组织松解手术。笔者接受该院的委托，同意病人转上海由我院骨科治疗[2]。

检查：脊柱无明显畸形。直腿弯腰指尖距地50厘米，直腿伸腰部分受限，直腿抬高试验左侧自动30°和被动45°（右侧均为80°无征象），三者均引出左臀髋腿痛增剧[3]。左下肢畸形和压痛点检查同上述。X线复片见人工股骨头位置较好，无下陷。诊断同上述。同年10月10日硬麻下先行定型的左臀部软组织松解手术和左大腿根部软组织松解手术。术中发现臀部皮下脂肪层连同臀筋膜广泛变性，粘连严，局部组织有水肿，接近髂嵴处的粘连更紧，呈瘢痕化，需用拇指端作有力的钝性分离。其他各层软组织粘连也较重，但钝性分离比较容易。手术步骤按常规进行。术后臀髋腿痛消失。10天拆除缝线，患侧下肢已能自动抬高至60°，较术前自动抬高30°要增加1倍；以及病人就能离床携带负压引流瓶跛行，左下肢直接踩地负重无不良反应，与术前扶拐移行相比较，有立竿见影的显著进步[4]。因左膝前下方痛明显突出，于同年11月间再行左髌下脂肪垫松解手术。术后膝痛也解除。1个月后就外出步行锻炼，游公园，逛商店，完全胜任。虽然仍残留因左股骨大粗隆骨折的畸形愈合以及人工股骨头置换手术后遗的下肢轻度外旋畸形等导致行动中出现明显的跛行步态，但能徒手行走已满足了病人术前的最高要求[5]。

1年1个月后复查：自诉术后疼痛全消失，3个月步行锻炼已能完成每日持续2.5千米，无不良反应。目前已能胜任轻便家务劳动。可自行下蹲、自行站起、直腿弯腰指尖距地15厘米，和左（患）下肢单独负重，均无疼痛引出。唯独左髋只能屈成90°角，也属关节内金属障碍所致属正常范围。目前的征象是返兰州进行长期步行锻炼后，左下肢逐渐显短，跛行步态也日益加重；多走后患肢疲累，会出现左髋深层（位于人工股骨头与股骨近端衔接处）酸痛，征象不重，可以忍受，休息后好转[6]。X线复片提示人工股骨头显著下陷和松动是导致下肢显短、跛行步态、多走感疲累和左髋深层痛的主要原因。病人对我科手术治疗满意。可是复查完毕后病人去杭州旅游，由于过度使用患肢，3天步行后出现衔接处的剧烈疼痛，不能行走，卧床休息1周，方始消失。由此可知，本病例在人工股骨头置换手术的2年中，因痛长期卧床，假体未受身体重力的纵向压迫，故未发生明显下陷，但椎管外软组织松解手术消除疼痛后，患肢负重仅1年1个月就发生假体的严重下陷，导致上述系列并发症，说明任何物质制作的假体，不可能与骨组织融合成一体，日后必然会产生两者间不可调和的矛盾。因此上述的假体下陷及其并发症也无法避免。由此可知，人工股骨头置换手术具有无法弥补的潜在并发症。实践证明，这种手术在股骨颈骨折不愈合以及"髋关节骨关节病"或成人股骨头缺血性坏死等疼痛的应用中并非一种理想的治疗方法，本组病例就是例证。它与单独的或股骨头切除式粗隆间成角截骨弯钉内固定手术治疗上列病痛是根本无法比拟的。为此笔者建议有关学者，今后临床上采用粗隆间截骨弯钉内固定手术取代人工股骨头或人工髋关节等置换手术，应该引作当务之急！有利于显著提高新鲜股骨颈骨折、股骨颈骨折不愈合、"髋关节骨关节病"、成人股骨头缺血性坏死等疑难病痛的治疗水平，而为人类造福！ 5年后通信联系：自述假体柄与股骨衔接处仍时有酸痛，多走则征象明显，口服消炎痛可缓解；原有严重臀腿痛手术治愈后未复发。病人对治疗满意。椎管外软组织松解手术治疗并发臀部结合大腿根部软组织损害的远期疗效属治愈[7]。

【病例526】导读

[1] 病人命运多舛，高处跌落髋关节脱位，通过手法整复造成股骨颈骨折，既有脱位又有骨折很难治疗，需要手术介入，但是做手术插入人工股骨头时又把股骨粗隆折断了，对于病人来讲是一系列无法挽回的伤害。反复创伤使病人术后产生了臀、髋、腿痛的严重情况。脱位、骨折和手术三种刺激叠加到一起，有可能产生局部的软组织损害。

〔2〕恰巧宣老讲学回来会诊了此病例。病人表现出来的是下肢前屈、内收、外旋缩短的轻度畸形，对脊柱段的影响不会太大。进行压痛点检查的时候查到了臀部、大腿根部和髌尖粗面的高度敏感压痛。当时宣老肯定是做强刺激推拿了，不然就不会确定是臀部、大腿根部、髌下脂肪垫软组织损害引起的疼痛，所以建议病人做软组织松解手术是顺理成章的事。

〔3〕病人在直腿弯腰和直腿伸腰的时候都有活动受限，并且能引出臀、髋、腿痛。左侧的臀、髋、腿痛与骨盆周围的软组织损害有直接关系。进行屈髋、伸髋的时候并没有引出腰痛，说明软组织损害部分应该集中在骨盆周围，腰部问题相对较少。患侧的主动直腿抬高只有30°，被动直腿抬高到达45°，提示直腿抬高存在屈髋肌的力量不足，可能存在屈髋肌附着点的无菌性炎症抑制屈髋肌收缩。直腿抬高的角度不足并能引出明显的臀、髋、腿疼痛，提示病人的臀部软组织存在过度紧张并且存在无菌性炎症的刺激。

〔4〕病人的影像学检查显示人工股骨头的位置无下移。过去进行股骨头置换手术，技术并不是太成熟，插到股骨干的股骨头支撑部分有可能会向下移位，在重力作用和行走时冲击出现下沉，导致两侧下肢的高度不一致，股骨头置换一侧的下肢过度承重，容易导致股骨头置换术失败。此病人人工股骨头位置没有问题，不用去干预处理，所以在硬麻下做了左臀部和大腿根部的软组织松解手术，这是符合当时检查结果的的。宣老对手术部位进行了详细的描述，因为是反复接受治疗后的病人，所以可以看到他的臀部皮下脂肪层和筋膜层粘连非常严重并且有局部水肿，因为粘连严重会影响静脉回流，出现局部水肿的机会非常多。为什么要描述这些呢？和我们临床治疗过程有关，尤其是做银质针治疗的时候，特别重视软组织骨面附着处的治疗，但软组织皮下层的治疗容易被忽视。做密集型银质针治疗时，皮下筋膜层能得到一定放松，但加热的时候皮下筋膜层的烧灼温度不够，就有可能导致粘连无法松解。对这类病人可以进行相应的补充治疗，在皮下筋膜层进行水平穿刺，可以得到更好的放松作用。病人在髂嵴处粘连是比较明显的，与股骨头置换术后髂胫束的连接部分出现了过度紧张和下肢力线功能异常或者无菌性炎症持续刺激导致的筋膜蠕变缩短有关。用手指钝性分离软组织也比较困难，其他区域的浅层软组织粘连也很严重，因为病史和反复治疗导致了出现这种情况的可能性。病人术后臀、髋、腿痛消失并且直腿抬高活动以及下床的支撑活动逐渐恢复，治疗效果比较明显，提示病人的臀部及大腿根部软组织损害是导致现有症状的直接原因。

〔5〕病人臀部及大腿根部手术后，髌下脂肪垫原有的压痛并没有消除，提示髌下脂肪垫的损害已经形成，所以进行了髌下脂肪垫的松解手术，解除膝关节疼痛。病人进行运动锻炼后，又出现了一个新的问题，因为运动锻炼的时候会使置换人工股骨头这一侧下肢出现持续应用、承重的状态，人工股骨头和正常的股骨头是不一样的，出

现股骨头下沉的情况就表现得更明显，病人出现股骨头下沉之后支撑力度不够，导致病人行走过程中出现跛行。

［6］病人在进行了髋、膝的软组织松解手术之后，疼痛全部消失，所以再锻炼就无所顾忌。人工股骨头的置换部分就产生了明显的压力增加、负荷增大的情况，会出现置换股骨头一侧下肢越来越短，有可能导致病人出现股骨头置换翻修的情况。因为股骨头置换术后下肢长度不足，出现行走过程中臀部肌肉过度应用，也有可能会导致后期逐渐加重臀髋痛复发。

［7］宣老对照病人手术前后X线片得到一个结论，人工股骨头置换术之后，有可能在承重过程中会导致股骨头过度应用下沉，病人原来没有下沉，是因为长期卧床。现在疼痛消失，可以下床活动之后就出现了矛盾。反复的运动会导致下肢支撑高度异常，这样就不如不做人工股骨头置换，只做股骨粗隆间截骨弯钉内固定手术更加有优势。没有把假体作为主要承重部分的手术对于病人的日后恢复还是有积极意义。现在随着股骨头置换手术程度的舒适化以及技术的成熟化，股骨头置换出现相应症状比较少，不过过度应用之后也有可能出现股骨头置换术后的翻修次数增加，或者翻修间隔时间缩短的情况，这也是股骨头置换之后面临的问题。

26.2.45 第45组： 躯干下部密集型压痛点银质针针刺治疗外院诊断病因不明（1例）或"腰椎间盘突出症"（9例）的椎管外软组织损害性腰腿痛的病例介绍和讨论。

【病例528】

濮×鹏，男，70岁，军人转商。左臀腿痛9年，右颈背肩痛及双膝痛1年余。1974年某晨，起床后突感左臀痛，沿大腿后侧和小腿外侧"放射"，不能动弹，并伴头部发凉。当时送香港某医院求医，体检后未明确诊断。给服止痛剂及激素类药物镇痛过多，不久并发胃出血，住院医治2个月余；左臀腿痛未减，不能活动，需要他人扶持下缓慢移行。但出院返家卧床休息不久，征象倒自行逐渐缓解，可徒手行走约200步，才出现左臀腿痛加重而不能继续再走。1982年9月起，征象变为时发时好，到10月出现持续性左臀腿痛，并伴右颈背肩痛和双膝前下方痛。起病以来，曾在香港邓肇基医院、东华医院、圣保禄医院以及台湾长庚医院等多次住院，经多方仔细检查，包括CT扫描等检查均属阴性，故均未确诊；经用激素制剂、中药、局封、推拿、"特效止痛剂"等多种非手术疗法医治，也均不奏效。虽经友人介绍，听闻上海有人行椎管外软组织松解手术有可能治愈这类疑难痛症的讯息。但病人由于痛楚难忍，对治疗失去信心。曾多次企图服药自杀均未遂；最后1次选择在生辰正点自杀，但在等待正点到临前伏案休息，不自觉地蒙眬入睡，醒后已错过生辰时刻，认为"天意"不要他绝命而重萌求医之心。故自香港飞至上海，来我院找笔者要求手术。病人有糖尿病史20多年，抗日战争时期其腰背部遭日寇拳棍毒打[1]。

检查：腰脊柱左（痛）侧凸和后凸变直[2]。直腿弯腰中度受限，引出左小腿外侧"放射痛"加重，直腿伸腰无征象引出。直腿抬高左30°引出左小腿外侧痛加重；右70°无征象引出[3]。左腰部分布的压痛点只有左骶棘肌下外端、髂嵴和髂后上棘内上缘附着处呈高度敏感；左臀部和左大腿根部以及双髌尖粗面的压痛点也高度敏感；右颈背肩部压痛点中度敏感。腰脊柱"三种试验"检查和颈脊柱"六种活动功能结合压痛点强刺推拿"检查均阴性[4]。香港拍摄的腰椎正侧位X线片显示：腰椎突向左侧，腰椎管内缘唇样骨质增生，腰$_{4\sim5}$椎间隙变窄；全骨盆X线片显示：双髋臼上缘骨质增生，双髋关节间隙变窄；颈椎正、侧和双斜位X线片显示：颈椎生理弧度变直：颈$_{4\sim5}$和颈$_{6\sim7}$椎体前缘唇样骨质增生。鉴于这些骨质增生属生理性退变，是骨骼的"老化"表现，不可引起疼痛，故诊断：①椎管外软组织损害性左臀腿痛；②双髋下脂肪垫损害；③椎管外软组织损害性右颈背肩痛；④糖尿病。由于糖尿病属软织松解手术的禁忌证，只能选择针对压痛点的非手术疗法医治[5]。1983年5月27日至6月14日的19天中，在①左骶棘肌髂嵴和髂后上棘内上缘附着处、左右髋下脂肪垫髌尖粗面附着处；②左臀大肌髂骨和股骨臀肌粗隆附着处；③左阔筋膜张肌、臀中肌和臀小肌髂翼外面附着处；④左大腿根部的耻骨联合上下支肌附着处，均分别施行密集型压痛点银质针针刺疗法，每3日1次，每次针刺2个部位，每个部位的一次进针数为4～40支，每个部位的疗程为2～3次，直至臀腿痛征象完全消失。再针对右颈背肩部压痛点分别施行氢化可的松药液注射疗法各2次，直至右躯干上部征象也完全消失。出院前每天可持续步行2千米以及右上肢向各方面活动，再无征象发生。术后1个月出院时体检：腰脊柱侧凸和后凸消失变为正常。直腿弯腰指尖距地10厘米，直腿伸腰自由，直腿抬高试验左右各90°，三者均无征象引出[6]。

3个月后复查： 自诉术后征象未复发，无后遗症，每天坚持步行锻炼5千米，经常外出探亲访友人和游览上海市容，一切正常。病人对治疗满意。回港后失去联系，致无法随访。故短期疗效的治愈只能供参考[7]。

【病例528】导读

[1]病人是转业军人，可能在军旅时期就存在腰臀部软组织损伤，晚年出现腰腿痛的概率明显增加。即使没有从事军旅生涯，很多人随着年龄的增长也会出现腰腿疼痛或者颈肩疼痛。病人起病是从臀疼痛开始，然后沿着大腿后侧、小腿外侧放射，这种情况考虑坐骨神经走行区域的疼痛，很有可能是因为受凉冷刺激造成的坐骨神经刺激症状，出现所谓的梨状肌痉挛问题。梨状肌痉挛往往与内收肌损害关系密切，这样也容易解释为什么会出现头部发凉，因为内收肌损害引起的躯干前部的肌肉筋膜张力增加，会通过脊柱调节导致头部筋膜张力明显增大，出现相应的症状。骨盆前后旋转引起脊柱段代偿调节，也会引起颈部交感神经链的紧张，导致头部发凉。当时的治疗局限于镇痛药和激素，两者合用会对胃黏膜增加刺激，病人年龄大，出现了胃出血，这种情况就不能再服用药物，尤其是镇痛类和激素类药物。病人臀腿痛持续存在，没有对腰痛的描述。病人并发的是右颈肩背和膝关节前下方疼痛，膝关节前下方疼痛有可能是内收肌群、臀旁侧软组织损害的汇聚传导痛，也可能是腰骶后部软组织损害的

传导痛。颈肩部症状可能孤立存在于颈部深层与冈下三肌损害，也有可能来源于腰臀部软组织损害，需要进行相应的评估才能确定。病人经过各种药物治疗都没有解决问题，对生活丧失了信心，但是病人存在着宿命思想，给自己的治疗提供了一线生机。

［2］病人腰脊柱段痛侧凸和后凸变直多提示椎管内软组织损害，通过增大椎管间隙来降低椎管内的刺激，也有可能来源于内收肌群损害引起的骨盆侧向倾斜，或者臀旁侧损害引起的骨盆前倾斜出现的脊柱形态改变。尤其是臀旁侧损害引起的症状与椎管内或者腰部深层损害引起的症状有相似的地方。

［3］病人直腿弯腰中度受限，在腰骶部向前弯曲和骨盆前旋的过程中有受限的情况，提示腰部浅层软组织或者臀内侧、臀后侧的软组织存在着紧张状态。能引出小腿外侧放射性疼痛，提示有两种可能：一种来源于阔筋膜张肌应用增多导致的小腿外侧放射痛，刺激了腓总神经穿入小腿这部分；另一种来源于坐骨神经牵拉，尤其是腓总神经在梨状肌下孔的穿出处受到牵拉刺激和无菌性炎症刺激，会出现放射痛。椎管内损害也可以出现放射痛，但椎管内损害出现小腿外侧放射痛一般会伴有大腿或者臀部的疼痛，单独出现小腿外侧放射痛的这种情况相对少见。直腿伸腰没有受限，提示椎管内软组织损害可能不存在。如果直腿伸腰出现刺激性疼痛、下肢放射痛，考虑腰部深层叠加或者椎管容积缩小，这样与腰脊柱段后凸变直形成明显的佐证关系。直腿伸腰不受限就佐证了病人的腰脊柱段后凸变直不是椎管内损害引起的，而是一种代偿性变化。直腿抬高引出小腿外侧痛加重，在30°引出这种情况是有积极意义的，一般与坐骨神经梨状肌下孔穿出处的软组织粘连、局部炎症刺激有关。

［4］因为病人的主诉症状一直是臀腿痛，腰部的压痛点分布并不是特别明显，只有髂后上棘外下端（骶髂连接部分）有压痛，有可能与臀大肌损害有关系。腰部深层并没有明显的压痛，压痛只出现在髂骨边缘、髂嵴部分。因为髂嵴是腹肌的附着部分，以及髂胫束的连接区域，此处有压痛提示可能存在腹内外斜肌或者髂胫束、阔筋膜张肌高度紧张以及局部炎症蓄积的情况。臀部、大腿根部以及髌下脂肪垫出现高度敏感压痛与病人主诉症状臀腿痛相符合。颈部中度压痛，提示有可能是受腰臀部的软组织损害影响，尤其是臀旁侧损害通过脊柱调节引起颈肩部的症状非常多，同侧颈部深层压力增加以及肩部的肌肉痉挛都会引出颈肩部症状。椎管内外的鉴别诊断试验都是阴性，提示病人是椎管外软组织损害。说明宣老对于椎管内外软组织损害的鉴别已经达到非常成熟的状态。腰脊柱"三种试验"和"颈脊柱六向活动结合强刺激推拿"是鉴别椎管内外软组织损害的物理诊断中最重要的两个试验。

［5］病人的影像学检查结果显示腰椎凸向左侧，这种变化和查体相吻合，并且存在椎管内缘的唇样骨质增生，提示病人存在慢性的软组织损害，导致骨性结构发生力学改变，说明病人长期处于异常的力学传递状态。椎间隙变小、椎间盘变性及骨质增生与异常力学作用有一定的关系。骨盆影像学检查看到髋臼上缘骨质增生，这个位

置是髂股韧带的连接部分，提示髂股韧带存在过度应用的情况，与躯干重心后移有关系，提示可能存在臀大肌臀中肌交界处的深层损害，导致了臀大肌收缩无力，产生代偿性的骨盆后旋转动作，出现髂股韧带过度牵拉。髋关节间隙变窄，提示髋周围肌肉处于紧张状态，对于关节的稳定性以及关节间隙的压力会有明显增加。老年性颈椎改变基本上会出现椎体前缘的增生，与早年的颈脊柱过度后伸有关。宣老对病人做出了椎管外软组织损害的诊断，并且把糖尿病列为软组织松解手术的禁忌证，这一点值得大家注意。即使做银质针治疗，糖尿病如果控制不良或者皮肤的愈合度不良也要作为慎重治疗的疾病，甚至作为禁忌证。避免产生伤口不愈合或者感染、烫伤的情况。

[6] 宣老详细描述了银质针治疗的各个部位，并且治疗部位并没有按照经典治疗顺序进行，而是根据病人的具体情况进行了治疗，体现了银质针治疗的灵活性、个体化，并不一定单纯依照宣老规定的经典顺序进行针刺，需要按照病人的具体情况进行相应的分析，做个性化治疗，这种治疗可以有间隔时间，不会出现针刺平衡失调。如果是经典顺序治疗一般建议每天治疗，避免平衡失调的出现。在银质针治疗过程中，股骨臀肌粗隆附着处被提出来，这也是后期发展为臀旁侧针刺加刺股骨臀肌粗隆的一针或者几针的探索。当时做针刺是针对肌肉两端进行的，就是将臀大肌两端附着点进行针刺治疗，这也符合臀Ⅱ手术的特点，可以使臀大肌得到充分的放松。第一次做了髂嵴和髂后上棘内上缘的针刺，是对竖脊肌以及阔筋膜张肌、腹外斜肌的附着部分进行了放松。髂嵴部分治疗对髂胫束的附着部分起到一定的放松作用，符合臀Ⅰ手术的特点，然后再把臀大肌放松就符合了臀Ⅱ手术的治疗特点，继续深入把臀旁侧（臀中肌、臀小肌、阔筋膜张肌）治疗之后，就达到了基本定型的臀部软组织松解手术的治疗范围。这里没有提到坐骨大切迹的针刺治疗，和前边分析的梨状肌下孔穿出的坐骨神经处可能有粘连的情况有些不吻合。有可能是坐骨切迹部分在针刺臀部的时候已经刺到，或者检查压痛点时坐骨切迹的位置没有明显的疼痛，或者坐骨大切迹压痛在臀部针刺过程中消失了。最后是大腿根部的针刺。宣老提到的针刺是每个部位2~3次的疗程，包括了耻骨结节、耻骨上下支的针刺是需要2~3次的，并不是宣老在书中提到的一次，所以我们在治疗上一定要视病人病情的轻重，去进行针刺次数的增减。病例里很有意思的地方就是宣老对病人的右颈肩部的压点进行了氢化可的松的注射治疗，并且注射了2次。这种注射治疗当时在疼痛治疗中是经常会用到，但对于压痛点分布区进行的注射是软组织外科学的特色，可以分多点注射到肌肉内部，达到对肌肉比较全面的放松，缓解炎症的作用，但这里忽视了一个问题，就是病人患有糖尿病，有可能会造成血糖的波动，鉴于注射的次数只有两次，所以一般不会对病人产生很大的影响。病人在治疗之后脊柱侧凸和后凸消失，提示此病人的腰脊柱的侧凸、后凸与臀部软组织损害有关，影响了骨盆一侧的高度，导致骨盆的水平旋转以及前旋转或者后旋转造成脊柱形变。我们通篇去分析病人的症状、体征时，考虑骨盆后旋转的机会应该

比较多，因为存在着髋臼上缘的骨质增生，也就是说髂股韧带处于过度应用状态，应该是长期存在骨盆后旋的因素造成的。骨盆后旋后，腰脊椎段会有变直的情况，如果再出现骨盆向倾斜就会出现侧凸的代偿，这样就可以完全解释前边的现象。

[7] 当时病人在上海进行了长时间的逗留，治疗用了19天，然后又在3个月后进行了一次复查。所以病人应该在上海待了4个月左右，然后回到香港，因为当时的通信条件不太好，所以没有联系。不过这种情况对于病人来讲应该有极大帮助，能明显缓解他的软组织症状，并且使脊柱段恢复正常状态，估计病人不会在短期内再复发，在临床用银质针治疗的病人中，治疗有效后一般都会坚持三年以上的时间，甚至更久。

【病例537】

洪×，男，47岁，记者。病人身体一向健康。1992年10月突感左腰骶痛，很快发展到左下肢后侧直至足底的酸胀痛麻感；躯干侧倾，腰挺不直；左足不能踩地，否则引出剧痛；需他人搀扶勉强跛行几步，行走困难；不能平卧，卧床无法翻身。曾在上海市纺管局第一医院、市府门诊部、上海市第一人民医院等骨科以及曲阳医院专家门诊部求治，CT扫描检查后诊断"腰$_{4\sim5}$椎间盘突出症"合并"椎管狭窄症"。经针灸、推拿、整骨、理疗、局封、氢化可的松药液痛点注射、骶管内硬膜外药液注射、大重量骨盆牵引、中西药物内服等医治均无持久性疗效；每晚需用消炎痛栓肛门内塞和芬必得等镇痛药物方能睡一会儿。上述4院骨科均建议手术治疗。病人对手术有顾虑而未接受。1995年3月，听同行《康复杂志》董秀华记者介绍她公公（被外院诊断"腰椎间盘突出症"）的严重腰腿痛，经笔者银质针针刺5次治愈后多年未复发，就请她介绍来笔者处诊治[1]。

检查：腰脊柱左（痛）侧凸和后凸均明显[2]。直腿弯腰指尖距地50厘米时有僵腰，引出左腰痛并发下肢后侧酸胀痛麻加重；直腿伸腰严重受限，引出左腰臀痛并发下肢后侧征象更剧[3]。直腿抬高左45°引出左腰臀腿征象加重；右80°无征象[4]。腰、臀和大腿根部的压痛点左侧高度敏感和右侧不敏感。屈髋屈膝分腿试验引出左大腿根部痛阳性，其大腿与床面形成左35°角和右20°角[5]。自带X线片未发现骨病变。腰脊柱"三种试验"检查阴性，说明椎管内鞘膜外脂肪结缔组织不存有无菌性炎症病变；CT扫描发现的突出椎间盘和变窄的椎管均属无征象引出的退变性产物，不可能引起椎管内疼痛。故诊断椎管外软组织损害性左腰臀痛并发下肢后侧和足底的传导性酸胀痛麻[6]。于同月10日针对左腰、臀和大腿根部的压痛点行分次、分部位的密集型银质针针刺疗法，每周1次，每次1~2个部位，视压痛点的多寡每个部位的每次进针数4~50支，每个部位的疗程为2~3次。9次治疗后征象完全消失[7]。

1年后复查：自述针刺治疗后每天工作约10小时，无论伏案写作或驾驶摩托车外出奔波以及从事强体力劳动，均无征象复发，也无后遗症。针刺疗程完毕第5个月与第10个月共发生两次车祸，均未惹起旧病复发。病人对治疗满意。检查：脊柱无畸形。直腿弯腰指尖距地15厘米时无僵腰，直腿伸腰自由，直腿抬高试验左右各80°，三者均无征象引出。腰臀部和大腿根部各压痛点变为不敏感，其大腿与床面各形成20°角，属正常范围。

5年后再复查：远期疗效属治愈[8]。

【病例537】导读

[1] 病人的职业是记者，经常外出奔波，可能存在着软组织损伤的情况，因为病人经常坐摩托车外出，出现腰臀部的损害以及内收肌群损害的概率比较大。发病是在10月的深秋，这时候天气已经转凉，出现疼痛应该是受凉冷刺激引起，先由腰骶痛发展至下肢后侧，直至足底的酸胀痛麻。一般来讲下肢后侧尤其是小腿后侧至足底的酸、胀、痛、麻，要考虑椎管内损害的可能性。病人的身体出现侧向倾斜，腰不能挺直，并且患足不能承重，这种情况应该是与臀部的承重功能异常有关，但不能排除腰部的软组织损害或者椎管内软组织损害造成的症状。行走困难，不能平卧，只能侧卧，说明病人出现了屈髋或腰部过度前屈的情况，造成不能平卧的状态出现。如果是不能伸髋要考虑腰大肌痉挛的问题。如果是腰脊柱不能放平，需要前屈使腰椎管间隙开大，要考虑腰部深层或者椎管内损害的可能性。卧床的时候无法翻身，一般与斜向肌肉（腹内外斜肌、内收肌、臀大肌）的损害关系会更加密切。后续在检查的时候，还会找到更多的线索。病人经过各个医院的诊断以及保守治疗，都不能取得持久性效果，提示病人在治疗的时候有效，但是效果不稳定，提示了椎管外软组织损害的可能性并且这种椎管外软组织损害应该比较严重，简单的治疗无法解决病人肌肉结构的问题。椎管内的硬膜外药物注射，在临床上应用也比较多，经常被用于所谓的椎管内软组织损害的治疗，但在治疗上如果单纯应用这种骶管内的注射治疗，能解决一部分骶管腔内无菌性炎症引起的腰腿痛症状，但对于更高的脊柱层面，如腰部的椎管内软组织损害，可能在治疗上就没有太多的优势，因为药液在向上流动的时候对于炎症的消除以及粘连的解除都没有太大的作用，只能起到暂时的效果，提示病人的软组织损害应该比较严重。

[2] 病人的腰脊柱段出现了痛侧凸和后凸，这种情况在上一个病例也出现，与骨盆周围软组织损害有关，如骨盆周围软组织损害引起的骨盆后倾侧倾。腰部深层损害或者椎管内损害出现这种脊柱形态改变的可能性也比较大。

[3] 病人的直腿弯腰明显的受限，有僵腰，与胸腰筋膜及竖脊肌的张力过度增加

有关。如果不引出疼痛一般是单纯的缩短或者过度紧张造成，如果有疼痛则与无菌性炎症刺激有关。这里引出的腰痛并发下肢后侧酸胀痛麻加重，没有提到臀，只是提到了腰和下肢，说明胸腰筋膜没有明显的无菌性炎症。胸腰筋膜无菌性炎症会刺激臀上皮神经的穿出部分，导致臀痛出现，如果没有臀部疼痛就排除了这一点。直腿伸腰出现了左腰臀的疼痛，并发下肢后侧症状加重。臀部出现症状提示在腰脊柱后伸的过程中，存在着脊神经后支的无菌性炎症刺激，腰丛和骶丛都受到了明显的影响，这一点还是要考虑可能存在椎管内软组织损害的情况，需要进行相应鉴别。

［4］病人直腿抬高的活动范围受限并且在45°的时候引出腰臀痛，应该是坐骨神经或臀肌筋膜受到牵拉引起，在臀肌筋膜牵拉的时候出现臀痛，说明臀部软组织损害是存在的，疼痛特点是弥散性的。腿痛提示坐骨神经在梨状肌下孔穿出的部分有无菌性炎症刺激。臀腿痛加重但没有麻，提示没有坐骨神经的粘连情况。

［5］病人的腰臀、大腿根部的压痛点高度敏感，宣老并没有描述具体哪节腰椎或者臀上皮神经、臀上神经、臀下神经、髂胫束，只是一带而过，简单描述了疼痛的敏感部位。屈膝屈髋分腿左大腿部阳性痛，提示左侧大腿根部的软组织损害既有肌肉缩短又有无菌性炎症的存在。大腿与床面成35°的夹角，一般超过30°就是异常的，35°的夹角提示内收肌群存在缩短的状态或者过度紧张的情况。

［6］病人因存在直腿伸腰诱发腰臀腿痛加重的情况，腰脊柱"三种试验"检查是必要的，需要排除椎管内软组织损害的可能性。病人腰脊柱"三种试验"阴性提示椎管外软组织损害的占比非常高。影像学提示椎间盘突出和变窄的椎管对于脊髓或者神经存在挤压，神经单纯受到挤压产生的麻机会多，不会产生明显的痛。此病人诊断为椎管外软组织损害引起的腰臀痛和下肢足底的传导性酸胀痛麻。

［7］宣老对病人的银质针针刺描述并不是特别详细，只是将腰臀、大腿根部的压痛点分次分部位进行了密集型银质针治疗。我们可以进行相应的分析，每次1～2个部位，每个部位2～3次，经过9次的治疗只涉及一侧的腰臀、大腿根部，并没有提到对髌下脂肪垫或足踝的治疗，也就是说此病人的针刺治疗应该是在10～18次。临床银质针治疗经典针刺方法，腰臀膝踝的治疗是7次，而宣老进行了十多次的针刺治疗，并且还不包括膝踝，说明宣老对病人的所有部位针刺密度以及覆盖性比较全面，所以能够形成一个完全彻底的治疗覆盖，这种治疗效果是少针治疗无法完成的，所以密集型银质针针刺需要做到真正的密集，达到彻底的放松作用，而不是"照猫画虎"。

［8］宣老对病人的复查持续了比较长的时间，并且病人在复查的过程中存在2次车祸外伤。但是并没有引发原有的疼痛出现，提示在银质针针刺治疗之后，病人的原有症状消失，而且疗效非常稳定。查体的时候没有查到明显压痛。病人腰臀部的活动范围明显改善，大腿与床面角度变为正常。这些都提示银质针治疗对于所谓的结构性改变，实际上是肌肉改变的情况，并能够达到彻底治疗的效果。

第三十节 椎管外软组织损害性腰腹痛病例

> **26.2.49 第 49 组：** 腰部软组织松解手术治疗严重的腰椎管外软组织损害性腹痛（简称椎管外软组织损害性腰腹痛）的病例介绍和讨论。

【病例 560】

张×兰，女，40岁，教师。持续性左上腹痛1年9个月。1969年春，身患感冒仍带领小学生给烈士扫墓，行至半山腰时突感左上腹痛。返家后疼痛加重似刀割样难忍，卧床不起，并发烧2天。发病后胃纳差（无恶心、呕吐）、身体消瘦；腹痛始终未减。淮北市人民医院和矿工总医院诊断消化道（胃）疾患或妇科附件病，南京中医学院附院肿瘤科怀疑上腹部包块而未作进一步检查，因诊断不明均未作治疗。返家休息后腹痛曾一度自行缓解，能勉强坚持轻便工作约2个月。后因提一水壶使左上腹痛加重，再也无法上班。1年后又因口服金霉素惹起胃部反应以致征象更突出，变为刀割样全腹痛；疼痛还向左胸及左肩发展。住矿工总医院检查，在左上腹扪及一个包块，触痛甚剧；还曾诊断为慢性肾盂肾炎、肠蛔虫病、左侧附件病[1]。

1970年6月28日转来上海。先到我院骨科门诊，尽管病人从无左腰痛病史，但腰部高度敏感的压痛点俱全；笔者仍根据左腰$_2$横突尖滑动按压引出剧烈的左腰痛而使左上腹的主诉痛和压痛立即完全消失的体征，诊断左椎管外软组织损害性腰腹痛伴左肩痛和左前胸痛；并立即填写住院证，建议行椎管外软组织松解手术治疗[2]。家属对此诊断抱有怀疑，另去瑞金医院骨科求诊，未发现骨性疾患而转该院内科门诊，按肠痉挛治疗无效又转该院外科门诊，8个月中做了许多各项有关的检查，均属阴性；最后作肾周围充气造影检查，明确为胰腺肿瘤的诊断。于是家属来院对笔者提出"误诊"的责问。经我院放射科冯华曾医师立即作钡餐造影检查的对照，发现所谓肾周围充气造影胰腺肿瘤的阴影，实际是胃底阴影的误诊。为此笔者书面告知瑞金医院外科，引起该院著名外科专家傅培彬教授的重视，立即把病人收住病室。又经过5个月住院细致的检查，结果全属阴性。但该科多次全科会诊研讨结果，完全否定笔者提出关于"不属腹内新生物而是左椎管外软组织损害性腰腹痛"的诊断；单根据病史和体征仍维持"胰腺肿瘤可能"的原议。1971年11月16日由该科3位著名外科专家一起剖腹探查，结果阴性。手术完毕主刀医师告诉家属说："恭喜、恭喜，你爱人患的不是肿瘤而是神经官能症，吃吃中药会好的"。但术后腹痛仍如刀割样不变。再请该院骨科老专家会诊，认为"脊神经受压"而怀疑椎管内病变；但该院神经科专家完全排除了骨科的拟诊，肯定为神经官能症引起的腹痛，但给服镇痛药物均无效。医院多次催促病人出院休养；但家属多次建议要考虑我院骨科的诊疗意见而提出邀请笔者会诊或转院的要求。前者，经治医师的回答是"病人无器质性病变，不需会诊"；后者，该院革委会、外科主任和工宣队的答复是"我们三级医院不能转二级医院"，两个建议均遭拒绝。于是家属走访上海市卫生局，接待人员立即电告该院外科考虑我院骨科的诊疗意见，但该院革委会却不采取措施。最后家属走访上海市革委会领导，该院才同意组织一次全市性大会诊，会诊中长征医院和长海医院等外科、骨科的专家、教授均维持神经官能症原有诊断不变，笔者仍根据腰椎横突尖按压可使上腹部压痛消失的阳性体征诊断左椎管外软组织损害性腰腹痛。于1972年1月12日由瑞金医院转来我院诊治[3]。

检查：脊柱外观无畸形。直腿弯腰指尖触地，引出左下肢后侧吊紧感；直腿伸腰无征象加重。直腿抬高左90°引出左下肢后侧吊紧感以及左腓总神经按压试验引出麻感"放射"至小腿外侧[4]。左胸$_{3\sim6}$棘突压痛点高度敏感，以胸$_5$棘突为甚；左肩胛骨背面各压痛点中度敏感；左腰$_{2\sim3}$横突尖压痛点高度敏感；左腰$_4$椎板～骶$_2$背面压痛点中度敏感；左髂后上棘内上缘和大腿根部的压痛点均高度敏感；左侧背部和腰部压痛点均属轻度敏感到不敏感。左上腹仍扪及一个包块约小孩拳头样大小，触痛难忍；因经剖腹探查结果阴性，笔者明确为腰腹痛所继发的肠痉挛[5]。腰痛X线常规片和胸脊柱正侧位X线片提示腰$_5$椎骶化和胸$_{8\sim9}$椎体前缘轻度肥大性改变。但这些骨性改变非疼痛因素。诊断同第1次门诊检查所得。同年1月15日（入院后第3天）在局麻下先行左胸$_{3\sim7}$棘突旁背伸肌群附着处切开剥离手术后，再在腰麻下行左腰$_{1\sim5}$横突尖软组织附着处切开剥离手术、左髂后上棘内上缘骶棘肌附着处切剥离手术和左大腿根部软组织松解手术。腰肌病理检验结果：横纹肌组织，肌纤维间脂肪组织增生，少数横纹肌轻度变性[6]。

第2次住院：8个月后来门诊自诉左背肩痛和左上腹痛术后立即消失；第10天步行至上海市卫生局，第11天至瑞金医院外科反映椎管外软组织松解手术的卓越疗效，才引起有关方面的震惊。术后食欲大振，每餐需吃3两饭，体重增4千克。但近1个月来感左腰骶痛，坐位时痛度增加，步行片刻可解除疼痛，要求手术"补课"。1972年10月6日在局麻下根据术中发现的压痛点补行左髂骶部腹肌附着处切开剥离手术，扪得外侧缘浅筋膜的高度敏感痛区，乃系臀上皮神经外侧支的周围组织，遂作切断；扪及第1次手术的大部分髂嵴,无痛;再扪及内缘手术未彻底的瘢痕处压痛明显。遂彻底切开剥离该处的软组织,就消除了左腰骶部残余痛[7]。

6年后,笔者专程到淮北煤矿复查:自诉两次住院手术后一切正常。恢复原工作,有时兼做体力劳动,多年来无腹痛、肩痛和胸痛复发,也无后遗症。病人对治疗满意。

12年后通信联系:身体健康,一切正常,与正常人无异。远期疗效属治愈[8]。

【病例560】导读

[1] 病人在发病的时候感冒,存在全身感染性炎症反应,这种应激状态又叠加劳累,在运动的过程中出现上腹疼痛,疼痛表现非常剧烈。有两种可能:一种是胃肠型感冒引起的胃痉挛;另一种是出现呕吐腹泻的肠道感染。但当时没有出现胃肠道的症状,只是食欲不振,提示病人出现上腹痛应该是功能性上腹痛,并没有形成明显的胃肠道反应。发病后胃的功能逐渐下降,出现持续腹痛。基于当时的医疗条件,对于胃肠道疾病并不能达到清晰的由外到内的诊断,很多诊断都是临床徒手检查,对于内脏的问题并不能达到清晰的观察。病人的诊断就一直悬而未决。病史中提到病人有提水壶使上腹疼痛加重的特点,提水壶持重的过程中需要腰部承重,右手应用的时候,右侧提起水壶,左侧的腰部肌肉会紧张收缩,出现左上腹疼痛的概率是有的,如果是软组织损害会刺激腰部肌肉附着部分,包括腰椎横突或者关节突关节导致脊神经后支刺激增多,反馈性引起内脏疼痛;或激发交感神经兴奋导致内脏敏感度增加,其前侧的内脏出现痉挛,都有可能是引起腹痛的原因,说明上腹痛可能与肌肉无菌性炎症有关。服用青霉素对胃肠道有刺激反应,把原有的上腹痛变成刀割样的全腹痛是有可能的,尤其本身胃肠道就比较脆弱,处于易激惹状态。这种易激惹状态在《宣蛰人软组织外科学》里有明确说明,胃肠道敏感是上腰段甚至胸段软组织损害引起的内脏功能异常,如胸脊柱段对于胃的影响,不仅引起胃的功能异常还会引起胃的循环异常,导致萎缩性胃炎或者慢性胃炎。腰部的软组织损害一般集中在腰$_2$、腰$_3$横突周围,软组织损害会刺激到脊神经前支的感觉分支部分或者影响交感神经的兴奋性,导致内脏感觉敏感度异常,出现内脏痛的概率增多。

[2] 病人因慢性上腹痛到上海就诊,却在骨科门诊做接诊治疗。病人的这种疼痛,可能有人建议到骨科门诊进行鉴别,因为很多疑难杂症在宣老这里得到治愈。病人的主述里没有腰痛病史,但是压痛点高度敏感,这种情况也是临床中会经常遇到的,很多病人并没有明显的软组织疼痛,但是查体的时候肌肉的附着部分会有明显的压痛。宣老在诊查过程中非常细致,对于腰椎横突的按压引出了腰痛,使主诉的上腹痛和上腹压痛消失,呈现一对一的因果关系,这种传导痛的检查方法在临床治疗上经常用到,对于功能性腹痛的诊治有积极意义。宣老给病人诊断为软组织损害引起的腹

痛，但是病人对诊断结果存在疑义。

［3］病人对宣老的诊断存在怀疑，所以又到各个医院就诊，并没有找到能引起疼痛的客观因素，最后进行了剖腹探查，这是当时能够做到的很有突破性的诊查。当时没有CT、MRI这类检查，只能开腹进行直观的探查，看看有没有占位性病变。病人无疑没有占位性病变，但是开腹的时候没有办法看到腹膜后的结构，需要切开后腹膜才能够看到后腹膜后面，包括横突前侧的腰大肌或者横突附着的腰方肌的软组织损害。在剖腹探查时没有描述出来，并且也不是手术探查的主要部位。正因为病人没有器质性的改变，在诊断上各医院处于停滞不前的状态，只能将病人转到宣老这里来进行软组织治疗，以期达到治疗腹痛的目的。

［4］病人进行的直腿弯腰、直腿伸腰活动范围都是正常的，直腿弯腰的时候会引出左下肢后侧的吊紧感。造成这种吊紧感有几种可能：内收肌损害造成腘绳肌紧张，大腿后侧筋膜张力增加；臀上皮神经的刺激症状；臀下神经的刺激症状；股后皮神经的刺激症状，都有可能会出现吊紧感。且这种吊紧感多源于浅层并非深层软组织，因为吊紧的时候没有疼痛，不考虑无菌性炎症的问题。直腿抬高引出下肢后侧的吊紧感，一般会考虑坐骨神经牵拉或紧张的下肢肌肉筋膜牵拉。腓总神经按压出现小腿外侧放射性的麻感，应该是神经受到挤压刺激引出的症状，考虑坐骨神经梨状肌下出口处可能存在着相应张力增加或者存在腰部深层的腰$_{3～4}$椎间孔周围的软组织粘连，都会出现腓总神经按压的放射性麻。

［5］宣老对病人进行了详细的躯干部压痛点检查，从胸到腰到骨盆周围都进行了压痛点排查，说明宣老对此病人的重视程度非常高，对于胸椎以及腰椎横突椎板关节的压痛点进行了逐一的分析。髂后上棘内上缘、大腿根部的压痛点都高度敏感，并且最有积极意义的是对于腰$_2$横突的按压可以使腹痛消失，是明确诊断的重要的依据。剖腹探查的结果给宣老以更有力的支持，对于病人的治疗增加了更多的保障。

［6］影像学检查提示病人腰$_5$骶化，对于疼痛的直观影响并不是很大，但是对于整个腰脊柱的运动来讲，有明显的影响，它会造成腰$_5$以上的腰$_3$、腰$_4$部分产生过度的代偿应用，出现软组织损害的机会多。胸椎出现胸$_{8～9}$椎体前缘的轻度肥大性改变，说明病人存在长期的卷腹动作，导致了这个区域出现应力性改变，从而形成长期腹痛。宣老针对有对应关系的压痛点分布区域进行了剥离，并非单纯是腰椎横突附着处的剥离，而是将胸脊柱段的棘突旁、背伸肌群也进行了切开剥离，这样以达到更大的有效保障，毕竟是软组织松解手术治疗相关征象的探索，存在一定挑战性。对髂后上棘内上缘和大腿根部做了软组织松解。大腿根部松解比较彻底，髂后上棘内上缘的切开剥离比较局限，说明宣老对于病人的手术治疗，做的并不是腰部定型软组织松解手术，而是进行了病灶局部的节段性松解。病理学检查提示横纹肌存在无菌性

炎症。

[7] 病人第2次住院描述第1次手术效果卓越。第2次住院时有新的症状，左腰骶痛，坐位会明显加重，这种情况在临床主诉症状中经常出现。行走症状减轻，坐位症状加重，我们要考虑是什么原因造成？宣老给了我们明确的治疗部位，在髂嵴腹肌附着处进行剥离手术。髂嵴部的腹肌附着处是与腹内斜肌的附着相关的，腹外斜肌叠加附着会偏前外一些，可以摸髂骨边缘浅筋膜的高度敏感区，这个区域正好是骨盆边缘臀上皮神经穿过的位置，所以此处疼痛与臀上皮神经穿筋膜层的摩擦有关系，切断之后能够达到相应的治疗目的，此处感觉神经在切断之后还会有相应修复。宣老在描述探查的过程中扪及髂骨内缘手术未彻底的瘢痕处压痛明显，此处为腰方肌附着部位，提示做治疗的时候应该是髂骨边缘中段的腹内斜肌和腰方肌的夹层处。提示腹内斜肌、腰方肌附着区域的软组织损害，有可能会导致坐位时腰骶痛，及行走减轻的特点，具有积极的提示意义。

[8] 宣老对病人进行了复查，当时的通信条件并没有现在先进，就是坐车去到各地走访，这也付出了很大的精力和财力，但复查的信息非常准确，病人对治疗非常满意。提示了软组织损害对于内脏功能的明显影响，尤其是腹痛的出现在排查内脏疾病之后，软组织治疗经常被应用于临床，现在银质针已广泛用于功能性腹痛的治疗，效果持久且稳定。

【病例561】

孙×琴，女，41岁，家庭妇女。腰痛7年和并发腹痛2年，无外伤史。1965年春天起仅在劳动时感腰痛，休息后即缓解。当年冬季征象加重。白天腰部出现经常性酸胀不适，仅偶感腰痛[1]。每晚刚上床平仰卧时腰部征象自然消失，且感舒适。但睡至夜半24时前后必出现剧烈腰痛非常准时，就不能平仰卧，需起床行走，能使腰痛暂时性缓解；但多走几步腰痛又加重，仍需卧床；卧床片刻因腰痛增加又需起床行走。如此不断地持续循环直至天明[2]。第5年（1970年）起，白天步行不能超过0.5千米，否则腰部就痛，且腰痛会立即惹起剧烈的腹痛，无法继续行走，必需下蹲方能减轻腰腹痛。晚间卧床后腰痛稍减轻，但睡至夜半（即24时）必有腰痛加重，立即惹起腹痛和腹胀，难以忍受[3]。新疆克拉玛依医院诊断"增生性脊柱炎"，经针灸、理疗等多种非手术疗法医治无效，转来上海。经仁济医院和上海市第六人民医院内、外、骨、妇、泌尿外科等专家、教授集体大会诊，经体格检查、化验室检查和钡餐胃肠造影检查，结果均阴性，未能明确诊断，之后笔者应其叔母上海市卫生局政宣处辛修英处长的邀请进行单独会诊，认为骨质增生属生理性退变，非疼痛因素，此腰腹痛可能与腰骶部软组织损害有关，并接受委托进行诊治[4]。

检查：脊柱外观无畸形。直腿弯腰指尖触地，直腿伸腰未受限，两者均无腰痛加重。直腿抬高试验左右各90°无征象引出[5]。双腰$_{2\sim4}$横突尖、胸$_{12}$椎板～骶$_2$背面的压痛点高度敏感，双臀部各压痛点中度敏感。按压双腰横突尖引出腰痛时可使腹部主诉痛和压痛立即消失；去除横突尖的按压时则腹部主诉痛和压痛又立即重演。根据此阳性体征诊断双椎管外软组织损害性腰腹痛和腰臀痛[6]。1972年3月13日在硬麻下行双腰$_{1\sim5}$横突尖软组织附着处切开剥离手术以及双髂后上棘内上缘和骶髂关节内侧缘腰部深层肌附着处切开剥离手术。

20年后复查： 自诉术后腰腹痛和腰臀痛立即完全消失，3个月后恢复正常家务劳动迄今无征象复发和后遗症。可走长路，晚上一觉睡到天亮，再无腰腹部不良反应。病人对治疗满意。远期疗效属治愈[7]。

【病例561】导读

［1］病人先有腰痛后有腹痛，存在前后的顺延关系。劳累后出现腰痛，这是典型腰肌劳损的特点，并且发病在春天。一般春天和秋天的昼夜温差比较大，虽然冬天昼夜温差更大，但是冬天户外活动会明显减少，对于软组织损害的发生或者诱发加重的机会就减少一些。春季开始出现昼夜温差大，原来已经存在的劳损容易在春天诱发出来。一旦诱发出主要矛盾，再进入冬季就会加重，因为冬天的天气寒冷温度降低软组织疼痛会出现加重的情况。

［2］病人躺到床上会出现腰部征象消失，说明重力作用直接影响病人的症状，腰部在承托重力的时候增加了无菌性炎症刺激机会或进行了过度代偿。到后半夜的时候腰痛又出现且不能平卧，应该与腰部深层软组织损害有关系。因为在后半夜，腰部在重力作用下逐渐变平，关节突关节之间的距离明显增大，导致关节囊及关节囊周围韧带或者附着在关节囊上的多裂肌、回旋肌都会受到牵拉刺激，导致病人出现腰痛，需要起床在重力作用下，将腰椎位置恢复到不牵拉深层肌或关节囊韧带的状态，但在不牵拉的时候又产生了明显的挤压刺激，使关节囊周围的软组织出现挤压刺激的疼痛，这样就会出现循环往复腰痛的情况。需要轻度弯腰扶着床慢慢晃动才能缓解症状，这里宣老没有提到这个动作，但临床中会有此类病人需要站起慢慢晃动腰部才能缓解疼痛。

［3］随着病人腰痛的加重，矛盾逐渐激发出来，会影响人的运动状态，并且此病人出现了剧烈的腹痛，与运动诱发有关。运动诱发的部分应该是刺激到了脊神经后支，反馈引起前支的兴奋状态。因为腹腔内脏的痛觉神经与脊神经相连，并且脊神经前后支之间会共用同一个神经元，当出现了脊神经后支的刺激，前支的敏感度就会增加，引起胃、肠道的功能异常，出现腹痛。出现腹痛之后，病人下蹲就能开大腰椎的

椎板间隙，使关节突关节的位置暂时得到拉伸，但拉伸之后也会出现疼痛刺激，所以腰腹痛只能是减轻，而不能完全消失。夜间卧床腰痛和前面分析的情况一样，在腰痛的同时会激惹腹腔内脏的痛觉神经产生腹痛，以及消化功能异常造成的胀气或者肠道内环境紊乱产生腹胀的症状。腹腔尤其肠道的运动与副交感神经的兴奋有关，而交感神经兴奋会导致这些运动受到抑制，就会出现胀气。

［4］软组织损害源性腹痛在临床诊查中，不管是在当时还是在现在都存在着一定的误诊、漏诊的情况。因为腰痛和腹痛之间在现有的医学上存在着联系不密切的特点，对于诊断，尤其是当时影像学诊断及化学诊断并没有现在这么先进，在诊治过程中就会有各种各样的偏差，只有徒手检查能够对排除了明显器质性病变的疑难杂症起到一定的诊断作用。

［5］病人的直腿弯腰、直腿伸腰活动范围正常，说明浅层或深层损害并不能迅速触发，属于慢性刺激。直腿弯腰活动范围正常提示胸腰筋膜、竖脊肌或者臀大肌没有明显缩短。直腿伸腰没有受限说明关节突关节的挤压以及椎管内的挤压刺激，并不能够快速引出无菌性炎症的刺激，属于慢性软组织损害。两者引出不重的疼痛，这种不重的疼痛是有时限的，如果直腿伸腰的时间超过了半分钟，疼痛就会加重。直腿抬高没有征象引出，活动范围正常，提示坐骨神经没有受到明显的无菌性炎症刺激，并且没有粘连的存在，臀部以及内收肌群没有明显的过度紧张，所以不会引出征象。

［6］病人的压痛点检查，腰椎横突尖、椎板到骶骨背面都有高度敏感压痛，臀部的压痛是中度敏感。压痛点分部与前面各种试验以及症状分析中得出的推导结论和检查结果一致。腰椎横突尖的按压能够使腹部的主诉痛和压痛消失，说明存在着一对一的关系，这种关系对于确定软组织损害性腹痛有指导意义。

［7］当时腰椎关节突关节压痛并不是特别明显，这样就佐证前面直腿伸腰的检查不会立即引出严重疼痛。在手术的时候，宣老选择的是对腰$_1$～腰$_5$横突尖及髂后上棘内上缘、骶髂关节内侧缘进行软组织松解。松解的目的是使腰椎的关节突关节压力得到释放，并且可以使胸腰筋膜前叶的腰方肌、腰大肌或者比邻软组织附着部分得到放松，对于腹部的影响明显下降，尤其是髂后上棘内上缘和骶髂关节内侧缘部分的影响。彻底放松了腰部的浅层，使深层的软组织得到了压力释放。深层软组织本身是不负重的。这种轻度慢性的炎症会自行消退，说明浅层对深层有明显的影响，符合软组织损害由浅入深的特点。病人先有慢性腰痛，再有腹痛，这是一个由浅到深的过程，并且先有比较轻的腰痛，然后逐渐发展成比较重的卧位或者站立、走行时间长的腰痛，这是疾病的发展过程。病人在复查之后原有的症状完全消失，说明软组织损害与腹痛有一对一的关系。

【病例566】

李×，男，54岁，工人。右腰腿痛加剧和连续不断的呃逆3个月[1]。原有腰腿痛多年，征象不重。1976年9月27日摔跤后腰痛加剧，出现"右坐骨神经痛"传导至右小腿外侧，行动困难，需用双拐支撑下勉强跛行；同时伤后出现持续性呃逆，3个月来未曾停止片刻，稍一活动就发作频繁，声响遍及整个病室，日夜不得安宁。耳针虽能制止发作2～3分钟，但几次施用后又失去镇痛和止呃的作用。同时还伴胸闷、气急、呼吸不畅和出汗等征象。外院行多种非手术疗法久治无效，由江西转来上海，住大场医院诊治。外地和本市不少有关医院均未明确诊断；仅胸外科曾一度拟诊食道癌，但钡餐造影检查阴性，排除了这一诊断[2]。

上海市骨科读片会中检查：腰脊柱呈严重右（痛）侧凸和后凸变直。直腿弯腰和直腿伸腰均部分受限[3]直腿抬高试验左60°无征象；右30°引出右腰腿痛加剧[4]。右踇趾背伸肌力减弱，右下肢触觉和痛觉减退，膝反射、跟腱反射均引出[5]。右腰、臀和大腿根部的压痛点高度敏感，腰痛X线常规片未见骨性病变[6]。腰脊柱"三种试验"检查阴性。排除了椎管内发病因素后，笔者诊断的椎管外软组织损害性右腰腿痛并发持续性呃逆，得到与会代表的一致支持。1977年1月4日由王冠玉主任在硬麻下行定型的右腰臀部软组织松解手术和右大腿根部软组织松解手术。术后腰腿痛、胸部征象和出汗等征象均消失，下肢感觉和肌力均恢复正常，持续性呃逆也立即消失。1周后起床，可徒手行走，无须用拐支撑[7]。

3个月后复查：自述术后所有征象消失，每日坚持持续20千米步行锻炼，与正常人完全一样。并再次经上海市骨科读片会鉴定，与会代表对治疗深表赞赏。

2年10个月后通信联系：自诉从事正常工作，腰腿痛和呃逆均未复发，也无后遗症。病人对治疗满意。近期疗效属治愈。

【病例566】导读

[1]病人的右侧腰腿痛是慢性且逐渐加剧不是急性发作，又有连续不断的呃逆，这种呃逆可能不同于一般的打嗝，而是长出气的呃逆。现在临床有很多这种呃逆的病

人，触到身体的某个部分就会诱发长出气的呃逆，与内脏功能（迷走神经的兴奋性）异常有关系，但迷走神经的兴奋性为什么与外周感受器受刺激相关值得探讨。

［2］病人原来就有腰痛，外伤后出现腰痛加重，形成既有腰痛又有坐骨神经传导痛的情况，影响行走，并且在外伤后出现了呃逆。宣老描述了此病人呃逆具体情况，当时耳针刺激能够短暂停止2～3分钟，因为耳针对于迷走神经是有一定调控作用的，但是效果不会太持久，因为这不是原发损害部位，不是引起呃逆的直接原因，所以只有短期效果，甚至反复应用会出现钝化无效的现象。病人有胸闷、气急、呼吸不畅和出汗的症状，这些症状可以是神经症，也可以是胸壁的活动功能异常或者胸膜结构异常，与胸交感神经链的异常兴奋有关系，是综合性症状。

［3］病人的脊柱段呈右侧凸和后凸变直，一般是腰部深层或者椎管内软组织损害引起，骨盆后倾加侧向倾斜也可以产生这一脊柱形态变化。直腿弯腰和直腿伸腰有部分受限，并且宣老没有提到疼痛，说明病人在直腿弯腰和直腿伸腰的时候，只是筋膜张力的过度增加，尤其直腿伸腰的时候腰椎关节突关节是叠加状态，这种叠加状态如果深层或者椎管内有炎症，应该会刺激产生疼痛，但是此处并没有出现，提示可能存在明显的骨盆前旋转的情况，与内收肌损害有密切的关系。

［4］病人的直腿抬高右侧30°时引出腰腿痛加重，左侧抬高能抬到60°且没有征象，与直腿弯腰形成呼应，因为直腿弯腰有部分受限，但是直腿抬高试验60°不能达到70°说明臀肌筋膜处于紧张状态。而右侧30°引出的腰腿疼痛与坐骨神经梨状肌下孔穿出处的无菌性炎症刺激有关，所以要考虑这个位置可能存在软组织损害，原发或者继发损害都有可能。

［5］病人右侧的踇趾背伸肌力减弱，提示腓总神经可能受到了挤压刺激，出现传导功能异常，并且右下肢的触觉和痛觉减退，提示感觉传入神经也受到了挤压。如果既有运动的减弱又有感觉的减弱，提示是感觉神经和运动神经都受到压力刺激。膝反射、跟腱反射正常，说明它的基础反射路径还没有完全被阻断。

［6］宣老对此病人的查体描述一带而过，腰、臀、大腿根部的压痛点都是高度敏感，没有说左侧腰臀部提示左侧应该没有明显压痛。

［7］因为病人有下肢的感觉和肌力减退，要考虑是不是有椎管内挤压造成的神经功能异常。查体腰脊柱"三种试验"阴性，就可以把椎管内损害排除，但是和呃逆之间的关系并没有做确切的诊断，就是没有按压哪个部位能够使呃逆发作缓解的现象。腰腿痛需要做软组织松解手术，进行手术后的评价才能看是不是软组织损害与呃逆相关。病人急需解决的也是腰腿痛的问题，这样就不会产生更多矛盾。病人进行了定型的右腰臀和大腿根部的软组织松解手术。软组织松解范围是彻底且广泛。随着松解的完成，腰腿痛和胸部征象、出汗症状消失，下肢肌力恢复，呃逆消失，这些都提示软组织松解手术之后对于交感神经以及副交感神经的兴奋性都有相应的调节作用。病人

做的是硬膜外麻醉，而不是全麻，如果是全麻还要进行麻醉效果分析，因为全麻使自主神经系统功能重启，能调整部分人的异常神经功能出现的症状，但是硬膜外麻醉不会干扰到中枢，也不会干扰整个神经系统兴奋性。手术后出现的症状消失应该与手术作用有关。下肢的感觉和肌力能够得到恢复，提示病人可能在右侧的坐骨神经穿出部分存在软组织粘连的情况。宣老没有具体描述手术过程中的所见，所以只能做相应的分析、探讨，坐骨神经穿出梨状肌下孔的位置挤压解除，下肢的感觉和运动神经功能得到相应恢复。这里对呃逆的分析，应该考虑持续腰腿痛的伤害性刺激对中枢神经系统产生了明显的负面影响，这种负面影响迷走神经或者对内脏反馈的中枢神经部分有影响，导致了呃逆的持续存在，解除了疼痛，对呃逆的治疗才能达到一劳永逸。